现代临床内科学

穆维新等◎主编

吉林科学技术出版社

图书在版编目（CIP）数据

现代临床内科学 / 穆维新，周裔忠，孟庆兰主编
. -- 长春：吉林科学技术出版社，2017.6
ISBN 978-7-5578-2762-5

Ⅰ．①现… Ⅱ．①穆… ②周… ③孟… Ⅲ．①内科学
Ⅳ．①R5

中国版本图书馆CIP数据核字(2017)第159200号

现代临床内科学
XIANDAI LINCHUANG NEIKE XUE

主　　编　穆维新等
出 版 人　李　梁
责任编辑　许品刚
封面设计　长春创意广告图文制作有限责任公司
制　　版　长春创意广告图文制作有限责任公司
开　　本　787mm×1092mm　1/16
字　　数　300千字
印　　张　25
印　　数　1—1000册
版　　次　2017年6月第1版
印　　次　2018年3月第1版第2次印刷

出　　版　吉林科学技术出版社
发　　行　吉林科学技术出版社
地　　址　长春市人民大街4646号
邮　　编　130021
发行部电话/传真　0431-85635177　85651759　85651628
　　　　　　　　　　　　　　　85652585　85635176
储运部电话　0431-86059116
编辑部电话　0431-86037565
网　　址　www.jlstp.net
印　　刷　永清县晔盛亚胶印有限公司

书　　号　ISBN 978-7-5578-2762-5
定　　价　145.00元

编者名单

主　编　穆维新　周裔忠　孟庆兰　刘盈盈

副主编　刘　瑾　徐雪芬

个人简介

　　穆维新，男，出生于1970年4月，河北省临西县人，汉族，毕业于河北医科大学临床医学系，大学本科学历，硕士研究生学位，内科副主任医师，河北省医学会急诊分会第三届青年会委员，中华医学会会员。现就职于石家庄市井陉矿区医院任院长兼大内科主任，为石家庄市井陉矿区专业技术拔尖人才，石家庄市井陉矿区政协常委。主要研究方向为呼吸内科肿瘤姑息治疗及内科急诊急救的治疗并有很深的造诣。共发表中文或科技核心期刊论文十余篇，2010年及2013分别获得河北医学科技奖三等奖及二等奖各一次，均为第一主研人，2013年及2015年两次在河北医科大学第四医院第八、第九届科技表彰大会上受到表彰。在研河北省卫生厅科研项目两项。曾在河北医科大学第四医院从事急诊医学工作，并积累了丰富的急诊急救的工作经验，尤其在机械通气技术、心肺脑复苏术技术、重症感染的治疗、多脏器衰竭替代治疗等方面有较高的专业水平。多次参加国家级省级组织的学术大会，对国内外内科理论的新进展、新理论、新技术有较全面的掌握并能应用于临床。

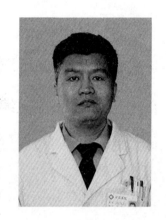

周裔忠，男，生于1970年6月，江西九江人，汉族，博士，主任医师。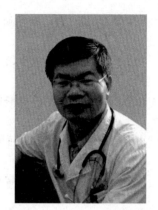

2002-2005年在第三军医大学攻读博士学位，在这期间，以第三负责人参与并完成一项国家自然科学基金项目-钙介导的PTEN/PI3K信号通路负性调控心肌肥大的研究(30370584)。博士学位论文中首次提出了"心肌肥厚的负性调控"的概念，受到同行评议专家的好评。

2005年9月起一直在江西省人民医院工作，多年来一直从事心内科临床科研工作，擅长心血管危重疾病的抢救及冠心病、心力衰竭、心律失常、高血压病、结构性心脏病等心血管疾病的诊断与治疗。能完成冠脉造影及成型术、起搏器植入术、左右心导管检查、IABP植入、肾动脉造影、先心病介入治疗、二尖瓣狭窄球囊扩张、床旁心包穿刺等心脏手术。

获省卫生厅立项课题三项：1.辛伐他汀对正常高值血压者血管弹性结构的影响；2.双源CT对冠心病患者PCI术后检查冠脉支架通畅性及左室功能的可行性研究；3.动态监测左室舒张末压及左房压指导PBMV扩张终点的可行性研究。已在中华心血管病杂志、中华高血压杂志、中华老年心脑血管病杂志、中华临床医师杂志、心脏杂志等多家杂志上发表论文约20余篇。

目前是江西省研究型医院学会胸痛专业委员会委员、中国老年保健协会心血管专业委员会委员、中华临床医师杂志及中国医药导报等审稿专家。

孟庆兰，女，临床硕士，副主任医师，沧州市人民医院心内科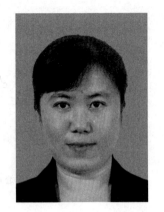副主任，2003年毕业于河北医科大学临床医学系，2003年至今于沧州市人民医院从事心内科临床一线工作，工作10余年来抢救大量心内科危重症患者，2012年取得心内科临床硕士学位，同年在北京阜外心血管病医院心律失常中心进修学习心脏电生理及起搏治疗，目前从事心内科冠脉介入及电生理介入手术工作，因工作突出及成绩优异于2016年被选拔远赴美国普林斯顿医学中心进行心内科介入医师培训学习。目前获得科研河北省卫生厅医学科技奖三等奖一项，发表论文多篇。

刘盈盈，女，主治医师，1980年2月出生，吉林省长春市人，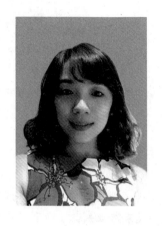2007年7月毕业于吉林大学中日联谊医院并获硕士研究生学位。硕士毕业后留院从事临床工作至今，2009年晋升为主治医师，一直在临床从事一线工作，擅长肾脏病常见病、多发病的诊断及治疗，包括原发、继发性肾小球疾病、肾病综合征、糖尿病肾病、高血压肾损害等。

2015年9月至2016年3月于解放军总医院肾病内科进修学习，并于2016年12月获吉林大学肾脏病博士学位，主要研究方向为肾间质纤维化的发病机制及治疗。

发表多篇论文及多部著作，承担或参与多项国家及、省级课题项目，并参与国家重大科学研究计划课题："肾脏发育关键因子在分子诊断及修复再生中的作用"研究，项目编号2011CB944004。

刘瑾，女，出生于1981年9月，2007年7月毕业于昆明医科大学，获肿瘤学硕士学位。2007年9月就职于曲靖市第一人民医院，一直在住院部肿瘤科从事临床工作至今，2009年完成住院医师规范化培训，2012年1月聘任肿瘤科主治医师。2014年1月至6月于中山大学附属肿瘤防治中心内科进修学习半年。任职期间，任曲靖市医学会专业委员会委员，昆明医科大学海源学院兼职讲师，云南省肿瘤专科护士培训基地授课教帅。

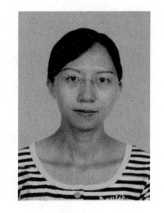

从参加工作以来，努力学习本专业的理论知识和专业技能，重视不断提高自己的业务水平，系统掌握各类肿瘤常见疾病的基础理论和专业知识。争取外出学习机会，多次参加国家级省内外举办的学术会议，2012年至2015年每年参加全国临床肿瘤学大会（CSCO）学习，聆听著名专家学者的学术讲座，开阔视野，并多次去省市级兄弟单位学习交流新的知识和医疗技术。熟练掌握了肿瘤科常见疾病、多发病机疑难杂症的诊治技能，特别擅长肺癌、结直肠癌、乳腺癌、淋巴瘤的放化疗及生物靶向治疗及危重肿瘤病人的抢救治疗，能独立解决本专业复杂疑难问题。

徐雪芬，女，1969年10月出生，江苏武进人，汉族人，学历本科，现主任医师。研究方向：普内科、神经内科。

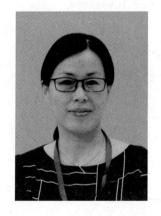

于1992年7月毕业于江苏大学，临床专业医学系，后在常州市第四（肿瘤）人民医院普内科工作。1999年9月至2000年至上海瑞金医院神经内科进修，于2011年晋升主任医师。对普内科尤其是神经内科的常见病、多发病熟练诊治，对神经内科的疑难危重病例予指导抢救，对普内科病例的诊治很有经验。发表多篇文章在国家级核心期刊。

目　录

第一章　呼吸系统疾病

第一节　急性气管-支气管炎

急性气管-支气管炎是由生物、物理、化学刺激或过敏等因素引起的气管-支气管黏膜的急性炎症，主要症状有咳嗽、咳痰，常见于寒冷季节或气候突变时，有时是由急性上呼吸道感染蔓延所致。常见致病菌为流感嗜血杆菌、肺炎链球菌、卡他莫拉菌等，衣原体和支原体感染有所增加；也可在病毒感染的基础上继发细菌感染。

门诊部分

【问诊要点】

1. 发病前有无诱因。

2. 咳嗽的性质、出现的时间、咳痰的颜色、痰量的变化、与体位的关系。

3. 是否发热，发热的时间、热度，是否有胸痛、咯血。

4. 既往有无慢性鼻炎、鼻窦炎及扁桃体炎。

【体检要点】

1. 部分患者体温升高。

2. 两肺呼吸音增粗，有时闻及散在的干湿啰音，咳嗽后啰音可减少或消失；伴有支气管痉挛时，可闻及哮鸣音。

【辅助检查】

1. 血常规　病毒感染者白细胞计数正常或偏低，淋巴细胞比例升高；细菌感染者白细胞计数及中性粒细胞比例升高。

2. 病毒和病毒抗原的测定　咽拭子病毒分离鉴定和血清学检查等，有助于确定病毒感染的诊断。

3. X线胸片　大多数正常，或肺纹理增粗。

【诊断思路】

1. 诊断依据

(1) 起病较急，常有急性上呼吸道感染的症状。

(2) 急性气管炎患者常有刺激性干咳，咳少量黏液性痰伴胸骨后不适；急性支气管炎患者咳嗽剧烈、痰量较多，为黏液痰或黏液脓性痰，偶尔痰中带血。

(3) 全身症状较轻，体温一般不超过38℃，但有时也会超过38.5℃。

(4) 体检见上。

(5) X线胸片大多数正常，或肺纹理增粗。

(6) 应排除肺炎、肺结核、支气管内膜结核、肺癌等疾病。

2. 鉴别诊断

(1) 流行性感冒：①常有流行病史；②起病急，全身中毒症状重，可出现高热、全身肌肉酸痛、头痛、乏力，但呼吸道症状较轻；③根据病毒分离及血清学检查结果可确诊。

(2)急性上呼吸道感染：①鼻咽部症状明显；②无明显的咳嗽、咳痰；③肺部无异常体征；④X线胸片正常。

(3)咳嗽变异性哮喘：①干咳为主，咳嗽易于夜间和凌晨发作；②抗生素及镇咳药治疗无效，而给予糖皮质激素或β$_2$受体激动剂(如沙丁胺醇等)后咳嗽减轻或消失；③支气管舒张试验(可逆试验)阳性。

【病历记录要点】

重点记录患者咳嗽、咳痰的性质，特点，与体位的关系，体温的高低，发病前有无诱因。

【门诊急诊处理】

1.一般治疗　适当休息，多饮水，避免吸入刺激性气体。

2.对症治疗

(1)止咳祛痰：干咳者可给予口服咳必清(25 mg，每日3次)或苯丙哌林(20～40 mg，每日3次)或右美沙芬(15～30 mg，每日3次)；对有痰的患者可给予口服盐酸氨溴索(30～60 mg，每日3次)，或溴己新(8～16 mg，每日3次)，或强力稀化黏素(300 mg，每日3次)，或复方甘草合剂(10ml，每日3次)，不宜给予可待因等强力镇咳药。

(2)解痉、抗过敏：对于支气管痉挛的患者，可给予氨茶碱(100mg，每日3次)，或沙丁胺醇(2～4mg，每日3次)，或氯雷他定(10mg，每日1次)，或扑尔敏(4mg，每日3次)。

(3)发热：体温在38.5℃以下可给予物理降温，体温在38.5℃以上可临时给予解热镇痛药散利痛1片。

3.抗菌药物　对于发热、咳脓痰和外周血白细胞增高者可选用青霉素类、大环内酯类、氟喹诺酮类或头孢菌素类。病情较轻者可口服阿莫西林(500 mg，3～4次)，或罗红霉素(150 mg，每日2次)，或阿奇霉素(500 mg，每日1次)，或左氧氟沙星(200 mg，每日2次)，或头孢丙烯(250～500 mg，每日2次)，或头孢克洛(250 mg，每日3次)；病情较重者可注射或静脉滴注抗菌药物。

查房部分

【入院后评估】

1.病史询问要点同门诊部分。

2.体格检查要点同门诊部分。

3.辅助检查要点　痰培养可培养出病原菌，根据药敏结果指导抗生素应用。痰培养应尽可能在使用抗生素前进行。

【病情分析】及【治疗计划和方案】见门诊部分。

【病程观察】

1.病情观察　经上述积极治疗后，发热、咳嗽、咳痰等症状可迅速好转，血白细胞计数及中性粒细胞百分比恢复正常。

2.疗效分析和处理　痊愈的指标为临床症状和体征消失，胸部X线正常。若疗效欠佳，临床症状和体征加重，胸部X线肺纹理增强或出现新病灶，可根据痰培养药敏结果调整抗生素。

【预后评估】

本病预后良好，体温多在3～5 d降至正常，咳嗽、咳痰有时延续2～3周才消失，如迁延不愈，可演变成慢性支气管炎。

【出院医嘱】

1. 避免劳累、着凉，加强体育锻炼。

2. 患者戒烟，脱离污染环境。

第二节　肺部感染性疾病

一、肺炎球菌肺炎

肺炎球菌肺炎由肺炎球菌或称肺炎链球菌引起，约占社区获得性肺炎的半数，通常起病急骤，多以高热、寒战、咳嗽、咳铁锈色痰或血痰及胸痛为特征，X线胸片呈肺段或肺叶急性炎症实变。发病以冬季与初春为多，患者常为既往健康的青壮年或老年与婴幼儿。

门诊部分

【问诊要点】

1. 注意有无饮酒、吸烟、过度劳累或受寒、上呼吸道感染等诱因，老年人有无痴呆、慢性心、肺疾患病史，既往是否在同一部位患过肺炎（与肺癌引起的阻塞性肺炎鉴别）。

2. 起病是否急骤、有无寒战、高热或体温低于正常。

3. 咳嗽的性质、痰的颜色、痰量的变化，有无咯血、胸痛。

4. 是否有恶心、呕吐、腹痛、心悸及头痛、意识改变。

【体检要点】

1. 注意有无急性病容、呼吸急促、口唇单纯疱疹和高热。

2. 注意肺部实变体征或湿性啰音，有无脓胸、败血症或毒血症、休克等表现，意识改变或神经症状以及心律失常。

【辅助检查】

1. 血常规　外周血白细胞总数及中性粒细胞比例升高，分类核左移并可见中毒颗粒。酒精中毒、免疫力低下及年老体弱者白细胞总数正常或减少，提示预后较差。

2. 痰涂片及荚膜染色镜检　可见革兰染色阳性双球菌，2～3次痰检为同一细菌有意义。

3. X线胸片　早期病变肺段纹理增粗、稍模糊，典型表现为大叶性、肺段或亚肺段分布的浸润、实变阴影，可见支气管气道征及肋膈角变钝。

【诊断思路】

1. 诊断依据

(1) 有受凉、淋雨、醉酒或疲劳等诱因。

(2) 起病急骤，寒战、高热、咳嗽、胸痛、咳铁锈色痰或痰中带血。

(3) X线胸片显示肺叶、肺段或亚肺段分布的均匀密度增高影或浸润影。

(4) 痰涂片革兰染色可见成对或短链状排列的阳性球菌，痰培养分离出肺炎链球菌。

(5) 血培养分离出肺炎链球菌。

符合第(1)～(3)项加(4)～(5)项中任一项可确诊肺炎球菌肺炎。

2. 不典型表现

(1)急腹症型：以腹痛为主要表现，可误诊为胆囊炎或阑尾炎。

(2)胃肠炎型：可表现为恶心、呕吐、腹痛、腹泻。

(3)休克型肺炎：①休克(血压<80/50 mmHg，常在肺实变前出现)，微循环衰竭(四肢发冷、少尿、脉搏细数)；②气急、发绀；③体温过高或体温不升；④外周血白细胞总数及中性粒细胞比例明显升高；⑤中毒性脑病(意识淡漠或谵妄)、中毒性心肌炎(心音低钝、心动过速、心力衰竭)或中毒性肠麻痹。

3.鉴别诊断

(1)干酪性肺炎：常有结核中毒症状，胸部X线表现肺实变，消散慢，病灶多在肺尖或锁骨下、上叶后段或下叶背段，新旧不一，有钙化点，易形成空洞并肺内播散，痰中可找到结核杆菌。

(2)急性肺脓肿：早期临床症状相似，病情进展可出现咳大量脓臭痰，致病菌多为金黄色葡萄球菌、克雷白杆菌、厌氧菌等。胸部X线早期为大片实变阴影，后出现空洞及液平。

(3)其他病原体所致肺炎：多为院内感染，金黄色葡萄球菌肺炎、克雷白杆菌肺炎病情通常较重；患者多有基础疾病；痰或血的细菌培养阳性可鉴别。

(4)肺癌伴阻塞性肺炎：常有长期吸烟史、刺激性干咳和痰中带血史；无明显急性感染中毒症状；痰脱落细胞检查可阳性；症状反复出现；胸部CT可发现肺肿块、肺不张或肿大的肺门淋巴结；纤维支气管镜检查有助于鉴别。

【病历记录要点】

重点记录患者发病前有无上述诱因，咳嗽、咳痰的性质，体温的高低，有无胸痛、胸闷和其他肺外表现。

【门诊急诊处理】

1.抗菌药物治疗　首先给予经验性抗生素治疗，然后根据细菌培养结果进行调整。经治疗不好转者，应再次复查病原学及药物敏感试验进一步调整治疗方案。

(1)轻症患者：①首选青霉素。青霉素G 80万U肌注，每日3次；或普鲁卡因青霉素60万U肌注，每日2次，疗程5～7 d。②青霉素过敏者可选用大环内酯类，如红霉素口服，500 mg，每日4次；或红霉素1.5 g/d分次静滴；或罗红霉素150 mg，每日 2次；或林可霉素2 g/d，肌注或静滴；或克林霉素0.6～1.8 g/d，分2次肌注；或氯林可霉素1.8～2.4 g/d，分次静滴。

(2)较重症患者：青霉素G每日120万U，分2次肌注，加用丁胺卡那霉素0.4 g/d，分2次肌注；或红霉素1.0～2.0 g/d，分2～3次静滴；或克林霉素0.6～1.8 g/d，分3～4次静滴；或头孢噻吩钠(先锋霉素Ⅰ)2～4 g/d，分3次静注。疗程2周或体温下降3 d后改为口服，老人、有基础疾病者可适当延长。8%～15%青霉素过敏者对头孢菌素类有交叉过敏，应慎用，对出现青霉素速发性过敏反应则禁用头孢菌素，如青霉素皮试阳性而头孢菌素皮试阴性者可用。

2.对症治疗见入院治疗。

查房部分

门诊治疗疗效欠佳或病情较重的患者可入院治疗。

【入院后评估】

1.病史询问要点同门诊部分。

2. 体格检查要点同门诊部分。

3. 辅助检查要点

(1)痰培养加药敏有助于确定病原菌并指导抗生素的选择。痰培养24～48 h可确定病原体；留取痰标本时应注意器皿的洁净无菌，在抗生素应用之前漱口后采集，应取深部咳出的脓性痰或铁锈色痰并尽快送检。

(2)重症感染者应做血培养。

(3)对合并胸腔积液的患者，B超定位后积极抽取胸液进行细菌培养及常规检查。

(4)对有呼吸困难者可进行动脉血气检查，明确有无呼吸衰竭。

【病情分析】

1. 基本诊断　根据病史、症状、体征、胸部X线和血常规检查结果，可基本确立诊断。

2. 病因学诊断

(1)痰涂片见大量中性粒细胞和革兰阳性成对或呈短链状球菌，在细胞内者更有意义。

(2)痰培养、血培养有肺炎球菌生长。

3. 鉴别诊断见门诊部分。

4. 病因分析　肺炎链球菌是寄居在人体口腔及鼻咽部的一种正常菌群，只有当机体的免疫功能受损时，有毒力的肺炎链球菌入侵人体而致病。肺炎链球菌不产生毒素，不引起原发性组织坏死或形成空洞，经积极治疗后肺组织可恢复功能。除肺炎外，少数可发生菌血症或感染性休克，老年人及婴幼儿病情尤为严重。

【治疗计划和方案】

治疗原则：积极抗感染；对症处理(止咳、祛痰、退热、镇痛)；纠正感染性休克；防治并发症。

抗生素的经验性用药原则：青壮年和无基础疾病的社区获得性肺炎患者，常用大环内酯类、青霉素类、第一代头孢菌素和喹诺酮类。老年人、有基础疾病或需要住院的社区获得性肺炎，常用第二、第三代头孢菌素，β内酰胺类/β内酰胺酶抑制剂和喹诺酮类，可联合大环内酯类或氨基糖苷类。医院获得性肺炎常用第二、第三代头孢菌素，β内酰胺类/β内酰胺酶抑制剂，喹诺酮类或碳青霉烯类。

重症肺炎：社区获得性肺炎常用大环内酯类联合第三代头孢菌素，或联合广谱青霉素/β内酰胺酶抑制剂、碳青霉烯类；青霉素过敏者用喹诺酮类联合氨基糖苷类。医院获得性肺炎可用喹诺酮类或氨基糖苷类联合抗假单胞菌的β内酰胺类、广谱青霉素/β内酰胺酶抑制剂、碳青霉烯类的任何一种，必要时可联合万古霉素。

(一)抗菌药物治疗

1. 重症或有并发症者(如胸膜炎)　青霉素G每日1 000万～ 3 000万U，分4次静滴；或头孢唑啉钠，2～4 g/d，分2次静滴。

2. 极重症者如并发脑膜炎　头孢曲松1～2 g/d静滴；或亚胺培南一西司他丁(泰能)1.5—2 g/d，分3～4次静滴；或万古霉素1～2 g/d，分次静滴并加用第三代头孢菌素。

3. 耐青霉素肺炎链球菌感染　近来，耐青霉素肺炎链球菌感染不断增多，通常最低抑菌浓度(MIC)≥0.1 mg/L为中度耐药，MIC≥2.0 mg/L为高度耐药。临床可选用克林霉素0.6～1.8 g/d 分次静滴；或万古霉素1～2 g/d分次静滴；或头孢曲松1～2 g/d静滴；或头孢噻肟2～6 g/d分次静滴；或氨苄西林/舒巴坦6 g/d，分2次静滴。

（二）支持疗法

包括卧床休息、维持液体和电解质平衡等，应根据病情及检查 结果决定补液种类，并给予足够热量、蛋白质和维生素。

（三）对症治疗

胸痛者止痛；刺激性咳嗽者可给予可待因，痰多者禁用止咳剂；止咳祛痰可用氯化铵或棕色合剂；发热者可给予物理降温，不用或慎用解热药；呼吸困难者鼻导管吸氧；烦躁、谵妄者服用地西泮5 mg或水合氯醛1～1.5 g灌肠，慎用巴比妥类；肠胀气者给予肛管排气；胃扩张者给予胃肠减压。

（四）感染性休克的治疗

1. 补充血容量　最好以中心静脉压（CVP）监测为指导（CVP＜5 cmH$_2$O可放心输液，达到，10 cmH$_2$O时输液应慎重），可给予低分子右旋糖酐、平衡盐液、葡萄糖盐水、5％碳酸氢钠及葡萄糖液。遵循"先盐后糖、先快后慢、见尿补钾"的原则，以维持收缩压在90～100mmHg，脉压差大于30 mmHg，尿量大于30 ml/h，中心静脉压6～10 cmH$_2$O。

2. 血管活性药物的应用　在补充血容量的情况下，血管扩张药（苄胺唑啉、异丙基肾上腺素、多巴胺等）可改善微循环，纠正休克，也可酌情使用收缩血管药物（如间羟胺等）。

3. 控制感染　及时、有效地控制感染是治疗的关键。要及时选择足量、有效的抗生素静脉并联合给药。

4. 糖皮质激素的应用　病情或中毒症状重，上述治疗血压不恢复者，在使用足量抗生素的基础上可给予氢化可的松100～200 mg/d或地塞米松5～10 mg静滴，病情好转后尽快停药，疗程为5—7 d。

5. 纠正水、电解质和酸碱平衡紊乱　严密监测血压、心率、中心静脉压、动脉血气、水电解质变化并及时纠正。

6. 纠正心力衰竭　严密监测血压、心率、中心静脉压、意识及末梢循环状态，及时给予利尿及强心药物（毒毛花苷K或毛花苷丙静脉注射），并改善冠状动脉供血。

（五）并发症的处理

1. 呼吸衰竭　出现呼吸衰竭者，应积极吸氧，根据病情的严重程度，选择无创或有创机械通气，必要时应用呼吸兴奋剂。

2. 脓胸

（1）全身支持疗法：加强营养，补充蛋白质、维生素，纠正水电解质紊乱，必要时输白蛋白、血浆或新鲜全血。

（2）积极抗感染：根据病原菌及药敏结果选择敏感抗生素，静脉给予，加用抗厌氧菌抗生素如甲硝唑或替硝唑等。

（3）反复穿刺排脓：早期脓液稀薄，可胸穿排脓，每日1次；后根据脓液多少，可适当延长间隔时间，胸腔内可局部应用抗生素。

（4）冲洗引流：病程在2周以上，脓液易黏稠，可用生理盐水冲洗，但支气管胸膜瘘者禁忌冲洗。必要时肋间闭式引流或手术。

【病程观察】

（一）病情观察

1. 症状和体征

(1)体温：是判断疗效的重要指标。通常体温恢复正常意味着抗菌治疗有效，但是，老年、体弱患者感染很重，体温可不升高甚至降低。体温一度恢复正常后再次升高，应考虑出现合并症的可能(如脓胸、心包炎、关节炎等)。体温持续升高可见于下列情况：①抗菌治疗无效；②混杂有其他细菌感染；③药物热。应排除退热药物(包括糖皮质激素)对体温曲线的影响。

(2)咳嗽、咳痰及肺部啰音：随着肺炎由实变期向消散期的转变，患者咳嗽、咳痰及肺部啰音可较前加重，但很快可减轻、消失，恢复正常。如这些症状、体征持续存在，则意味着疗效欠佳或有合并症存在。

(3)口周疱疹：一旦出现，多数病例提示病情已开始好转，正在趋向恢复。

2. 辅助检查

(1)血常规：血白细胞计数及中性粒细胞百分比的增高或恢复正常，通常提示肺炎病情的加重或好转。年老体弱、酗酒、免疫功能低下者白细胞计数常不增高，但中性粒细胞比例仍高，后者的变化比前者更具意义。

(2)胸部X线：在肺炎消散期，可见肺部炎性浸润逐渐吸收。如局部区域吸收较快，可呈现"假空洞"征。多数病例在起病3周后肺部炎性病灶才完全吸收。抗菌药物不必用至胸部X线完全吸收为止。老年人病灶吸收较慢，部分可转为机化性肺炎。

(3)血C反应蛋白(CRP)：CRP的高低在一定意义上可反映肺部炎症的严重程度，经积极治疗后，CRP下降明显表明治疗有效，若CRP在4 d之内下降＜50％则提示治疗效果不佳，或是发生了并发症。

(二)疗效分析和处理

疗效不佳的常见原因及处理：

(1)细菌对青霉素G等已有耐药性，宜更换敏感的抗菌药物。

(2)出现并发症，如脓胸、脑膜炎、关节炎、心包炎、心内膜炎、腹膜炎、中耳炎或机化性肺炎等，应作相应治疗。

(3)引流不畅，如因肿瘤或异物阻塞支气管时，由于引流不畅，肺炎可延缓吸收。

【预后评估】

本病预后良好：但有下列情况时预后差：①老年人；②原患慢性心、肺、肝、肾疾病者；③病变广泛者；④免疫缺陷者；⑤体温和白细胞计数不高或反而降低者。

【出院医嘱】

1. 定期门诊随访。

2. 半月后复查胸透或胸片(尤其是出院时肺部炎症阴影未完全消失者)。

3. 避免劳累、受凉、醉酒等。

4. 避免主动吸烟与被动吸烟。

5. 年老体弱和免疫功能低下者(糖尿病、肝硬化、慢性阻塞性肺疾病患者、肿瘤、血液病患者、器官移植、长期应用免疫抑制剂或糖皮质激素者和脾切除患者等)可注射肺炎球菌疫苗。

二、肺炎支原体肺炎

肺炎支原体肺炎是由肺炎支原体引起的呼吸道和肺部的急性炎症改变，常同时有咽炎和支气管炎。本病占非细菌性肺炎的1/3以上，占各种原因引起肺炎的10％，病情通常较轻，约2%需要住院；多见于儿童、青少年，有5%的肺炎支原体肺炎发生于65岁以上老年人，秋冬季节发病较多。

门诊部分

【问诊要点】

1.起病前是否有上呼吸道感染史。

2.咳嗽的性质、出现的时间，是否有阵发性刺激性呛咳。

3.咳痰的颜色、痰量的变化。

4.早期是否有寒战、头痛及发热，发热的时间、热度；是否有恶心、呕吐、厌食、肌痛、关节痛及胸痛。

【体检要点】

1.咽部充血、颈部淋巴结肿大、耳鼓膜充血，少数出现结节红斑、多形红斑或其他皮疹。

2.疾病早期两肺很少闻及啰音，随病变进展，可闻及少量的干湿啰音，较少有实变体征，偶尔闻及胸膜摩擦音。

【辅助检查】

1.一般检查　多数患者外周血白细胞总数正常或稍增高，也可中性粒细胞比例升高。血沉增快。25%患者有胸腔积液，为渗出液，多核细胞和单核细胞较少，蛋白增高。

2.病原学检查　痰、鼻和咽拭子或胸腔积液培养可获得肺炎支原体，但阳性率很低，至少7 d，最长需21 d才可获得结果。

3.X线胸片通常病变发生于一侧肺，呈间质或网状结节影，约25%发生于两侧肺，多位于两下肺，或可见从肺门向肺野外围伸展的蝴蝶样阴影改变。

4.免疫学检测

(1)肺炎支原体特异性抗体检查：IgM阳性表明有原发感染(少数再次感染也可阳性)，对儿童特别有价值；总抗体滴度≥1：160表明有近期感染(无论原发或再发感染)。

(2)凝集试验：约50%患者红细胞冷凝集试验阳性，滴定效价在1：32以上，恢复期效价4倍增加有诊断意义。40%患者链球菌MG株凝集试验阳性，效价大于1：40，滴度增高4倍意义更大。

【诊断思路】

1.诊断依据

(1)流行病学资料及接触史。

(2)临床表现：起病缓慢，发热、咽喉疼痛、干咳或阵发性刺激性呛咳，咳嗽剧烈时出现胸痛，随病情进展，痰量增多，多为白色黏痰，很少脓痰，咳嗽可持续几周或数月。少数患者有颈部淋巴结肿大和鼻窦炎，极少数患者出现中耳炎、大泡性鼓膜炎、胃肠炎、溶血性贫血、关节痛、心肌炎、周围神经炎、脑膜炎和脑炎等肺外表现。

(3)外周血白细胞总数正常或稍增高。

(4)X线胸片：形态多样化的浸润影，斑点状、片状或均匀模糊影。

(5)红细胞冷凝集试验滴定效价在1：32以上；链球菌MG株凝集试验效价大于1：40或滴度增高4倍以上。

(6)肺炎支原体特异性抗体IgM阳性或总抗体滴度≥1：160。

(7)PCR检测支原体DNA阳性。

(8)痰、鼻和咽拭子培养分离出肺炎支原体。

符合第(1)～(5)项可拟诊，第(1)～(4)项加(6)～(8)项中任一项可确诊。

2. 鉴别诊断

(1)病毒性肺炎：起病缓慢，发热、头痛等症状与支原体肺炎相似，胸部X线表现无特征性，抗生素治疗无效。确诊有赖于病毒的分离、血清学检查病毒特异性IgG抗体或病毒抗原的检测。

(2)军团菌肺炎：可有头痛、咳嗽、咳痰等症状，但常有腹泻、呕吐等消化道症状或嗜睡等神经系统症状。实验室检查常有低钠、低钾等电解质紊乱，血清军团菌抗体或细菌学培养、分离可以确诊。

(3)其他细菌性肺炎：常有高热、咳嗽、咳痰等症状，两肺可闻及干湿啰音，胸片呈肺段、肺叶浸润影，血白细胞常升高，中性粒细胞比例增高，痰、支气管吸引物、胸腔积液或血液等细菌学培养，常可确诊。

(4)肺结核：起病缓慢，多有结核接触史，病变位于上肺野，短期内不消失，痰中可找到结核杆菌。

【病历记录要点】

重点记录患者发病前有无上呼吸道感染的病史，咳嗽、咳痰的性质，体温的高低，有无肺外表现。

【门诊急诊处理】

1. 对症治疗　剧烈咳嗽可服用复方可待因口服液5～10ml，每日3次。

2. 病因治疗　首选红霉素500 mg，每日4次，或罗红霉素150 mg，每日2次，或阿奇霉素(连用5 d，第1 d 500mg，后4 d每次250mg，每日1次。阿奇霉素半衰期较长，若连续使用，中间要停用2～3 d)。病情较重者可静脉滴注红霉素或阿奇霉素。也可选用氟喹诺酮类(氧氟沙星、左氧氟沙星、环丙沙星、莫西沙星和加替沙星)，18岁以下的患者和孕妇禁用。疗程为14～21 d。

查房部分

【入院后评估】

病史询问要点、体格检查要点及辅助检查要点同门诊部分。

【病情分析】

1. 基本诊断　根据症状、体征和胸部X线和实验室检查结果。

2. 临床表现及鉴别诊断见上。

3. 病因分析　肺炎支原体主要通过呼吸道传播，健康人吸入患者咳嗽：打喷嚏时喷出的口鼻分泌物而感染，引起散发呼吸道感染或小流行。本病潜伏期2～3周。

【治疗计划和方案】

积极针对肺炎支原体抗感染；对症处理；防治肺外并发症。具体治疗见门诊部分。

【病程观察】

(一)病情观察

1. 症状和体征

(1)症状：本病症状较轻，发热可持续2～3周。经积极抗感染治疗后，体温可逐渐恢复正常。体温恢复正常后可能仍有咳嗽。

（2）体征：胸部体检可无阳性体征或仅有少许湿啰音，体征轻于胸部X线是其特点之一。

2.辅助检查　胸部X线病变常经3～4周自行消散。25％的患者有胸腔积液。少数患者治疗后吸收缓慢，肺内病灶及胸腔积液可持续4个月。

（二）疗效分析和处理

痊愈的指标为体温正常，咳嗽、咳痰等症状消失，血常规恢复正常，胸部X线正常。

【预后评估】

本病病程约4周，呈自限性，多数患者经过及时合理的治疗预后较好。极少数伴有肺外严重并发症时可能引起死亡。

【出院医嘱】

1.避免劳累、着凉、醉酒等；加强体育锻炼。

2.定期门诊随访，复查胸片。

第三节　肺结核

肺结核是结核分枝杆菌引起的肺部慢性感染性疾病，其中排菌患者为其主要的传染源。主要的传播途径是飞沫传播。肺结核在本世纪仍然是严重危害人类健康的主要传染病。

门诊部分

【问诊要点】

1.起病是否缓慢，少数患者发病急。

2.有无肺结核患者密切接触史，有无卡介苗接种史。

3.有无午后发热、咳嗽、咯血、夜间盗汗、乏力、食欲减退及体重减轻等结核中毒症状；有无胸痛及呼吸困难；女性患者有无月经不调。

4.幼年有无结核病史以及用药情况。

5.对正在服用抗结核药物的患者，要详细询问抗结核药物的用法、用量、是否规律用药、有无反应。

【体检要点】

1.注意全身浅表淋巴结有无肿大，尤其是颈部淋巴结。

2.注意气管是否居中，有无胸廓塌陷，两锁骨下区、两肩胛背部及两腋下有无啰音，有无胸腔积液体征。

3.注意有无结核变态反应引起的过敏表现，如结节性红斑或环性红斑（四肢大关节处多见）、泡性结膜炎和结核风湿症（Poncet病）等。

【辅助检查】

1.病原学检查

（1）标本采集和结核菌的检测：标本来源包括痰液、超声雾化导痰、下呼吸道采样、支气管冲洗液、支气管肺泡灌洗液（BALF）、肺及支气管活检标本。结核菌检测方法包括齐一尼抗酸染色和荧光染色法。涂片染色阳性只能说明抗酸杆菌存在，在我国检出抗酸杆菌对诊断结核病有极重要的意义。涂片阴性不能完全排除肺结核，连续检查≥3次，可提高其检出率。

（2）分离培养法：灵敏度高于涂片镜检法，可直接获得菌落，便于与非结核分枝杆菌鉴别，是结核病诊断金标准，未进行抗结核治疗或停药48～72 h的肺结核患者可获得比较高的分离率。

（3）结核菌药物敏感性检测：对肺结核痰菌阴转后复阳、化学治疗3～6个月痰菌仍持续阳性、经治疗痰菌减少后又持续增加及复治患者应进行药物敏感性检测。

2. 胸部影像学改变

（1）X线：①多发生在肺上叶尖后段、肺下叶背段、后基底段；②病变可局限也可多肺段侵犯；③X线影像可呈多形态表现（同时呈现渗出、增殖、纤维和干酪性病变），可伴有钙化；④易合并空洞；⑤可伴有支气管播散灶；⑥可伴胸腔积液、胸膜增厚与粘连；⑦呈球形病灶时（结核球）直径多在3 cm以内，周围可有卫星病灶，内侧端可有引流支气管征；⑧病变吸收慢（1个月以内变化较小）。

（2）胸部CT扫描对以下情况有补充诊断价值：①胸内隐匿部位病变，包括气管、支气管内的病变；②早期发现肺内粟粒阴影；③诊断有困难的肿块阴影、空洞、孤立结节和浸润阴影的鉴别诊断；④了解肺门、纵隔淋巴结肿大情况，鉴别纵隔淋巴结结核与肿瘤；⑤少量胸腔积液、包裹积液、叶间积液和其他胸膜病变的检出；⑥鉴别肺内囊肿与实体肿块。

3. 结核菌素皮肤试验（PPD）　PPD皮试阳性对诊断结核病意义不大，但对未接种卡介苗者则提示已受结核分枝杆菌感染或体内有活动性结核病。当呈现强阳性时表示机体处于超过敏状态，结核发病概率高，可作为临床诊断结核病的参考指标。

4. 其他检查

（1）血清抗结核抗体：血清抗结核抗体检查特异性为91.2%～94.0%，敏感性为62.0%～94.7%，但不能认为凡是阳性就是活动性结核病，因为接种卡介苗者、结核感染者、有结核病史者、非活动性结核患者抗结核抗体均可呈现阳性。

（2）血沉：活动性肺结核血沉常增快，但血沉正常也不能排除活动性肺结核。

（3）肝功能：临床上可根据肝功能的情况调整抗结核药物的用法。

（4）血常规：注意有无贫血、白细胞计数有无降低。

【诊断思路】

1. 确定诊断

（1）有结核病的慢性中毒症状或有肺结核病的接触史。

（2）胸片提示常见的肺结核的X线征象。

（3）痰找到结核分枝杆菌是确诊结核病的主要依据。

（4）结核菌素试验阳性。

（5）抗结核治疗有效。

2. 鉴别诊断

（1）肺癌：中央型肺癌常有痰中带血，肺门附近有阴影，与肺门淋巴结结核相似。周围型肺癌呈球形，有分叶状块影，需要与结核球鉴别。肺癌多发生在40岁以上男性，常无结核中毒症状，而有长期吸烟史、刺激性咳嗽、胸痛和进行性消瘦。痰找脱落细胞以及纤维支气管镜检查和活组织检查有助于鉴别诊断。

(2)肺炎：有轻度咳嗽、低热的支原体肺炎，病毒性肺炎和过敏性肺炎，在X线上有肺部炎症征象，与早期浸润型肺结核相似，但支原体肺炎在短时间内(4周以内)可自行消散；过敏性肺炎血中嗜酸性粒细胞增多，且肺内浸润呈游走性。细菌性肺炎有发热、咳嗽、胸痛和肺内大片炎症，需与干酪性肺炎相鉴别，但细菌性肺炎起病急骤，除高热、寒战外，口唇可有疱疹，咳铁锈色痰，痰中结核分枝杆菌阴性，而肺炎链球菌等病原菌阳性，在有效抗生素治疗下，肺炎症状一般可在3周左右消失。

(3)肺脓肿：浸润型肺结核伴空洞须与肺脓肿相鉴别。肺结核好发于锁骨上下或下叶背段，后者起病较急，高热，大量脓臭痰，痰中无结核菌，但有多种其他细菌，血白细胞计数及中性粒细胞增多，抗生素治疗有效。慢性纤维空洞型肺结核伴继发感染时易与慢性肺脓肿混淆，后者痰结核分枝杆菌阴性。

(4)慢性支气管炎：老年慢性支气管炎症状酷似慢性纤维空洞型肺结核，但前者仅见肺纹理加深或正常；后者X线则显示结核空洞病灶，痰结核分枝杆菌阳性。

(5)支气管扩张：有慢性咳嗽、咳痰和反复咯血史，需与慢性纤维空洞型肺结核相鉴别。支气管扩张痰结核菌阴性，X线平片多无异常发现，或仅见局部肺纹理增粗或卷发状阴影，支气管造影及高分辨CT检查可以确诊。

【病历记录要点】

重点记录患者既往是否患过肺结核(若曾患过肺结核，应详细了解当时确诊肺结核的方法，用药的种类、剂量、疗程，是否规律用药及有无不良反应)、有无肺结核密切接触史、有无结核中毒症状及咯血、有无肝肾病史。

【门诊急诊处理】

常见抗结核药物的剂量用法及不良反应见表1。

表1　常见抗结核药物的剂量用法及不良反应

药名	剂量/d(g) ≤50kg	剂量/d(g) ≤50kg	间歇疗法(g) ≤50kg	间歇疗法(g) ≤50kg	主要不良反应	用法
异烟肼(INH, H)	0.3	0.3	0.5	0.6	肝毒性	顿服每日1次
链霉素(SM, S)	0.75	0.75	0.75	0.75	听力障碍、眩晕、肾功能障碍、过敏反应	肌注每日1次
利福平(RFP, R)	0.45	0.6	0.6	0.6	肝毒性、胃肠道反应、过敏反应	饭前空腹顿服每日1次
利福喷丁(RFT, L)			0.45*	0.6*	同利福平	每周2次每次饭前顿服
吡嗪酰胺(PZA, Z)	1.5	1.5	2.0	2.0	肝毒性、胃肠道反应、过敏反应、高尿酸血症	每日3次
乙胺丁醇(EMB, E)	0.75	1.0	1.0	1.2	视力障碍、视野缩小	顿服每日1次
丙硫异烟肼(1321TH)	0.75	1.0			胃肠道反应、口感金属味	每日3次

药名	剂量/d(g) ≤50kg	剂量/d(g) ≤50kg	间歇疗法(g) ≤50kg	间歇疗法(g) ≤50kg	主要不良反应	用法
对氨水杨酸钠 (PAS,P)	8.0	8.0	10	12	肝毒性、胃肠道反应、过敏反应	每日3次
阿米卡星(AMK)	0.4	0.4	0.4	0.4	同链霉素	每日1次肌注
卷曲霉素(CPM)	0.75	0.75	0.75	0.75	同链霉素、电解质紊乱	每日1次肌注
氧氟沙星 (OFLX,O)	0.4	0.6			肝肾毒性、胃肠道反应过敏、光敏反应、中枢神经系统反应、肌腱反应	每日1次或每日2次
左氧氟沙星 (LVFX,V)	0.3	0.3			同氧氟沙星	每日1次或每日2次
异烟肼对氨水杨酸盐	0.6	0.9			同异烟肼	每日2~3次

注：*每周2次；**间歇疗法指用药日。

治疗原则："早期、规律、全程、适量、联合"10字原则。整个化疗方案分为强化和巩固2个阶段。

1. 初治肺结核的治疗　有下列情况之一者为初治肺结核患者：①尚未开始抗结核治疗的患者；②正进行标准化疗方案用药而未满疗程的患者；③不规则化疗未满1个月的患者。

初治方案：强化期2个月/巩固期4个月，药名前数字表示用药月数，药名右下方数字表示每周用药次数。常用方案：2S(E)HRZ/4HR；2S(E)HRZ/4H$_3$R$_3$；2S$_3$(E$_3$)H$_3$R$_3$Z$_3$/4H$_3$R$_3$；2S(E)HRZ/4HRE。

初治强化第2个月末痰涂片仍阳性，强化方案可延长1个月，总疗程6个月不变(巩固期缩短1个月)。若第5个月痰涂片仍阳性，第6个月阴性，巩固期延长2个月，总疗程为8个月。对粟粒型肺结核(无结核性脑膜炎者)上述方案疗程可适当延长，不采用间歇治疗方案，强化期为3个月，巩固期为HR方案6~9个月，总疗程为9~12个月。菌阴肺结核患者可在上述方案的强化期中删除链霉素或乙胺丁醇。

2. 复治肺结核的治疗　复治肺结核是指：①初治失败的患者；②规则用药满疗程后痰菌又复阳的患者；③不规律化疗超过1个月的患者；④慢性排菌患者。

复治方案：强化期3个月/巩固期5个月。常用方案：2SHRZE/1HRZE/5HRE；2SHRZE/1HRZE/5H$_3$R$_3$E$_3$；2S$_3$H$_3$R$_3$Z$_3$E$_3$/1H$_3$R$_3$Z$_3$E$_3$/5H$_3$R$_3$E$_3$。

复治患者应做药敏试验。对于上述方案化疗无效的复治排菌病例，可参考耐多药肺结核化疗方案并根据药敏试验加以调整；对于慢性排菌者一般认为用上述方案疗效不理想，具备手术条件者可行手术治疗，对久治不愈的排菌者要警惕非结核分枝杆菌感染的可能。

3. 耐多药肺结核(MDR—TB)的治疗　对至少包括INH和RFP两种或两种以上药物产生耐药的结核病为MDR—TB，所以耐多药肺结核必须要有痰结核菌药敏试验结果才能确诊。

耐多药肺结核化疗主张采用每日用药，疗效要延长至21个月为宜，WHO推荐一线和二线抗结核药物可混合用于治疗MDR—TB，一线药物中除INH和RFP已耐药外，仍可根据药敏结果选用：①SM：因SM应用减少，耐SM的病例可能减少；②PZA：多在标准短程化疗方案强化期中应用，故对该药可能耐药率低，虽然药敏试验难以证实结核菌对PZA的药敏敏感性(因无公认可靠的敏感性检测方法)，但目前国际上治疗MDR—TB化疗方案中常用它；③EMB：抗菌作用与SM相近，结核菌对其耐药率低。

二线抗结核药物是耐多药肺结核治疗的主药，包括：①阿米卡星(AMK)和卷曲霉素(CPM)等；②硫胺类：乙硫异烟胺(1314TH)、丙硫异烟胺(1321TH)；③氟喹诺酮类：氧氟沙星(OFLX)和左氧氟沙星(LVFX)，与PZA联用杀灭巨噬细胞内结核菌有协同作用，长期应用安全性和肝耐受性也较好；④环丝氨酸：对神经系统毒性大，应用范围受到限制；⑤对氨水杨酸钠：为抑菌药，用于预防其他药物产生耐药性；⑥利福布丁(RBT)：耐RFP菌株中部分对它仍敏感；⑦异烟肼对氨水杨酸盐(力克肺疾)：耐INH菌株中，部分对它敏感，国内常用于治疗MDR—TB。

未获得(或缺乏)药敏试验结果但临床考虑MDR—TB时，可使用的化疗方案为强化期使用AMK(或CPM)+TH+PZA+OFLX联合，巩固期至少18个月，总疗程21个月以上。若化疗前或化疗中已获得了药敏试验结果，可在上述药物的基础上调整，保证敏感药物在3种以上。

查房部分

对门诊治疗疗效欠佳或病情较重、出现并发症的患者可入院治疗。

【入院后评估】

1.病史询问要点同门诊部分。

2.体格检查要点同门诊部分。

3.辅助检查要点　对结核性胸膜炎患者，B超定位后积极抽取胸液进行结核杆菌培养及常规检查，结核杆菌培养阳性率10%~20%；结核性胸液腺苷脱氨酶(ADA)多高于45 U/L；γ一干扰素多大于200μg/L，若大于400μg/L则诊断结核性胸液的特异性更高。

【病情分析】

1.基本诊断　根据症状、体征和胸部X线和痰结核菌检查结果，诊断不难。

2.临床表现及鉴别诊断见上。

3.病因分析　引起肺结核的结核分枝杆菌包括人型、牛型、非洲型和鼠型4类。人肺结核的致病菌90%以上为人型结核分枝杆菌，少数为牛型、非洲型。结核分枝杆菌为需氧菌，适宜生长温度为37℃左右，培养时间一般为2—8周。

4.不典型肺结核

(1)免疫损害者(指原发免疫缺陷性疾病及接受放化疗和免疫抑制药物治疗患者)，由于糖皮质激素或其他免疫抑制药物的干扰或掩盖，肺结核的症状隐匿或轻微，可缺乏呼吸道症状，也可由于免疫防御机制受损以突发高热起病，病变进展迅速呈暴发性经过。

(2)免疫损害患者的肺结核，以血行播散肺结核居多，合并胸膜炎或肺外结核较多。X线上"多形性"不明显，以均质性片絮状阴影表现多，可在结核病非好发部位、中下肺叶及上叶前段发生，需和急性肺炎鉴别。

(3)极度免疫功能低下患者可首先出现高热，肝、脾和淋巴结肿大病变等全身症状，而肺部X线阴影出现时间明显延长或长时间表现为无典型粟粒样病变的无反应性结核病(暴发性结核性败血症)。

(4)艾滋病合并肺结核时可表现肺门、纵隔淋巴结肿大及中下肺野浸润病变多，类似原发肺结核表现，且有合并胸膜炎与肺外结核多、PPD试验阴性等特点。

(5)糖尿病合并肺结核时X线特点以渗出干酪为主，可呈大片状、巨块状，易形成空洞，好发于肺门区及中下肺野，病变进展快，应注意与急性肺炎、肺脓肿和肺癌等鉴别。

(6)支气管结核多在中下肺野或邻近肺段，由于有支气管狭窄因素存在，常可合并细菌感染致病变表现不典型，易与肺炎混淆。肺不张也常是支气管结核的并发症。

5.结核病分类(1999年结核病分类标准)

(1)原发型肺结核：为原发结核感染所致的临床病症，包括原发综合征及胸内淋巴结结核。

(2)血行播散型肺结核：包括急性血行播散型肺结核(急性粟粒型肺结核)及亚急性、慢性血行播散型肺结核。

(3)继发型肺结核：是肺结核中的一个主要类型，包括浸润性、空洞性、结核球、纤维空洞性肺结核及干酪性肺炎。

(4)结核性胸膜炎：临床上已排除其他原因引起的胸膜炎，包括结核性干性胸膜炎、结核性渗出性胸膜炎和结核性脓胸。

(5)其他肺外结核：按部位及脏器命名，如骨关节结核、结核性脑膜炎、肾结核、肠结核等。

(6)菌阴肺结核：菌阴肺结核为3次痰涂片及1次培养阴性的肺结核，其诊断标准如下。①典型肺结核临床症状和胸部X线表现；②抗结核治疗有效；③临床可排除其他非结核性肺部疾患；④PPD(5TU)强阳性，血清抗结核抗体阳性；⑤痰结核菌PCR和探针检测呈阳性；⑥肺外组织病理证实结核病变；⑦BALF检出抗酸分枝杆菌；⑧支气管或肺部组织病理证实结核病变。具备①~⑥，中3项或⑦~⑧中任何1项可确诊。

在诊断肺结核时，可按上述分类名称书写诊断，并应注明范围(左侧、右侧、双侧)、痰菌和初/复治情况。

【治疗计划和方案】

参见门诊部分。对出现并发症的患者，应进行积极处理。

1.咯血　绝大多数情况表明病情活动、进展，但少数也可在肺结核已好转或稳定时发生。肺结核咯血原因多为渗出和空洞病变存在或支气管结核及局部结核病变引起支气管变形、扭曲和扩张。咯血可引起窒息、失血性休克、肺不张、结核支气管播散和吸入性肺炎等严重并发症。咯血者应进行积极抗结核治疗，中量、大量咯血应积极止血，保持气道通畅，注意防止窒息和出血性休克发生。

对少量、中量咯血患者，嘱其患侧卧位休息，消除紧张情绪，口服安络血(2.5~5 mg，每日3次)或静脉给予止血芳酸、止血敏、氨己酸等止血药物。

对大咯血患者，首先用垂体后叶素5~10 U加入25%葡萄糖液40 ml静脉缓慢注射，一般持续15~20 min，然后将垂体后叶素加入5%葡萄糖液按0.1 U/(kg·h)速度静脉滴注。每日总量以不超过40 U为宜。大咯血控制后仍可继续用药1~2 d，每次5~10 U肌注，每日2次。高血压、冠心病、心力衰竭患者及孕妇禁用垂体后叶素。对垂体后叶素有禁忌者可选用血管扩张剂，常用酚妥拉明、硝酸甘油、阿托品、山莨菪碱及普鲁卡因(应做皮试，皮试阴性者才可应用）。此外，也可选用立止血1～2 kU静脉注射，第2、3 d 1 kU肌注各1次。

咯血过多，或伴有凝血功能障碍者，可根据血红蛋白和血压酌情输新鲜血。大咯血不止者，可经纤维支气管镜局部止血(灌注冷生理盐水、凝血酶、Fogarty气囊压迫或激光止血等），或行支气管动脉栓塞止血。保守治疗无效时，可考虑手术治疗。发生窒息时，应立即取头低脚高位并拍背，挖出或吸出口部、咽喉部血块，必要时作气管插管或气管切开，解除气道阻塞。

2. 自发性气胸　肺结核为气胸常见病因。病灶或空洞破入胸腔，可形成液气胸、脓气胸。对气胸应积极抽气治疗；对结核性脓胸，应在全身抗结核治疗的同时，反复胸膜腔抽脓、冲洗和局部应用抗结核药物。一般每周抽脓2～3次，每次用生理盐水或2％碳酸氢钠冲洗脓腔，然后注入异烟肼400～600 mg或链霉素0.5～1 g；慢性脓胸如抗结核治疗效果不佳或胸膜增厚显著而明显影响呼吸功能者，在有效抗结核治疗的基础上应手术治疗。

3. 肺部继发感染　肺结核空洞(尤其纤维空洞）、胸膜肥厚，结核纤维病变引起支气管扩张、肺不张及支气管结核所致气道阻塞，是造成肺结核继发其他细菌感染的病理基础。在抗结核治疗的同时，应积极针对继发感染进行治疗。

【病程观察】

(一)病情观察

1. 症状和体征　观察原有的症状(如咳嗽、咯血)是否好转，观察药物治疗有无不良反应。体格检查重点在肺部听诊有无变化，肝脏有无肿大，全身浅表淋巴结有无肿大。

2. 辅助检查

(1)痰结核杆菌报告是结核病患者有无传染性的标志，经积极抗结核治疗，一般来说2周后痰中排菌量即明显减少；若痰菌持续阳性，提示化疗药物不敏感，或者有基础病的可能(如糖尿病血糖未得到良好控制)。因肺结核患者胸片病灶变化较慢，一般1～ 3个月复查胸片，了解抗结核药物的疗效及病灶吸收情况。

(2)肝功能报告是能否继续治疗的依据，开始化疗时，每周复查肝功能，若肝功能正常，可逐渐延长复查肝功能的时间，一般每月复查1次肝功能，根据肝功能的结果，随时调整化学治疗药物。结核病患者应用抗结核药物后，转氨酶升高值不超过正常值的2倍，可继续用抗结核药物，5～7 d复查肝功能，若继续升高；或首次检查超过正常值的2倍，应停用升酶的抗结核药物，加用保肝、降酶药物，待转氨酶恢复正常后，仍可应用原化疗方案的药物，定期检测肝功能。第2次用抗结核药物再次出现转氨酶升高，或其他肝功能项目也异常，应永久停用损肝的抗结核药物。对抗结核药物引起的肉眼黄疸或实验室黄疸，须永久性停用引起黄疸的抗结核药物，黄疸恢复后，也不能再次应用。对出现中毒性肝炎或急性肝细胞坏死性肝炎或肝功能衰竭者，应停用全部抗结核药物，应用保肝、降酶及激素治疗，卧床休息，给予高热量、高蛋白及易消化食物，补充维生素B、维生素C，有出血倾向者给予维生素K，注意维持水、电解质平衡。

(二)疗效分析及处理

1. 病情好转　说明治疗方案有效，可继续目前的治疗。特别是2～3月强化期的疗效。病情好转的标志如下：①病变较前吸收好转；②空洞缩小或闭合；③痰菌减少或阴转。

凡具备上述1项者，即属好转期。

2.病情无变化或恶化　说明抗结核药物治疗方案不合理，或者结核菌耐药，或者因其他原因而中断治疗(药物不良反应严重而不能继续治疗、患者因经济困难或症状好转放弃治疗、自以为痊愈而自行停药)，使病情恶化。

①新发现的活动性病变；②病变较前增多、恶化；③新出现空洞或空洞增大；④痰菌阳转。凡具备上述1项者，即属进展期，要找出病情恶化的原因并及时处理。

【预后评估】

WHO制定和推行的"全程督导短程化疗(DOTS)"的实施将有效地提高结核病的治愈率，减少耐药结核病的发生，严格按照医嘱规范用药的绝大多数肺结核能够治愈。年老体弱、并发症多者，预后不好，病死率高达22.5％。

【出院医嘱】

1.详细交代抗结核药物的用法及不良作用，出现不良反应及时就诊。

2.定期检查肝功能和胸片。

3.定期门诊随诊。

第四节　支气管扩张

支气管扩张是一种常见的慢性支气管化脓性疾病，多继发于呼吸道感染和支气管阻塞，尤其是儿童和青年时期的麻疹、百日咳后的支气管肺炎。由于支气管及其周围组织的慢性炎症，致使支气管管壁破坏，形成管腔持久性扩张和变形。本病临床表现为慢性咳嗽、咳大量脓痰和反复咯血。

门诊部分

【问诊要点】

1.起病情况　发病前常有呼吸道感染、过度疲劳或情绪波动等诱因。

2.主要临床症状　典型症状为慢性咳嗽、咳大量脓痰、反复咯血。支气管扩张患者痰量与体位改变有关，晨起或入夜卧床时咳嗽、痰量增多。呼吸道感染急性发作时，黄绿色脓痰明显增加，一日可达数百毫升，痰液静置后可分层：上层为泡沫、下悬脓性成分，中层为混浊黏液，底层为坏死组织沉淀物。咯血可反复发生，程度不等，从小量痰血至大量咯血，咯血量与病情严重程度有时不一致。有些患者以咯血为唯一症状，咳嗽、咳痰不明显，称"干性支气管扩张"。若长期反复继发感染，可出现高热、纳差、盗汗、消瘦等。重症支气管扩张患者肺功能障碍，劳动力减退，活动后气急、发绀。

3.既往病史　多数患者在童年有麻疹、百日咳或支气管肺炎迁延不愈的病史，以后常有呼吸道炎症反复发作的感染史。少数支气管扩张伴有鼻窦炎及内脏转位(右位心)，称为Kartagener综合征。

【体检要点】

1.全身体征　是否有发绀、杵状指(趾)、贫血貌和营养不良。

2.肺部体征　早期或干性支气管扩张可无异常肺部体征。病变或继发感染时常可闻及下胸部、背部较粗的湿啰音；结核引起的支气管扩张多见于肩胛区，咳嗽时可闻及干、湿啰音。

3.并发症体征　支气管扩张反复发生感染，支气管及肺实质炎症，可继发阻塞性肺气肿、肺源性心脏病，出现相应的体征。

【辅助检查】

1.血常规　继发感染时可有白细胞计数明显增多，中性粒细胞比例亦增高。部分患者红细胞及血红蛋白减少。

2.痰液检查　继发感染者痰涂片革兰染色可发现脓细胞、大量细胞碎片及感染致病菌。

3.X线胸片　早期轻症患者胸部平片一侧或两侧下肺纹理局部增多及增粗现象。典型的X线表现为粗乱肺纹理中有多个不规则的环状透亮阴影或沿支气管的卷发状阴影，感染时阴影内可出现液平。继发感染时可引起肺实质炎症，一般局限于扩张部位。炎症消散缓慢(持续3周以上)，或在同一部位反复出现。

4.胸部CT检查　胸部CT检查显示支气管管壁增厚的柱状扩张，或成串成簇的囊状改变。高分辨率CT具有90％的敏感性和特异性，已基本取代支气管造影。

5.支气管造影　造影能确定支气管扩张的诊断，并可明确支气管扩张的部位、性质和范围，以及病变的严重程度。

【诊断思路】

1.基本诊断

(1)有慢性咳嗽、咳大量脓痰、反复咯血的病史，肺病变部位有湿啰音或杵状指(趾)等体征。

(2)X线胸片示粗乱肺纹理中有多个不规则的环状透亮阴影或沿支气管的卷发状阴影。

(3)胸部CT显示支气管管壁增厚的柱状扩张，或成串成簇的囊状改变。

(4)支气管造影显示扩张的柱状、囊状或囊柱状支气管影。

具有(1)项和(2)～(4)项之一者可诊断为支气管扩张。

2.鉴别诊断

(1)慢性支气管炎：多发生于中年以后，冬春季节为好发季节，咳嗽、咳痰明显，多为白色黏液痰，继发感染时出现脓性痰，两肺底有散在的湿啰音。本病常反复发作。

(2)肺脓肿：有咳嗽、咳大量脓臭痰，但起病急，伴高热、畏寒等明显的感染中毒症状，X线检查可见大片浓密炎症阴影，内有空洞、液平，经抗生素治疗后，炎症阴影可消散吸收。慢性肺脓肿则多有急性肺脓肿的病史，影像学检查可确诊。

(3)肺结核：可有咯血，但常有低热、盗汗、消瘦等结核性全身中毒症状，干、湿啰音多位于上肺部，PPD试验、痰结核菌检查及X线胸片等有助于诊断。

(4)先天性肺囊肿：继发感染时可出现咳嗽、咳痰甚至咯血等症状，X线检查可见多个圆形或椭圆形阴影，密度均匀一致，边界整齐光滑，囊肿壁薄，周围组织无浸润。支气管造影可明确诊断。

(5)弥漫性泛细支气管炎：有慢性咳嗽、咳痰、活动时呼吸困难以及慢性鼻窦炎，胸片和CT上有弥漫分布的边界不太清楚的小结节影，类风湿因子、抗核抗体、冷凝集试验可阳性。确诊需要病理学证实。大环内酯类抗生素治疗2个月以上有效。

【病历记录要点】

重点记录患者发病前有无诱因，咯血、咳痰的量，痰的气味、静置后有无分层现象，有无进行性呼吸困难和下肢水肿，既往有无类似发作史。

【门诊急诊处理】

完善有关检查后收住院治疗。

查房部分

【入院后评估】

1. 病史询问要点同门诊部分。

2. 体格检查要点同门诊部分。

3. 辅助检查要点

（1）痰液检查：尽可能在使用抗生素前进行痰液的病原微生物培养（包括厌氧菌及真菌），同时做药物敏感试验。痰培养多为铜绿假单胞菌、金黄色葡萄球菌、流感嗜血杆菌、肺炎链球菌、卡他莫拉菌等。

（2）纤维支气管镜检查：可发现出血部位或阻塞原因；还可进行局部灌洗，取得灌洗液作细胞学或细菌学检查等，有助于诊断及治疗。

（3）怀疑结核性支气管扩张者，可予PPD皮试、抗结核抗体、痰找结核杆菌等检查。

【病情分析】

1. 基本诊断见门诊部分。

2. 鉴别诊断见门诊部分。

3. 病因分析

（1）继发性支气管扩张：继发性支气管扩张最基本的原因是支气管—肺感染和支气管阻塞。①幼年麻疹、百日咳或支气管肺炎等疾病（其后常有呼吸道反复发作的感染）。②慢性支气管—肺感染性疾病：慢性支气管炎、支气管哮喘反复合并感染，逐渐发展为支气管扩张；肺结核、肺脓肿、机化性肺炎、胸膜纤维化等亦为支气管扩张的重要原因。③支气管结核（肉芽肿或瘢痕性狭窄）、支气管异物、支气管肿瘤等阻塞支气管，或非特异性淋巴结炎、结核性淋巴结炎、肿瘤淋巴结转移压迫支气管，均可引起远端支气管引流不畅和继发感染，管壁炎变及破坏而发生支气管扩张。④变应性支气管肺曲菌病（ABPA）也可引起近端支气管扩张，但其远端支气管多正常，且常伴有哮喘和嗜酸性粒细胞增高。病史、X线、CT、纤维支气管镜及病理检查可明确病因。

（2）先天性支气管扩张：先天性支气管扩张少见，常伴有生长发育障碍。当有明显家族史或伴有其他先天性异常时，当症状出现于幼儿期，且不伴有前驱性肺部疾病时，应考虑先天性支气管扩张的可能性。

【治疗计划和方案】

治疗原则：保持呼吸道引流通畅，控制感染，必要时手术治疗。

1. 保持呼吸道通畅

（1）祛痰：可服用溴己新8～16 mg或氨溴素30～60 mg，每日3次；氨溴素也可以雾化、静推或静滴。

（2）支气管扩张剂：对出现支气管痉挛的患者可给予沙丁胺醇及异丙托溴胺雾化吸入；也可给予氨茶碱0.1 g，每日3次或茶碱缓释片0.2 g，每日2次。

（3）体位引流：应根据病变的部位采取不同的体位使病肺处于高位，引流支气管开口向下，以利于淤积在支气管内的痰液顺体位流入大支气管和气管排出。每日引流2～4次，每次15～30min。引流前可先行雾化吸入，引流时可辅以拍背，间歇深呼吸后用力咳痰，以提高引流效果。

(4)纤维支气管镜吸痰：若体位引流痰液仍难于排出，可经纤维支气管镜吸痰，注入生理盐水稀释痰液，并可局部滴入抗生素，消除黏膜水肿和减轻支气管阻塞。

2.控制感染　急性感染发作期，应积极使用抗生素控制感染。可选用青霉素类、氨基糖苷类、氟喹诺酮类、大环内酯类或头孢菌素类等抗生素，或参考痰菌的药敏结果选用。轻症者可口服抗生素，感染严重者需静脉使用抗生素。如有厌氧菌混合感染，加用甲硝唑或替硝唑或克林霉素。

3.手术治疗　适用于反复呼吸道急性感染或大咯血者，病变范围局限在一叶或一侧肺组织，尤其以局限性病变反复发生威胁生命的大咯血，经药物治疗不宜控制，全身情况良好的患者，可根据病变范围行肺段或肺叶切除术。

4.咯血　参见"肺结核"一节中有关内容。

【病程观察】

(一)病情观察

1.症状和体征　观察咳痰的量、痰的气味及咯血量的变化，有无发热等；观察肺部啰音的部位及其变化，并与入院时进行对比；对继发肺气肿及肺心病患者应每日注意观察心肺功能的情况，如呼吸困难、发绀的程度以及心率、心律等，必要时重复心电图、血气等检查。

2.痰液检查　患者入院后均应进行(至少3次)痰液的病原微生物培养(包括厌氧菌及真菌)，同时做药物敏感试验，根据其结果调整所用抗生素。

3.复查胸部X线　观察有无继发感染及治疗后的反应，根据CT、支气管造影及纤维支气管镜的检查结果，分析支气管扩张的发生部位、类型(柱状、囊状或混合型扩张)、严重程度及发病原因，为治疗提供参考依据。

4.怀疑结核性支气管扩张者　PPD皮试、抗结核抗体、结核杆菌DNA的PCR、痰找结核菌等检查为阳性时提示诊断成立，应予抗结核治疗。

5.继发肺气肿、肺心病者　心电图、血气检查可出现异常改变，如心动过速、心律失常、低氧血症和/或高碳酸血症等。

(二)疗效分析及处理

1.病情好转　咳嗽、咳痰、咯血减轻，痰量减少、颜色变淡，体温下降，说明治疗方案正确，可继续目前的治疗。

2.病情无变化　提示治疗不得当，考虑如下原因。

(1)抗生素的选用不恰当，应调整抗生素的使用(如为混合性感染应改用广谱抗生素；合并厌氧菌感染时应加用甲硝唑或替硝唑或克林霉素)。

(2)痰液引流不完全，应加强痰液的引流以提高疗效。

(3)若咯血未控制，应调整止血用药，或选择非药物方法(如支气管动脉栓塞、经支气管镜局部止血或手术等)；并注意有无血液　系统疾病存在的可能(出血、凝血机制障碍等)。

3.病情反复　即经治疗后病情已有好转，但一段时间后临床症状又有加重。此种情况可能为出现耐药菌株或发生院内感染，应根据药敏结果及时更换抗生素。如咯血症状反复，应注意患者是否过早或过量活动，有无情绪波动、血压升高、感染加重。

4.病情恶化 可能是诊断或治疗方案有误。

(1)重新对诊断进行评价，并注意是否有严重的并发症存在(心、肺功能障碍)，及时予以纠正。

(2)重新评价治疗方案是否得当(抗生素选用是否正确、引流是否有效、止血措施是否得力、心肺功能是否已纠正、是否应当加强营养支持疗法等)。

【预后评估】

支气管扩张非手术疗法难以根治，手术适应证有限，反复发生感染可继发肺纤维化和阻塞性肺气肿以及肺源性心脏病。积极预防呼吸道感染，增强机体的抗病能力，寻求病因，对症治疗，保护肺功能，则预后较好。

【出院医嘱】

1.避免受凉、过度劳累、情绪波动及呼吸道感染等。

2.避免吸入有毒的浓烟、气体、烟雾及有害粉尘，吸烟者应戒烟。

3.继续巩固治疗至症状完全控制并门诊随诊。

第五节 慢性阻塞性肺疾病

慢性阻塞性肺疾病(chronic obstructive pulmonary disease，CoPD)是一种具有气流受限特征的肺部疾病，气流受限不完全可逆，呈进行性发展。本病确切病因还不十分清楚，但认为与肺部对有害气体或有害颗粒的异常炎症反应有关。

门诊部分

【问诊要点】

1.是否有吸烟史及吸烟指数。

2.仔细询问患者职业，是否有与职业粉尘及化学物质过多或过长时间接触的可能。

3.是否有反复咳嗽、咳痰、气喘、呼吸困难的症状。

4.症状发生的频率、好发的时间、每年发作的次数，有无加重或缓解因素。

5.是否伴有心功能异常，如劳力性呼吸困难、夜间阵发性呼吸困难、端坐呼吸、下肢水肿等。

6.平时是否长期应用支气管扩张剂以及糖皮质激素，是否长期家庭氧疗。

7.本次发作有无诱因，咳嗽、咳痰、气促较前是否加重，咳痰的颜色，有无发热。

【体检要点】

1.肺部体征 肺过度充气体征，如胸廓形态异常，呈桶状胸、前后径增大、剑突下胸骨下角增宽及腹部膨凸等，辅助呼吸肌(如斜角肌及胸锁乳突肌)参加呼吸运动，重症可见胸腹矛盾运动。双肺触觉语颤减弱，叩诊呈过清音，两肺呼吸音减低，呼气延长，可闻及干、湿啰音。

2.心脏体征 由于肺过度充气使心浊音界缩小，心音遥远，剑突部心音较清晰响亮。

3.全身体征 病情较重患者常采用前倾坐位、张口呼吸。低氧血症者可出现黏膜及皮肤发绀，有些患者有杵状指，伴右心衰者可见下肢水肿、肝脏增大。

【辅助检查】

1.血常规检查 可有红细胞增多和血红蛋白升高。急性加重期的患者可出现白细胞增高，中性粒细胞比例升高。

2.痰培养 急性加重期的患者痰培养可分离出病原菌。

3.胸部X线检查 COPD早期胸片可无明显变化，随病情发展可表现为肺纹理增多、紊乱，或出现条索状、颗粒状和斑点状阴影等非特征性改变。特征性的X线改变主要有：肺容积增大，胸腔前后径增长，肋骨走向变平，肺野透亮度增高，横膈位置低平(位于第11后肋或第6前肋以下)，肺门血管纹理呈残根状，肺野外周血管纹理纤细稀少等，有时可见肺大疱形成；心脏悬垂狭长，心胸比例和心脏面积减少。

4.胸部CT检查 特别是高分辨率CT比X线胸片检查敏感，对于确定肺大疱的大小和数量，有很高的敏感性和特异性。

5.血气检查 随COPD病情的进展，血气异常首先表现为轻、中度低氧血症。晚期患者病情逐渐加重，可出现重度低氧血症，并伴高碳酸血症的形成。

6.呼吸功能检测(肺功能检查) 肺功能检查是判断气流受限的金标准。

(1)肺容量改变：肺总量(TLC)增加；肺活量(VC)在疾病的早期增加，随残气量的增加，VC随气道阻塞加重而下降；功能残气量(FRC)和残气容积(RV)也增高。

(2)呼吸动力学改变：反映气流受限的指标为FEV_1(1秒钟用力呼气容积)和FEV_1/FVC(1秒钟用力呼气容积占压力肺活量的比值)。吸入支气管舒张剂后$FEV_1 < 80\%$预计值且$FEV_1/FVC < 70\%$者，可确定为不完全可逆的气流受限。

(3)气体交换功能的改变：一氧化碳弥散量(D_LCO)降低，D_LCO与肺泡通气量(V_A)之比(D_LCo/V_A)比单纯D_LCO更敏感。

【诊断思路】

1.患者有吸烟史或吸入有害气体、粉尘史。

2.有反复咳嗽、咳痰、气喘史，气喘进行性加重。

3.有肺气肿体征，桶状胸、触觉语颤减弱、叩诊呈过清音、呼气相延长，部分患者可闻及干湿性啰音。

4.吸入支气管扩张剂后，$FEV_1/FVC < 70\%$，$FEV_1 < 80\%$预计值是诊断为不完全可逆性气流受限的必备条件。临床上根据FEV_1/FVC、$FEV_1\%$预计值和症状对COPD的严重程度作出分级。

5.严重时血气分析$PaO_2 < 60$ mmH音伴或不伴$PaCO_2 > 50mmHg$。

【病历记录要点】

1.要描述患者的慢性病史(如反复咳嗽咳痰气喘20余年)。

2.重点记录患者主要症状(咳嗽、咳痰、气喘)的特点，有无进行性加重，每年急性加重的次数，平素有无长期正规应用支气管扩张剂及糖皮质激素。

3.描述患者心肺功能情况(如有无劳力性呼吸困难或静息性呼吸困难，可否夜间平卧睡眠，有无夜间阵发性呼吸困难)。

4.记录血气分析结果，描述有无呼吸衰竭。

5.记录患者有无吸烟史。

【门诊急诊处理】

见查房部分的治疗。

【入院后评估】

1. 病史询问要点同门诊部分。

2. 体格检查要点同门诊部分。

3. 辅助检查项目

(1) 痰培养加药敏：培养出病原菌，根据药敏结果指导抗生素应用。

(2) 血气检查：动态观察患者有无 CO_2 潴留，有无低氧血症、酸碱平衡失调以及有无呼吸衰竭。

(3) 严重 COPD 患者可监测指脉氧、呼吸、心率、血压。

(4) 如患者有突发呼吸困难或呼吸困难进行性加重，复查胸部 X 线片，排除有无自发性气胸或肺部感染进行性加重。

(5) 患者症状平稳后可行肺功能检查。

【病情分析】

1. 基本诊断

(1) 长期吸烟或长期吸入有害气体、粉尘史。

(2) 慢性咳嗽、咳痰史，气喘进行性加重，有肺气肿体征。

(3) 吸入支气管扩张剂后，FEV1/FVC＜70％，FEV1＜80％预计值是诊断为不完全可逆性气流受限的必备条件。

(4) 除外支气管哮喘、支气管扩张、肺间质纤维化、左心功能不全等疾病。

符合以上4条或(2)～(3)条者可确定诊断。

2. COPD的严重程度分级　临床上根据FEV1/FVC、FEV1％预计值和症状对COPD的严重程度作出分级(表2)。

表2　COPD的严重程度分级

分级	分级标准
0级：高危	慢性症状(咳嗽、咳痰) 有患COPD的危险因素 肺功能正常
Ⅰ级：轻度	FEV1/FVC＜70％ FEV1≥80％预计值 有或无慢性咳嗽、咳痰症状
Ⅱ级：中度	FEV1/FVC＜70％ 50％≤FEV1＜80％预计值 有或无慢性咳嗽、咳痰、呼吸困难症状
Ⅲ级：重度	FEV1/FVC＜70％ 30％≤FEV1＜50％预计值 有或无慢性咳嗽、咳痰、呼吸困难症状
Ⅳ级：极重度	FEV1/FVC＜70％ FEV1＜30％预计值 或FEV1＜50％预计值，伴呼吸困难症状

3. COPD病程分期

(1) 急性加重期(AECOPD)：患者短期内咳嗽、咳痰、气短和/或喘息加重，痰量增多，呈脓性或黏液脓性，可伴有发热等症状。

(2)稳定期：患者咳嗽、咳痰、气短和/或喘息症状稳定或症状轻微。

4.病因分析　COPD与慢性支气管炎和肺气肿密切相关。慢性支气管炎是指支气管壁的慢性、非特异性炎症，如患者每年咳嗽、咳痰达3个月以上，连续2年或更长，并除外其他已知原因的慢性咳嗽，可以诊断为慢性支气管炎。当慢性支气管炎和肺气肿患者肺功能检查出现气流受限并且不能完全可逆时，则诊断为COPD。如患者只有慢性支气管炎和/或肺气肿，而无气流受限，不能诊断为COPD，而视为COPD的高危期。一些已知病因或具有特征病理表现的气流受限疾病，如肺囊性纤维化、弥漫性泛细支气管炎及闭塞性细支气管炎等均不属于COPD。

【治疗计划和方案】

COPD的治疗包括3个方面：阻止病情的发展、稳定期的治疗和急性加重期的治疗。

（一）阻止病情的发展

戒烟、离开有空气污染的环境或改善住所的通风。

（二）稳定期的治疗

COPD稳定期的治疗目的包括减轻症状、改善活动能力和阻止病情恶化。

1.避免接触危险因素　戒烟、改善环境卫生、加强劳动保护；在寒冷的季节，COPD患者应采取保暖措施，防止呼吸道和躯体受寒；另外，COPD患者应防止呼吸道病毒和细菌感染，以免导致病情加重。

2.增强机体免疫力　目前主要有气管炎疫苗（包括三联菌苗），也可采用卡介菌多糖核酸和免疫球蛋白等。

3.长期家庭氧疗的适应证

(1)$PaO_2 \leqslant 55$ mmHg(1 mmHg=0.133 kPa)或动脉血氧饱和度$(SaO_2) \leqslant 88\%$，有或没有高碳酸血症。

(2)PaO_2 55~60 mmHg或$SaO_2 < 89\%$，并有肺动脉高压、心力衰竭水肿或红细胞增多症(红细胞压积>55%)。

一般采用鼻导管或鼻塞给氧，也可通过面罩给氧，采用持续低流量给氧，氧流量1~2 L/min，应避免高流量给氧。每日氧疗应至少15 h(包括夜间睡眠时间)。长期氧疗应使患者在海平面水平静息状态下达到$PaO_2 \geqslant 60$mmHg和/或使SaO_2升至90%以上。

4.康复治疗　包括呼吸生理治疗、全身锻炼、呼吸肌锻炼、营养支持、心理治疗等多方面措施。

5.药物治疗　在COPD稳定期，根据病情的不同分级给予一定的药物治疗，可以缓解症状和减少复发，提高运动耐力和生活质量(表3)。

表3　COPD稳定期的治疗

分级	治疗措施
所有各级	避免危险因素，注射流感疫苗
0级：高危	
Ⅰ级：轻度	按需给予短效支气管扩张剂
	应用一种货数种支气管扩张剂进行规律治疗
Ⅱ级：中度	康复治疗
	如果能显著地改善症状和肺功能，可应用吸入糖皮质激素

续表

分级	治疗措施
Ⅲ级：重度	应用一种货数种支气管扩张剂进行规律治疗
	康复治疗
	如果能显著地改善症状和肺功能或反复加重的患者，可应用吸入糖皮质激素
	规则应用一种货数种支气管扩张剂
	如果能显著地改善症状和肺功能或反复加重的患者，可应用吸入糖皮质激素
Ⅳ级：极重度	治疗并发症
	康复治疗
	如有呼吸衰竭，长期氧疗
	考虑外科手术

(1)支气管扩张剂：包括抗胆碱药、β2肾上腺素受体激动剂和茶碱类。抗胆碱药是COPD常用的制剂，用于COPD比用于哮喘效果好。常用异丙托溴铵气雾剂，雾化吸入，每次40～80 μg(每喷20μg)，作用持续6～8 h，每日3～4次。该药起效较沙丁胺醇慢，作用温和，不良反应很小，尤其适合老年患者使用。噻托溴铵比异丙托溴胺有更好的受体选择性和更长的作用时间，用法为22.5 μg吸入，每日1次。β2肾上腺素受体激动剂，其短效制剂如沙丁胺醇气雾剂，每次100～200 μg(1—2喷)，雾化吸入，疗效持续4～5 h，每24 h不超过8～12喷。特布他林气雾剂亦有同样作用。长效β2肾上腺素受体激动剂有福莫特罗、沙美特罗、丙卡特罗。福莫特罗(4.5～9 μg，每日2次吸入)，给药后3～5 min起效，平喘作用维持8h以上。沙美特罗(气雾吸入50～100 μg，每日2次；粉雾吸入50μg，每日2次)。丙卡特罗每晚睡前1次服50μg或每次50μg，早晚各服1次。常见不良反应为手颤，偶见心悸、心动过速等。茶碱缓释或控释片0.2g，早、晚各1次，或氨茶碱0.1g，每日3次。

(2)糖皮质激素：COPD稳定期应用糖皮质激素吸入治疗并不能改善肺功能，但对于COPD与哮喘合并存在的患者，长期吸入糖皮质激素可获肯定疗效。常用者有二丙酸倍氯米松(BDP)、布地奈德(BUD)、丙酸氟替卡松(FP)等，糖皮质激素气雾剂和干粉吸入剂通常需规律吸入1周以上才能生效。联合吸入β2受体激动剂和糖皮质激素具有协同抗炎和平喘作用。

(3)抗氧化剂：临床上应用抗氧化剂，如N—乙酰半胱氨酸和盐酸氨溴索等，可降低疾病反复加重的频率、减轻肺部的慢性损伤等。另外，维生素C和维生素E等也是良好的抗氧化剂。

(4)祛痰药：祛痰药物种类繁多，常用溴己新、乙酰半胱氨酸、盐酸氨溴索等。对老年体弱无力咳痰或痰量较多者，应以祛痰为主，不宜选用强镇咳剂，如可待因等，以免抑制呼吸中枢及加重呼吸道阻塞，导致病情恶化。

(5)肺减容手术：适合于有明显呼吸困难的以下患者。①内科治疗无效；②FEV$_1$<35%预计值；③肺动脉压<35 mmHg；④胸片显示胸廓过度扩大，膈肌低平。其近期疗效已得到肯定，但远期疗效仍待进一步调查研究。

(三)急性加重期的治疗

COPD急性加重期的治疗包括积极抗感染、对症处理和控制并发症等。

(1)吸氧：氧疗是COPD加重期患者住院的基础治疗。采用鼻导管或面罩给氧。一般吸入氧浓度为30%左右。

(2)抗感染：呼吸道感染是COPD急性加重发作的最常见的原因。开始时可经验性地选用抗生素，如给予β内酰胺类／β内酰胺酶抑制剂、大环内酯类或喹诺酮类，然后根据痰培养及抗生素敏感试验调整药物。

(3)扩张支气管：支气管舒张药的使用同稳定期。首选短效β₂受体激动剂，较大剂量雾化吸入治疗。对于较为严重韵COPD加重者，联合应用支气管舒张药，并可考虑静脉滴注茶碱类药物。COPD急性加重期住院患者宜在应用支气管舒张剂基础上口服或静脉使用糖皮质激素。口服泼尼松30～40 mg/d：也可静脉给予甲泼尼龙80～160 mg/d，连续5～7 d。

(4)止咳祛痰：可以用氨溴素、溴己新和乙酰半胱氨酸等药物。

(5)机械通气：COPD急性加重期患者应用无创性正压通气(NIPPV)可以降低$PaCO_2$，减轻呼吸困难，从而减少气管插管和有创机械通气的使用，缩短住院天数，降低患者的病死率。

(6)心力衰竭：COPD晚期合并肺心病时，可出现右心衰竭。出现心力衰竭时，可使用血管扩张剂、利尿剂和强心剂。

(7)纠正水电解质紊乱和酸碱失衡。

(8)慎用安定等镇静剂。

(9)COPD急性加重时可能出现休克、心律失常和急性肾功能异常等，应根据相应的并发症进行治疗。

【病程观察】

(一)病情观察

1.症状和体征

(1)咳嗽、咳痰减轻，神情自如，口唇红润为病情缓解的表现；若出现烦躁不安、焦虑、呼吸困难、口唇发绀表明病情加重；若出现嗜睡、意识模糊或谵妄，则表明病情危重，宜立即作动脉血气分析并给予相应处理。

(2)若球结膜水肿加重，表明CO_2潴留明显。

(3)若患者不能平卧入睡，体检发现心率增快、双肺底有湿罗音，表明存在心衰，应及时给予强心、利尿、扩血管等处理。

(二)疗效分析和处理

经过上述治疗，绝大多数AECOPD患者的病情可以得到控制。如果经积极治疗后疗效不佳或一度好转后病情又恶化，应考虑以下可能：

(1)感染未得到控制，应根据痰菌药敏结果选择敏感抗生素。

(2)出现气胸等并发症，患者突然出现气急和呼吸困难加重，应考虑自发性气胸的可能，确诊后应立即胸腔抽气和引流。

【预后评估】

1.肺功能的各个指标如FEV_1、PEF、MEF_{75}(剩余75％肺活量时的呼气流速)、MEF_{50}、MEF_{25}等反映小气道功能的指标明显下降，表明气流阻塞程度越来越严重，说明病情重、预后差。

2.有反复加重病史的COPD患者生活质量差，疾病进展迅速。

3.有营养障碍造成"肺性恶病质(pulmonary cachexia)"的患者预后更差。

【出院医嘱】

1. 避免劳累、着凉等可能诱发COPD急性加重的因素。

2. 戒烟、脱离污染环境。流感疫苗或多价肺炎球菌疫苗可提高机体抵抗力。

3. 告知患者长期雾化吸入长效支气管扩张剂/糖皮质激素的必要性，详细告知患者用药方法、剂量及不良反应。

4. 要求符合长期家庭氧疗指征的患者进行长期家庭氧疗，不少于15h/d。

5. 定期呼吸科门诊随访。

第六节 支气管哮喘

支气管哮喘(简称哮喘)是由多种细胞(如嗜酸性粒细胞、肥大细胞、淋巴细胞、中性粒细胞和气道上皮细胞等)和细胞组分参与的气道慢性炎症疾患。这种慢性炎症导致气道高反应性，并引起反复发作性的喘息、气急、胸闷/或咳嗽等症状，常在夜间和/或清晨发作、加剧，通常出现广泛多变的可逆性气流受限，多数患者可自行缓解或经治疗缓解。

门诊部分

【问诊要点】

1. 与本次哮喘发作有关的诱因。如吸入，进食或接触某种过敏原、上呼吸道感染，运动，过度疲劳或情绪紧张，月经来潮等。

2. 本次哮喘发作的严重程度及持续时间。本次哮喘发作后已用平喘药的种类(β₂受体激动剂、茶碱、糖皮质激素、抗胆碱药等)、给药方法(吸入、口服、静脉注射)、剂量及疗效等；发作24 h内是否用过茶碱类药物。

3. 既往史

(1)首次发作哮喘的诱因、年龄。

(2)哮喘病史的长短，缓解期的长短。

(3)哮喘发作有无季节性。

(4)是否作过过敏原检测(皮试等)，结果如何。

(5)是否同时患有其他变态反应性疾病(过敏性鼻炎、湿疹、药物或食物过敏等)。

(6)1年内是否因哮喘病住过院，是否曾有危厚生命的哮喘发作史。

(7)平时哮喘发作的频度及严重程度，平时控制哮喘症状所需药物种类及剂量。

(8)糖皮质激素类药物使用情况。

4. 家族史 直系亲属中有无支气管哮喘或其他变态反应性疾病(过敏性鼻炎、湿疹、药物或食物过敏等)。

【体检要点】

重点检查患者的神志、精神状态、体位、语言表达情况、出汗情况、有无发绀、呼吸频率的快慢、气管位置、三凹征与奇脉、脉率的快慢、哮鸣音的有无及特点(吸气相或呼气相)、两肺呼吸音的强弱、有无湿啰音及心音情况、是否存在胸腹矛盾运动。

【辅助检查】

1. 胸部X线 有助于排除其他心肺疾病，并了解有无气胸、纵隔气肿或肺部感染等并发症。

2. 其他检查

(1)心电图：有助于了解有无心律失常。

(2)血常规：了解有无感染及其程度。

(3)动脉血气分析：有助于病情严重度判断。

(4)肺通气功能FEV$_1$和/或PEF等测定，必要时应做支气管激发试验、支气管舒张试验。

(5)痰液检查：①痰嗜酸细胞涂片染色镜检；②痰涂片镜检尖棱结晶、黏液栓和透明的哮喘珠(Laennec珠)；③细菌培养及药物敏感试验。

【诊断思路】

1. 诊断标准

(1)反复发作喘息、气急、胸闷、咳嗽，多与接触变应原、冷空气、物理或化学性刺激、病毒性上呼吸道感染、运动等有关。

(2)发作时双肺闻及散在或弥漫性、以呼气相为主的哮鸣音，呼气相延长。

(3)上述症状可经治疗缓解或自行缓解。

(4)排除其他疾病引起的喘息、气急、胸闷、咳嗽。

(5)症状不典型者，至少应有下列3项中的1项：①支气管激发或运动试验阳性；②支气管舒张试验阳性(FEV1增加15%，且增加绝对值>200ml)；③呼气流量峰值(PEF)日内变异率或昼夜波动率≥20%。符合(1)～(4)条或(4)、(5)条者可以诊断支气管哮喘。

2. 鉴别诊断

(1)心源性哮喘：见表4。

表4　支气管哮喘与心源性哮喘的鉴别要点

	支气管哮喘	心源性哮喘
发病年龄	儿童、青少年	中老年
病史	反复哮喘，个人及家庭过敏史	心血管疾病史
诱因	过敏原、上感、运动、天气变化	感染、劳累、过快或过量输液
症状	发作性呼气性呼吸困难	夜间阵发性呼吸困难、端坐呼吸、粉红泡沫痰
体征	呼气延长、呼气相哮鸣音	湿啰音，心脏病体征
缓解办法	吸入β2受体激动剂	洋地黄、利尿剂、吗啡
心电图	正常	心律失常或房室扩大
超声心动图	正常	解剖学异常

(2)慢性支气管炎：见表5。

表5　支气管哮喘与慢性支气管炎的鉴别要点

	支气管哮喘	慢性支气管炎
发病年龄	儿童、青少年	中老年
病史	反复喘息，个人及家族过敏史	反复咳嗽、咳痰，长期吸烟史
诱因	过敏原、上感、运动、天气变化	上感
症状	发作性呼气性呼吸困难	咳嗽、咳痰、症状持续
体征	呼气延长、呼气相哮鸣音	干湿啰音
缓解规律	缓解快，经平喘药或自行缓解	缓解慢，缓解期仍有症状
肺功能	支气管激发或舒张试验阳性、PEF波动率≥20%	支气管激发或舒张试验阴性、PEF波动率<15%

(3)支气管、气管肿瘤：①肿瘤引起的呼吸困难，既往无哮喘病史，发病无明显诱因，多呈慢性进行性加重过程，常伴有刺激性咳嗽、消瘦、胸痛及痰中带血等症状；②多呈吸气性呼吸困难，三凹征较明显，哮鸣音多为局限性，平喘药治疗无效，支气管激发试验阴性或24 h PEF变异率＜15%；③对于上述可疑病例，通过体层X线摄片、胸部CT、痰脱落细胞检查及纤维支气管镜等项检查，可获明确的诊断。

(4)变应性支气管肺曲霉病(ABPA)：该病系由烟曲霉在特应症(atopy)个体中引起的呼吸系统变态反应性疾病。鉴别要点：ABPA患者除哮喘症状外，还具有以下临床特点：①外周血嗜酸性粒细胞增多；②烟曲霉抗原皮试呈速发型阳性反应；③烟曲霉抗原特异性沉淀抗体阳性；④血清总IgE和/或烟曲霉抗原特异性IgE抗体阳性；⑤近端支气管扩张，浸润性阴影、段性肺不张；⑥咳棕色痰块(内含烟曲霉及嗜酸性粒细胞)等；⑦解痉平喘难以奏效。

(5)鼻后滴漏综合征(PNDS)：本综合征应与咳嗽变异性哮喘鉴别。①慢性咳嗽；②鼻炎、鼻窦炎病史；③鼻后滴漏和/或咽后黏液附着感；④检查发现鼻咽后壁黏液附着，鹅卵石样改变；⑤鼻窦片或CT示鼻窦黏膜增厚(＞6 mm＞)或窦腔模糊不清；⑥治疗(鼻血管收缩剂，鼻吸入糖皮质激素，鼻窦炎加用抗生素)后，咳嗽明显减轻。

【病历记录要点】

重点记录本次哮喘发作有关的诱因，发作的严重程度(注意有无发绀、出汗、奇脉、胸腹矛盾运动及心率的快慢)及持续时间，发作后及既往用药的情况，既往发作的情况及家族史，有无过敏性鼻炎、湿疹、药物或食物过敏史。

【门诊急诊处理】

参见查房部分的治疗。治疗哮喘的药物主要分为2类：

1.缓解哮喘发作(支气管舒张药)

(1)β2肾上腺素受体激动剂(简称β2受体激动剂)，是缓解哮喘急性发作的首选药物，常用的短效β2受体激动剂有沙丁胺醇、特布他林；长效类有福莫特罗、沙美特罗、丙卡特罗。用药方法可采用吸入、口服或静脉注射。首选吸入法，包括定量气雾剂吸入、干粉吸入、持续雾化吸入等。吸入短效β2受体激动剂也可用于运动性哮喘的预防。沙丁胺醇每次吸入100～200μg或特布他林250～500μg，5～10 min起效，作用维持4～6 h，本类药物应按需间歇使用，不宜长期单一使用，也不宜过量使用，否则可引起骨骼肌震颤、低血钾、心律失常等不良反应。经压力型定量手控气雾剂(pMDI)和干粉吸入装置吸入短效β2受体激动剂不适用于重度哮喘发作，其溶液经雾化泵吸入适用于轻至重度哮喘发作。口服β2受体激动剂，通常服药后15～30 min起效，作用维持4～6 h。沙丁胺醇2～4 mg、特布他林1.25～2.5mg，每日3次；丙卡特罗25～50μg，每日2次；缓释或控释剂型平喘作用可维持8～12 h，特布他林的前体班布特罗的作用可持续24 h，适用于夜间哮喘的预防和治疗。口服制剂比吸入制剂心悸、骨骼肌震颤症状明显。长期单一应用β2受体激动剂可造成细胞膜β2受体下调，临床表现耐药现象，应予避免。注射给药平喘作用迅速，但全身不良反应发生率高，已较少使用。吸入长效β2受体激动剂适用于支气管哮喘(尤其是夜间哮喘和运动诱发哮喘)的预防和持续期的治疗。福莫特罗4.5～9μg，每日2次吸入，给药后3～5 min起效，平喘作用维持8 h以上，可按需用于哮喘急性发作时的治疗。联合吸入长效β2受体激动剂和糖皮质激素具有协同抗炎和平喘作用，适用于中至重度持续哮喘患者的长期治疗。目前已经有沙美特罗与氟替卡松的组合，以及福莫特罗与布地奈德的组合干粉吸入制剂。β2受体激动剂对高血压、心衰、甲亢、糖尿病等患者要慎用，不宜用于孕妇及哺乳期妇女。

(2)抗胆碱药物：包括溴化异丙托品、溴化泰乌托品(噻托溴铵)等，其舒张支气管作用比β2受体激动剂弱，起效较慢，但长期应用不易产生耐药。溴化异丙托品气雾剂，常用40~80μg，每日3~4次吸入，经雾化吸入溴化异丙托品溶液，常用250~500μg，每日3~4次吸入。溴化泰乌托品是新近上市的长效抗胆碱药物，对M3受体具有选择性抑制作用，仅需每日吸入1次。本品与β2受体激动剂联用具有协同互补作用，对有吸烟史的老年哮喘患者较为适宜，但对妊娠早期妇女、青光眼及前列腺肥大的患者应慎用。

(3)茶碱类：口服给药包括氨茶碱和控(缓)释茶碱。用于轻至中度哮喘发作和维持治疗，一般剂量为6~8 mg/kg；控(缓)释茶碱平喘作用维持12~24h，尤适用于夜间哮喘症状的控制。静脉注射氨茶碱，首次剂量为4~6 mg/kg，注射速度不超过0.25 mg/(kg·min)，静脉滴注维持为0.6—0.8 mg/(kg·h)，每日注射量不超过1 g，静脉给药主要用于重、危症哮喘。茶碱安全有效的血药浓度为6~15mg/L。发热，妊娠，小儿或老年，有肝、心、肾功能障碍及甲亢患者慎用，合用大环内酯类抗生素、西咪替丁(甲氰咪胍)、喹诺酮类药物可影响茶碱代谢而使其排泄减慢，应减少茶碱用药量。茶碱与糖皮质激素、抗胆碱能药物合用有协同作用，但与β2受体激动剂联用具有易出现心率增快和心律失常，应慎用，并适当减少剂量。

2.控制哮喘发作(抗炎药)

(1)糖皮质激素：是当前控制哮喘发作最有效药物，可分为吸入、口服或静脉用药。吸入糖皮质激素是目前推荐长期抗炎治疗哮喘的最常用方法，常用者有二丙酸倍氯米松(BDP)、布地奈德(BUD)、丙酸氟替卡松(FP)等，其气雾剂和干粉吸入剂通常需规律吸入1周以上才能生效。3种吸入剂的常用剂量与等效关系如下(表6)。

表6 常用吸入糖皮质激素的每日剂量与互换关系

药物	低剂量(μg)	中剂量(μg)	高剂量(μg)
二丙酸倍氯米松(BDP)	200~500	500~1000	>1000
布地奈德(BUD)	200~400	400~800	>800
丙酸氟替卡松(FP)	100~250	250~500	>500

吸入给药的主要优点是可以将药物直接送入气道以提高疗效，而避免或使全身不良反应减少到最低程度。口咽部的不良反应有声音嘶哑、咽部不适、念珠菌感染，吸入糖皮质激素后及时用清水漱口能有效预防。口服给药常用于急性发作病情较重或重度持续哮喘吸入大剂量糖皮质激素治疗无效者，应早期口服，以防病情恶化；使用半衰期较短的泼尼松、泼尼松龙或甲泼尼龙等；无糖皮质激素依赖倾向的患者，可在短期内停药；有糖皮质激素依赖倾向的患者，应延长给药时间(一般为1~2周减量1次，每次减上次用量的10%)，起始泼尼松30~60mg/d，症状缓解后逐渐减量至≤10 mg/d；长期使用者采用每日或隔日清晨顿服。对伴有结核病、寄生虫感染、骨质疏松、青光眼、糖尿病、严重抑郁及消化性溃疡的患者应慎重。对重度或严重哮喘发作应及早静脉给药，琥珀酸氢化可的松100~400 mg/d(4~6 h起作用)或泼尼松龙80~160 mg/d(2~4 h起作用)。控制症状后改口服和吸入制剂维持。

(2)白三烯调节剂：孟鲁司特(10 rng，每日1次)、扎鲁司特(20mg，每日2次)是半胱氨酰白三烯受体拮抗剂，作为联合治疗中的一种药物，可减少中至重度哮喘患者吸入糖皮质激素的剂量，提高疗效，尤适用于阿司匹林哮喘和运动性哮喘。

(3)色甘酸钠及尼多酸钠：是一种非糖皮质激素类抗炎药，不良反应少，适用于轻度哮喘的长期治疗。

(4)过敏反应介质阻释剂：酮替酚1 mg，睡前服用可降低气道高反应性。

(5)H1受体拮抗剂：氯雷他定等可用于伴有变应性鼻炎的哮喘患者的治疗。

查房部分

【入院后评估】

1.病史询问要点同门诊部分。

2.体格检查要点同门诊部分。

3.辅助检查要点

(1)呼气峰值流速(PEF)：是简便易行的肺通气功能指标。PEF的动态检测，既是判断哮喘病情严重度的重要指标,也是判断平喘药疗效和病情变化趋向的客观指标。PEF<100 L/min为重度哮喘，PEF<60 L/min提示气道阻塞已足以引起窒息。PEF昼夜变异率>40％的患者，有发生"哮喘猝死"的可能。PEF<200 L/min者需作动脉血气分析。

(2)其他检查：①血氧饱和度(SaO_2)监测。可通过脉氧仪动态观察，SaO_2<90％者应予吸氧。②动脉血气分析。了解有无呼吸衰竭并用以判断病情严重程度。③血肌酸磷酸激酶活性升高和血乳酸增加是呼吸肌剧烈括动的代谢标志。

【病情分析】

(一)基本诊断

典型哮喘患者的特点如下：

(1)发作性：当遇到诱发因素时呈发作性加重。

(2)时间性：常在夜间及凌晨发作或加重。

(3)季节性：常在秋冬季节发作或加重。

(4)可逆性：自行或经平喘药治疗缓解。

(5)弥漫性：发作时两肺闻及以呼气期为主的哮鸣音。

(二)症状不典型

症状不典型者，至少应有下列3项中的1项：

(1)支气管激发或运动试验阳性。

(2)支气管舒张试验阳性(FEV_1增加15％，且增加绝对值>200ml)。

(3)PEF日内变异率或昼夜波动率≥20％。

(三)病因分析

通过详细的询问病史，明确引起患者哮喘发作的具体原因(饮食习惯，工作及居住环境，是否养宠物，接触粉尘、花粉、屋尘螨、蟑螂，与季节的关系以及感染等)，可以有效地预防急性发作并指导治疗。

(四)支气管哮喘的分期

包括急性发作期，慢性持续期，缓解期。

1.哮喘急性发作　是指喘息、气急、咳嗽、胸闷等症状突然发生，或原有症状急剧加重，常有呼吸困难，以呼气流量降低为其特征，常因接触变应原等刺激物或治疗不当等所致。哮喘急性发作的病情严重度的分级见表7。

表7 哮喘急性发作的病情严重度的分级

临床特点	轻度	中度	重度	危重
气短	步行、上楼时	稍事活动	休息时	
体位	可平卧	喜坐位	端坐呼吸	不能说话
讲话方式	连续成句	单词	单字	嗜睡或意识模糊
精神状态	可有焦虑、尚安静	时有焦躁或烦躁	常有焦虑、烦躁	
出汗	无	有	大汗淋漓	
呼吸频率	轻度增加	增加	每分钟常>30次	
辅助呼吸及活动及三凹征	常无	可有	常有	胸腹矛盾运动
哮鸣音	散在，呼吸末期	响亮、弥漫	响亮、弥漫	减弱、乃至无
脉率(次/min)	<100	100～120	>120	>120或脉率变慢或不规则
奇脉	无(10mmHg)	可有(10～25mmHg)	常有(>25mmHg)	无，提示呼吸肌疲劳
使用β_2激动剂后PEF				
预计值或个人最佳值%	>80%	60%～80%	<60%或<100L/min或	
PaO_2(吸空气)			作用时间<2h	
$PaCO_2$	正常	60～80mmHg	<60mmHg	
SaO_2(吸空气)	<45mmHg	≤45mmHg	>45mmHg	
pH	>95%	91%～95%	≤90%	降低
	——	——	降低	

2.慢性持续期 在相当长的时间内，仍有不同频度和/或不同程度地出现症状（喘息、气急、胸闷、咳嗽等）。包括新发生的哮喘患者和既往已诊断为哮喘而长时间未应用药物治疗的患者。

(1)哮喘慢性持续期分级中的注意事项。①根据近一段时间(1～2个月)而不是1～2 d的白天和夜间临床喘息症状的频度、严重程度和肺功能测定结果综合判定；②当数项指标显示的分级不一致时，采用就高不就低的原则。慢性持续期哮喘患者病情严重度的分级见表8。

表8 慢性持续期哮喘患者病情严重度的分级

I级 (间歇发作)	哮喘症状每周<1次 哮喘发作短暂 每月夜喘≤2次 FEV1≥预计值的80%或PEF≥80%的个人最佳值 PEF或FEV1变异率<20%
II级 (轻度持续)	哮喘症状每周≥1次，但<每天1次 哮喘发作可能影响活动和睡眠 每月夜喘>2次。 FEV1≥预计值的80%或PEF≥80%的个人最佳值 PEF或FEV1变异率20%～30%

Ⅲ级 (中度持续)	每天都有哮喘症状 哮喘发作影响活动和睡眠 每周夜喘≥1次 FEV1占预计值的60%～79%或PEF个人最佳值的60%～79% PEF或FEV1变异率＞30%
Ⅳ级 (重度持续)	每天都有哮喘症状，哮喘症状频繁出现 经常有夜喘症状 体力活动受限 FEV1＜预计值的60%或PEF＜60%个人最佳值 PEF或FEV1变异率＞30%

注：患者只要具备某级严重度的一个特点则可将其列入该级之中

(2)治疗期间哮喘病情严重程度的分级见表9。①当患者已经处于规范化分级治疗期间，哮喘病情严重程度分级则应根据临床表现和目前每天治疗方案的级别综合判断。②区分治疗前和规范化分级治疗期间的病情严重程度分级，目的在于避免在临床诊治过程中对哮喘病情的低估，并指导正确使用升降级治疗。

表9　接受规则治疗中的哮喘患者病情严重度的分级

现有症状和肺功能的严重程度	目前正在接受治疗的疾病		
	Ⅰ级	Ⅱ级	Ⅲ级
Ⅰ级	Ⅰ级	Ⅱ级	Ⅲ级
Ⅱ级	Ⅱ级	Ⅲ级	Ⅳ级
Ⅲ级	Ⅲ级	Ⅳ级	Ⅳ级
Ⅳ级	Ⅳ级	Ⅳ级	Ⅳ级

例如，患者目前的治疗级别是按照轻度持续(第Ⅱ级)的治疗方案，经过治疗后患者目前的症状和肺功能仍为轻度持续(第Ⅱ级)，说明目前的治疗级别不足以控制病情，应该升级治疗，因此，病情严重程度的分级应为中度持续(第Ⅲ级)。

3.缓解期　经过治疗或未经治疗症状、体征消失，肺功能恢复到急性发作前水平，并维持4周以上。

【治疗计划和方案】

治疗目的：控制症状，防止病情恶化，尽可能保持肺功能正常，维持正常活动能力(包括运动)，避免治疗不良反应，防止不可逆气流阻塞，避免死亡。

1.哮喘急性发作期的治疗　哮喘急性发作的严重性决定其治疗方案，表1—7为哮喘急性发作时病情严重程度的判定标准，各类别中的所有特征并不要求齐备。如果患者对起始治疗的反应差，或症状恶化很快，或患者存在可能发生死亡的高危因素，应按下一个更为严重的级别治疗。哮喘急性发作的医院治疗见图1。

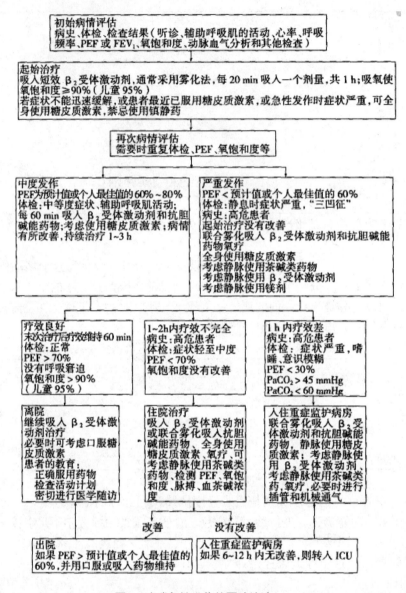

图1 哮喘急性发作的医院治疗

2. 哮喘慢性持续期的治疗　哮喘治疗应以患者的病情严重程度为基础，并根据病情控制变化增减(升级或降级)的阶梯治疗原则选择治疗药物，见表10。通常达到哮喘控制并至少维持3个月，可试用降级治疗，最终达到使用最少药物维持症状控制的目的。

表10　哮喘患者长期治疗方案的选择

严重度	每天控制质量药物	其他治疗选择△
间歇发作▲（Ⅰ级）	不必	
轻度持续（Ⅱ级）	吸入糖皮质激素(≤500μg BDP或相当剂量其他吸入激素)	缓释茶碱或色甘酸钠或白三烯调节剂

续表

严重度	每天控制质量药物	其他治疗选择△
中度持续 (Ⅲ级)	吸入糖皮质激素(200~1000μg BDP或其他吸入激素),联合吸入长效β2受体激动剂	吸入糖皮质激素(200~1000μg BDP或其他吸入激素),和用缓释茶碱,或吸入糖皮质激素(200~1000μg BDP或其他吸入激素),和用口服长效β2受体激动剂,或吸入大剂量糖皮质激素(>1000μg BDP或相当剂量其他吸入激素),或吸入糖皮质激素(200~1000μg BDP或相当剂量其他吸入激素),和用白三烯调节剂
重度持续 (Ⅳ级)	吸入大剂量糖皮质激素(>1000μg BDP或相当剂量其他吸入激素),联合吸入长效β2受体激动剂,需要时可再增加1种或1种以上下列药物,如缓释茶碱,白三烯调节剂,口服长效β2受体激动剂,口服糖皮质激素	

注：各级治疗中除了规则的每天控制药物治疗外，需要时可吸入短效β2受体激动剂以缓解症状。其他可选择的缓解药包括：吸入抗胆碱能药物、口服短效β2受体激动剂、短效茶碱。

△根据治疗费用排序；▲间歇发作哮喘，但发生严重急性发作者，应按中度持续患者处理。

3. 注意事项

(1)脱离变应原是防治哮喘最有效的方法。对阿司匹林过敏的哮喘患者严禁给予任何含阿司匹林或吲哚美辛等解热镇痛药，以免诱发严重哮喘发作。

(2)对哮喘患者急性发作，首先应给予紧急处理，积极补液，缓解症状，改善肺功能，不要勉强行过多的检查，其他必要的检查可等症状缓解以后进行。

(3)合并细菌感染者可酌情给予抗生素。因部分哮喘患者对多种药物均过敏，应详细询问有关病史，防止药物过敏反应的发生。

(4)纠正酸中毒，适用于重症哮喘发作引起代谢性酸中毒(可降低患者对各种平喘药物及血管活性药物的反应性)的患者，常用5％碳酸氢钠静滴来纠正。当pH<7.20并逐渐下降时可补碱。所需5％$NaHCO_3$毫升数一(正常BE一实测BE)×体重(kg)×0.4，式中正常BE(碱过剩)以一3 mmol/L计算，使pH恢复到7.20以上时即需慎重补碱。开始时可给予5％碳酸氢钠50~100 ml静滴，以后根据血气结果决定是否继续用碳酸氢钠。

(5)机械辅助呼吸：对重症哮喘患者出现下列情况，应立即进行气管插管、机械通气治疗。①心跳呼吸停止或濒死呼吸。②意识障碍(意识恍惚、谵妄或昏迷)、全身衰竭、尿量减少、发绀明显。③PaO_2<60mmHg，$PaCO_2$>50mmHg，进行性呼吸性酸中毒(pH<7.20并逐渐下降)。④循环系统改变：成人心率每分钟≥140次、儿童≥180次，持续3 h以上，心律紊乱，奇脉>10mmHg，血压下降。

(6)变应原特异性免疫疗法：对于有明确过敏体质的哮喘患者，该疗法通过皮下给予常见吸入变应原提取液(如螨、猫毛、豚草等)，可减轻哮喘症状和降低气道高反应性。但对其远期疗效和安全性尚待进一步研究和评价。

【病程观察】

(一)病情观察

1. 症状和体征

(1)精神状态：神情自如、能平卧为病情缓解的表现；烦躁不安、焦虑、呼吸困难是重度哮喘常见症状；若出现嗜睡、意识模糊、不能讲话或谵妄，则表明病情危重，宜立即作动脉血气分析并给予相应处理。

(2)哮鸣音：若患者气急、发绀较前加重，但哮鸣音却由强转弱，甚至消失(出现所谓"沉默胸")时，应考虑：①黏液痰栓广泛堵塞外周气道；②张力性气胸或纵隔气肿；③呼吸肌衰竭。

(3)心率：随着病情加重，心率多逐渐加快。若出现心动过缓，多提示严重低氧血症和代谢性酸中毒对心脏的损害，有心搏停止的危险。

(4)奇脉：肺性奇脉是气道严重阻塞的征象之一，但未出现奇脉者，不能排除哮喘病情的严重性，因为呼吸肌衰竭的患者不会出现奇脉。

(5)胸腹矛盾运动：是哮喘病情十分危重的标志之一。

2. 动脉血气结果 在积极抢救过程中，应定时监测动脉血气结果。$PaCO_2$进行性下降至正常或接近正常，PaO_2进行性升高至正常或接近正常，表明治疗有效；否则表明治疗无效。

3. 电解质结果 在治疗哮喘的过程中，应注意维持水、电解质平衡。

(二)疗效分析和处理

经过上述治疗，绝大多数哮喘患者的病情可以得到控制。如果经积极治疗后疗效不佳或一度好转后病情又恶化，应考虑以下可能。

(1)致喘因素未被控制，例如过敏原(尘螨、油漆、食物或药物变应原)持续存在或患者的情绪过于紧张等。

(2)出现了张力性气胸、黏液痰栓阻塞、肺不张、纵隔气肿、肺部感染、呼吸肌衰竭等并发症。

【预后评估】

支气管哮喘的预后总的说来是好的，死亡率较低。有下列情况者预后较差：

(1)有特应症倾向者(如对食物或药物过敏、有过敏性鼻炎或湿疹病史或有家族过敏史者)。

(2)病情严重、反复，病程较长者。

(3)糖皮质激素依赖型患者。

(4)治疗方案不合理者。

(5)有并发症者。

【出院医嘱】

1. 出院带药应包括糖皮质激素(口服或吸入)和吸入型支气管扩张剂(长效和短效的 β_2 受体激动剂和抗胆碱药)等两大类药物，根据病情酌情给予口服茶碱和酮替芬等药物，并告知用法、用量及不良反应，使其知道在何种情况下应去医院就诊。对于正在口服激素的患者应制定一份书面的逐渐减量的方案，嘱患者严格执行。

2. 教会哮喘患者正确使用手揿式定量气雾吸入剂、干粉吸入剂、蝶式吸入剂和储雾罐。

3. 了解峰流速仪的测定和记录方法，在家中自行检测病情变化，鼓励患者记录哮喘日记。

4. 避免着凉、过度劳累，避免接触引起患者哮喘发作的变应原，忌用可以诱发哮喘的药物(如β受体阻滞剂)。

5. 定期门诊随访。

（穆维新）

第二章 神经系统疾病

第一节 急性炎症性脱髓鞘性多发性神经病

急性炎症性脱髓鞘性多发性神经病亦称格林—巴利综合征（Guillain—Barre—Snydrome，GBS）是一组神经系统自身免疫性疾病。根据起病形式和病程，GBS又可分为急性型、慢性复发型和慢性进行型，本文主要介绍急性感染性脱髓鞘性多发性神经病（AIDP）。

病因和发病机制

病因与发病机制目前尚未完全阐明，GBS患者病前多有非特异性病毒感染或疫苗接种史，常见为空肠弯曲菌（campylobacter jejuni，CJ），此外，还有巨细胞病毒、EB病毒、肺炎支原体、乙型肝炎病毒和人类免疫缺陷病毒等。CJ感染常与急性运动轴索型神经病有关（AMAN）。发病机制目前认为自身免疫功能异常在GBS发病机制中起主要作用，细胞免疫异常和体液免疫异常均参与其致病过程。一般认为与发病前有非特异性感染史与疫苗接种史，而引起的迟发性变态反应性免疫疾病，其主要病变是周围神经广泛的炎症性节段性脱髓鞘。

辅助检查

1.脑脊液蛋白细胞分离 即蛋白含量增高而细胞数正常，是本病的的特征之一。起病处蛋白含量正常，至病后3周蛋白增高最明显，少数病例脑脊液细胞数可达（20—30）x10^6/L。

2.严重的病例可出现心电图异常，以窦性心动过速和T波改变常见，如T波低平，QRS波电压增高，可能是自主神经异常所致。

3.神经传导速度和肌电图检查 对GBS的诊断及确定原发性脱髓鞘很重要。F波改变常代表神经近端或神经根损害可有F波潜伏时间明显延长和MCV减慢及动作电位离散。

4.腓肠神经活检 发现脱髓鞘及炎性细胞浸润可提示GBS，但腓肠神经是感觉神经，GBS以运动神经受累为主，因此活检结果仅作为诊断参考。

诊断及鉴别诊断

1.发病前1～4周有上呼吸道、肠道感染或有疫苗接种史。

2.呈急性或亚急性起病，可见自下肢迅速向上肢发展的四肢对称性弛缓性瘫痪，常伴有颅神经麻痹；严重者四肢瘫痪，可累及肋间肌和膈肌麻痹，导致出现呼吸困难而危及生命。

3.感觉障碍在本病不突出。可有肢体麻木、针刺或蚁走感。检查时可能有肢体远端的手套或袜套型感觉障碍。

4.脑神经麻痹主要损害脑神经的运动神经，以双侧面神经瘫多见。

5.病后2～3周脑脊液检查可有蛋白—细胞分离现象，是本病特征性表现。但1周内常无异常。

6.应与以下疾病鉴别

（1）低血钾型周期性麻痹 其四肢瘫痪特点为近端重、远端轻，下肢重、上肢轻，无感觉障碍。一般不影响脑神经和呼吸肌，血清钾低，心电图呈低钾改变，脑脊液无蛋白一细胞分离，运动神经传导正常。补钾治疗能很快恢复。

（2）脊髓灰质炎 多在发热数天之后，体温尚未完全恢复正常时出现瘫痪，常累及一侧下肢，无感觉障碍及脑神经受累；病后3周脑脊液可有蛋白细胞分离现象，应注意鉴别。

（3）急性重症全身型重症肌无力 可呈四肢弛缓性瘫，但起病较慢，无感觉症状，症状有波动，表现为晨轻暮重，疲劳实验、腾喜龙实验阳性、脑脊液正常。

治疗

1.急性期应卧床休息，多翻身，防止褥疮，注意营养，不能吞咽者可鼻饲或胃肠外营养支持治疗。加强呼吸功能的维护和肺部并发症的防治：如病人已出现呼吸肌麻痹和排痰不畅，应早期行气管切开术，定期和充分吸痰。必要时应及早辅以机械通气，定期进行血气分析。这是重症患者能否得救的关键。

2.激素治疗 轻症可口服泼尼松30mg或地塞米松1.5mg 1次/d，3～4周后逐渐减量或停服。

重症以地塞米松10—15mg，每天1次，持续7～10天。或甲基泼尼松龙1g/d+NS 500mL，静滴，冲击治疗，连用3～5天。再逐渐减量，总的疗程不宜过长.一般为1个月。

3.大剂量丙种球蛋白治疗 人免疫球蛋白每天0.4g/kg，连用3～5天，可缩短病程，疗效较好。

4.免疫抑制剂 一般在激素无效、效果不好或激素减量时应用。国内有以环磷酰胺为主治疗：400mg/d，每周2次，共1个月。

5.血浆置换疗法 此法对GBS有效，但只能清除体液免疫异常物质，不能清除细胞免疫异常物质，且需特殊装置，费用昂贵，有一定的禁忌证和并发症，需视条件慎重选用。

6.全血置换疗法 静脉放血后，再输入等量新鲜同型异体血。每次成人800～1000mL，小儿100～200mL，3—9天1次。收到明显疗效。本法能同时清除血液中细胞和体液免疫异常物质。从发病机制上看，此法较理想，一般医院开展有难度。

7.大剂量B族维生素、维生素C以及三磷酸腺苷、胞二磷胆碱、辅酶Q_{10}等改善神经营养代谢药物。

8.恢复期可继续服用B族维生素及促进神经传导功能恢复的药物。加强瘫痪肢体的功能锻炼，并配合理疗、体疗、针灸，以防止肢体的畸形和促进肢体的功能恢复。

护理

1.心理护理 病人意识清醒，常因呼吸、咳痰和翻身困难而心情烦躁、紧张。多安慰鼓励，帮助翻身咳痰，增强战胜疾病的信心。

2.加强呼吸道护理 此类病人的安危常取决于呼吸功能的好坏和肺部并发症的有无，因此早期的预防非常重要。加强吸痰、给氧、翻身、拍背、咳痰。严密观察病情变化，一旦呼吸加重，排痰不畅，严重缺氧时，立即报告医生，准备行气管切开。术后按气管切开后的护理常规进行护理。气管切开患者必须有专人护理，早期如有少量渗血，要及时吸出；如出血较多，并有皮下血肿、气胸、纵隔气肿等并发症，及时通知医师妥善处理。同时要加强呼吸机管理。具体护理措施如下：①动态检测各参数，随时调整给氧浓度，如每次吸痰前加大给氧浓度至5—8min，以避免吸痰所致的低氧血症；②加强体位排痰，改进吸痰程序，气管内深部滴药3—5mL，10分钟后，翻身拍背3分钟一高浓度吸氧1分钟，吸痰1次＜15秒→再深部滴药3～5mL；③切断交叉感染环节：除做好气管切开后的常规护理外，特别注意了专物专人专用和严格洗手，病室每天开窗通风2次，每次≥30分钟，紫外线空气消毒早晚各1次，同时对患者亲属进行预防感染知识的宣教，以取得配合。

3. 加强饮食、大小便等方面的生活护理　①因肢体瘫痪需喂食，喂食中注意速度及温度适中；②鼻饲者，保证足够营养和水分，又要防止吸人性肺炎的发生。③患者因不能行走或困难，故需主动加强大小便的护理。

4. 加强瘫痪肢体的护理　①肢体应用被架支托，并便其处于最大可能的正常功能位置，以防肢体的挛缩畸形。②肢体活动，被动运动，按摩2—3次/天，每次20分钟左右。

5. 褥疮的预防和处理　GBS患者四肢无力，长时间卧床，容易发生褥疮，所以要保持床铺干燥、平整、无渣屑，勤换衣服床单，每2小时协助翻身1次，促进血液循环，以防褥疮发生，最好使用海绵垫或气垫床，更好地预防褥疮的发生。

第二节　急性脊髓炎

急性脊髓炎是指非特异性局限于数个节段的急性横贯性脊髓炎。绝大多数在感染后或疫苗接种后发病，可能因病毒直接感染或感染后引起的自体免疫反应所致。临床特点为病变水平以下肢体瘫痪，各种感觉缺失，膀胱、直肠、自主神经功能障碍。如病迅速上升波及延髓，称为上升性脊髓炎。

病因与发病机制

本病病因不清，多在感染后或疫苗接种后发病，可能是病毒直接感染或感染后引起的变态反应所致。急性上呼吸道感染后并发的急性脊髓炎病人血清中流感病毒抗体滴定度升高，但脑脊液中抗体正常，神经组织中也未能分离出病毒，从而不能证明本病直接与病毒感染有关。但大组临床资料提示，多数病者在脊髓症状出现之前1～2周有发热、腹泻等病毒感染的症状。因此，目前认为本病可能是病毒感染后所诱发的一种自身免疫性疾病。外伤和过度疲劳可能为其诱因。

辅助检查

1. 脑脊液检查是诊断脊髓炎重要依据　脑脊液压力可正常，一般无椎管阻塞现象。脑脊液外观无色透明，白细胞数可正常，也可增高至$20～100×10^9/L$，以淋巴细胞为主。蛋白质含量可轻度增高，糖与氯化物含量正常。

2. 影像学检查　MRI典型显示病变部分脊髓增粗，病变节段髓内多发片状和斑点状病灶，呈TI低信号、T_2高信号，强度不均，可有融合。

3. 急性期周围血白细胞总数可稍增高。

诊断与鉴别诊断

1. 可发生于任何季节，但以冬末春初、秋末冬初发病多见。以青壮年和农民较为常见，男女同样受累，散在发病。

2. 起病急，病前数天或1～2周可有发热、上呼吸道感染、腹泻或疫苗接种史。

3.症状急骤发生，可有下肢麻木或麻刺感，背痛并放射至下肢或围绕躯体的束带状感觉等。一般持续1—2天，长者可达1周，即迅速出现脊髓横贯性损害症状与体征，表现为迅速进展的双下肢瘫或四肢瘫。传导束型感觉障碍、大小便障碍。常见症状如下：①感觉障碍：病变水平的疼痛及束带感，病变水平以下的各种感觉减退或消失。②运动障碍：病变水平以下痉挛性瘫痪，胸髓病变为双下肢痉挛性截瘫。③急性期可有脊髓休克，病变水平以下各种反射消失，休克期后可有腱反射亢进及病理征阳性。④自主神经障碍：可有尿潴留或尿失禁及皮肤营养障碍。

4.脑脊液检查是诊断脊髓炎重要实验依据脑脊液压力可正常，一般无椎管阻塞现象。脑脊液外观无色透明，白细胞数可正常，也可增高至$20\sim100\times10^9/L$，以淋巴细胞为主。蛋白质含量可轻度增高，糖与氯化物含量正常。

5.影像学检查　MRI典型显示病变部脊髓增粗，病变节段髓内多发片状和斑点状病灶，呈TI低信号、T2高信号，强度不均，可有融合。

6.鉴别诊断　应与脊柱结核、急性硬脊膜外脓肿、视神经脊髓炎型、脊髓肿瘤及AIDP相鉴别。

治疗

治疗原则　抑制亢进的免疫反应，减轻脊髓损伤，防治继发感染和各种并发症，促进脊髓功能恢复。

1.药物治疗

(1)皮质类固醇激素　地塞米松10～20mg静点，1次/d，连用10～20天，严重者甲基泼尼松龙冲击疗法(同AIDP)：500～1000mg静滴，连用3～5d。

(2)免疫球蛋白　0.4g/kg·d，静点，连用3～5天为1个疗程。

(3)抗生素治疗防治继发感染。

(4)维生素B族及神经营养剂。

2.预防及治疗呼吸道、尿路感染及褥疮。早期进行康复治疗，防止肢体挛缩畸形。

护理

1.一般护理　急性期应卧床休息。病人一般营养状况差，食欲减退，需供给高蛋白、多维生素及高热量饮食，以增强机体抵抗力，病变水平以下感觉障碍，注意保暖，防止烫伤。

2.病情观察　急性期病情不稳，需严密观察呼吸变化，若出现呼吸困难、心率加快、发热、紫绀及吞咽困难等症状，是上升性脊髓炎的表现，应立即给予吸氧，行气管插管或气管切开，使用人工呼吸机辅助呼吸，积极抢救。

3.症状护理　周围神经损伤及长期卧床造成肠蠕动减慢，出现腹胀和便秘，影响食欲，应解除腹胀，减轻痛苦，可进行腹部按摩或肛管排气，多饮水、多吃粗纤维食物、水果、蔬菜，防止便秘。可用泻药、开塞露、肥皂水灌肠等方法协助排便。粪便干结，可带橡皮手套掏出。有尿潴留时应置导尿管，定时放尿，应注意预防泌尿系感染。

4.预防并发症

(1)肺部感染　病人长期卧床，抵抗力降低，需注意保暖，避免受凉，预防感冒。由于呼吸肌群功能低下，咳嗽无力，应协助病人翻身拍背，吸痰。痰黏稠不易吸时，可做雾化吸入，稀释痰液利于排出，痰多且深不能吸出时，应行气管切开。

(2)褥疮 病人的脊髓受损水平而以下支配部位感觉障碍，瘫痪卧床，局部受压，血液循环差，皮肤营养障碍，加之尿便失禁刺激皮肤而破溃形成褥疮。褥疮感染严重者可致败血症而死亡，故应积极预防。应做到病人的床垫软，床单平整，每天清洁皮肤，保持皮肤清洁干燥。每2～3小时翻身一次，翻身时动作要轻稳，不可拖拉病人，以防损伤皮肤。如发现皮肤有变色、破损，应避免再受压直到愈合。同时注意加强营养，增强身体抵抗力。

(3)泌尿系感染 病人排尿障碍，出现尿潴留或尿失禁。尿潴留时需用导尿管排尿。在进行导尿及膀胱冲洗技术操作时，应严格无菌操作。置留导尿管的男病人应每天清洗尿道口，女病人应每天冲洗会阴，保持会阴部清洁，防止逆行感染。尿失禁的病人，需及时更换内裤，使病人清洁舒适，减少感染机会。

5.康复指导

(1)预防肢体畸形 足部放硬枕或直角夹板使足背和小腿900，防止足下垂，保持功能位。早期对瘫痪肢体做被动并给以按摩，每天2～3次，每次10～20分钟，Ⅲ级以上肌力可自己运动，运动量逐渐增加，促进肌力恢复，预防肌肉萎缩和关节挛缩。

(2)肢体功能恢复训练 急性期，尽早进行肢体功能训练，从卧位逐步改为半卧位和坐位，开始由他人扶持，后背有支架，逐渐变为自己坐起，端坐时间延长。能独立坐稳后，病人可以在他人协助下下地站立，开始扶床、桌等站立，以后扶拐靠墙站立、扶双拐站立至最后能独自站立。独自站稳后，再进行行走训练，开始由他人扶或用习步车，先练习迈步，然后逐渐至扶拐走。运动量逐渐加大，注意安全，在训练时必须有人保护。

6.心理护理 病人瘫痪，长期卧床生活不能自理，排尿排便障碍，工作、学习、生活都受到影响，多有悲观失望的情绪，对生活失去信心。医护人员及家人应同情、关心病人，帮助他们树立战胜疾病的信心，鼓励他们根据自己情况学习一门技能或参加一项工作，仍然可以为社会做了自己的贡献。

第三节　短暂性脑缺血发作

短暂性脑缺血发作(transcint ischemic attacksTIA)是局灶脑缺血导致突发短暂性、可逆性神经功能障碍。发作持续数分钟，通常在30分钟内完全恢复，而传统的TIA定义时限为24小时恢复。

病因与发病机制

本病多与高血压动脉硬化有关，其发病可能有多种因素引起。

1.微血栓 颈内动脉和椎一基底动脉系统动脉硬化狭窄处的附壁血栓、硬化斑块及其中的血液分解物、血小板聚集物等游离脱落后，阻塞了脑部动脉，当栓子碎裂或向远端移动时，缺血症状消失。

2.脑血管痉挛 颈内动脉或椎一基底动脉系统动脉硬化斑块使血管腔狭窄，该处产生血流旋涡流，当涡流加速时，刺激血管壁导致血管痉挛，出现短暂性脑缺血发作，旋涡减速时，症状消失。

3.脑血液动力学改变 颈动脉和椎一基底动脉系统闭塞或狭窄时，如病人突然发生一过性血压过低，由于脑血流量减少，而导致本病发作；血压回升后，症状消失。血压波动时易出现本病发作。此外，心律不齐、房室传导阻滞、心肌损害亦可使脑局部血流量突然减少而发病。

4.颈部动脉扭曲、过长、打结或椎动脉受颈椎骨增生的骨刺压迫，当转头时即可引起本病发作。

辅助检查

1.血液生化学与血液流变学检查是必要的，有些患者可有血脂、血糖升高，全血黏度升高，纤维蛋白原含量升高等征象。

2.脑电图与脑CT、磁共振检查大多正常。

3.脑血流图和脑彩超等检查可显示血管狭窄、动脉粥样硬化。

4.颈椎CT/MRI：有些可有骨质增生，椎间隙变窄，横突孔变小征象。

5.发作频繁的TIA患者可进行微栓子检测。数字减影血管造影可见颈内动脉粥样硬化斑块、狭窄等。

诊断与鉴别诊断

1.好发于中老年人(50～70岁)，男性多于女性。

2.起病突然，多于5分钟左右症状达到高峰，大多无意识障碍。持续时间短，通常为5分钟至1小时，最迟在24小时内完全恢复而无任何后遗症。

3.常反复发作，每次发作的症状常按一定血管支配区域刻板出现。

4.颈动脉系统的TIA较椎一基底动脉系统TIA发作较少，但持续时间较久，且易引起完全性卒中。最常见的症状为单瘫、偏瘫、偏身感觉障碍、失语、单眼视力障碍等。亦可出现同向偏盲及昏厥等。特征性症状：①眼动脉交叉瘫和Homer征交叉瘫；②各种失语症；椎基底动脉系统TIA较颈动脉系统TIA多见，且发作次数也多，但时间较短6常见为眩晕、眼震、站立或行走不稳、视物模糊或变形、视野缺损、复视、恶心或呕吐、听力下降、球麻痹、交叉性瘫痪、轻偏瘫和双侧轻度瘫痪等，少数可有意识障碍或猝倒发作。特征性症状：①跌倒发作；②短暂性全面遗忘；③双眼视力障碍。

5.应与以下疾病鉴别

(1)癫痫简单部分发作　常伴抽搐，脑电图有明显异常，可能查到脑部器质性病灶。

(2)多发性硬化　多发于青壮年，症状复杂多变，有多次复发和缓解的倾向，一般初起症状需数日至数月后才消失。

(3)梅尼埃病　一般年龄较小，发作时间通常超过24小时，伴耳鸣、听力减退，无语言、运动和感觉障碍。

(4)偏瘫型偏头痛　多发于青壮年，通常伴发作性偏侧头痛，并有家族史可查。

治疗

1.病因治疗　对已发现的病因进行针对性治疗。

2.药物治疗

(1)扩血管药物治疗以缓解脑缺血症状　常用盐酸丁格地尔(复迈250mL静滴qd、弗斯兰100—150mg+NS 250mL静滴qd等)；亦可用粟罂碱、盐酸占替诺等治疗。

(2)抗血小板治疗，减少微栓子形成及TIA复发常用阿司匹林75—100mg/d，或拜阿司匹林100mg/d。如效果不佳可换用氯比格雷75mg/d或联合用潘生丁(潘生丁200mg与阿司匹林25mg合用2次/d)。

(3)抗凝治疗　低分子肝素钙(速碧林、尤尼舒等)0.1mL/10kg，皮下注射bid，10天为1个疗程。或低分子肝素钠(法安明)100IU/kg皮下注射bid，6～10天为1个疗程。华法令2.5～3rag3次/天。

(4)钙离子拮抗剂治疗，可缓解血管痉挛，有效的进行脑保护：①尼膜地平30mg 3次/天；②西比灵10mg qn。

3. 外科治疗及介入治疗 对颈动脉有明显动脉粥样硬化斑或血栓形成的者，可行动脉内膜剥脱术；对动脉狭窄严重者(狭窄率大于70%)可行血管内支架成形术。

护理

1. 注意观察发作次数及临床特点，防止发作时摔倒。

2. TIA病人在发病后，1年至数年内发生脑梗死的占1/3。对伴有多种卒中危险因素者，应积极进行治疗，目前以抗凝和抗血小板凝聚、改善脑循环为主，临床护士要掌握药物的常用剂量、治疗持续时间、副作用以及与其他药物的相互反应，以利于指导病人正规服药治疗。并观察他们的出血体征，监测血红蛋白、红细胞比容和血小板计数，并做尿和大便的潜血分析。

3. 对TIA病人应指导他们戒烟、减肥、锻炼身体，实行低盐、低糖、低脂肪、优质高蛋白饮食。多食用新鲜蔬菜、水果、海产品，多饮茶水。

4. 做好精神护理，鼓励患者树立战胜疾病的信心，发挥其主观能动性，积极配合医疗和护理。使TIA病人消除紧张情绪，保持心情愉快；保证有效的睡眠时间及参加户外活动；用药物的方法和非药物的方法使血压和血脂稳定在正常范围之内；改善脑部血液循环，减少TIA的发作次数，并最终消除卒中的危险。

第四节　脑血栓形成

脑血栓形成(cerebral thrombosisCT)是脑动脉主干或其分支因动脉粥样硬化及各类动脉炎等血管病变所致的血管增厚、管腔狭窄和血栓形成，引起局部血流减少或供血中断而致的脑梗死。

病因与发病机制

脑血栓形成最常见的病因为动脉粥样硬化。由于动脉粥样硬化斑破裂或形成溃疡，血小板、血液中其他有形成分及纤维粘附于受损的粗糙的内膜上，形成附壁血栓，在血压下降、血流缓慢、血流量减少，血液黏度增加和血管痉挛等情况影响下，血栓逐渐增大，最后导致动脉完全闭塞。糖尿病、高血脂症和高血压等可加速脑动脉粥样硬化的发展。脑血栓形成的好发部位为颈内动脉、椎一基底动脉系统任何部位交界处，尤以动脉分叉处多见。

辅助检查

1. 血尿常规、血沉、血糖、血脂及心电图应列为常规检查项目。

2. 脑脊液检查，对于诊断和鉴别诊断有帮助。脑血栓时，脑脊液通常无色透明、压力不高、细胞数和蛋白大多正常。但发病数天后可稍高于正常。大片脑梗死可使压力升高，细胞数和蛋白升高。

3. 多普勒超声扫描，颈内动脉血栓形成时，可发现颈内动脉狭窄或闭塞，还可见到颞浅动脉呈逆向运动。因无损伤和痛苦，病人易于接受。可作为动脉造影前的筛选手段。

4. 脑血管造影　是将显影剂注入脑动脉，经X线照像，早期显示脑动脉，延迟3—4秒后，显示静脉窦和脑静脉，可观察脑动脉和脑静脉走行、充盈及有无狭窄或某一血管缺血，以判定血栓部位、狭窄程度，并了解侧支循环情况。这是进一步确诊和手术搭桥再通的依据性手段；同时借助脑血管造影，发现血栓部位，立即注射溶栓药物，因此，也是一种治疗措施。

5. 头颅CT扫描　是诊断脑血栓形成较方便、便宜的检查。它可明确脑组织坏死(即脑梗死)的部位、大小、脑水肿的程度等，并能与脑出血、血肿、脑肿瘤相鉴别，对治疗有指导意义。但在发病24小时以内常不能发现病灶，此时CT扫描的意义在于排除脑出血，为及早开始治疗争取时间。此外，CT的不足在于对脑干、小脑的病灶显示不良。

6. 磁共振(MRI)。该检查较CT为佳，能分辨出病灶小及小脑、脑干梗死。可弥补头颅CT在24小时内不能发现病灶、及对某些部位病灶显示不良的缺陷，尤其是磁共振血管成像(MRA)尚能显示较大的闭塞血管。其不足之处在于价格较贵，医院的拥有率不高。而且有些患者由于体内有不能取出的金属物品，如心脏起博器、金属牙齿、骨折钉等而不能进行此项检查，限制了它的使用。

7. 正电子发射计算机断层扫描(PET)。正电子发射计算机断层扫描(PET)不仅能测定脑血流量，还能测定脑梗死部位的葡萄糖代谢及氧代谢的减低或消失。

诊断要点

1. 本病多见于50～60岁以上有动脉硬化的老年人。常伴有高血压、糖尿病、高脂血症、冠心病；有动脉炎所致者以中青年多见。

2. 常在安静或休息状态下起病，不少患者在睡眠中发病。

3. 神经系统症状多在数小时、半天甚至1～2天内达到高峰。

4. 根据受累血管的不同神经系统局灶症状也有所不同。颈内动脉系统脑梗死主要表现以偏瘫、偏身感觉障碍、偏盲三偏征和精神症状为多见，主侧半球病变尚有不同程度的失语、失用和失认，非主侧半球有偏瘫失认症，额叶和胼胝体受累可出现精神障碍，脑动脉主干闭塞所致的大面积梗死可有意识障碍；椎一基底动脉系统脑梗死常出现眼肌麻痹、构音障碍、眩晕、呕吐、四肢瘫或交叉瘫、共济失调等症状，病情危重常出现昏迷、脑水肿、消化道出血、高热而死亡。中脑病变常见Weber综合症(动眼神经交叉瘫)、Benedit综合症(同侧动眼神经瘫，对侧不自主运动)；脑桥病变常见Millard—Gubler综合症(外展及面神经交叉瘫)、Foville综合症(同侧凝视麻痹和周围性面瘫，对侧偏瘫)；小脑梗死常见眩晕、呕吐、眼球震颤、共济失调、站立不稳和肌张力下降，可出现脑干受压和颅内压增高症状。

5. CT扫描早期多正常，24～48小时后出现低密度灶；MRI早期即可发现梗死灶。

6. 应与以下疾病鉴别

(1)脑出血　发病更急，常有头痛、呕吐等颅压增高症状及不同程度的意识障碍，血压增高明显。困难者可借助CT检查协助鉴别。

(2)脑栓塞　发病更急骤，一般缺血范围较广泛，症状较重，常有心房纤颤、细菌性心内膜炎等心脏病或其他容易产生栓子来源的病史。

(3)颅内占位性病变　少数脑瘤、脑脓肿、硬膜下血肿等可突然起病，出现与脑血栓相似的偏瘫等局灶性神经功能缺失症状，但其颅压增高明显，病程呈进展性。脑脓肿病人可发现原发感染灶和初期感染史；硬膜下血肿有颅脑外伤史，偏瘫轻，意识障碍重。必要时可做腰穿、CT等检查以资鉴别。

治疗

可分为超早期(指发病3—6小时以内)、急性期(指发病48小时以内)和恢复期3个阶段。治疗原则是：重视早期和急性期的处理，整体综合治疗与个体化结合；尽早恢复缺血区的供血，改善微循环，阻断脑梗死的病理过程；尽早应用脑细胞保护剂；防治缺血性脑水肿；加强监护和护理，预防和治疗并发症；早期进行系统化和个体化康复治疗。

1. 一般治疗

(1)基础治疗　卧床休息，加强皮肤、口腔、呼吸道及排便的护理，防止各种并发症，注意保持呼吸道通畅和氧供，必要时气管插管或气管切开，并予辅助呼吸。保持血容量的稳定、水电解质的平衡，和维护心肾功能。

(2)调整血压　由于应激或颅压增高等原因，常可导致短暂的血压升高，这有利于改善缺血区的灌注量，故临床上应慎用降压药。除非血压过高，如平均血压(收缩压加舒张压乘2除以3，MBP)＞17.34kPa(130mmHg)或收缩压(SBP)＞29.34kPa(220mmHg)，可口服适量抗高血压药物；一旦出现低血压，应及时补液以补充血容量或给予适量的升血压药。

(3)控制血糖　高血糖会加重脑梗死，因此急性期不宜输注高糖液体，但应尽量避免低血糖的发生，一旦出现应及时纠正。

(4)缓解脑水肿，降低颅内压　急性脑血栓形成的病人，1周内死亡的常见原因是脑水肿和颅内压增高，多数发生在较大动脉闭塞所致的大面积脑梗死和小脑梗死的病人。处理原则为：降低颅内压，维持足够的脑血流灌注量和防治脑疝。在限制液体入量的基础上，给予脱水药20％甘露醇125～250mL静滴，每天2～4次，连用7～10天，与呋塞米等非渗透性利尿药交替应用则疗效更好。

2. 溶栓治疗　超早期(发病3～6小时以内)脑CT扫描未显示低密度梗死灶之前为最佳治疗时机。常选用：①尿激酶100～300万U+NS 100mL中静滴，1小时左右滴完；②组织型纤溶酶原激活剂(t—PA)0.9mg/kg，总量＜90mg，首剂为总量的1/10，静推，随后余量加NS100mL，1小时左右滴完。鉴于溶栓治疗尚处于初级研究阶段，早期出血率高，且需有较严密的监测手段，目前尚只能在有条件的单位进行为宜。

3. 抗凝治疗　能防止血栓扩延和新的血栓形成，适用于在脑CT扫描还未发现低密度梗死灶之前的进展性脑血栓形成，特别是椎一基底动脉进展性血栓形成病人。常选用下列药物：①低分子肝索钙(速碧林、尤尼舒等)0.1mL/10kg，皮下注射2次/天，10天为1个疗程。②低分子肝素钠(法安明)100IU/kg皮下注射2次/天，6～10天为1个疗程。③华法令2.5～3mg 3次/天。

4. 血管扩张剂　只用于病变较小、水肿较经的小梗死或脑梗死发病3周以后脑水肿已消退，血管自动调节反应已恢复正常的病人。因本疗法可导致盗血、颅内压增高、促使缺血性梗死演变为出血性梗死或出血性梗死出血灶的扩大、或原有低血压的加重，故急性期病人不宜使用。常用药物有盐酸罂粟碱30～90mg加入低分子菊聚糖(右旋糖酐)250—500mL中静滴，每天1次，共2周；以及盐酸倍他啶、复方丹参等药。

5. 抗血小板药　目前最常用的是阿斯匹林75—100mg/天，与潘生丁(25mg，3次/天)联合应用可增强疗效。噻氯吡啶(抵克力得)是一种新型的抗血小板制剂，疗效显著，作用持久，优于阿司匹林，当阿司匹林疗效不佳或不宜时可改服本药200mg，1次/天。或氯比格雷75mg，1次/天。

6. 脑保护剂 旨在阻断缺氧后的细胞坏死，延长细胞生存能力，缩小梗死体积，延长治疗时间窗，促进后期神经元功能的恢复，已广泛适用于脑梗死病人。常用制剂如下：

(1)自由基清除剂 依达拉奉(必存)30mg静滴，2次/天，连用7~10天；其他还可用维生素E、维生素C和银杏叶制剂等降低自由基、提高超氧化物岐化酶的作用。

(2)钙离子拮抗剂 西比灵5—10mg，qn。能阻止细胞内钙超载，防止和解除血管痉挛，增加脑血流量，改善微循环，维持红细胞变形能力，对急性脑缺血、脑缺氧有一定作用。更适用于椎—基底动脉系统病变。

(3)胞二磷胆碱 500~1000mg加入250raL生理盐水中静滴，每天1次，连续4~6周。可抑制自由基和细胞因子的形成，稳定细胞膜，减轻脑缺血损害。

(4)其他三磷酸腺苷、细胞色素C、辅酶A、脑复康、培能磊、都可喜、活血素等亦可据情选用。

7. 中医治疗 一般采用活血化淤、通经活络治则。可选用复方丹参注射液、川芎嗪、葛根素、灯盏细辛、疏血通注射液等药物，具有扩血管、增加脑血流量、改善脑微循环、促进纤维蛋白原降解、降低血黏度、加快红细胞电泳率、提高脑组织摄氧能力等作用。

8. 手术治疗 对急性脑血栓形成伴有大面积脑梗死，内科治疗困难时，为防止脑疝，可行大骨瓣减压和去除坏死脑组织吸出术。

9. 康复治疗 病情稳定24小时后及恢复期，对患者进行语言、瘫痪肢体及吞咽功能进行锻炼，可合理配合理疗、针灸、按摩等方法。

护理
1. 按神经系统疾病一般护理常规护理。
2. 给予低脂、高维生素、易消化饮食。
3. 注意心理护理，帮助患者消除焦虑、抑郁情绪，保持心情愉快，鼓励患者树立战胜疾病的信心。
4. 观察意识、瞳孔、呼吸、脉搏、血压等生命体征变化，注意有无意识障碍、颅内压增高等症状，有无新的栓塞形成。
5. 急性期病人卧床休息1~2周，昏迷病人头偏向一侧，便于排除分泌物和呕吐物，保持呼吸道通畅，及时给氧气吸入，昏迷程度较深的病人，咳嗽及吞咽反射均减弱或消失，咽部及呼吸道分泌物沉淀于肺，易发生肺炎，故应及时给予吸痰，如有舌后坠的病人可将其下颌托起，防止发生窒息。防止褥疮发生：由于昏迷瘫痪病人，大小便失禁，定时更换体位，经常保持床单清洁、干燥、平整，尤其是受压部位，要定时翻身、按摩，以促进血液循环，瘫痪肢体保持功能位。病情稳定后，做被动运动和按摩。应定时翻身、拍背，预防发生褥疮和肺部感染。同时配合康复治疗，促进瘫痪肢体的恢复。
6. 观察药物的副作用。注意有无出血倾向。用低分子葡聚糖(右旋糖酐)时观察有无发热、荨麻疹等变态反应。
7. 出院时指导病人加强肢体的功能锻炼、语言训练。

第五节　脑栓塞

脑栓塞(cerebral embolism)是指各种栓子(固体、液体、气体)随血流进入脑动脉或供应脑的颈部动脉，使血管急性闭塞引起供血区脑组织缺血坏死及脑功能障碍而致的脑梗死。

病因与发病机制

1.病因按栓子的来源可分为三类：

(1)心源性　最常见。风湿性心脏病并心房颤动及亚急性细菌性心内膜炎、冠心病、先天性心脏病、高血压心脏病、心脏黏液瘤、心肌梗死、心肌病及心脏手术等。

(2)非心源性　主动脉弓以及发出的大血管的动脉粥样硬化斑块和附着物脱落；其他还有败血症；长骨骨折的脂肪栓子；胸腔手术、人工气胸、气腹或减压病的气体栓子；癌性栓子及异物栓子等。

(3)来源不明　有些病例虽经仔细检查仍未能发现栓子的来源。

2.发病机制　脑动脉栓塞后，由其供应的脑组织发生缺血、缺氧、水肿和坏死。梗塞后8小时脑组织灰白质界线不清，梗塞区脑组织水肿，随后软化和坏死，1月左右液化的脑组织被吸收，并成胶质疤痕或空洞。由于小栓子引起的脑血管痉挛，大栓子形成的广泛脑水肿、颅内压增高，甚至可形成脑疝。此外炎性栓子还可引起局限性脑脓肿等。

辅助检查

1.CT和MRI检查可显示缺血性梗死或出血性梗死改变，合并出血性梗死高度支持脑栓塞诊断。

2.腰穿压力多正常，压力增高提示大面积脑梗死，出血性梗死脑脊液中可见血性或镜下红细胞；感染性脑栓塞如细菌性心内膜炎其脑脊液中早期可见增多的中性粒细胞，晚期可见淋巴细胞增多。

3.心电图可了解有无心律失常、心肌梗死等改变。

4.脂肪栓塞时，脑脊液、尿、痰中可有脂肪球。

诊断与鉴别诊断

1.任何年龄均可发病。但以中青年多见。

2.多在活动中骤然起病，常无前驱症状。

3.长于几秒钟或几分钟内症状达到完全性卒中高峰。

4.部分患者起病时可有短暂意识障碍或抽搐。

5.约4/5的栓塞累及颈内动脉系统，以大脑中动脉堵塞多见，表现为偏瘫或单瘫、偏身感觉缺失、偏盲及抽搐、失语、失用等症状。椎一基底动脉系统，则多表现为眩晕、复视、共济失调、交叉瘫、四肢瘫等症状。多发性或大面积脑栓塞可出现昏迷、严重脑水肿、脑疝形成甚至死亡。

6.一部分患者在栓塞基础上因栓子溶解血管再通而出现继发性出血。症状呈进行性加重或阶梯式恶化。

7.病情发展稍慢时须与脑血栓形成鉴别。脑脊液含血时应与脑出血鉴别。昏迷者须排除可引起昏迷的其他全身性或颅内疾病。局限性抽搐亦须与其他病因所致的症状性癫痫鉴别。

治疗

1. 病因治疗 治疗原发病以防再发。

2. 梗死灶的药物治疗 以消除脑水肿、防止栓塞部位的继发性血栓形成、改善脑的微循环及脑保护为目的。心源性脑栓塞的梗死区极易出血，且血栓不易被溶栓药物溶解，因此一般不予溶栓治疗。

3. 对症治疗 控制抽搐、促醒、保证营养、维持水电解质平衡、预防病治疗并发症。

4. 对栓子的药物治疗

(1)血栓 抗凝、抗血小板聚集治疗，抗凝药物对预防心脏血栓较抗血小板聚集药物好，为首选。

(2)气栓 取头低、左侧卧位。

(3)脂肪栓 可用葡聚糖静滴、二氧化碳混合气体吸入、5%碳酸氢钠溶液治疗。

(4)炎性栓子 抗感染治疗。

护理

1. 大面积脑栓塞与生命体征不稳定的患者应卧床休息1～2周，避免大幅度搬动病人，昏迷病人将头偏向一侧，病人宜采取侧卧位或头低位，保证脑部供血充足。

2. 饮食富于营养，易于消化，以低盐、低脂肪、低胆固醇为宜。保持大便通畅。

3. 严密观察患者体温、脉搏、呼吸、血压等生命体征变化，注意意识、瞳孔的变化，保持呼吸道通畅，及时给予氧气吸入。

4. 做好皮肤护理，定时翻身、拍背，预防发生褥疮和肺部感染，预防褥疮，鼓励并指导功能锻炼。

5. 对风湿性心脏病引起的脑栓塞急性期应严格要求患者绝对卧床，切忌饱餐。帮助病人翻身时动作要轻，并保持大便通畅。

6. 康复指导 病人多有不同程度的偏瘫或失语等神经功能障碍，鼓励病人出院后进行功能训练。以利于功能的逐步改善。

第六节 脑出血

脑出血(intracerebral hemorrhage，ICH)是指脑血管破裂引起的脑实质内出血，可分为外伤性和自发性两类，这里主要指的是自发性脑出血。其最常见的病因是高血压和脑动脉硬化；其次还可由先天性脑动脉瘤、脑血管畸形、脑瘤、血液病(如再生障碍性贫血、白血病、血小板减少性紫癜及血友病等)、感染、药物(如抗凝及溶栓剂等)、外伤及中毒等所致。

病因与发病机制

主要的病因是高血压和脑内小动脉硬化。其次为各种出血性疾病、脑肿瘤、血管畸形等；持续的高血压可使脑内小动脉硬化，发生脂肪玻璃样变，继而形成微动脉瘤。另外脑内动脉外膜不发达，缺乏外弹力层，中层肌细胞少，造成动脉管壁较薄。再者，大脑中动脉与其所发出的深穿支豆纹动脉成直角，当用力时、情绪激动等外来因素作用下可使血压骤然升高，管腔内压力升高而致动脉血管破裂出血。

辅助检查

1. 白细胞计数　多数在12g/L以上。

2. 脑脊液　脑脊液压力增高，脑实质内血液破人脑室或蛛网膜下腔者，脑脊液呈血性，蛋白增高，否则脑脊液可为无色透明。目前因CT可确诊脑出血，因此脑脊液检查仅在缺乏CT情况下才考虑，还需注意腰穿有发生脑疝的危险。

3. 颅脑CT　可见高密度灶。急性期为脑出血诊断的的首选检查。

4. 颅脑磁共振成像(MRI)　脑出血最可靠和首选的检查方法是CT，但脑干出血及小脑出血有时因骨质伪影与部分容积效应的干扰，使CT显示不清时，可做MRI检查。

诊断与鉴别诊断

1. 多见于50—70岁患者。

2. 通常在白天情绪激动、用力排便或活动时突然发病。

3. 数分钟或数小时病情达高峰。

4. 常有前驱症状，少数患者可有头昏、头痛、肢体麻木或乏力。

5. 临床症状因出血部位、出血量大小不同而不同，轻者仅有轻度头痛或轻微的神经系统局灶症状，重者几分钟或几十分钟内出现神志不清、喊声呼吸或呼吸不规则、消化道应激性出血、体温升高，并很快死亡。

(1)基底区出血　病灶对侧出现不同程度的偏瘫。偏身感觉障碍和偏盲，病理反射阳性。双眼球常偏向病灶侧。主侧大脑半球出血者尚可有失语、失用等症状。

(2)桥脑出血　视出血部位和波及范围而出现相应症状。常见出血侧周围性面瘫和对侧肢体瘫痪。若出血波及两侧时出现双侧周围性面瘫和四肢瘫，多数症状较重，出现四肢瘫、去大脑性强直、针尖样瞳孔、呼吸不规则、血压下降、体温升高，很快死亡。

(3)小脑出血　一侧或两侧后部疼痛，眩晕，视物不清，恶心呕吐，行走不稳，如无昏迷者可检出眼球震颤共济失调，呐吃、周围性面瘫，锥体束征以及颈项强直等。如脑干受压可伴有去大脑强直发作。

(4)脑室出血　可分为继发性和原发性两类。小量出血仅有头痛、脑膜刺激症。大量脑室出血多出现迅速深昏迷、四肢弛缓性瘫痪、去大脑强直状态、频繁呕吐、很快死亡。

6. 应与以下疾病鉴别

(1)脑梗死大面积脑梗死因有明显头痛、呕吐、昏迷，临床表现与壳核一内囊出血相似，而小量出血因无头痛、呕吐、脑膜刺激征及意识障碍，难与一般脑梗死鉴别，需靠颅脑CT才能确定，脑梗死CT表现为脑内低密度灶。

(2)蛛网膜下腔出血，具有以下特点：①可发生于任何年龄；②突然剧烈头痛；③颈项强硬，脑膜刺激征明显；④眼底多有视网膜出血及玻璃下出血；⑤无明显偏瘫等神经定位征。．根据这些特点可与脑出血鉴别，但蛛网膜下腔出血有时症状与脑室出血甚相似，需CT才能确诊。

治疗

1. 病因治疗　高血压者控制高血压，凝血功能障碍者可输血或补充凝血因子，药物所致者因立即停药，肿瘤或血管畸形者可行手术治疗。

2. 一般治疗　绝对卧床休息，保持安静，情绪平稳，大便通畅；高热者予以冰帽物理降温，维持营养及水电解质平衡；治疗并发症，对症处理。

3.稳定和控制血压 高血压脑出血患者因其自动调节机制较差，若血压较高或血压波动较大易致继续出血，因此必须降低过高的血压，消除影响血压波动的因素。

4.控制脑水肿，降低颅内压，缓解脑疝。

5.外科治疗 中至大量出血、病情中等严重、脑室出血、或内科治疗不佳、颅内压明显增高者宜行手术治疗。

护理

1.一般护理 脑出血急性期应绝对卧床休息，保持安静，减少不必要的搬运，以防出血加重。大量脑出血昏迷病人，24—48小时内禁食，以防呕吐物返流至气管造成窒息或吸人性肺炎。及时清理呼吸道分泌物，保持通畅，防止脑缺氧。加强口腔护理，防止口腔细菌感染并发症。定时翻身，保持皮肤清洁干燥，预防褥疮发生。尿潴留者应置留置导尿管定时放尿。置留导尿管时严格无菌操作，防逆行泌尿系感染。便秘者，用缓泻剂或开塞露等协助排便。控制脑水肿、降低颅内压：病人须卧床，头抬高15°～30°，以利于静脉回流，使颅内压下降。吸氧可改善脑缺氧，减轻脑水肿。头冰袋可降低头部温度，增加脑组织对缺氧的耐受力，甘露醇等脱水剂可快速有效降低颅内压。应注意甘露醇快速静脉滴人速度，以保证降颅压效果。血压维持在适宜水平，既保证有效的灌注压，又防止由于血压高引起出血。

2.病情观察 急性期重点动态观察生命体征，包括意识、瞳孔、血压、脉搏、呼吸，每半小时测1次，平稳后，2～4小时测1次，并认真记录。如意识障碍加重或躁动不安，双瞳孔不等大，对光反应迟钝，脉搏缓慢，血压升高，说明已有脑疝发生，应及时发现，立即进行抢救。

3.康复指导 脑出血病人多有不同程度的偏瘫或失语等神经功能障碍，恢复期主要帮助病人进行功能训练。应向病人讲明，通过训练，功能可逐步改善，以取得其合作。同时，向家属介绍训练方法，以便出院后坚持训练。

第七节 蛛网膜下腔出血

蛛网膜下腔出血(subarachnoid hemorrhage，SAH)是指脑底或脑浅表部位的血管破裂，血液直接进入蛛网膜下腔而言。分为外伤性和自发性SAH，而后者又分为原发性和继发性。原发性SAH是由脑底或脑、脊髓浅表部位的血管破裂致使血液直接进入蛛网膜下腔；继发性SAH系指脑实质出血后血液穿破脑组织进人脑室和蛛网膜下腔。本节主要介绍原发性SAH，其最常见的病因是先天性颅内粟粒样动脉瘤，其次是动静脉畸形，其他还有高血压动脉硬化症所致的梭形动脉瘤、脑底异常血管网(moya—moya病)和血液病及凝血障碍等为最常见。

病因与发病机制

粟粒样动脉瘤可能和遗传及先天性发育缺陷有关，动静脉畸形是胚胎发育异常形成畸形血管团，情绪激动、过劳或其他不明诱因均可使动脉瘤或畸形血管团破裂出血；血液病及凝血障碍使血管凝血机制缺陷，易于出血。各种原因引起的血管破裂使血流进入脑蛛网膜下腔后，颅腔内容物增加，压力增高，可继发脑血管痉挛。另外大量积血或凝血块沉积于颅底，部分凝集的红细胞还可堵塞蛛网膜绒毛间的小沟，使脑脊液的回吸收被阻，因而可发生急性交通性脑积水，使颅内压急骤升高，进一步减少了脑血流量，加重了脑水肿，甚至导致脑疝形成。以上均可使患者病情稳定好转后，再次出现意识障碍或出现局限性神经症状。

辅助检查

1.实验室检查　腰穿颅内压多增高，脑脊液早期为血性，3~4天后开始黄变。发病初期部分患者周围血中白细胞可增高，且多伴有核左移。

2.心电图可有心律失常，并以心动过速、传导阻滞较多见。

3.头颅CT扫描，阳性率为75%—85%，表现为颅底各池、大脑纵裂及脑沟密度增高，积血较厚处提示可能即系破裂动脉所在处或其附近部位。

4.MRI表现　MRI诊断蛛网膜下腔出血，与血红蛋白及其代谢产物的结构有关。早期，脑脊液中所含血红蛋白主要为氧合血红蛋白和去氧血红蛋白，一般不能在MRI上显示。因此在急性期，MRI显示效果极差，应做CT检查。数天后血红蛋白逐步氧化成为顺磁性极强的高铁血红蛋白，可致T1明显缩短，在T1加权像上呈高信号。MRI对诊断引起蛛网膜下腔出血的疾病，如动脉瘤、动静脉畸形等较为敏感。

诊断与鉴别诊断

1.任何年龄均可发病，以青壮年多见。发病年龄与病因有关，中青年发病多见于先天性颅内动脉瘤；青少年发病多见于动静脉畸形；而老年多见于高血压动脉硬化患者。

2.多在情绪激动或过度用力时发病。

3.主要症状为突发剧烈头痛、呕吐、颜面苍白、全身冷汗。头痛呈炸裂样，局限或全头痛，可伴有颈肩、腰背或双下肢痛，特征性症状为颈项强直。但少数患者，特别是老年人头痛等临床症状不明显，应注意避免漏诊。

4.多数患者无意识障碍，但可有烦躁不安。危重者可有谵妄，不同程度的意识不清及至昏迷，少数可出现癫痫发作和精神症状。

5.其他临床症状　如低热、轻偏瘫、视力障碍、视网膜片状出血和视乳头水肿等。此外还可并发上消化道出血和呼吸道感染等。

6.腰穿颅内压多增高，脑脊液早期为血性。脑CT阳性率为75%—85%，表现为颅底各池、大脑纵裂及脑沟密度增高，积血较厚处可能是破裂动脉所在处或其附近部位。颅脑MRI早期常不敏感，易漏诊。

7.鉴别诊断

(1)高血压脑出血　也可见血性脑脊液及严重头痛，但又局灶性体征如偏瘫、失语等，CT和DSA可鉴别。

(2)颅内感染　各种颅内感染均可见头痛、呕吐、脑膜刺激征，但多有发热，脑脊液检查可以鉴别。

治疗

1.一般治疗　绝对卧床休息4.6周，大小便也不能坐起，保持病室安静，避免情绪激动，保持大小便通畅，治疗呼吸道感染，避免用力排便和剧烈咳嗽，控制血压，不宜过高及过低。

2.急性期给予止血剂首选6一氨基己酸第1天：30g+5%葡萄糖1000mL静滴维持24小时。第2天起：24g+5%葡萄糖1000mL静滴维持24小时，连用7~10天。7~10天后减量至停用，总疗程2～3周。

3. 脱水降颅压 一般给予20%的甘露醇、呋塞米（速尿）、甘油等脱水利尿剂治疗，可有助于降低颅内压、缓解剧烈头痛。

4. 预防脑血管痉挛 尼莫地平注射液（尼莫同注射液）10mg/天微泵下缓慢静脉给药，给药时间不应小于8小时，最好能24小时维持，注意监测血压，如血压下降应放慢速度，7～10天后改为口服，尼莫地平20～40mg，3次/天或尼莫同30mg，2次/天。

5. 外科手术或介入治疗 动脉瘤所致的SAH患者，如果意识清楚或有轻度意识障碍的主张早期（3天内）尽早手术，常用动脉瘤夹闭术、动脉瘤切除术，现较多地选择血管内介入术。可大大降低再出血风险及死亡率。动静脉畸形早期再出血风险较低，手术可择期进行。

护理

1. 神经系统一般护理

（1）急性期绝对卧床休息4—6周，复发者延长8周，切忌无枕仰天平卧，避免搬动和不必要的操作，护理操作均应轻柔，每2～4小时翻身1次。

（2）病情危重者24—48小时内禁食，48小时给予鼻饲流质；神志清而无吞咽困难者给流质或半流质饮食。注意营养及水、电解质和酸碱平衡。

（3）避免情绪激动，保持大便通畅。保持呼吸道通畅，翻身拍背。

（4）高热给予物理降温，头部禁用酒精。

（5）保护肢体和皮肤。手腕、足踝应置于关节功能位，关节受压部位托以棉垫。定时慢动作翻身，防止关节强直。发病24小时内只能移动肩、臀部，以免因翻身而牵动头部。

2. 病情观察

（1）严密观察病情变化，观察意识、血压、脉搏、呼吸等变化；（2）及时发现脑疝前驱症状；（3）观察呕吐物和大便的颜色、性质，了解胃内有无出血。如有意识障碍加重、头痛剧烈、瞳孔大小不等、血压升高、呼吸脉搏慢，即有再次出血或脑疝的可能，应及时通知医生，做好降颅压、止血等抢救工作。

3. 对症护理

（1）对蛛网膜下腔出血患者头痛、呕吐严重者，应积极做好降低颅内压的治疗。

（2）高热、抽搐、瘫痪、失语者按相应的护理常规。

4. 健康指导 蛛网膜下腔出血患者痊愈后不宜从事过重的体力劳动及剧烈的体育活动，生活有规律，避免情绪激动，定期检查，女性患者1～2年内应避免怀孕。

第八节 癫痫

癫痫是大脑神经元突发性过度同步异常放电，导致短暂的大脑功能障碍的一种疾病。由于异常放电神经元所涉及的部位不同，可表现为发作的运动、感觉、自主神经、意识及精神障碍。它是多种原因弓起的临床常见的症状之一。

病因与发病机制

1. 癫痫的病因 分为2种，即原发性癫痫和继发性癫痫。原发性癫痫是指无脑部器质性或代谢性疾病的表现，用现行的检查方法尚不能发现其病因。继发性癫痫又称症状性或获得性癫痫，可由以下各种原因引起的脑部疾病以及全身性疾病所致。

(1)脑部疾病原因 ①先天性疾病，如染色体异常、遗传性代谢障碍、脑畸形、先天性脑积水等；②产前期和围产期疾病，产伤是婴儿期癫痫的常见原因。脑挫伤、水肿、出血和梗死也能导致局部脑软化，若干年后形成痫灶。脑瘫病人也常伴发癫痫；③高热惊厥后遗症，常表现为颞叶癫痫；④外伤后遗症；⑤感染，见于各种细菌性脑膜炎、脑脓肿、肉芽肿、病毒性脑炎、结核性脑膜炎。隐球菌性脑炎、钩端螺旋体脑动脉内膜炎、HIV性脑病及脑寄生虫病(如猪囊虫、血吸虫、弓形虫等感染)；⑥中毒，如各种感染中毒性脑病等；⑦颅内肿瘤；⑧脑血管病，脑血管畸形、脑卒中后、高血压脑病也可伴发癫痫；⑨营养代谢性疾病，维生素B_1缺乏所致Wernicke脑病等；⑩其他，还有变性疾病，如多发性硬化、Alzheimer病和Pick病和遗传性疾病如结节性硬化、神经纤维瘤病等。

(2)全身性疾病原因①代谢性疾病，如低血糖症、高血糖症、低血钙症、低钠血症、高钠血症、甲状腺功能亢进、甲状腺功能减退、高渗状态、氨基酸尿症等；②营养性疾病，如儿童佝偻病、维生素B_6缺乏症；③自身免疫性疾病或结缔组织性疾病，如系统性红斑狼疮、风湿性脑病、神经白塞病以及结节性脑动脉炎等；④中毒，如肝功能衰竭、肾功能衰竭、妊娠高血压综合症等，以及铅、汞、一氧化碳、乙醇等中毒；⑤药物，如异烟肼、茶碱、哌替啶、阿密替林、丙米嗪、氯丙嗪、氟哌、啶醇、甲氨喋呤环胞素A、苯丙胺等；⑥其他，某些药物撤除、中暑等。

2.癫痫的发病机制 癫痫发作的发生机制十分复杂，迄今尚未完全阐明。许多研究结果表明它的电生理本质是神经元过度同步放电的结果，与神经生化、神经生理、神经生物学、免疫学等均密切相关。

(1)神经元痫性放电的发生正常情况下，每一种神经元都有节律性的自发放电活动，但频率较低，一般为10～20Hz。在癫痫病灶的周围部分，其神经元的膜电位与正常神经元不同，在每次动作电位发生之后出现称为"阵发性去极化偏移"(PDS)的持续性去极化状态，并产生高幅高频(可达500Hz)的棘波放电。在历时数十至数百毫秒之后转入超极化状态。

(2)性活动的传播异常放电可能只局限于一个区域的大脑皮质细胞而不再扩散，引起临床上的局灶性发作。它偶然在局部突触内长期运转，造成连续性部分性癫痫。痫性活动也可由皮质通过输出纤维传播到丘脑和中脑网状结构，引起意识丧失，再由弥散性丘脑系统传播至整个大脑皮质，产生继发强直一阵挛性发作。痫性活动若起源于颞叶内侧或额叶眶部，再向边缘系统播散时，则表现为精神运动性发作(复杂性部分性发作)。原发性癫痫的放电始于何处尚有争论。有认为起源于额叶再传至上脑干网状结构，也有认为一开始即发生于上脑于网状结构使和皮质间的联系紊乱，引起意识丧失。失神发作传至丘脑网状结构即被抑制，而大发作则再通过丘脑向各处扩散。

(3)痫样放电的终止癫痫发作时的异常放电通过负反馈而激活抑制性突触后电位，产生长时间细胞膜过度去极化，使放电终止。临床表现发作停止，意识呈抑制状态，脑电图描记痫样放电消失，出现弥散性慢波，随后漫波减少或消失，意识恢复。

(4)影响癫痫性放电的因素：癫痫性放电的发作、传播和终止，与遗传、生化、电解质、免疫和微量元素等多种因素有关。具有癫痫遗传素质者其膜电位稳定性差，在后天因素及促发因素作用下容易引起癫痫性放电及临床发作。癫痫性放电与神经介质关系极为密切，正常情况下兴奋性与抑制性神经介质保持平衡状态，神经元膜稳定。当兴奋性神经介质过多或抑制性介质过少，都能使兴奋与抑制间失衡，使膜不稳定并产生癫痫性放电。细胞内外钠、钾的分布也影响膜的稳定性。血清钙、镁离子减少，可使神经元兴奋性增强；微量元素铁、锌、铜、锰、锂等在癫痫发作中也起一定的作用。晚近对癫痫发作与免疫因素的关系也作过许多研究，认为在致癫痫病因作用下，血脑屏障破坏，脑组织抗原进入血液循环可产生抗脑抗体，后者作用于突触，封闭抑制性受体，减少抑制性冲动，亦可促成癫痫性放电。

辅助检查

1. 脑电图检查 脑电图是诊断癫痫的最重要的辅助检查，多数病人在发作间期可见尖波、棘波、尖慢波或棘慢波等痫样放电波。近年来应用视频脑电图，可同步监测记录病人的发作情况及相应的脑电图改变，对诊断和分类有很大帮助。

2. 神经影像学检查 可确定脑结构异常或病变，对明确癫痫的病因及治疗有很大帮助。

诊断与鉴别诊断

1. 详细的病史询问是诊断癫痫的最重要的依据。由于癫痫是一发作性疾病，患者就诊时一般处于发作间期，几乎与常人无异。而且常常发作时伴有意识障碍或者由于患者年龄较小，病史大多由家属或目击者提供，其描述常常带有主观性和片面性。所以详细询问病史及了解发作情况，对诊断是至关重要的。

2. 发作时脑电图的改变是重要的辅助诊断依据，典型的脑电图改变为尖波、棘波、尖慢综合波、棘慢综合波。但脑电图正常不能排除癫痫。

3. 病因诊断依据神经影像学、脑脊液检查以及其他一些系统性辅助检查。

4. 应与以下非痫性发作疾病鉴别

(1) 晕厥 晕厥可类似癫痫，有发作性意识障碍及跌倒，尤其是惊厥性晕厥可伴有抽搐，应与癫痫鉴别。晕厥发作多有明显的诱因，如久站、剧痛、劳累、见血、情绪激动和严寒、缺氧等，胸内压力急剧增高，如咳嗽、抽泣、大笑、用力、憋气、排便等也可诱发，常有恶心、头晕、无力、震颤、眼前发黑等先兆，发作时摔倒较癫痫为慢。血压下降，出汗，面色苍白且持续至后期，少见舌咬伤或尿失禁，有时可有脉搏不规则。少数病人可有四肢强直阵挛性抽搐，但与痫性发作不同的是，多发生于意识丧失10秒钟以后，且持续时间短，强度较弱。晕厥发作后恢复较快，虽可有疲劳或嗜睡，一般无后遗症状。晕厥发作时一般为广泛同步性慢波。

(2) 癔症：患者有癔症性格特点，多发生于青年女性，发作前常有明显的精神因素，多在人多的场合发作或加重，发作时，可有运动、感觉、自动症、意识模糊等类似癫痫发作的症状，症状富有戏剧性，表现为双眼上翻，过度换气，四肢抽搐或强直挣扎，或叫喊哭叫，没有舌咬伤，一般没有尿失禁，很少自伤，对外界刺激有反应，患者瞳孔大小及对光反应正常，无病理征，且发作时脑电图无异常，发作持续时间可长达数小时，安慰和暗示治疗可终止其发作。以上可与癫痫鉴别。

(3) 高热惊厥 以半岁至4岁的小儿多见，伴有高热，仅个别病例发作2次以上，发作后恢复较快，神经系统检查多为正常。

(4) 偏头痛 偏头痛发病年龄较晚，持续时间较长，脑电图检查无异常，抗癫药物治疗无效，可与头痛性癫痫相鉴别。

(5)低血糖症 一般仅见于胰岛腺肿瘤或肥大产生的发作性昏迷和抽搐，发作多在清晨或夜间，呈全身性或部分性运动性发作。发作前有一系列前驱症状，如心悸、出汗、眩晕、饥饿、恶心、烦躁不安、行为异常等。血糖及糖耐量检查可确诊。脑电图在患者过度换气后可呈现异常，注射葡萄糖后症状可消失。

治疗

1.癫痫的治疗原则 癫痫患者需长期服用药物，如何选择抗癫痫药物，既可达到长期控制癫痫发作，又不出现毒副作用，是癫痫治疗学的重要课题。

(1)尽量早期并长期治疗，一旦癫痫的诊断成立，应长期服药。如果首次发作后，经检查未明确病因者，可暂不服药，但需密切观察。若有反复发作则需长期服药。长期服用药物要从小剂量开始。先试用，一般用维持量的1/2～2/3，以后再根据病情进行调整。

(2)根据发作类型选用最佳药物是治疗的关键。

(3)单用一种抗癫痫药物治疗，能取得良好效果者，就不必进行联合用药，这样不仅减少药物相互作用，而且毒性小。

(4)对难治性癫痫，若一种药物出现不良反应时仍不能控制发作，需换用第2种抗癫痫药，有时则需联合用药。

(5)需长期规律服用，以保证必需的有效血药浓度，除非出现严重不良反应，不宜随意减量或停药，以免诱发癫痫持续状态。

(6)增减药物、停药及换药原则

①增减药物 增药可适当的快，减药一定要慢，必须逐一增减，以利于确切评估疗效和毒副作用。

②停药 应遵循缓慢和逐渐减量的原则，一般应在完全控制发作后4～5年，根据病人情况逐渐减量，减量1年左右时间内无发作者方可停药，一般需要6月至1年的时间才能完全停用，以免停药所致的发作；脑电图有进展趋向者不应停药；脑部器质性病变仍处于活跃期，不停药；青春期前用抗痫药物治疗，须继续到青春期后。

③换药 应在第1种药逐渐减量时增加第2种药的剂量至控制发作或出现不良反应，并应监控血药浓度。

(7)注意药物的毒性反应 常用的抗癫痫药物是比较安全的，不良反应是轻微的、可逆的。由于个体对药物耐受程度不同，故应密切观察。治疗前和治疗过程中应定期查血常规及肝肾功能。为减少药物的毒性反应、提高疗效，应定期检测药物血浓度。

2.发作期的治疗 全身强直一阵挛性发作时的处理：首先应将患者置于安全处，解开衣扣，保持呼吸道通畅。若患者张口状态下，可在上下牙齿间垫于软物，以防舌咬伤，切勿强力撬开。

全身强直一阵挛性发作持续状态的处理：

(1)迅速控制抽搐

①地西泮 成人10mg～20mg，按1～5mg/min缓慢静脉注射，不少于5分钟，有效而复发者，30分钟后可重复应用。或在首次用药后也可用100mg地西泮加人5％的葡萄糖生理盐水500mL中以10～20mg/h缓慢滴注，以维持有效血药浓度。注意：地西泮静注太快可致呼吸停止，需立即停用。视发作情况控制滴注速度和剂量，24小时总剂量不超过120mg。

②氯硝基西泮 为广谱抗癫痫持续状态药物，一般剂量为1～4mg静脉缓慢注射。

③异戊巴比妥钠　成人用0.5g，以注射用水或生理盐水稀释成10mL，以50mg/min速度缓慢匀速静注，直到抽搐停止后再追加50mg，剩余部分可行肌内注射。注射过程中需密切观察呼吸情况，如有抑制呼吸现象应立即停止注射，并作人工呼吸。

④苯妥英钠　一般用苯妥英钠按8—10mg/kg静脉注射，75％各型持续状态可获满意效果，维持药效可达24小时，或突击剂量14～20mg/kg，成人以50mg/min、儿童以1～3mg/min速度缓慢静注。有心律失常、呼吸功能障碍及低血压者慎用。

⑤利多卡因　无呼吸道抑制作用，目前多用于上述抗癫痫剂治疗无效时使用。急救时一般用1％利多卡因10mL，以每分钟20mg的速度，缓慢静脉注射，而后改为每小时1—2mg/kg静脉滴注，一旦发作初步控制，即开始鼻饲常用的抗癫痫药物。本品对心脏有抑制作用，使用时应注意。

⑥副醛　8～10mL加等量的植物油或用10％水合氯醛成人25～30mL，儿童0.5mlL/kg保留灌肠。使用上述药物时，均应及时排除呼吸道分泌物，密切观察呼吸、血压及心律，预防并发症。

(2)发作控制后应继续鼻饲或口服抗癫痫药。

(3)减轻脑水肿　可用20％甘露醇、呋塞米20～40mg或10％葡萄糖甘油利尿脱水，以减轻脑水肿。

(4)其他　维护呼吸道通畅，注意循环功能，纠正水电解质及酸碱平衡紊乱，控制高热及感染等。

2.发作间歇期的处理　系统使用抗癫痫药物治疗。

3.手术治疗　手术治疗主要适用于难治性癫痫。

护理

1.一般护理　给予清淡饮食，少进辛辣食物，禁用烟酒。避免过饱，不能进食者给予鼻饲。每天应供给8.4—16kJ(2—3kcal)热量。饮水量不超过1500mL。

2.心理护理　病人常因癫痫发作而产生恐惧、焦虑、自卑，精神负担重，有的逐渐陷于孤独。应鼓励、开导、劝说病人，使其解除自卑心理，恢复正常的个人生活和情趣。适当参加脑力和体力劳动，以增进身心健康。鼓励病人做力所能及的工作，但应保证安全，避免登高、游泳、驾驶车辆以及在火炉、电机旁危险作业。对于智力正常的癫痫病人，其教育和学习应如健康人一样，否则会加重病人自卑心理，影响治疗效果乃至诱发癫痫反复发作。

3.病情观察及护理措施　严密观察病情，注意观察癫痫发作表现及持续时间、次数。及时发现先兆，癫痫发作时要做到不离开病人，并立即采取保护措施，将盖在病人身上的被子拉开便于观察。按呼叫器，通知其他医护人员并及时记录癫痫发作的时间，同时保持气道通畅，解开衣领、纽扣，取下眼镜、假牙，清除可能对病人造成伤害的物品，不要强行制止病人的动作，或按压病人的肢体，以免伤害病人。记录发作持续时间，间歇期生命体征的变化，及发作频率。

4.用药护理　因为癫痫患者常因种种原因而自行减量、加量、减少服药次数或任意停药。有的患者受社会不良广告的欺骗而滥用药物，其结果是不能控制发作或出现药物不良反应。

所以，护理人员要做好宣教工作，不要滥听信广告延误治疗。要做好病人服药护理，护理人员要看服到口，从而提高病人的遵医行为。同时教育病人要在医生指导下减药或停药，并配合相应必要的检查，增加其对治疗的依从性。

5.健康指导

(1)患者不应单独外出，并应随身带有卡片，注明姓名、诊断，以便急救时参考。

(2)长期服药者按时服药及复查，不宜私自停药或减量。

(3)劝告患者避免过度劳累，生活、工作有规律；不登高、不游泳、不驾驶车辆。

6.癫痫持续状态的护理

(1)保持环境安静将病人置于安静的小房间，避免各种不必要的刺激。

(2)准确记录用药时间、剂量和疗效病人意识障碍时，应有专人守护，枕头不宜过高，以免颈部过分前屈而致呼吸不畅。

(3)保持呼吸通畅是本病护理重点。连续抽搐可使呼吸道分泌物增多，舌根后坠，易造成呼吸通气功能障碍或肺部继发感染，故病人应取头低侧卧位，以使呼吸道通畅，减少分泌物吸入气管内。分泌物过多不易吸出严重影响通气功能，应早行气管切开，确保呼吸道通畅。

(4)抽搐发作时避免外伤可用手托住病人下颌减少上下牙齿咬伤，防止下颌关节脱臼；也可用缠有纱布的压舌板置于上下臼齿之间，避免咬伤舌肌。同时松开衣领、腰带。

(5)预防高热，改善缺氧连续抽搐、肌肉过度运动和病后的继发感染可引起高热，使脑组织代谢增高，需氧量增加，加重脑水肿。吸氧以改善脑组织缺氧。做好口腔护理及皮肤护理，保持床单整洁、干燥。

(6)注意观察发作部位、持续时间、间隔时间及发作时的症状表现和发作后情况，同时注意生命体征变化及意识、瞳孔变化，警惕脑水肿和脑疝的发生，备齐急救药品和急救器械。

(7)增加营养由于连续抽搐，病人体力消耗很大。一旦抽搐停止，无严重呕吐，应尽早给予鼻饲饮食，增加机体抵抗力。

(8)降温措施癫痫持续状态常有高热，应从肛门测量体温。长时间高热使机体基础代谢率增高，脑组织需氧量增加，致使脑水肿加重。因此，应积极降温，常采用药物退热和物理降温。

第九节　流行性乙型脑炎

流行性乙型脑炎，简称乙脑，是由嗜神经乙脑病毒所致的以脑实质炎症为主要病变的急性传染病。本病经蚊虫叮咬传播，蚊虫不仅是传播媒介，而且是乙脑病毒的长期储存宿主。人具有普遍易感性，本病多在夏、秋季流行，儿童多见。

病因与发病机制

流行性乙型脑炎是由乙脑病毒引起的以脑实质炎症为主要病变的急性传染病，是一种人畜共患的自然疫源性疾病。人类、家禽、家畜以及野生禽兽都可被流行性乙型脑炎病毒感染，蚊子是流行性乙型脑炎的主要传播媒介。当人体被携带乙脑病毒的蚊虫叮咬时。乙脑病毒进入人体，可在单核巨噬细胞系统中繁殖，然后进入血液，形成毒血症。当机体抵抗力低或感染的病毒较多时，病毒由血液进入中枢神经系统而产生广泛病变。

辅助检查

1. 实验室检查

(1) 血象　白细胞计数一般在$10\sim30\times10^9$/L，中粒细胞增至80%以上，核左移，嗜酸粒细胞可减少。

(2) 脑脊液检查　外观澄清或微混，白细胞计数增加，多数在$0.05\sim0.5\times10^9$/L之间，个别病人可达1×10^9/L以上，或始终正常；在病初以中性粒细胞占多数，以后逐渐以淋巴细胞为多。蛋白稍增加，糖定量正常或偏高，氯化物正常。脑脊液中免疫球蛋白的测定对鉴别诊断有帮助。

(3) 血清学检查

①血凝抑制试验　可测定IgM抗体及IgG抗体，敏感性高，方法简便快速，但试验要求严格，偶见假阳性反应。双份血清效价增长4倍以上可确诊，单份血清抗体效价1：100为可疑，1：320可作诊断、1：640可确诊。②二巯基乙醇(2ME)耐性试验检测IgM抗体，患者血清标本在2ME处理前、后分别做血凝抑制试验，如处理后血凝抑制抗体效价下降$1/2\sim3/4$，表示特异性IgM已被2ME裂解，即为试验阳性。本法可在起病第$4\sim8$天即呈阳性，且由于单份血滤即有辅助价值，故可对乙脑进行早期诊断。

③补体结合试验特异性较高，但其阳性大都出现在第$4\sim7$周，双份血清抗体效价有4倍或以上的增长即可诊断。若仅单份血清，1：2为可疑，1：4以上有助诊断。

④中和试验病后1周血中出现中和抗体，效价增长4倍以上可确诊。早期为IgM，后期为IgG。此法特异性及敏感性均较高，抗体持续终生。一般用于流行病学调查。

⑤免疫荧光试验　发病初$1\sim2$天的血液或发热第2—4天的脑脊液及发热全程的脑室内的脑脊液，均可采用本法检测乙脑病毒抗原。方法快速，阳性率高，有早期诊断价值。酶联免疫吸附试验(ELISA)：一般用于测定血清中的乙脑抗体，比较灵敏、特异。

(4) 病毒分离　病初可取血清或脑脊液接种乳鼠以分离病毒，但阳性率较低。通常仅于死后尸检或以延髓穿刺取脑组织制成悬液，离心后取上清液接种乳鼠脑内，传代后作鉴定，可作回顾性诊断。

2. 影像学检查　50%患者CT可见丘脑、基底节、中脑、桥脑核延髓处的不增强低密度。MRI于T_2加权相于丘脑、基底节、脑干、大脑皮层和小脑可见更广泛的高信强病变。丘脑病变于T1和T2可表现为混合异常信强，提示病灶有出血改变。病变的部位有助于和单纯疱疹脑炎(额颞为主)相鉴别。SPECT研究发现急性期丘脑和壳核呈现高灌注，随访发现这些部位和额叶呈现低灌注。

3. 脑电图　可表现多种异常表现，包括0和6昏迷、爆发性脑电活动抑制和癫痫样异常活动、偶可见a昏迷。诱发电位检查可发现中枢传导时间延长，说明皮层和皮层下皆受累。

诊断与鉴别诊断

1. 夏秋季发病($7\sim9$月份)，患者多为10岁以下儿童。

2. 主要临床表现　急起高热、头痛、高热、抽搐、意识障碍、呼吸衰竭、中枢呼吸衰竭等，其中高热、抽搐和呼吸衰竭是急性期的主要症状。

3. 免疫学检查是确诊本病的重要依据，主要检测血清和脑脊液中特异性病毒抗体IgM。

4. 脑脊液显示白细胞计数轻、中度增高，早期以中性粒细胞为主。4～5天后转为淋巴细胞；蛋白轻度增高，糖和氯化物正常。

5. 从脑组织、血清和脑脊液中分离出乙脑病毒。

6. 颅脑CT和MRI显示最常见的异常是白质弥散性的低密度或异常信号(T_1W_1低信号改变，T_2W_2上高信号)，主要异常在两侧额叶、颞叶、顶叶皮质。两侧有低密度或低信号异常丘脑和底节出现异常信号认为是本病的特征。

7. 鉴别诊断

(1) 中毒型菌痢　本病亦多见于夏秋季，儿童多发，病初胃肠症状出现前即可有高热及神经症状(昏迷、惊厥)，故易与乙脑混淆。但本病早期即有休克，一般无脑膜刺激征，脑脊液无改变，大便或灌肠液可查见红细胞，脓细胞及吞噬细胞，培养有痢疾杆菌生长，可与乙脑相区别。

(2) 化脓性脑膜炎　症状类似乙脑，但冬春季节多见，病情发展较速，重者病后1～2天内即可进入昏迷。流脑早期即可见淤点。肺炎双球菌脑膜炎、链球菌脑膜炎以及其他化脓性脑膜炎多见于幼儿，常先有或同时伴有肺炎、中耳炎、乳突炎、鼻窦炎或皮肤化脓病灶，而乙脑则无原发病灶。必要时可查脑脊液鉴别。

(3) 结核性脑膜炎　少数结核性脑膜炎患者发病急，早期脑脊液含量可不低，在乙脑流行季节易误诊，但结脑病程长，有结核病灶或结核病接触史，结核菌素试验大多阳性。结脑脑脊液外观呈毛玻璃样，白细胞分类以淋巴细胞为主，糖及氯化物含量减低，蛋白可增加；放置后脑脊液出现薄膜，涂片可找到结核杆菌。

(4) 流行性腮腺炎、脊髓灰质炎、柯萨奇及埃可病毒等所致中枢神经系统感染　这类病人脑脊液白细胞可在$0.05—0.5×10^9$/L之间，但分类以淋巴细胞为主。部分流行性腮腺炎患者可先出现脑膜脑炎的症状，以后发生腮腺肿胀，鉴别时应注意询问流腮接触史。少数乙脑病人可有弛缓性瘫痪，易误诊为脊髓灰质炎，但后者并无意识障碍。柯萨奇病毒、埃可病毒、单纯疱疹病毒、水痘病毒等也可引起类似症状。应根据流行病学资料，临床特征及血清学检查加以区别。

(5) 钩端螺旋体病　本病的脑膜炎型易与乙脑混淆，但多有疫水接触史，乏力、腓肠肌痛、结膜充血、腋下或腹股沟淋巴结肿大，脑脊液变化轻微。可用血清学试验加以证实。

(6) 脑型疟疾　发病季节、地区及临床表现均与乙脑相似。但脑型疟疾热型较不规则，病初先有发冷、发热及出汗然后出现脑症状。还可有脾肿大及贫血，血片查找疟原虫可确诊。

(7) 其他　新型隐球菌性脑膜炎、中暑、脑血管意外、蛛网膜下腔出血、急性脑型血吸虫病、斑疹伤寒及败血症等所致脑病，亦应根据发病地区、临床表现以及实验室检查，加以鉴别。

治疗

至今尚无针对病因的特效药物，临床治疗的关键是针对高热、抽搐、呼吸衰竭等症状的预防和处理。

1. 病原治疗　无特殊的抗病毒治疗，目前治疗只限于支持和对症治疗。体外动物试验发现异喹啉化合物、单克隆抗体、重组α—干扰素有效，但皆有待规范的临床试验证实其疗效和不良反应。皮质类固醇只是经验治疗，双盲安慰剂对照临床研究未发现任何效果。最近临床试验证实α—干扰素治疗乙脑无效。

2. 一般治疗　常规隔离，病房要保持安静、整洁，预防各种并发症，维持水电解质代谢平衡。

3. 对症治疗　主要针对高热、抽搐、呼吸衰竭这3个主要症状。通过物理降温、药物治疗等措施，尽量将患者体温控制在38.5℃以下，必要时可使用亚低温治疗；抽搐者要使用抗痫药控制抽搐发作，颅内压增高时呼吸衰竭、抽搐及脑疝的根本原因，应积极应用脱水药治疗，同时要保持呼吸道通畅，必要时考虑气管插管或气管切开及呼吸肌辅助呼吸。

4. 中草药治疗　醒脑精或麝香注射液20raL入液静滴，每天1次，共用1～4周。

护理

流行性乙型脑炎的护理除加强防蚊设备外，病室应安静、阴凉、通风，利用各种方法降低空温，最好将室温控制在28℃以下。做好口腔护理、防止继发感染极为重要。应保持患者的皮肤干燥清洁，每日温水擦浴1次，出汗较多者应酌增擦浴次数。床单应保持干燥平整，大小便后及时清洁臀部。应勤翻身以预防骶尾部褥疮。剪短惊厥患者的指甲，手掌中垫以纱布团，防止抓伤。乙脑病人的病情发展迅速、变化多端。要做到病室不离人，密切配合医务人员做好各项工件，及时发现病情变化并立即报告医生护士，不失时机地进行抢救。

流行性乙型脑炎常见护理问部题包括：①体温升高；②有皮肤受损的危险；③营养不足；④躯体移动障碍；⑤潜在并发症一惊厥；⑥潜在并发症一呼吸衰竭。

1. 对于高热的护理措施　①卧床休息，每4小时测体温1次，并以测肛温为宜。采用空调器、电扇等方法使温控制在18℃～22℃。②采用冰敷、冰帽、醇浴及冰盐水灌肠，将肛温控制在38℃为宜。遵医嘱使用小剂量退热药。③对于持续高热伴惊厥的病人，可采用亚冬眠疗法，常用氯丙嗪和异丙嗪各0.5～1mlMkg，每4～6小时肌内注射1次。

2. 为预防褥疮发生其护理措施为　①每2小时协助病人更换体位1次，并按摩骨隆突处，撒滑石粉。②保持衣裤、被褥清洁，保持床单位干燥、平整。③给病人使用便器时切勿拖、拉病人，以免皮肤擦伤。长期卧床者应使用气圈及气垫床等。

3. 对于营养不足的护理措施　①记录病人入院体重，以后每周称体重1次。②加强营养，给予高热量、高蛋白、易消化的饮食，指导病人选择优质高蛋白饮食，如牛奶、鸡蛋、牛肉、鱼。③昏迷者鼻饲流质或静脉滴注高营养制品，以保证其热量需要。

4. 对于肢体瘫痪的护理　①病人卧床期间，协助其进行洗漱、进食、大小便及个人卫生等日常活动。②保持肢体功能位置，协助病人更换体位。③观察患侧肢体血运及受压情况，并做好肢体按摩。④给予充足的液体人量，进食多纤维素饮食等，以防止便秘。⑤协助并指导病人及其家属坚持瘫痪肢体的功能锻炼。指导并协助家属掌握一定的护理常识及康复疗法，如按摩、热疗等。

5. 对于呼吸衰竭的护理　①密切观察血压、脉搏、瞳孔的改变，有无呼吸节律、速率、深度改变。②保持呼吸道通畅：呼吸道分泌物多时，及时予以吸痰。惊厥时，用舌钳拉出舌头，以防舌根后坠，遵医嘱给予氧气吸入。准备好气管插管、气管切开包、人工呼吸器、呼吸兴奋剂等急救器材及药物。③遵医嘱使用脱水剂、呼吸兴奋剂等。

6. 康复措施

（1）对于恢复期神经系统的损害，目前尚无有效的治疗药物。经验证明，采取中西医结合的综合性治疗措施，精心护理，解除症状痛苦，加强功能锻炼，大部分乙脑恢复期病人可在半年内基本恢复正常，仅少数病人可能遗留有终身后遗症。

（2）功能锻炼

①吞咽困难　可同时采用鼻饲和喂食2种方法。喂食时宜用糊状流质，如藕粉、稀饭等，并根据病人的表情，揣测其喜恶，不断更换品种，使病人乐于接受。应细心耐心地了解病人张口、闭口、嘴嚼及吞咽的规律，使用各种方法，一口一口喂食，逐步锻炼其吞咽功能。

②语言障碍　对单纯性失语者，应像教养婴幼儿一样，耐心地自单音节字练习或叫病人的名字，以引起病人的回忆。对伴有痴呆者，亦不应失去信心，经常以动作表情示意，配合针刺等治疗，进行耐心训练，以促进其思维和语言功能的恢复。

③肢体瘫痪　采用推拿、被动运动及自主运动等步骤，逐步进行锻炼。病人静卧时，应尽量使肢体保持在功能位置。久卧的患者应先改用坐姿，再逐渐练习站立及行走。婴幼儿应多抱。

第十节　病毒性脑膜炎

病毒性脑膜炎是一组由各种病毒感染引起的软脑膜弥漫性炎症的1临床综合征，又称无菌性脑膜炎、浆液性脑膜炎，少数病毒可侵犯脑实质称为脑膜脑炎。主要表现头痛、发热、脑膜刺激征。

病因与发病机制

85%～95%病毒性脑膜炎有肠道病毒引起，常见的由脊髓灰质炎病毒、柯萨奇病毒A和B、埃可病毒等，虫媒病毒和单纯疱疹病毒也是引起本病的较常见的病原体，而腮腺炎病毒、淋巴细胞性脉络丛脑膜炎病毒：带状疱疹病毒、流感病毒则很少见，临床上最常见的是无菌性脑膜炎。

辅助检查

1.脑脊液常规检查：为确定诊断必须做脑脊液检查，脑脊液压力正常或轻度增高。脑脊液外观无色和清亮。细胞计数白细胞增高，介于10～500/mm³，脑脊液的白细胞计数罕有低于10/mm³或高于1000/mm³，但流行性腮腺炎和淋巴细胞脉络丛脑膜炎病毒性脑膜炎的脑脊液白细胞可高达1000/mm³。增高的白细胞分类主要为淋巴细胞，但一些病例早期，也可表现为多形核白细胞突出，遇此情况应于24～48小时后复查脑脊液。若是病毒性脑膜炎，此时脑脊液中白细胞明显由多形核为主转换为单核细胞为主，但细胞总数、蛋白和糖不改变。脑脊液蛋白轻度增高，糖水平正常或轻度减低。一般病毒性脑膜炎脑脊液的糖水平高于同时血糖水平的50%。虽有时可见脑脊液的糖水平和血糖水平的比值为0.3～0.5，但若二者的比值低于0.3时应考虑细菌或真菌感染。但在腮腺炎病毒、淋巴细胞脉络丛脑膜炎病毒、单纯疱疹和肠道病毒所致的脑膜炎时，其脑脊液糖水平可较低，但在连续复查时，不会呈进行性下降。所以，单凭一次脑脊液检查的结果有时不可能与细菌性脑膜炎鉴别开来。当脑脊液中白细胞总数超过500/mm³，其中95%为多形核白细胞，同时蛋白含量超过200mg/dL，且糖水平低于同时血糖的50%时，病毒性脑膜炎的可能性不大。若脑脊液中发现红细胞应与单纯疱疹病毒感染和蛛网膜下腔出血相鉴别。

2. 病毒分离　从脑脊液中分离病毒的成功与否因致病病毒的性质而变化很大。如腮腺炎分离容易，而单纯疱疹1型和脊髓灰质炎病毒则分离困难。病毒分离需时过长，可用做回顾性研究之用，临床急需使用价值不大。

诊断与鉴别诊断

1. 儿童和青少年多见，夏秋季好发，病前可有上呼吸道或消化道感染史。

2. 急性或亚急性起病，主要表现病毒感染的全身中毒症状和脑膜刺激症状，如发热、头痛、畏光、肌痛、恶心或呕吐、食欲减退、腹泻和全身乏力等。神经系统检查有轻度颈强直及Kernig征、Brudzinski呈阳性。

3. 脑脊液检查白细胞计数增多，达$(10\sim100)\times10^6/L$，早期可以多核细胞为主，蛋白含量呈轻到重度升高，糖和氯化物含量正常。

4. 比较急性期与恢复期两份血清和(或)脑脊液，有特异性抗体的动态增高。但此法对快速诊断无实用意义，而且该方法的敏感性及特异性均不高。

5. 病毒分离和培养是诊断本病唯一可靠的方法，但目前难以广泛应用。聚合酶链反应(PCR)检测脑脊液中病毒DNA，敏感性及特异性较高，试于早期快速诊断。

6. 鉴别诊断

(1)化脓性脑膜炎、结核性脑膜炎、真菌性脑膜炎　本病无明显全身毒血症状，周围血象和脑脊液中糖不降低，蛋白质不明显升高，可供鉴别。

(2)肿瘤性脑膜炎　脑脊液中蛋白显著升高，糖降低，病程迁延。伴发颅内压增高，有原发病灶等，可资鉴别。

(3)钩端螺旋体病脑膜炎　急性起病，寒战，弛张型发热，全身酸痛，肌痛(腓肠肌为主)，淋巴结肿大，出血倾向，钩端螺旋体血清凝溶试验和补体结合试验2次测定之间增高1倍以上等，可做鉴别。

(4)单核细胞增多症　发热，喉痛，全身淋巴结肿大，可有黄疸。周围血象中单核细胞为主，无脑脊液改变等，可作鉴别。

治疗

1. 抗病毒治疗　尚有争议，一般认为本病是一种可恢复的自限性疾病，不太严重的病例可不用，但抗病毒治疗可缩短病程和缓解症状。一些病情较重或免疫低下的患者应酌情用干扰素或丙种免疫球蛋白。

2. 对症治疗

(1)卧床休息，防止剧烈运动，以减少能量的消耗和脑疝的形成。

(2)早期应用肾上腺糖皮质激素可以起到降温、减轻脑水肿、防止脑膜粘连、缩短病程等作用。

(3)止痛和控制癫痫性发作　严重头痛加用止痛药控制；癫痫发作可首选卡马西平或苯妥英钠。

3. 抗生素治疗　如果不能排除细菌性感染可以短期使用抗生素。

护理

1. 发热的护理　监测体温、观察热型及伴随症状，出汗后及时更换衣物。体温＞38.5℃时给予物理降温或药物降温、静脉补液。

2. 精神异常的护理　向患者介绍环境，以减轻其不安与焦虑。纠正患者的错误概念和定向力错误。如患者有幻觉，询问幻觉的内容，以便采取适当的措施。

3. 昏迷的护理　患者取平卧位，一侧背部稍垫高，头偏向一侧，以便让分泌物排出；上半身可抬高200~300，利于静脉回流，降低脑静脉窦压力，利于降低颅内压；每2小时翻身1次，轻拍背促痰排出，减少坠积性肺炎，动作宜轻柔；密切观察瞳孔及呼吸，防止因移动体位致脑疝形成和呼吸骤停。保持呼吸道通畅、给氧，如有痰液堵塞，立即气管插管吸痰，必要时做气管切开或使用人工呼吸机。对昏迷或吞咽困难的患者，应尽早给予鼻饲，保证热卡供应；做好口腔护理；保持镇静，因任何躁动不安均能加重脑缺氧，可使用镇静剂。

4. 瘫痪的护理　做好心理护理，增强患者自我照顾能力和信心。卧床期间协助患者洗漱、进食、大小便及个人卫生等。适当使用气圈、气垫等，预防褥疮。保持瘫痪肢体于功能位置。病情稳定后，及早督促患者进行肢体的被动或主动功能锻炼，活动时要循序渐进，加强保护措施，防碰伤。在每次改变锻炼方式时给予指导、帮助和正面鼓励。

第十一节　视神经脊髓炎

视神经脊髓炎(Neuromyelitis optica)又称德维克病(Devic's disease)是我国常见的脱髓鞘病，现今多认为属多发性硬化的亚型。其主要特点是合并有视神经与脊髓的脱髓鞘性变，二者同时或先后发病，急性或亚急性病程。本病以视神经损害为主，早期表现为视神经乳头炎，后期表现为视神经萎缩。

病因与发病机制

本病的病因及发病机制还不清楚。中枢系统脱髓鞘病变中，西方人的多发性硬化以脑干病损为主，东方人则以视神经和脊髓损害最常见，可能与遗传素质及种族差异有关。长期以来被认为是多发性硬化的一个临床亚型，但临床特点，脑脊液及影像学特点以及视神经脊髓炎才有的抗体NMO—IgG都表示视神经脊髓炎和多发性硬化极可能不一样，二者之间的关系有待阐明。

辅助检查

1. 急性期患者多有脑脊液细胞数及蛋白的增高，与多发性硬化不同，只有少数病者可出现寡克隆IgG带。

2. 视觉诱发电位及体感诱发电位多有异常。

3. 脊髓核磁共振检查发现，80%以上的复发型病人的脊髓纵向融合病变超过3个，或3个以上脊柱节段，通常为6~10个节段。

诊断与鉴别诊断

1. 多见于青年壮年，男女均可发病。

2. 常在呼吸道及消化道等感染后急性或亚急性起病。

3. 首发症状常为视力减退(球后视神经炎或视神经炎)或横贯性脊髓损害，两者可同时或数月、数年内相继出现。病情缓解、反复交替，两组临床事件发生的间隔时间可为数天、数月，甚至数年。当分别出现视神经和脊髓损害时，应排除其他疾病，如视神经炎、急性脊髓炎等。

4. 血和脑脊液免疫球蛋白常有增高，脑脊液的自细胞计数可有增高。IgG指数增高、寡克隆区带阳性可提供重要的诊断依据。

5. 视觉和体感诱发电位检查可显示早期异常。

6. 影像学检查　脊髓MRI显示88％的复发性脊髓纵向融和病变超过3个脊柱节段，通常6～10个节段。

7. 鉴别诊断　注意与单纯性球后视神经炎、多发性硬化鉴别。①单纯性球后视神经炎多损害单眼视力，没有脊髓病损，也没有缓解—复发的病程；②多发性硬化的脑脊液细胞数及蛋白的增高不如视神经脊髓炎明显，并且核磁共振检查脊髓病变节段极少超过1个脊柱节段，丽视神经脊髓炎脊髓纵向融合病变超过3个以上脊柱节段，通常为6～10个节段等特点有助鉴别。

治疗

1. 免疫治疗　甲基泼尼松龙500～1000mg/d静滴，3～5天后剂量减半，此后每3—5天减量1次，共用1～3周，急性期应用。或地塞米松10～20mg，静滴，1次/日；症状改善后改为0.75～1.5mg，口服，3次/日。或泼尼松30mg，El服，1次/日。

2. 球后视神经炎　①可采用妥拉唑啉（妥拉苏林）球后注射；②球后注射地塞米松，一次2.5mg。

3. 营养辅助治疗B族维生素，ATP，辅酶A，胞二磷胆碱，辅酶Q10等。

护理

1. 饮食护理　由于大剂量使用肾上腺皮质激素治疗，易损伤消化道黏膜。指导患者注意保护胃黏膜，每天饮3～4次牛奶，避免粗纤维和热烫坚硬食物及刺激性食物。指导患者进食低脂、高蛋白、富含维生素及含钾高、钙高的饮食，同时以含丰富亚油酸的食物为宜。

2. 药物反应的观察及护理目前，肾上腺皮质激素是治疗视神经骨髓炎的主要药物，应用激素治疗者易引起糖、脂肪、蛋白质代谢障碍及电解质紊乱，可引起向心性肥胖，钠水潴留、消化道出血、机体抵抗力低下、骨质疏松、高血压、高血糖、低钾血症等，所以在治疗前后护士应密切观察病情变化。注意有无钠水潴留，定时检查电解质，常规补钾。巡视病房时注意观察大便的颜色及性状，定时检查大便潜血。为预防消化道出血，常规应用抗酸剂或H_2受体阻断剂。

3. 症状护理

（1）眼部病征　视神经炎可由单眼起病，也可双眼同时起病。患者视物模糊，眼球胀痛，眼球活动时更为明显，或有前额疼痛，视力下降常在数天内达到高峰。在护理过程中，要保持病房安静、整洁，保证患者有充分的休息和睡眠时间，床头柜上物品摆放位置固定，便于患者取用在执行护理操作时.要向患者做好解释，协助患者进食。

（2）脊髓病征　多呈脊髓横贯性损害特征，临床表现为截瘫或四肢瘫，肌张力降低，腱反射消失，尿潴留。脊髓休克期持续时间通常为3～4周，1～2个月逐渐恢复，一般屈肌肌张力先增高，然后伸肌肌张力增高，随着肌张力增高，脊髓节段功能的兴奋性逐渐增高，脊髓反射随之出现，脊髓自主功能恢复。故在护理过程中，应早期帮助患者正确进行肢体功能锻炼，促进神经功能恢复，加速康复。具体作法是：

①预防肢体畸形下半身救护架，避免肢体受压。足底放硬枕或直角夹板，足背和小

腿呈90°角，保持足的功能位置，防止足下垂。早期为患者按摩，并做瘫痪肢体的被动活动，促进肌力恢复，预防肌肉萎缩及关节挛缩。

②加强肢体功能锻炼急性期后积极加强上半身锻炼，以改善机体血液循环，利于肢体功能恢复。

③加强站立和行走锻炼患者能坐稳时，指导并鼓励患者积极练习站立，开始扶物练习和久站，逐渐练习独立行走。同时加强安全保护，当神经功能有所恢复时，鼓励患者坚定信心。并可辅以针灸、理疗等措施，加速神经功能恢复。

4. 并发症的护理

①感染　本病应用肾上腺皮质激素治疗，患者机体抵抗力低下，应尽量切断各种可能引起感染的途径。病房地面及物品表面用0.5过氧乙酸擦拭，空气应用紫外线消毒每天2次，每次3分钟，在各种治疗、护理操作中严格执行无菌操作，加强基础护理。

②阵发性强直性痉挛给予骨骼肌松弛剂，卡马西平等治疗，同时配合针灸，按摩。

③膀胱功能障碍加强病房巡视.细心观察病情变化，观察下腹部是否隆起，对轻度尿潴留者，以温毛巾热敷下腹部并轻度按摩，改变体位，采用习惯的蹲位或直立位小便，听流水声诱导排尿。对诱导排尿失败的患者行导尿术。采用一次性乳胶球囊导尿管，在严格无菌操作下导尿，避免插入过多和尿管脱出，定时放尿，输液时间隔2小时，其他时间以3～4小时为宜，鼓励患者多饮水，勤翻身改变体位，保持尿液引流通畅。每天用温水清洗会阴1次，便后及时清洗，保持会阴清洁，每天消毒尿道口，并更换无菌尿袋，观察尿液的颜色与性状，记录尿量，发现异常及时报告医生。

④便秘　对脊髓损伤较重，瘫痪较完全者因长期卧床，肠蠕动减弱，导致便秘，可鼓励患者多食蔬菜及粗纤维食物，应用缓泻剂或开塞露。此外可在进食后1～2小时按摩腹部以促进肠蠕动，协助排便。

⑤褥疮、肢体瘫痪较重，卧床者易并发褥疮，可让患者躺在气垫床上，每2小时翻身1次，防止足趾膝部、骶尾部受压，及时清洗或更换污湿的床褥及衣服，保持床铺平整，清洁，使患者舒适，预防褥疮。

⑥坠积性肺炎　对卧床者勤翻身及拍背，每2～3小时1次，拍背时由下向上，每次2～3分钟，右侧卧位时拍左侧，左侧卧位时拍右侧，能避免分泌物淤积在下呼吸道，有利于分泌物的排出，防止坠积性肺炎的发生。

5. 康复护理　早期主要目的在于预防并发症和继发性损害，训练主要包括体位摆放，定时翻身练习等。利用躯干肌的活动，通过联合反应，共同运动，姿势反射等手段，促使肩胛带的功能恢复，达到独立完成仰卧位到床边坐位的转换。后期，训练主要集中在抗痉挛和随意运动的诱导，配合针灸、按摩、理疗，尽可能改善患者的功能状态。

6. 出院指导　由于视神经脊髓炎病程长，多迁延，易复发，因此，护士应告诉患者服药的重要性，认识到不遵医嘱，擅自减药、停药带来的危害，提高患者出院后用药的依从性。尽量避免诱发因素，如感冒、发热、感染、外伤、过劳、生育、手术、拔牙、精神紧张、药物过敏和寒冷。加强肢体功能锻炼以保持活动能力，注意休息，保持心情舒畅，定期复查。

第十二节　急性播散性脑脊髓炎

急性播散性脑脊髓炎是一种广泛累及脑和脊髓白质的急性脱髓鞘疾病。临床上可分脑型、脊髓型和脑脊髓型，多在病毒感染后、疫苗接种后（常见狂犬疫苗）、出疹后，少数亦可无明显诱因而自发地发生。

病因与发病机制

根据动物实验及病理学的证据，现一般认为ADEM从发病情况、病情演变和病理所见与实验性过敏性脑脊髓炎（EAE）及其组织学所见非常近似，均为微静脉周围的炎性反应及脱髓鞘改变。而EAE为一种过敏性疾病，当动物给予髓鞘碱性蛋白后经过若干天的潜伏期发生EAE。现一般认为EAE为T淋巴细胞介导的自身免疫性疾病。而EAE发生的轻重与抗原及其辅助剂的种类、动物的品种有关。因此EAE的发生除抗原条件外，与动物的内在条件即遗传素质也密切相关。

人类引起ADEM的机制可能是感染时炎症破坏了髓鞘，触发了机体对髓鞘碱性蛋白的反应，由于某些特定的条件或个体的特异性反应因而引发ADEM。也可能是感染或免疫接种触发了过强的免疫反应而引起。因为髓鞘碱性蛋白是一种比较容易提取的髓鞘蛋白，因此研究得比较多。髓鞘中的主要成分蛋白脂质蛋白是否与髓鞘触发的免疫反应有关尚不清楚。

总之，ADEM的发病机制还不是十分清楚，现一般认为与T细胞的过度反应有关，可能与T细胞的CD4亚群关系更密切些。细胞因子如粘附因子的作用，主要组织相容性复合体（MHC）尤其是Ⅱ型抗原的作用等都在进一步研究中。

辅助检查

1.血液及脑脊液检查　部分病例可出现外周血淋巴细胞轻度升高。脑脊液可见轻度淋巴细胞增多，一般不超过$20 \times 10^6/L$，总蛋白含量正常或轻度升高，有时可有球蛋白略升高，某些病例可有寡克隆区带。脑脊液糖含量正常。未培养出任何病毒。

2.脑电图可见轻度背景慢化，但一般不如急性脑炎病人明显。

3.头颅CT及磁共振等检查均有助于本病与其他有关疾病的鉴别诊断，尤其是MRI颇具特征性，表现为白质内不对称的、多发片状和（或）点状病灶，并可表现出"垂直征"的分布特点。

诊断与鉴别诊断

1.急性或亚急性起病，多见于儿童及青少年。

2.病前多有病毒感染或疫苗接种史，并有相应的全身性症状，随即迅速出现以播散性脑和脊髓损害为主的症状和体征。临床可分为预防接种后脑脊髓炎及感染后脊髓炎。

（1）预防接种后脑脊髓炎　接种狂犬疫苗、牛痘、麻疹疫苗、乙脑疫苗后均可发生，其中以接种狂犬疫苗后发生率最高，一般于接种后2～15天多见，急性起病突然出现发热、剧烈头痛或脊神经根放射性痛、呕吐、抽搐、不同程度的意识障碍、脑膜刺激征阳性等症状，继之迅速出现四肢瘫或偏瘫、锥体束征阳性、膀胱及直肠括约肌障碍，还可有眼球震颤、言语障碍。

（2）感染后脑脊髓炎　发生率最高的疾病为麻疹，其他依次为水痘、风疹、腮腺炎和流感。以病毒感染起病后7—14天或出疹后2～4天多见。急性起病，一般为患者病毒感染退热后或皮疹消退后，突然出现发热、剧烈头痛、脑膜刺激征阳性、抽搐、不同程度的意识障碍、失语、失明、四肢瘫或偏瘫等。

3. 脑脊液检查可有白细胞计数增多，蛋白含量和免疫球蛋白增高。脑电图示慢波数目增多。

4. 头颅CT可显示白质内多灶性斑块或大片状低密度区，MRI可发现脑和脊髓白质内散在的、多发的长T_1，长T_2信号病灶。

5. 鉴别诊断

(1)病毒性脑炎和脑膜脑炎起病后发热、头痛、呕吐、脑膜刺激征阳性和其他脑损害。脑脊液的炎性改变较明显，但感染后脑炎如发生在病毒性感染的发热期中，则不易与之鉴别。

(2)急性多发性硬化虽可有发热和脑、脊髓的弥漫性损害，但其常见的临床表现如复视、眼球震颤、一侧或双侧球后视神经炎等则罕见于播散性脑脊髓炎。

治疗

1. 一般治疗　加强营养及护理。

2. 免疫抑制剂治疗　急性期可用大剂量皮质类固醇激素治疗(同多发性硬化及视神经脊髓炎部分)。

3. 免疫球蛋白治疗0.4g/kg·天，连用3—5天。亦可用血浆交换治疗。

4. 对症支持治疗如用甘露醇降低高颅内压、用抗生素治疗肺部感染、肢体被动运动防止关节肌肉挛缩以及预防褥疮等。

护理

1. 病情危重者绝对卧床休息，轻便活动，昏迷、呼吸道分泌物增多不易咳出者取平卧或半卧位。

2. 给营养丰富的饮食，多吃新鲜蔬菜及水果以利大便通畅。轻度吞咽障碍者宜吃半流质.进食要慢以防呛咳。昏迷、吞咽困难者给鼻饲。高热及泌尿系统感染考鼓励多饮水。

3. 密切观察意识、瞳孔、体温、脉搏、呼吸、血压、肢体活动变化以及有无抽搐等，如有变化随时通知医生。

4. 昏迷或瘫痪患者，按昏迷、瘫痪护理常规。

5. 昏迷、偏瘫症状、痫搁发作者加放床栏防止坠床。

6. 尿潴留者给予导尿，留置导尿管。保持大便通畅。

7. 注意口腔、皮肤、会阴邪的清洁。

8. 瘫痪肢体保持功能位置.各个关节防止过伸及过展，可用夹板等扶托。定时进行按摩、被动运动，鼓励主动运动，预防肌肉萎缩、肢体挛缩畸形。

9. 病情危重者做好护理记录及记出入液量。

10．做好精神护理，鼓励患者树立战胜疾病的信心，发挥其主观能动性，积极配合医疗和护理。

11. 备好有关的急救器械和药物，并保持良好的功能。

12. 出院前做好卫生宣教，向患者及家属介绍如何巩固疗效、预防复发等注意事项。

(徐雪芬)

第三章　肾脏系统疾病

急性肾功能衰竭

【概述】

急性肾功能衰竭(acute renal failure，ARF)是由于各种病因引起肾功能急骤、进行性减退而出现的临床综合征。临床主要表现为肾小球滤过率明显降低所致的氮质潴留。以及肾小管重吸收和排泄功能障碍所致的水、电解质和酸碱平衡失调。根据尿量减少与否分为少尿(无尿)和非少尿型。ARF是临床危重病况，重型患者，特别是创伤、大手术后或严重感染引起者病死率甚高。但ARF经治疗后肾脏能完全恢复功能，在治疗上对重症患者早期施行透析疗法，可明显降低感染、出血和心血管并发症等发生率。该章重点叙述ARF中最常见的类型急性肾小管坏死(acutetubularnecrosis，简称ATN)。

【诊断】

一、病因

①缺血性病变最为常见，是严重创伤、大出血等造成急性血容量不足，肾血流量急剧下降而引起。②肾毒素，常见病因有：A.生物毒素(如青鱼胆、蛇毒、毒蕈、蜂螫)和细菌内毒素等。B.化学毒素(氯化高汞、磷化锌、砷、镉、铀、铅、锝、钛、甲醇、四氯化碳等)。C.抗菌药：氨基糖苷类(庆大、卡那、丁胺卡那霉素、多黏菌素B)、二性霉素、磺胺类、头孢霉素等。D.环孢素A。E.顺帕等抗癌药物。F.X线造影剂，特别是高龄，已有肾功能减退或伴有糖尿病、多发性骨髓瘤者等。③其他：A.血红蛋白尿、血管内溶血，如错型输血、毒素或免疫因素引起溶血、疟疾、蚕豆病等。B.肌红蛋白、非创伤性横纹肌溶解和肌球蛋白尿，如肌肉疾患、癫痫持续状态、剧烈运动等。C.传染性疾病，如流行性出血热、钩端螺旋体病等引起ATN，其中出血热最为常见，占ARF总发病率的18%和内科病因的29%。ATN患者约90%以上可找到明确的病因，因此病因诊断十分重要。

二、临床表现

临床表现包括原发疾病，ARF引起代谢紊乱和并发症等三方面。由于ATN病因不一，起始临床表现也不同，一般起病多较急骤，全身症状明显。根据临床病程的共同规律，一般分为三期：

(一)少尿或无尿期

1.尿量减少　表现为尿量骤减或逐渐减少，每日尿量持续少于400ml者称为少尿，少于100ml者称为无尿。但ATN患者罕见无尿，持续无尿者预后较差。少尿持续时间不一，一般为1—3周，但可短至数小时或长达3个月以上。对少尿期延长者应注意体液潴留、心力奉竭、高钾血症、高血压等并发症。非少尿型ATN，指患者在进行性氮质血症期内，每日尿量持续在500ml以上，甚至1000—2000ml。非少尿型的发生率约占30%—60%，这主要与医生对这一类型认识的提高，肾毒性抗生素广泛应用和利尿剂，如呋塞米(速尿)、甘露醇等的早期应用等有关。一般认为非少尿型较少尿型病情轻、住院日数短、需透析治疗百分比低、上消化道出血等并发症少，但高钾血症发生率相近，非少尿型病死率仍可高达26%，因此在治疗上不应忽视任何环节。

2．进行性氮质血症　由于血尿素氮升高受较多因素影响，氮质血症多以血肌酐为代表，在原先血肌酐水平正常情况下，每日升高5mg/L(44.2μmol/L)达数日即可认为是ATN，而在体内无高分解状态时，血尿素氮每日上升约为100mg/L(3.6mmol/L)。

3．水、电解质紊乱和酸碱平衡失常　常见的有：①水过多。见于水分控制不严、摄入量或补液量过多，失液量，如呕吐、伤口渗液量估计不准确以及液体补充时忽略内生水计算，随少尿期延长，体液潴留，表现为软组织水肿、高血压、稀释性低钠血症和急性肺水肿等。②高钾血症。由于尿液排钾减少，若同时体内存在高分解状态，体内蛋白分解增加，释放出钾离子增多；挤压伤时肌肉坏死、血肿感染等；或代谢性酸中毒时细胞内钾向细胞外转移；静脉内滴注大剂量青霉素钾盐(每100万单位青霉素钾盐含钾1.6mmol)；大量输库存血(库存10日血液每升含钾可达22mmol)；摄入含钾较多的食物或饮料，也可引起或加重高钾血症。挤压伤患者有时可在几小时内发生严重高钾血症。高钾血症临床表现为恶心、呕吐、四肢麻木等感觉异常，心率减慢，严重者会出现严重心律紊乱和神经系统症状，如恐惧、烦躁、意识淡漠；心律紊乱重者会出现窦房或房室传导阻滞、窦性静止、室内传导阻滞，甚至心室扑动、颤动。有时高钾血症的心电图改变可先于临床表现，因此心电图监护甚为重要。一般血钾浓度在6mmol/L时，心电图显示高耸而基底较窄的T波，随血钾增高P波消失、QRS增宽，S—T段不能辨认，最后与T波融合，出现心室扑动。高钾对心肌毒性作用还受体内低钠、低钙和酸中毒影响，在合并上述电解质紊乱时，高钾的心肌毒性加重，更易诱发严重心律失常。值得提到的是血清钾浓度与心电图表现之间有时可存在不一致的现象。高钾血症是ATN患者常见死因之一，早期透析可预防其发生。③代谢性酸中毒。由于酸性代谢产物排出减少，肾小管泌酸能力和保存碳酸氢根能力下降等，致使每日血浆碳酸氢根浓度下降，在高分解代谢时降低更多、更快。内源性固定酸大部分来自蛋白分解。代谢性酸中毒又可增加肌肉分解。此外，酸中毒也可降低心室颤动阈值，因此及时纠正代酸十分重要。

4．实验室检查　①对该病确诊是依据原先肾功能正常，起病后血浆肌酐每日升高44.2—88.4μmol/L(5—10mg/L)，大多在353.6—884μmol/L(40—100mg/L)之间，高分解状态者可更高；血尿素氮每日升高3.6—10.7mmol/L(100—300mg/L)，大多在21.4—35.7mmol/L(600—1000mg/L。)之间。②血红蛋白测定大多为轻度贫血，但失血或溶血者多为中、重度贫血。③血清钾浓度可升高，＞5.5mmol/L；部分正常，少数偏低。④血pH值常低于7.35，碱储备负值增大，重碳酸氢根多低于20mmol/L，高分解代谢、重症、腹泻或丢失肠液者常在13mmol/L以下。⑤血清钠浓度可正常或偏低。⑥血清钙浓度可降低，血磷升高。⑦尿常规检查，外观多混浊，尿色深，有时呈酱油色；尿蛋白质多+—+++，常以中、小分子蛋白质为主，蛋白尿程度对ARF病因诊断有帮助，但对ATN病因诊断无帮助。尿沉渣检查可见肾小管上皮细胞、上皮细胞管型及不同程度红、白细胞等，有时还可见白细胞管型；尿密度降低且较固定，多在1.015以下；尿渗透浓度常低于350mOsm/kg，尿与血渗透浓度比值常低于1.1；由于多数患者常在检查前已接受呋塞米(速尿)等利尿药治疗，因此尿钠浓度、肾衰指数和滤过钠排泄分数等目前已不能作为常规检查，不能作为诊断的依据。根据明确病因和急骤进行性血肌酐升高不难作出ATN诊断，但对不能确定诊断者应争取肾活组织检查。⑧肾活组织检查不仅对ARF病因诊断有帮助，而且可指导治疗和判定预后。ATN病理光镜检查可见肾小管上皮细胞(TEC)变性、脱落和坏死改变，管腔内充满脱落的TEC管型和渗出物。肾毒性物质引起者，小管病变主要在近曲小管；庆大霉素和汞等的肾毒性表现部位主要在近曲小管近端；而氯酸盐引起者在中、后段；砷化物引起可累及整个近曲小管。上皮细胞的变性、坏死大多累及细胞本身，分布均匀，肾小管基膜表面完整或缺陷，肾间质水肿等，病程一周后坏死的TEC开始再生，并重新覆盖在基膜上。肾缺血引起者，小叶间动脉末梢部位最早受累且程度严重，皮质区小管，特别是小管髓襻升段和远端小管病变最为明显，TEC呈灶性坏死，随缺血程度加重，病变波及小管各段和集合管。病变常呈节段性，从近曲小管直至集合管均可呈散在性TEC坏死、脱落和脂肪变性。小管基膜可发生断裂，以致管腔内物质进入间质，引起间质水肿、充血和炎性细胞浸润。此外，还可见皮质血管收缩，髓质血管扩张、淤血或间质出血。缺血引起者TEC基膜常受损，严重者可导致不能再生，因此缺血型损害使肾功能恢复时间较慢。

（二）多尿期　进行性尿量增多是肾功能开始恢复的一个标志。每日尿量可成倍增加，进入多尿期后肾功能并不立即恢复，多尿期早期仍可发生高钾血症，后期易有低钾、低钠和低氯血症，多尿期可持续1—3周或更长，应注意体液平衡。

（三）恢复期　肾小球滤过功能先于小管功能恢复，血肌酐和尿素氮接近或恢复正常，尿量也逐步恢复正常。除少数外，血肌酐大多在3—12个月内恢复正常，若持久未能恢复，可能提示原有肾疾或肾脏遗留有永久性损害。

三、有关诊断的其他事项

在确立ATN诊断后必需考虑下列几点：

（一）是否存在肾前性或肾后性因素　肾前性因素可发展为ATN，或在ATN基础上存在肾前性因素而加重肾功能损害，如血容量不足(胃肠道丢失液体、出血、腹水等)或心排血量减少(心力衰竭等)。肾后性因素也可重叠或加重肾实质性肾功能衰竭。

（二）是否有高分解代谢存在　高分解代谢型的诊断标准为：①引起的病因，以严重感染、创伤、胸腹部大手术等。②每日血肌酐上升177μmol/L(20mg/L)。③每日尿素氮上升7.2mmol/L(200mg/L)或以上。④在治疗条件下，每日血钾亡升1mmol/L或血碳酸氢根下降2mmol/L；该型常易发生严重高钾血症和常见于多脏器衰竭，应及时透析治疗。

（三）有无严重并发症　特别是威胁生命的并发症，如严重高钾血症，急性肺水肿或心力衰竭、出血以及严重感染等，前两者的出现应立即透析治疗。

【鉴别诊断】

在排除肾前性和肾后性因素之外，确定为肾实质性ARF时，还应鉴别排除肾小球性、肾小血管性或肾间质性ARF引起，因不同病因、不同病理改变，在早期有截然不同的治疗方法，如肾小球肾炎和过敏性肾间质病变引起者，多需要糖皮质激素治疗，而ATN却不需要。鉴别困难时应做肾活组织检查，明确诊断。

【治疗】

一、少尿期的治疗

少尿期常因急性肺水肿、高钾血症、上消化道出血和并发感染等导致死亡，治疗重点是调节水、电解质和酸碱平衡，控制氮质潴留，供给足够营养和治疗原发病。

（一）卧床休息。

（二）饮食与维持水平衡治疗　早期应适当限制蛋白质摄入（高生物效价蛋白质0.5g/kg），并适量补充氨基酸液和保证8.4kJ/日热量，以减少体内蛋白质分解，酌情限制水分、钠盐和钾盐。

在维持水平衡方面，少尿期患者应严格计算24小时出入液量。24小时补液量是显性失液量及不显性失液量之和减去内生水量。显性失液量指前一日24小时内的尿量、粪、呕吐、出汗、引流液及创面渗液等丢失液量的总和；不显性失液量估计常有困难，也可按每日12ml/kg计算，并参考体温、气温和温度等。一般认为体温每升高1℃，每小时失水量为0.1ml/k卧室温超过30℃，每升高1℃，不显性失液量增加13％。内生系指24小时内体内组织代谢、食物氧化和补液中葡萄糖氧化所生成的水总和。食物氧化生成水的计算为此蛋白质产生0.43ml水，1g脂肪产生1.07ml水和坨葡萄糖产生0.55ml水。过去大多采用量出为人，宁少勿多的补液原则，以防止体液过多，但过分限制补液量，特别已有血容量不足者，必然加重肾损害，延长少尿期。

（三）高钾血症的处理　透析疗法是控制高钾血症最有效的方法，若伴高分解状态或严重高钾血症以血液透析为宜。但高钾血症是临床危急情况，在准备做透析治疗前应予以药物治疗。①11.2％乳酸钠40—200ml静脉注射，伴代谢性酸中毒者可给5％碳酸氢钠250ml静脉滴注。②10％葡萄糖钙10ml静脉注射，以拮抗钾离子对心肌毒性作用。③25％葡萄糖液500ml加胰岛素16—20　IU静脉滴注，促使钾离子转移至细胞内。④钠型或钙型离子交换树脂15—20g口服，每日3—4次，由于离子交换树脂作用较慢，1g树脂仅吸附1mmol，因此不能作为急救措施，它仅对预防和治疗轻度高钾血症有效。

（四）代谢性酸中毒　对非高分解代谢的少尿早期，补充足够热量，减少体内组织分解，一般代谢性酸中毒并不严重，但高分解型者酸中毒发生早、程度严重，有时不易纠正。当血碳酸氢根低于15mmol/L，应给予5％碳酸氢钠100—250ml静脉滴注，根据心功能情况控制滴速，并动态监测血气分析。有时每日需补充500ml（含钠300mmol），严重代谢性酸中毒应尽早做血液透析，较为安全。

（五）呋塞米（速尿）和甘露醇的应用　无血容量不足的ATN少尿病例可试用速尿，速尿可扩张血管，降低肾小血管阻力，增加肾血流量，并调节肾内血流分布，减轻肾间质水肿。一般剂量为4—6mg/kg，1—2次无效应停止用药。曾有报道每日均甚至4g，可达到利尿作用，因此大剂量用药对肾实质可能有损害。目前透析疗法已广泛应用，过多依赖利尿药，拖延透析开始时间会增加并发症，同时也会增加速尿的耳源性毒性。

甘露醇作为渗透性利尿药可应用于预防各种病因引起的ATN，如挤压伤患者强迫性利尿，用法为20％甘露醇100—200ml静脉滴注，若无尿量增加，应尽早停用，以免血容量过多诱发心力衰竭，或在ATN时可能增加甘露醇渗透性肾病的肾毒性机会。

（六）营养支持　ARF患者特别是败血症、严重创伤、多脏器功能衰竭等常伴有高分解代谢状态，每日分解自体蛋白质常在100g以上，一旦少尿期延长，每日热量摄入不足，势必导致氮质血症快速进展和高钾血症，并易并发感染，因此营养支持十分重要，它可减少透析次数、降低少尿期病死率。营养补充尽可能部分利用胃肠道循序渐增热卡量，但重危患者多需全静脉营养。能源补充60％由葡萄糖、3u％由脂肪乳剂提供；氮源补充使用必需氨基酸和非必需氨基酸混合液较单纯必需氨基酸更趋于氮正平衡。一般情况下非高分解型患者的能量和氮需要按30日，每日4.18J/kg和氨基酸每日0.5—1.0g/kg计算；而高分解型患者则按重度应激需要计算，即热量每日167.4—188.3J/kg和氨基酸每日1.0—1.5g/kg。高分解型ATN常存在糖代谢异常和胰岛素的拮抗，并使肝葡萄糖产生增加和对葡萄糖的处理能力降低。此外，肌肉糖原合成及糖氧化作用均降低，这些均加重了高糖血症。若每日逐渐增加葡萄糖，多数人可耐受500g/日（20g/小时）。因此，治疗中应密切随访血糖、血钾和血磷浓度。欲达到上述营养补充，每日至少要静脉滴注4L液体，少尿期又未透析的患者几乎不可能接受全静脉营养治疗，只有施行连续性静脉—静脉血液滤过，才能保证每日5L以上液体摄入。

（七）血液透析或腹膜透析治疗　目前公认，早期预防性透析可减少ATN患者发生感染、出血、心衰和高钾血症等威胁生命的并发症。所谓预防性透析，系指在出现并发症之前施行透析治疗，这样可迅速清除体内潴留代谢产物，维持水、电解质和酸碱平衡，从而有利于维持细胞生理功能和机体内环境稳定。

紧急透析指征：①急性肺水肿或充血性心力衰竭。②严重高钾血症，血钾在6.5mmol/L或以上，或心电图已出现高钾图形。

一般透析指征：①少尿或无尿2日以上。②已出现尿毒症症状，如呕吐、神志淡漠、烦躁或嗜睡。③高分解代谢状态。④出现体液潴留现象。⑤血尿素氮15mmol/L以上。⑥血肌酐442μmol/L（50mg/L）。⑦病情危重的ATN，如挤压伤等病情危重，虽然入院时血肌酐未达透析标准，但预测病变进展迅速，也应早期透析。

至于选择血液透析或腹膜透析，主要根据医疗单位临床经验而定。但在下列情况选用血液透析为宜：高分解代谢状态、高钾血症、近期腹部手术，特别是有引流者，以及呼吸困难者。腹膜透析适合于非高分解代谢、伴有活动性出血或创伤，血管通道建立有困难、老年、心血管功能不稳定或儿童病例。

血液透析过程中应尽量避免发生低血压，以免加重肾缺血性损伤；应适当控制超滤量、开始透析流量宜适中，透析时间稍短；采用碳酸氢钠透析液、生物相容性好，透析器以及透析过程中吸氧等可减少透析低血压发生。

腹膜透析ATN伴心力衰竭的应用，根据水潴留及心衰程度及急需超滤量可选用2.5%—4.25%葡萄糖透析液，每次灌入腹腔1—2L透析液，留置30分钟，用4%葡萄糖浓度者每次虽可清楚水分300—500ml，每日8次即可在8—10小时内超滤出体液2.5—3.0L，但连续用4%糖浓度者易出现高糖血症，甚至高渗性昏迷，因此只适用于急性肺水肿的抢救；用2.5%糖浓度透析液，每次可超滤100—200ml，5—8次可超滤1升，对轻度心衰较为合适且安全。目前对中、重度心衰大多采用单纯超滤或连续性静脉血液滤过。采用腹透治疗者应严密随访血糖及血钾，对高血糖超过16mmol/L者，应给予皮下注射胰岛素或腹透液中加入胰岛素。推荐使用剂量为1.5%糖浓度者4—6U/L，2.5%者6—8U/L，而4.25%者8—10U/L，并根据动态血糖监测调整胰岛素量，一般每日最后一次透析不加胰岛素，若有低钾血症，每升腹透液中加10%氯化钾3ml（约4mmol/L），有低氧血症、休克后或肝功能损害者应注意代谢性酸中毒，因腹透液中以乳酸钠为缓冲碱基，在上述情况时，乳酸钠在体内转化为碳酸氢盐速度减慢，难以纠正代谢性酸中毒，这时往往需在静脉内滴注碳酸氢钠。

（八）连续性动（静）脉—静脉血液滤过（CVVH）　适用于ATN患者需要静脉营养支持、床旁抢救（ICU）以及心血管功能不稳定、常规血液透析常发生低血压者，因此大多应用于多脏器衰竭时紧急部分替代肾滤过功能的治疗。它系采用高效能小型滤过器，由颈内静脉或股静脉插入留置静脉导管，以及选用前臂静脉内直接穿刺术建立血管通路，血液从颈内或股静脉引入滤过器，依赖血液在滤器内存在静水压力差为动力，每小日时可超滤600—1000ml体液，然后血液由滤器静脉端导管经前臂静脉回输到体内，为此，24小时不间断地进行超滤，可清除体内水分10—20L/日及炎症介质，并保证静脉营养支持，且对心血管系统影响甚微。

由于CVVH的每日超滤量可达7—10L，以上，需及时补充液体，补液成分应因患者而异，原则上电解质接近细胞外液成分，一般置换液4升为一组，包括林格液3L（若有高钾改为生理盐水），5%或10%葡萄糖1000ml，以及5%碳酸氢钠250ml，使每组置换液电解质毫摩尔数为钠140、钾2、钙2、碳酸氢根35。置换液的输入途经，一般由滤器静脉端导管输入，每小时超滤量与补液量应大约平衡，以免发生容量不足或过多。

CVVH时肝素的应用：操作前，滤器与管道应先用含肝素生理盐水5000U/L冲洗，预充)5—30分钟后弃去。首剂肝素量10—20U/kg，由滤器前动脉端注入，以后每小时追加10U/kg；若有出血倾向、活动性出血或大手术早期，应改为小剂量肝素（即1/2或1/3用量）；或无肝素抗凝法（每15—30分钟用100—200ml生理盐水冲洗滤器）；或低分子肝素法（仍可能有出血危险）；或局部枸橼酸抗凝法，即将三钠枸橼酸配制成510mmol/L，然后从滤器动脉端泵入，按0.68mmol/分钟计算，每小时泵入40.8mmol；再从滤器静脉端泵入氯化钙（0.22mmol/分钟）与之中和，使凝血时间正常。并定期测定试管法凝血时间，必要时加监测活化凝血时间和全血部分凝血活酶时间。氯化钙的调节浓度约为0.04mmol/分钟。

CVVH治疗有3个缺点：①需连续24小时治疗和监护，使夜间医疗和护理易出现偏差。②需24小时补充肝素和监护，肝素用量大，易发生或加重出血。③清除血氮质不足。为了克服上述3个缺点，笔者从1991年起对200例次以上CVVH患者改为白天8—12小时血液滤过，可超滤出体液6—10L，既保证了全静脉营养支持，又减少肝素用量至1—2mg/小时，减少了出血机会，并防止大量补液和补充电解质的治疗复杂性，还可减少夜间医护监护。为了克服减少超滤量而造成清除氮质更加不足，可采取下列措施：①在连续滤过的同时进行透析，即血液滤过透析（CVVHD），在滤过的同时，从滤器的透析液端滴入透析液1—2升/小时，即可增加尿素清除率16.6—33.2ml/分钟。②在每日做CVVHD基础比，隔日或隔2日加做一次常规血液透析。

少数重危ATN患者接受血液透析或CVVHD治疗后，少尿期和急性肾功能损害可持续3个月或更长，应耐心积极治疗，等待肾功能逐渐恢复。

二、多尿期治疗

多尿期开始，威胁生命的并发症仍存在。治疗重点仍为维持水、电解质和酸碱平衡，控制氮质血症和防止各种并发症。对尿量持续在4L以上者，若体内无明显容量不足，应适当减少补液量，并尽可能部分经胃肠道补充液体。多尿期早期，血氮质浓度仍可继续上升或下降，这时仍应继续透析至血肌酐稳定下降到354μmol/L（40mg/L）以下，临床症状明显改善，逐渐减少透析次数或试暂停透析观察，至病情确较稳定后再停止透析。对老年不能起床患者尤应防治肺部感染和尿路感染。

三、恢复期治疗无特殊处理，避免使用对肾有损害的药物，定期随访肾功能。

【预后】

预后与原发病性质、原有慢性疾患、年龄、肾功能损害的程度及持续时间、及时诊治与否，有无多脏器衰竭和并发症等因素有关。无并发症ATN病死率不足5%；严重创伤、败血症、多脏器衰竭的病死率可高达70%以上。早期诊治也甚为重要。

【预防】

积极治疗引起ATN的原发病，如及时纠正血容量不足、控制感染、避免使用肾菌药物，合理使用利尿剂和止痛药等年、糖尿病患者尽量避免使用大剂量造影剂，对胸腹大手术前应评估肾功能及预防ATN对策；近几年来中西药物引起急性肾损害有增加趋势，应充分引起重视。

慢性肾功能衰竭

【概述】

慢性肾功能衰竭(chronic renal failure.CRF)是发生在各种慢性肾脏疾病后期的一种临床综合征。它是以肾功能减退，代谢产物潴留，水、电解质及酸碱平衡失调以及某些内分泌功能异常为主要表现。

所谓各种慢性肾脏病，可以是原发肾脏的各种疾病，如各型原发性慢性肾小球肾炎、肾盂肾炎、肾小管间质病变、肾小动脉硬化、多囊肾、肾结核、泌尿系肿瘤等梗阻性肾病；也可以是原发于全身其他脏器疾病后继发引起肾脏损害，如各种继发性肾炎，其中常见的有：糖尿病肾病、狼疮性肾炎、过敏性紫癜肾炎、结节性多动脉炎性肾病、多发性骨髓瘤性肾病、肾淀粉样变、痛风性肾病等。

目前就国内而言，最常见的CRF病因是各类慢性肾炎，约占60%左右，其次糖尿病肾病的发病率与全世界各国一样有逐年增多趋势，高血压肾动脉硬化也是重要的病因，多囊肾由于它的遗传特性以及超声波检查的普及，发生率也有增高。

关于CRF发生发展的机制有很多学说：

1. 肾实质的减少与健存肾单位血流动力学的改变　早已引起人们重视，它的结果使单个肾小球滤过率(SNGFR)增加，导致肾小球的高灌注、高滤过，一方面它是适应性的代偿，以维持机体生命活动的需要；另一方面可导致肾小球毛细血管的损害(如微血栓、微血管瘤形成、系膜基质增加、内皮下透明样物质沉着等)，最终结果是肾小球硬化。

2. 肾小球通透性的改变　尤其是大量蛋白尿，它是肾损害的重要因素。一方面是通过对肾小球基底膜的损伤，如系膜增殖、系膜外基质增生、小球上皮细胞受损；另一方面也可损伤小管间质。

3. 脂质代谢异常　高血压、肾小管局部高代谢，氧自由基的产生过多等也都是CRF发病的重要机制。这些学说、这些环节最终都是通过很多细胞因子、炎性介质或趋化因子对肾脏起作用。与CRF关系较大的因子有：

TGFβ(转化生长因子β)、PDGI(血小板来源生长因子)、IL—1(白介素—1)。IL—6(白介素—6)、FGF(纤维母细胞生长因子)、IGF—1(胰岛素糖生长因子)。MCP—1(吞噬细胞趋化因子—1)、osteopontin(骨调素)、ET—1(内皮素1)等。

4. 尿毒症的毒素　长期以来，尿毒症的毒素被认为是潴留的小分子物质，如尿素、肌酐、尿酸、胍类、酚类、胺类、吲哚等,它对机体损害已为人们所熟知。近20年来中分子以及某些大分子物质对机体的损害已引起关注,它可以引起:①周围神经病变及脑电图异常。②抑制红细胞的生成。③损害血小板功能。④抑制抗体形成。影响免疫功能。⑤抑制胰岛素活性与葡萄糖利用。⑥抑制脂蛋白酶活性。

最近又报道一批"新"的尿毒症毒素。它们有:①粒细胞抑制蛋白I、Ⅱ(GIP—I、GIP—Ⅱ)。②趋化抑制蛋白(CIP)。③中性粒细胞脱颗粒蛋白—I、Ⅱ(GIP—I、GIP—Ⅱ)。④同型半胱氨酸(Homocysteine)。⑤晚期糖基化终末产物(AGE)和终末氧化蛋白产生(AAOPP)。⑥氨甲酰化的氨基酸和蛋白质。⑦瘦素(Leptin)。⑧活性维生素D抑制物。⑨影响一氧化碳合成的毒素。它们的毒性越来越引起学者们的重视。

【诊断】

(一)肾功能不全的临床分期(见下表)。

分期	GFR(ml/分)	BUN(mmol/L)	Scr(mml/L)	临床证候
肾功能不全代偿期	50—80	<9	<178	除原发病症状外,无其他特殊症状
肾功能不全失代偿期	20～50	9—18	178～442	轻度贫血,食欲减退、乏力、夜尿增多等
(氮质血症)				
肾功能衰竭期	10～20	18～28.6	445～707	贫血明显,代酸、钙磷代谢紊乱、水电解质紊乱
尿毒症期	<10	>28.6	>707	尿毒症各系统症状

(二)诊断要点

1. 病史　存在着引起慢性肾衰的各种肾脏或全身疾病的基础(如慢性肾炎、高血压、糖尿病、骨髓瘤等)。

2. 慢性肾衰的各系统、水电解质、酸碱平衡失调、内分泌功能紊乱的临床症状:

消化系统——食欲不振、恶心、呕吐、口中尿味、黏膜炎症、溃疡、出血等。

呼吸系统——咳嗽气促、呼吸困难,尤其是代谢性酸中毒时的过度换气,毒物潴留的尿毒症肺以及胸膜炎、气管炎、肺炎等。

心血管系统——高血压、心脏扩大、心肌肥厚、心力衰竭、心律失常、心包炎、心肌病等。

血液系统——肾性贫血、出血、溶血。

神经系统——尿毒症周围神经炎及中枢神经系统异常。表现为:肢体麻木、感觉异常酸痛,不安腿综合征、肌震颤、痉挛,肌无力,也可表现为记忆力减退,头痛、头昏,淡漠、嗜睡,意识障碍,癫痫样发作,甚至昏迷。

皮肤、骨骼——皮肤干燥、脱屑、瘙痒,各种皮疹;骨骼疼痛、骨软化、骨质疏松、纤维囊性骨炎、混合性骨炎等。

代谢障碍——脂代谢障碍:三酰甘油升高、低密度、极低密度脂蛋白增高,载脂蛋白异常:APOA—I、APOA—Ⅱ下降,BT、APOC—Ⅱ、APOC—Ⅲ增加,APOB正常。蛋白质代谢异常:蛋白丢失,分解增加,合成减少,负氮平衡,氨基酸代谢紊乱,糖代谢异常,胰岛功能低下,血糖升高等糖尿病样变化。

也可出现水、电解质酸碱平衡紊乱:如大多数出现水潴留,全身水肿,甚至脑水肿、肺水肿、眼球结膜水肿;少数可出现脱水;血钠升高或降低;高血钾或低血钾症。常可有低钙、高磷及铝代谢紊乱、铝中毒。

CRF常见的酸碱平衡失调为代谢性酸中毒。CRF也会出现内分泌功能的异常：如肾素、血管紧张素过多而引起高血压，促红素相对或绝对不足而导致肾性贫血；1a转化酶的不足而导致$1.25(OH)_2D_3$缺乏出现肾性骨病，钙磷代谢异常。PTH分泌与合成异常而导致继发性甲状旁腺功能亢进症等。上述众多证候中，肾脏病患者夜尿增多、贫血加重是提示肾功能不全的重要临床线索。

3. 尿路平片双肾B超 可发现一个缩小的肾脏，这也是诊断的重要依据。

4. 肾功能受损的化验室检查 肾小球功能受损：GFR↓、Ccr↓、BUN↑、Scr↑、血α$_1$、β$_2$微球蛋白↑、同位素肾血流量↓等。肾小管功能受损：常用的有莫氏试验异常，PSP异常，尿α$_1$、β$_2$微球蛋白↑，尿可滴定酸↓等。

5. 血常规 Hb↓RbC↓HCT↓也是诊断CRF的重要依据。

(三)CRF诊断的内容 ①确定是CRF而不是ARF。②确定CRF的临床分期。③尽可能明确CRF的原发病因。④明确CRF的重要并发症。⑤寻找出CRF的加剧因素。

三、治疗

(一)慢性肾衰非透析治疗

1. 饮食、营养治疗 低蛋白饮食：是减轻尿毒症症状，延缓肾功能恶化的手段之一。低蛋白的量要视肾功能损害的程度而定，一般以每日0.5—0.6g/kg为宜，其中应保证50%—75%为高生物效应的优质蛋白，并保证足够的必需氨基酸的摄入，必要时可以静脉或口服必需氨基酸类的药物。

当患者开始透析时，蛋白摄入量要增加，血透时以每日1g/kg为宜，腹透时以每日1.2g/kg为宜。但饮食中始终应降低磷的摄入。

足够的热量：饮食的热量直接影响蛋白的合成，如果热量不足可导致肌肉蛋白分解，因此应保证足够的热量摄入，一般以每日125.5—167.4J/kg。适量的维生素：如维生素B、维生素E、维生素C、叶酸、活性维生素D，等，以及适量的微量元素锌、铁。

2. 纠正酸中毒，维持水、电解质平衡 纠正酸中毒：多数慢性肾衰患者，常口服碳酸氢钠，一般以3—10g/日分3次口服。严重酸中毒应静脉补充5%SB，并按血气分析或CO_2CP而调节。

水：每日入水量应是前一日尿量+400—500ml。

钠：钠的摄入量应按24小时尿量、血压、水肿程度血钠高低等而定。一般慢性肾衰患者每日可摄入盐3g左右，以此为基础，根据病情予以调整。

钾：当有高钾血症时(血钾>5.5mmol/L)，应减少或停用含钾高的食物；应用排钾利尿剂(如速尿类)，增加钾的排出；应增加钾离子向细胞内的转移，如葡萄糖胰岛素静脉点滴、乳酸钠、碳酸氢钠、葡萄糖酸钙、氯化钙制剂等静脉应用。严重高钾血症应立即透析，慢性或轻度高钾可用降钾树脂等吸附。

3. 几项重要的对症处理措施 ①降血压：凡有高血患者应积极控制血压，一般应在18/11.3kPa(135/85mmHg)左右为宜，常用降压药有：A.转换酶抑制剂：开博通(12.5mg，每日3次)、抑平舒(2.5mg，每日1次)、洛汀新(10mg，每日1次)、蒙诺(10mg，每日1次)。转换酶AgⅡ受体抑制剂：科素亚(50mg，每日1次)。但当肾功能有较明显损害(Scr>

300—400μmol/L)时，血钾偏高时，不宜或谨慎应用。B.钙离子拮抗剂：硝苯碇(10mg，每日3次)、波依啶2.5—5mg，每日1次、络活喜10mg，每日1次。C.血管扩张剂：可乐定(0.075—0.15mg，每日3次)。D.利尿剂：当还有尿液可使用利尿剂，尤其是双克与速尿等一类排钾利尿剂，当尿少、Scr>300—400μmol/L时，保钾利尿剂，如氨苯喋啶与安体舒通不宜应用。

②纠正贫血：A.促红素的应用：3000—6000U，每周2—3次皮下注射。B.应用时纠正缺铁(补充铁剂，如力蜚能0.15，每日2次、速力蜚0.1每日3次)，并补充叶酸、B_{12}等制剂。C.严重贫血应当输红细胞或全血。

③补充钙制剂与活性维生素D_2可首先使用碳酸钙制剂每日3—6卧它也可对抗过高的血磷。另外，可使用活性维生素D_2制剂，如罗盖全等。

(二)慢性肾衰的透析治疗

1.血透的适应证　血液净化治疗是CRF重要的替代疗法。目前最常用的是血透与腹透。CRF的血透时机还没统一标准，按我国目前的医疗与经济条件，多数医院主张以下情况应开始血透：①CRF经内科非透析治疗后临床症状未见改善，肾功能继续恶化并出现心力衰竭、心包炎、严重浮肿、肺水肿、消化道出血、嗜睡、昏迷、抽搐等征候。②BUN>28.6mmol/L(800mg/L)，Scr>707umol/L(80mg/L)，Ccr<10ml/分钟。③高血钾(血钾>6.5mmol/L)，严重代谢性酸中毒(CO_2CP<13mmol/L)。

2.血透相对禁忌证　①休克或收缩压<10.7kPa(80mmhg)。②大手术后3日内。③有严重出血倾向凝血障碍者。④严重器质性心脏病，如冠心病、心肌缺血、严重心律失常、心力衰竭。⑤严重感染，如败血症、急性传染病。⑥恶性肿瘤。⑦极度衰竭、临危患者。⑧精神病患者及不合作者或家属不同意血透者。

3.腹透的适应证　①同血透。②某些患者不适宜血透，尤其是：A.年龄较大(>70岁)或太幼。B.原有严重器质性心脏病或明显心血管并发症。C.严重凝血障碍、出血倾向。D.血管通路难以建立。E.糖尿病、糖尿病肾病患者。F.经济或技术条件不好。

4.腹透的禁忌证　①原有腹膜炎、腹腔脏器感染。②广泛肠粘连、肠梗阻。③腹部无完好皮肤或腹部大手术后，有外科引流管者。④严重肺功能不全。⑤后期妊娠或腹内巨大肿瘤、肿块、疝修补。⑥严重营养不良、低蛋白血症、恶性肿瘤、全身情况极度虚弱。

急性肾小球肾炎

【概述】急性肾小球肾炎(简称急性肾炎，acute glomerulonephritis)是一种常见的肾脏病。急性起病，以血尿、蛋白尿、高血压、水肿、少尿等为常见的临床表现。其病因以链球菌感染后急性肾炎为常见，但偶可见其他细菌或病原微生物感染之后，如病毒、立克次体、螺旋体、支原体、原虫等。该节着重讨论最常见的以链球菌感染后的急性肾小球肾炎。该病发病机制主要有：①链球菌感染后的急性肾炎一般不会发生在链球菌感染的高峰，而在起病1—3周后发病，符合一般免疫反应的出现期。②用免疫荧光方法可在肾小球观察到不规则的颗粒状沉积物(1gG、C_3、备解素等)。电镜下可见到肾小球基底膜与上皮细胞足突间有致密的块状驼峰样物存在，内含免疫复合物及补体。③急性肾炎起病后，血液中CH_{50}、C_3、C_5均明显下降，于6—8周后恢复正常。有学者认为患者血清中含有激活并消耗补体的物质，导致低补体血症。

【诊断】

一、临床症状

（一）潜伏期　发病前1—3周常有上呼吸道感染、扁桃体炎、猩红热、丹毒、脓皮病等链球菌感染史，皮肤感染者潜伏期较长，平均2—4周。

（二）尿的改变

1. 尿量减少　多数患者起病时尿量每日少于500ml，由于少尿引起氮质血症，2周后尿量增多，肾功能逐渐恢复，少数患者由少尿发展为无尿，表明肾实质病变严重。

2. 血尿　几乎每个病例均有血尿，但轻重不等。其中肉眼血尿出现率约40%，尿色呈混浊棕色或洗肉水样，肉眼血尿持续数日后转为镜下血尿，一般在6个月内逐渐消失。

3. 蛋白尿　患者几乎均有尿蛋白阳性，24小时尿蛋白定量一般在0.5—3.5g之间。大量蛋白尿者为少数，一般病后2—3周尿蛋白转为少量或微量，大都在2—3个月消失，成人患者消失较慢。

（三）水肿

见于70%—90%病例。最先发生在眼睑、面部，加上皮肤苍白，便构成特殊的"肾炎面容"，大多数有轻、中度水肿，少数患者数日内转为重度水肿，由于上、下眼睑因高度水肿而不能睁眼视物。视网膜水肿者，视力会明显降低，严重时可延及全身，指压可凹性不明显，其中尤以面部、下肢、外生殖器最为严重。浆膜腔（胸腔、腹腔、心包）产生积液时可引起呼吸困难，若有可疑水肿者每日测体重可察知。大部分患者在2—4周内自行利尿而消肿。

（四）高血压　见于80%左右病例。老年人更多见，血压多呈中度升高，成人一般在24/13.4kpa以下，少数可超过26.7/16kpa，持续时间1—2周，长者达1—2个月，若高血压超过1年以上伴蛋白尿及血尿者，应诊断为慢性肾炎。

（五）全身症状　发热疲惫、厌食、恶心、呕吐、头晕、视力模糊，常感腰酸、腰痛。

二、实验室检查

（一）尿常规　除红细胞尿及蛋白尿外，白细胞也稍增加。上皮细胞及各种管型也常见，管型中以透明管型及颗粒管型最多见，红细胞管型的出现表示病情为活动性。

（二）肾功能检查　常有一过性氮质血症。血肌酐及尿素氮轻度升高，由于尿量减少，尿密度增高，内生肌酐清除率降低，但酚红排泄试验还正常，较严重者血肌酐＞352μmol/L（40mg/L）、尿素氮＞21.4mmol/L（600mg/L），应警惕出现急性肾衰，经利尿数日后，氮质血症可恢复正常。经利尿后，肾功能仍不能恢复，预后不佳。

（三）血液及血清学检查　血沉常增快，多数患者为30—60mm/小时，随病情好转血沉逐渐恢复正常。少尿者可发生血钾、镁、磷升高。大部分患者血清总补体活性、备解素下降。一般在6周内恢复正常。尿中出现纤维蛋白降解产物（FDP），表明急性肾炎时肾脏中存在着小血管内凝血及纤溶作用，检查结果与病情的严重性一致。抗链球菌溶血素"O"（A-SO）在临床已广泛应用，在链球菌感染后3周滴度上升（＞1∶200），3—5周达高峰，以后逐渐下降，6个月内恢复正常者约占50%，据学者报道：抗链球菌脱氧核糖核酸酶B（ADNaseB）联合ASO测定，可使急性肾小球肾炎用单项ASO测定的阳性检出率由70%提高到81%，对帮助临床诊断A群乙型溶血性链球菌感染的急性肾炎具有重要价值。

三、并发症

(一)心力衰竭 常发生在起病1—2周内,起病的缓急程度不等。一般患者表现为少尿,水肿加重,逐渐出现咳嗽、气急、呼吸困难,不能平卧、肺部闻及湿啰音和哮鸣音、心脏扩大、心率加快、奔马律,肝脏肿大,颈静脉怒张。X线检查有时可见少量胸腔积液及心包积液。

(二)高血压脑病 大多发生在疾病最初几天,由血压突然剧升,出现视力障碍,如凝视、复视、失明、头痛、呕吐、癫痫样大发作、昏迷。若惊厥持续状态或反复发作,常可引起死亡。个别患者由于脑缺氧时间过长,可造成暂时性失语、轻瘫,甚至导致不可逆性的脑实质损害。

(三)急性肾功能衰竭 与急性肾炎性"尿毒症"的区别,在于急性肾炎性"尿毒症"仅为肾小球滤过功能减退,但肾小管还没坏死,尿密度固定在1.025左右;而急性肾功能衰竭非但有肾小球滤过率功能减退,而且肾小管也有坏死,尿密度固定在1.012左右。测定尿钠对鉴别两者也有重要的意义。急性肾炎尿钠<20mmol/L,急性肾功能衰竭尿钠>40mmol/L。

四、鉴别诊断

(一)急性肾盂肾炎 急性肾炎时可有腰痛少尿,尿常规有红细胞,也可有白细胞,要与泌尿系感染相鉴别。但急性泌尿道感染或急性肾盂肾炎,也有发热、尿路刺激症状。尿中大量白细胞、白细胞管型、中段尿细菌培养阳性,抗感染治疗后症状改善也有助于鉴别。

(二)IgA肾病 常在呼吸道感染后发生血尿,潜伏期多为1—4日,前驱感染不是链球菌感染(链球菌培养阴性,ASO滴度不升高)。病理为系膜区细胞及基质增殖,IgA大量沉积。

(三)急进性肾炎 发病过程与急性肾炎很相似,但患者呈进行性少尿,无尿并急骤发展为肾功能衰竭,需及时做肾活检以明确诊断。

(四)狼疮性肾炎 系统性红斑狼疮引起的急性肾损害,虽有急性肾炎的症状,但常有皮疹、关节痛以及多器官病损,并常有发热、白细胞降低,血中可找到狼疮细胞,抗双链DNA抗体及抗核抗体阳性。

【治疗】

一、一般治疗

(一)休息 必须基本卧床休息,直至肉眼血尿消失,利尿消肿,血压恢复正常,血肌酐恢复正常后,可逐步增加活动。有些学者主张只要尿常规没恢复正常,就需基本卧床休息6—12个月,这样可防止转为慢性。但多数学者认为当急性肾炎患者各临床表现已恢复,仅尿常规还没完全恢复时,可以适当活动,但应密切随诊,如病情恶化,应继续卧床休息。

(二)饮食 给予富含维生素的低盐饮食,若水肿显著,血压很高,应无盐饮食。每日人液量限制在1000ml以内,出现肾功能不全氮质血症者,应限制蛋白质人量。蛋白质每日宜在30—40g或按蛋白质每日0.6g/kg计算,以免加重肾脏负担。这类患者应限制钾的摄入量。

二、症状治疗

（一）利尿　经控制水、盐入量后，水肿仍明显者，应加用利尿剂，如速尿及丁尿胺等，但潴钾利尿剂，如安体舒通、氨苯蝶啶不宜采用。

（二）降压　目前都主张用血管紧张素转换酶抑制剂，如卡托普利、依那普利、苯那普利，既可降低全身高血压，又可降低肾小球高血压，可延缓轻、中度肾功能不全的进程。对血压过高，头痛剧烈，有发生高血压脑病可能者，也可用酚妥拉明或硝普钠。

（三）高钾血症　限制饮食中钾摄入量，用排钾性利尿剂可防止高钾血症的发展，可给予离子交换树脂口服，葡萄糖、胰岛素及碳酸氢钠静脉点滴，必要时可用腹膜透析或血液透析。

（四）心力衰竭　主要措施是利尿、降压，必要时可应用酚妥拉明或硝普钠静脉滴注，以减轻心脏前后负荷。洋地黄类药物对急性肾炎合并心力衰竭效果不肯定，不作常规应用，必要时可以试用，如用后心衰仍不能控制，可应用血液滤过脱水治疗。

三、感染灶治疗

青霉素及其他抗生素对于急性肾炎本身无疗效，但当有咽部或其他部位有活动性感染病灶时，必须选用对肾脏无毒性抗菌药物，加以彻底控制，应用青霉素药物为期10—14日。如有慢性扁桃体炎，应在急性肾炎恢复期，病情处于稳定阶段时考虑手术治疗。因感染灶对急性肾炎转变为慢性肾炎，有其重要意义，手术前后应用青霉素治疗共需1周。

四、透析治疗

少尿性急性肾功能衰竭，特别是高血钾时或严重水钠潴留，引起急性左心衰竭，如果利尿效果不佳，可采用腹膜透析或血液透析的超滤脱水，可使病情得到缓解。

急进性肾小球肾炎
【概述】

急进性肾小球肾炎或急进性肾炎(rapid progressive glomerulonephritis, RPGN)是一组临床表现，病理改变相似，但病因各异的肾小球肾炎。除具有肾小球肾炎的通常表现外，肾功能快速、进行性损害，不经治疗大多在几周或几月内出现终末期肾功能衰竭。目前，随着治疗的介入，急进性肾小球肾炎患者的预后有了很大改善。急进性肾小球肾炎常常表现为包氏囊腔内有广泛的新月体形成，病理学术语"新月体性肾小球肾炎"，与临床术语"急进性肾小球肾炎"在临床实践中常可交换使用。男性发病率较高，男女之比为1.5—3.0：1(平均2：1)，发病年龄以成人为主。已经发现该病的流行有一定的地区差异，病因主要有4种：①原发性肾小球疾病；②与感染性疾病有关；③与多系统疾病有关；④与药物的应用有关。按免疫病理及发病机制，可分为3型：Ⅰ型：抗肾小球基底膜(GBM)抗体介导的急进性肾炎，占10%，其靶抗原是Ⅳ型胶原α3链的非胶原(NCT)区。Ⅱ型：免疫复合物介导的急进性肾炎，占45%。Ⅲ型：抗中性粒细胞胞浆抗体(ANCA)相关性急进性肾炎，占45%。该类患者肾小球免疫沉积缺少，ANCA阳性，提示发病机制涉及细胞介导损伤。也有学者将原发性弥漫性新月体性肾小球肾炎分成5型，除上述Ⅰ—Ⅲ型外，Ⅳ

型：混合型(抗GBM及ANCA阳性)。V型：免疫缺少型(ANCA或GBM阴性)。

【诊断】

一、症状

急进性肾小球肾炎的临床标志是肾功能衰竭和活动性肾炎，肾功能恶化非常迅速以至于在几周到几个月内就需要透析治疗。与急性肾小球肾炎不同，急进性肾小球肾炎是一种比较亚急性的肾脏炎症。初诊时即可发现氮质血症，常以虚弱、疲劳和发热为最显著的症状，恶心、食欲不振、呕吐、关节痛、腹痛也常见。半数患者在发病前一个月内可有流感样或病毒感染的前驱症状。

(一)尿量改变　尿量显著减少，出现少尿或无尿。

(二)水肿　约半数患者起病时即出现水肿，以面部及双下肢为主，约25%—30%的患者出现高度水肿。水肿出现后常持续存在，不易消退。可有血容量增高。

(三)高血压　部分患者可出现高血压，血压持续升高。

(四)肾功能损害　进行性持续性肾功能损害是该病的特点。肾小球滤过率在短期内显著下降，血清肌酐、尿素氮持续增高，尿浓缩功能障碍，最后出现尿毒症综合征。

(五)全身症状　不同的病因可以出现一些不同的全身表现，如紫癜、咯血、粪便隐血、皮损等，有助于临床鉴别诊断。

二、辅助检查

(一)尿液检查　做尿液检查可见肾炎性尿检改变，镜下血尿持续存在，部分患者出现肉眼血尿；以及亚肾病型尿液改变，表现为蛋白尿，甚至可以>3g/日。蛋白尿常常是非选择性的，在尿中还可以发现纤维蛋白降解产物。

(二)血清学检查　GFR降低，并进行性下降，下降的速度可以非常迅速。补体C_3，CH_{50}和C1q的血清学水平，依据不同的发病机制可以正常、升高或降低。抗GBM抗体介导者往往正常，尽管随着肾功能衰竭和透析治疗的开始. C_3可以中度下降，CH_{50}和C1q偶可升高；免疫复合物介导者乙和其他补体成分的血清浓度往往降低；ANCA相关性者补体成分大多正常。血沉和C反应蛋白的水平升高在ANCA相关性急性肾炎中常有显著升高。

此外，根据不同的发病机制，循环中可分别检出GBM抗体、免疫复合物和ANCA。用放射免疫分析法和酶联免疫吸附法在90%—95%以上抗GBM病的急进性肾炎早期，即可发现循环中有抗GBM抗体。抗GBM抗体最常见的是IgG，极少数是IgA，IgG1亚型更常在男性中发现，IgG4亚型女性多见。C_3正常，约20%—30%抗GBM抗体阳性，ANCA阳性；冷免疫球蛋白和循环免疫复合物常可在II型急进性肾炎中检出；IgG类ANCA在75%—90%的ANCA相关性急进性肾炎患者中发现，P—ANCA多见，C—ANCA较少。

不同的病因可以出现一些特异性的阳性结果，如抗DNA、IgA纤维连接蛋白、溶血、血小板减少、ASO升高等。

在人类有证据抗GBM病及Goodpasture综合征有遗传易感性，如伴HLA—DRW_2者。

(三)肾活检　肾活检对于急进性肾炎的诊断、治疗及预后具有极大的价值。光镜下肾脏的特征性改变是：大多数肾小球的肾小球囊内出现新月体；此外，肾小球毛细血管丛常被新月体挤压，出现节段性或弥漫性坏死性损伤。据文献报道：也有一些呈某种类型肾小球肾炎者，有RPGN表现，但无新月体形成。1985年，我国第二届全国肾病学术会议制定的标准为：必须50%以上的肾小球有新月体形成。新月体按其形成的先后及组成成分的不同可分为细胞性、细胞纤维性和纤维性新月性，早期积极治疗有可能使细胞性新月体消失。

免疫荧光发现对于鉴别急进性肾炎的发病机制有很大的价值。在I型急进性肾炎中，多数显示光滑的线状IgG(少数为IgA)沿肾小球毛细血管壁沉积，偶尔伴有C_3以同样的方式沉积。II型：免疫荧光下显示散在的系膜区和周围毛细血管壁的IgG或IgM沉积物，常常伴有C_3沉积。若有广泛的IgG、IgM和IgA沉积物，特别是伴有Clq、C_4和C_3应高度怀疑SLE，若沉积物以IgA为主应归人IgA肾病或过敏性紫癜。系膜区或周围毛细血管孤立的C_3沉积，应怀疑膜增生性肾小球肾炎。III型：荧光下没有或仅有微量免疫球蛋白沉积。此外，新月体内有纤维蛋白相关抗原的存在。

(四)超声或X线像(不用造影剂)检查 起初可见肾脏增大，但以后会逐渐缩小。

三、鉴别诊断

认识病因和致病机制对正确预测急进性肾炎的预后和选择最佳治疗方案非常重要。常见需要鉴别的疾病有链球菌感染后肾小球肾炎、狼疮性肾炎、紫癜性肾炎、Goodpasture综合征(有抗GBM病及肺出血)、Wegener肉芽肿、溶血性尿毒症综合征等，详细询问病史，配合血清学检查，X线检查及肾活检可以明确诊断。

【治疗】

尽管急进性肾炎预后较差，如不治疗很快死于尿毒症，但也并非完全没有缓解恢复的可能，治疗越早，肾功能恢复的可能性越大。由于急进性肾炎的诊断和合理治疗的选择、预后均与肾脏的病理改变有密切关系，因此对急进性肾炎必须创造条件尽早进行肾活检，以便及早诊断，及时选择合理的治疗方案，最大程度地挽救患者的肾功能。治疗开始时的血清肌酐水平是临床最好的预测治疗结果的指标，即肌酐水平越低，治疗效果好的机会越多。约20%—30%的抗GBM病ANCA阳性，有报道说这可能预示预后良好。

(一)一般治疗 绝对卧床休息，低盐，优质低蛋白饮食，维持水、电解质、酸碱平衡。少尿早期可考虑使用利尿剂(速尿等)以及血管扩张剂(如酚妥拉明等)，有高血压者应控制血压。

(二)肾上腺皮质激素和免疫抑制剂的应用 根据急进性肾炎的病因和发病机制，应用皮质类固醇和免疫抑制剂治疗较适宜。大剂量糖皮质激素治疗除有免疫抑制外，还有强大的抗炎效应，并能降低肾小球基底膜的通透性，目前大多主张用甲基强的松龙静脉冲击(30mg/kg，单次剂量不超过坨，或200—1000mg/日甲基强的松龙20—30分钟内静脉滴注，每日或隔日1次，总量不超过3g)，然后口服强的松(每日1mg，kg)持续至少3—6个月。据文献报道. 在免疫抑制治疗前抗GBM者，80%以上患者1年内发生终末期肾功能衰竭；早期积极治疗，应用血浆置换、肾上腺皮质激素、环磷酰胺(CTX)或硫唑嘌呤后，肾脏及患者存活率明显改善。口服或静脉注射糖皮质激素在II型和III型急进性肾炎中疗效不亚于血浆置换。半数以上的II型或III型患者对该冲击疗法有效，血肌酐平均可下降60%—70%，无反应者多数可能有肾组织的不可逆改变，如纤维性新月体。

急进性肾炎中加用免疫抑制剂是否有效还处于评价阶段，但很多报道显示：合并应用免疫抑制剂时，不仅可以减少糖皮质激素的剂量和持续时间，而且更重要的是对减慢肾功能恶化的速率似乎更有效。尤其在ANCA相关性急性肾炎患者，单纯应用糖皮质激素治疗后6个月肾功能衰竭的发生率为50%，而用糖皮质激素和环磷酰胺联合治疗的患者发生率为25%。一组158例Wegener肉芽肿患者，口服环磷酰胺（CTX）治疗，＞90%的患者明显改善，75%完全缓解。最近激素合并免疫抑制剂对少尿性及依赖透析的患者也取得了成功结果。因此，目前大多主张糖皮质激素和免疫抑制剂联合应用治疗Ⅲ型急进性肾小球肾炎。最常用的免疫抑制剂是环磷酰胺（CTX）；口服和静脉注射两种方法均被应用，但何种更好还有争议。口服CTX单次剂量以维持白细胞计数在$(3—5)×10^9/L$，常用6个月至1年，一般剂量每日2—3mg/kg。静脉注射起始剂量为$0.5g/m^2$，随后调整用药量（不超过$1.0g/m^2$）以维持白细胞计数在3000—5000/mm^3，连续治疗6个月。硫唑嘌呤用量一般为每日1—2mg/kg。

（三）血浆置换疗法　血浆置换治疗清除血液中的免疫复合物、抗体及补体等，从而稳定病情，改善肾功能。在抗GBM抗体介导患者中，血浆置换是首选治疗方法。置换方法是每次置换1小时（5—2个血浆容量），每日或隔日1次，3—5次后改为每周2次，直到血浆中抗GBM抗体测不出，一般约需用7—14次，有报道若治疗在血清肌酐浓度＜704μmol/L前开始，近90%的患者预期能恢复肾功能，否则仅10%的患者能恢复肾功能。在发生进行性肾硬化，最终仍发生终末期肾衰竭患者中，血浆置换治疗也能延缓了这一进展速度。在有大量咯血的Goodpasture综合征患者也应采用血浆置换治疗。由于血浆置换治疗费用昂贵，因此在Ⅱ、Ⅲ型急进性肾炎中通常只对肾功能急剧恶化者可作为一种治疗的选择，以提高疗效。

（四）抗凝治疗及其他　根据新月体形成过程中纤维素在包氏囊中沉积，对单核细胞有趋化作用，单核细胞进入包氏囊腔，转变为上皮样细胞是一个重要因素，因此理论上用抗凝剂（肝素或华法令）和血小板解聚剂（潘生丁）是有价值的。然而，在新月体性肾小球肾炎动物模型中，这种治疗的有效性还待进一步证明。同时，在肾功能衰竭或有肺出血时，由于本身存在着凝血障碍，因此抗凝剂应用难以掌握，应用受到限制。

此外，有报道在抗GBM和ANCA相关性急性肾炎患者中，大剂量静脉注射丙种球蛋白有效，但还存在争议。如果疾病是由于自身抗体和特异性靶器官结合引起的，那么理论上，用混合丙种球蛋白中的抗遗传性自身抗体来阻断这些疾病是一种特异的治疗方法。最近，在实验性新月体肾小球肾炎中细胞因子，特别是炎症前细胞因子IL—1及TNFe阻断剂，例如IL—1受体拮抗剂（IL—Ira）及Ⅰ型TNF。受体可溶性二聚体P55链（TNFbp）的应用显示，能抑制新月体的形成，从而涌现了急进性肾炎新的特异性免疫抑制治疗方法，但仍处于实验阶段，有待进一步探讨。

（五）肾移植和透析疗法　若肾组织学检查新月体以纤维性为主伴明显肾小球硬化和纤维化者，不应盲目应用激素冲击和免疫抑制剂治疗，而应尽早进行透析治疗。对于有严重肾功能衰竭的患者，也应进行透析治疗以改善患者全身条件，创造应用皮质激素和免疫抑制剂的机会。血浆置换治疗患者若有明显肾功能不全，可合用透析治疗。在移植肾中急进性肾炎疾病复发的危险性还未被确定。一般认为，Ⅰ型原发性急进性肾炎中移植肾复发率在10%—30%左右，若移植在疾病发生后不久，抗GBM抗体浓度很高时进行，则复发率更高，如果延迟到6个月后，当抗GBM抗体浓度不能检出时，以及应用免疫抑制剂治疗时进行肾移植，复发和危险性就相对较低。复发可能发生在几个月或几年后，Ⅱ型及Ⅲ型原发性急进性肾炎中移植肾复发率甚低。有资料显示，在未用免疫抑制剂的同卵双胞胎移植肾中复发率更高。目前多数急进性肾炎透析治疗至少需6个月才能进行肾移植。关于ANCA的血浓度对指导透析治疗的持续时间和强度的问题还有争议。

慢性肾小球肾炎

【概述】

慢性肾小球肾炎是指一大类有漫长病程的肾小球弥漫性或局灶性炎症改变。通常经历一个无症状的隐匿发展过程，伴随有肾单位的毁损、丢失。引起这个进行性病程的机制是多方面的，包括了免疫复合物沉积在肾小球，引起基础病理过程持续演变，再加上以下几个因素的参与加剧病情的进展：①高血压或还未发生高血压时出现的小动脉性肾小球硬化。②健全肾小球代偿性高灌注引起血流动力学介导的肾小球硬化。③肾小球系膜超负荷工作状态(吞噬清除免疫复合物及其他蛋白质颗粒)介导的基质及细胞增殖所致的肾小球硬化。慢性肾小球肾炎早期惟一表现可能就是尿沉渣的轻度异常、尿蛋白排泄增加、轻度肾功能减退；而进展到晚期就可以出现一系列复杂的生化、代谢紊乱，直至进入尿毒症状态，病程可长达几十年。

多数患者病因不明，与链球菌感染并无明确关系。慢性肾炎患者仅少部分有急性肾小球肾炎病史，目前较多学者认为两者之间无肯定关联，它可能是由于各种细菌、病毒或原虫等感染，通过免疫机制、炎症介质因子及前述非免疫因素等机制引起疾病。

【诊断】

一、临床表现

大多数起病隐匿，病程冗长。早期患者可有乏力、疲倦、腰酸痛、纳差等，首发症状以水肿为多见，时现时无；有的患者可无明显症状。化验检查有轻度的尿异常，尿蛋白可轻度增高，尿沉渣镜检红细胞可增多，可见管型。肾功能正常或轻度受损(尿浓缩功能减退，肌酐清除率减低)，也可仅出现多尿及夜尿。这种情况可持续数年，甚至数十年，肾功能逐渐恶化并出现相应的表现；直至慢性尿毒症阶段。

根据临床表现中的侧重点，一般分为5个亚型：①常见的普通型。病程迁延，病情相对稳定，大多表现为轻度至中度的水肿，高血压和肾功能损害，尿蛋白+一++，离心尿红血球＞10个(高倍镜视野)和管型尿等，病理改变以系膜增殖、局灶节段增殖和膜性增殖性肾小球肾炎为多见。②肾病型。患者除具有普通型的表现外，可有大量蛋白尿(24小时尿蛋白＞3.5g)，以至出现低血浆蛋白及水肿积液等肾病综合征的表现。病理分型以微小病变、膜性、膜增殖、局灶性肾小球硬化等为多见。③高血压型。有的患者除有上述慢性肾炎表现外，突出的症状是持续性中等程度以上的高血压，可有眼底出血、渗出，甚至乳头水肿，如血压长期得不到满意的控制，肾功能恶化较快，预后较差。④混合型。临床上既有肾病型表现，又有高血压型表现，同时多伴有不同程度肾功能减退征象。病理改变可为局灶节段肾小球硬化和晚期弥漫性增殖性肾小球肾炎。⑤急性发作型。在病情相对稳定或持续进展过程中，由于细菌或病毒等感染或过劳等因素，经较短的潜伏期(多为3—5日)，出现类似急性肾炎的表现，经治疗和休息后可恢复至原先稳定水乎或病情恶化，逐渐发生尿毒症。病理改变以弥漫性增殖、肾小球硬化基础上出现新月体和(或)明显间质性肾炎。

二、辅助诊断

慢性肾炎患者除定期进行血尿常规检查、尿蛋白分析测定、血液生化测验、超声波、同位素影像学检查及肾小球、肾小管功能测试、血压、眼底、心脑血管检查以外，近年来，肾穿刺活检技术得到迅速推广，使肾小球疾病的诊断水平获得长足进展。根据临床表现的不同，结合肾活组织检查给予分型，对制定治疗方案与预防病情进展和肾功能恶化有一定帮助。

根据肾活检标本中，大部分肾小球的主要病变可分为以下类型：①系膜增生性肾炎。系膜细胞增生和（或）基质增多，电镜下系膜区电子致密物沉积，免疫荧光显示为IgM、IgG、C_3沉积。该型需与毛细血管内增生性肾炎相区别；后者为急性感染后肾炎的特征性病理类型，肾小球基底膜上皮细胞"驼峰"消散遗留的虫蚀样透亮区，对于协助鉴别有重要意义。此外，可结合急性肾炎综合征病史、乙动态变化、ASO滴度和感染与发病的间隔时期等帮助两者的鉴别，临床都表现为蛋白尿、血尿、肾病综合征。②膜性肾病(GBM，以Ⅲ、Ⅳ期为主)。光镜下肾小球基底膜弥漫增厚，上皮下嗜复红蛋白沉积，钉突形成，电镜显示上皮下多数电子致密物沉积，GBM增厚，IgG、C_3沿毛细血管壁细颗粒状沉积。早期膜性肾病在光镜下往往缺乏明确的病理变化，必须在电镜下认真观察GBM上细胞侧有无电子致密物及免疫组化，再观察IgG、C_3的分布及形成。临床表现为肾病综合征，但病理上明确诊断为膜性肾病的患者，当血沉异常增快的老年患者，应做详尽的检查，排除恶性肿瘤(如淋巴瘤、肺癌)肾淀粉样变等可能性。③局灶性、节段性肾小球硬化(FSGS)。临床表现为肾病综合征，病理检查：光镜下局灶节段性硬化及玻璃样变；电镜显示上皮细胞足突广泛融合，节段性毛细血管塌陷，系膜基质增多，电子致密物沉积；免疫病理显示IgM及C_3局灶节段性巨块沉积。近年来，国外不少学者提倡在经典的FSGS中应增加塌陷性肾小球病变和肾小球尖端损伤两种亚型。塌陷性肾小球病(collapsing glomesulopathy, C.G)有某些病理和临床特殊性。C.G的病理特征为局灶节段性肾小球硬化、脏层上皮细胞肥大、增生，可呈多核，广泛出现空泡样变，球性和节段性肾小球毛细血管壁皱缩、折叠、塌陷。免疫荧光多为阴性或少数患者呈IgM、C_3弱阳性，绝大多数患者属肾病综合征中蛋白尿严重的范围，尿蛋白量大多＞10g/24小时。对皮质激素和细胞毒药疗效较差，肾功能迅速恶化。因此C.G被认为是预后较差的一种特殊病理改变的FSGS。④肾小球尖端损害(glomerular tip lesion)系指肾小球硬化部位在相对于血管极的尿极处，一般认为，这种病理改变的患者对皮质激素和细胞毒药物治疗反应较好，是FSGS中预后相对较好的一种病理改变。⑤膜增殖性肾炎(MPGN)。临床表现为肾病综合征，伴血尿/蛋白尿。在电镜下见系膜增生插入，GBM增厚，双层化(双轨化)、系膜区、内皮下(Ⅰ型)伴上皮下(Ⅱ型)电子致密物，IgG、IgM、C_3或C_{1q}沿毛细血管壁和系膜区粗颗粒沉积。国内该病理类型约占原发性肾病综合征中10%—15%，Ⅰ型MPGN占绝大多数。对病理上表现为MPGN患者要结合临床及肾脏免疫病理的相关检查，仔细排除乙肝病毒相关性肾炎、丙肝病毒相关性肾炎和狼疮性肾炎的可能。⑥增生硬化性肾小球肾炎(PSGN)。即在上述各型病变基础上，系膜基质明显增多，且伴有部分全小球性硬化(＜50%)，临床表现为在肾衰前期，阻止原发性肾小球硬化是防治慢性肾衰的重要方面。

近年来，大量肾活检病例的研究发现：以超微结构GBM变薄是惟一主要病理特征的薄基底膜肾病，约占肾活检患者的4%—10%，在临床上单纯性血尿是最常见的一种病理改变，部分患者伴不同程度蛋白尿，极少数患者可发展为肾功能不全。该征称作"良性家族性血尿"。现一致认为该肾病的肾小球内无电子致密物沉积。

三、鉴别诊断

典型的慢性肾炎诊断不难，但需与原发性高血压晚期肾盂肾炎和系统性疾病引起的肾小球肾炎以及紫癜性肾炎和遗传性肾炎等相区别：①高血压病发生肾脏损害较晚，一般是先有高血压多年而后出现蛋白尿，尿蛋白的量较少，极少见有持续红血球尿和红细胞管型，肾小管功能一般早于肾小球功能受损。②慢性肾盂肾炎晚期，可有较大量的蛋白尿和高血压，有时很难与慢性肾炎相鉴别，前者多见于女性，详细询问大多有尿路感染的病史。多次尿沉渣镜检和尿细菌培养可以确定有活动性感染的肾盂肾炎。慢性肾盂肾炎患者，肾功能的损害大多以肾小管损害为主，可有高氯性酸中毒、低磷性肾性骨病，而氮质血症和尿毒症较轻，且发展很慢。静脉肾盂肾炎和核素检查(肾图及肾扫描等)，如发现有两侧肾脏损害不对称的表现，更有助于慢性肾盂肾炎的诊断。③红斑狼疮肾炎的临床表现与肾脏组织学改变均可与慢性肾炎相似。但红斑狼疮在女性好发，且属多系统性疾病，可伴有发热、皮疹、关节炎、小血管炎等多系统受损表现，血清抗核抗体阳性、补体水平下降，免疫球蛋白增加，可查到狼疮细胞。肾脏组织学检查可见免疫复合物广泛沉着于肾小球的各部位；不规则的大块内皮下沉着物可使光镜下肾小球毛细血管襻呈铁丝圈样，又称"白金耳"现象。④紫癜性肾炎以坏死性小血管炎为基本病变，累及到皮肤、关节、胃肠道及肾脏。肾脏病理改变的肾小球系膜病变为主，光镜检查最常见是局灶节段性或弥漫性系膜增生，免疫病理的IgA颗粒样弥漫性肾小球沉积为其特征。该病肾受累的临床、病理过程与IgA肾病很相似。注意其肾外的表现及必要时肾活检可以与慢性肾炎作出鉴别。

【治疗】

慢性肾炎的治疗应以防止或延缓肾功能进行性恶化，改善或缓解临床症状及防治严重并发症为主要目的，而不是以消除尿中蛋白、红细胞为主要目标。患者无明显水肿、高血压、血尿和蛋白尿不严重，无肾功能不全者可以从事轻微劳动，防止呼吸道感染，切忌劳累，勿使用对肾脏有毒性作用的药物，对有水肿、高血压或肾功能不全患者应强调休息，避免剧烈运动和限制盐类等。一般主张采取综合措施来防治慢性肾炎的发展，包括①饮食蛋白控制。对于短期内出现氮质血症或第一次出现，或在近期有进行性升高者，除应卧床休息外，还应根据肾功能减退程度控制蛋白摄入量，一般限制在每日0.6g/kg左右，这对于氮质血症不严重的患者可以很好地处理氮平衡。再应补足分的热量及维生素，及补充一些必需的氨基酸。低蛋白饮食增加入球小动脉的收缩强度，减少了肾小球内跨膜压、滤过压，减少了肾小球高滤过及肾小球硬化，也防止全身高血压对肾脏的影响，对于减慢肾功能进行性的衰退，延迟透析开始的时间有利。②积极控制高血压。慢性肾炎时，剩余的和(或)有病变的肾单位处于代偿性高血流动力学状态，全身性高1f11/i，无疑加重这种病变，导致肾小球进行性损伤，使肾功能恶化。肾性高血压的降压药有A：β—受体阻滞剂，如美多心安(Meropsol)、氨酰心安(Atenolol)对肾素依赖性高血压有较好的疗效，有减少肾素作用。该药既能降低心排血量，又不影响肾血流量和肾小球滤过率(GFR)。B.钙离子拮抗剂。除明显降低全身血压，使未受累或部分受累的肾小球高血流动力学状况得到改善外，还可减少细胞氧消耗，抗血小板聚集，通过细胞膜效应减少钙离子在间质沉积和减少细胞膜过度氧化，从而达到减轻肾脏损伤及稳定肾功能作用。常用药物有硝苯啶(Nifedipine)、络活喜(Amlodipine)等。B. 噻嗪类利尿型降压药制剂。传统的肾性高血压治疗大多是采取阶梯式方案，将利尿剂作为一线药物。这种治疗注重全身血压降低，但不一定能降低肾小球内毛细血管压力，大多应用于有明显水钠潴留、肾功能好的患者；对肾功能差者(血肌酐＞200μmol/L)，噻嗪类药物疗效差或无效，噻嗪类利尿剂可以引起一些不良的代谢影响，诸如加重体内高脂血症、高血糖倾向。利尿剂可激发肾素—醛固酮系统，使内源产生的血管紧张素Ⅱ增加，有潜在的肾小球后毛细小动脉收缩作用。尽管应用利尿剂同时加用β肾上腺能拮抗剂或ACEI制剂，可以阻止肾内血管紧张素Ⅱ的产生，这种联合治疗已经有报道可减轻蛋白尿或减缓肾病的进展，但对于这种既能降低系统血压又能降低肾小球内压的治疗作用还需长期观察，并与单独降低全身血压的治疗作用相比较。C. α—受体阻滞剂哌唑嗪。可扩张小动脉、小静脉，一般用量为6—12mg；日(逐步递增至该剂量)。肾衰时不必调整剂量，但体位性低血压是其较突出的不良反应。D. 目前多数学者已将血管紧张素转换酶抑制剂(ACEI)作为第一线药物。这是因为该药物除有肯定的降压疗效外，还可扩张肾小球动脉.并使出球小动脉扩张较人球小动脉扩张更为显著，因而降低球内压，减轻肾小球高血流动力学，从而保护或延缓肾功能恶化、降低尿蛋白，减轻肾小球硬化进程.常用的有疏甲丙脯酸(Capfopril)及不含疏基的伊那普利(Enalapril)、抑乎舒(Inhibace)等。新一类型抗高血压药物血管紧张素Ⅱ受体拮抗剂——芦沙坦钾(Losartan K，Cogaar)也已进人中国市场，成人通常剂量为50mg(1片)，每日1次，治疗3—6周后达到最大抗高血压效应。药物安全性和有效性没有年龄差异，该药不发生ACEI类药物可能有的咳嗽不良反应。应用ACEI时应注意其可引起高血钾(特别是肾功能不全者)，肾功能减退者应根据程度相应地减少用量或延长间隔。对于系统血压不稳定及初次应用ACEI者，应当密切随访肾功能，观察药物对肾小球滤过率和内生肌酐清除率的影响。③抗凝和血小板解聚药物。近年有报道应用潘生丁300mg/日静脉滴注3个月，发现膜性肾病可降低尿蛋白量60％、IgA，肾病65％—70％、局灶节段性肾小球硬化40％，效果比较明显。肝素作为抗凝剂已经被广泛应用于肾病综合征合并血栓栓塞症的防治。许多不表现为肾病综合征的肾小球肾炎患者，其肾小球局部有纤维蛋白相关抗原，尤其交联纤维蛋白、D二聚体的沉积，提示肾小球局部存在高凝状态。肾炎患者肾小球内纤维蛋白相关抗原沉积与蛋白尿和肾功能减退显著相关；凝血酶和纤维蛋白均能通过多种机制导致肾小球系膜细胞和内皮细胞的损伤，因此采用肝素防治肾炎合并肾小球内凝血酶活化、纤维蛋白相关抗原沉积和肾小球内凝血是合理的。由于肝素容易引起出血并发症，且目前治疗慢性肾炎应用抗凝剂治疗并无统一方案，故主要用于有明确高凝状态和某些容易引起高凝状态的病理类型(如膜性肾病、系膜毛细血管增生性肾炎)。近年来低分子肝素(LMWH)问世，由于其主要抑制凝血因子X_a活性，而对凝血酶的抑制作用较弱，因此同等剂量的低分子肝素比普通肝素对凝血酶原时间(PT)和活化部分凝血酶原(APTT)的影响较小，引起出血并发症的危险也较小。据文献报道：低分子肝素可以减少增殖性肾炎患者的尿蛋白和升高血浆白蛋白，具有减轻肾小球系膜增殖和硬化的作用。④激素和细胞毒素类药物。国内外对慢性肾炎是否可应用皮质激素和(或)细胞毒药物还无统一看法。明确轻微病变型原发性肾炎有肾病综合征表现者，大多选择单一糖皮质激素治疗，疗效反应较满意。

系膜增生性肾炎约有50%病例对糖皮质激素治疗无效，其中有些病例还加重了局灶及节段性肾炎，可进展至肾衰。但另外约一半病例可能因增殖病变轻微，未并发局灶或节段性损害而对糖皮质激素反应良好，可获得完全缓解；激素治疗若无效应逐渐撤药。近年来广泛应用于器官移植治疗的环胞素—A，其免疫抑制作用提示了对自身免疫性疾病有治疗作用，包括轻微病变疾病(MCD)及膜性肾病(MN)，也包括了局灶节段肾小球硬化(FSGS)。其中某些病例可能对糖皮质激素及细胞毒类药物已经耐药而治疗失败，但对环胞素—A仍会有疗效反应。缺点是环胞素—A治疗后缓解期不长，容易复发，限制了它在上述病例中的应用。⑤防治能引起肾损害的其他因素。对慢性肾炎应尽可能避免上呼吸道及其他部位的感染，以免加重、甚至引起肾功能急骤变化。应慎用或避免诱发肾功能损害的药物，如庆大霉素、磺胺药及非固醇类消炎药等。对高脂血症、高血糖、高钙血症和高尿酸血症患者应及时予以适当治疗，防止上述因素加重肾脏损害。

隐匿性肾小球肾炎
【概述】
隐匿性肾小球肾炎是指一组不同病因、不同发病机制引起的肾小球疾病。临床表现为无症状性血尿、蛋白尿或两者并存，无水肿、高血压及肾功能损害，通常在体格检查或其他原因尿常规检查偶尔发现。肾组织活检病理表现常为轻微病变，局灶增生性肾小球肾炎，<50%肾小球受累，系膜、内皮及上皮细胞数量增加，或是系膜增生性肾小球肾炎(局灶或弥漫性)，其系膜细胞增生是主要的异常表现。经免疫荧光检查可以确定是IgA肾病，IgA广泛沉积在系膜区，另一些是IgM或单纯补体沉积，称非IgA系膜增生性肾小球肾炎。

【诊断】
1. 临床特点　该病起病隐匿，无高血压及水肿，GFR正常，病程绵长，预后良好。
2. 肾小球源性血尿或蛋白尿(常少于1—2g/日)。
3. 排除其他原因性血尿　①泌尿系统结石、炎症、肿瘤及血管畸形等疾病。②继发性肾小球疾病，如SLE、过敏性紫癜等。③家族性遗传性疾病，如遗传性肾炎Alport综合征。
4. 排除其他原因性蛋白尿　①生理性或体位性蛋白尿。②假性蛋白尿：因泌尿系统大量出血，血浆蛋白成分同时混入尿中，蛋白呈现阳性。③溢出性蛋白尿：多发性骨髓瘤，轻链病。④肾小管性蛋白尿：泌尿道炎症。⑤继发性肾小球疾病：糖尿病肾病、狼疮性肾炎以及某些严重性疾病，包括急性胰腺炎、细菌性脑膜炎、外伤后发生的成人呼吸困难综合征等也可出现微量蛋白尿，并能有效地作为预后严重的标志，提示临床医师应进一步采取有效防治措施。

【治疗】
1. 一般不需特殊处理　注意预防感染，如有感染应及早治疗；注意不要用有损害肾脏的药物；避免过度疲劳。
2. 定期随访　如发现尿异常增加，出现高血压、水肿、GFR下降，应做肾脏活检，明确诊断，按病理类型及临床情况进行处理。
肾病综合征
【概述】肾病综合征(nephrotic syndrome NS)是肾小球疾病中一组临床征候群，以大量蛋白尿、低白蛋白血症、水肿及高脂血症为典型表现。

病因复杂，临床上任何引起肾小球毛细血管滤过膜损伤的疾病，不论是原发性或继发性，均可产生NS。儿童和成人不同，在原发性肾小球疾病中，儿童以轻微病变为主，占75%－80%，而成人膜性肾病为多，占50%。Hass.H等最近报道：国外成人膜性肾病已从36%的首位降至33%，而局灶节段硬化型从15%上升至35%，占首位。

疾病的预后随病因、病理类型及并发症而异。

【诊断】

(一)诊断标准

1. 大量蛋白尿　尿蛋白≥3.5g/24小时是NS诊断的必备条件。尿蛋白主要成分是白蛋白，也可包括其他血浆蛋白成分，与尿蛋白选择性有关。

肾病性蛋白尿是肾小球滤过膜分子选择屏障(机械屏障)及电荷屏障缺陷，使肾小球滤过蛋白超过肾小管吸收及分解代谢能力所致。

经研究表明：大多轻微病变肾病主要是电荷选择性的丧失，而膜性肾小球肾炎，主要是分子选择性的丧失。

2. 低白蛋白血症　血浆白蛋白≤30g/L是NS重要标准之一。它是继发于尿蛋白的大量丧失和肾小管细胞对滤过蛋白的加速分解代谢，超过了肝脏合成的能力，同时受血浆胶体渗透压降低，白蛋白在体内再分配的影响。

3. 水肿　钠水潴留是NS常见表现之一。

该症状起病可缓可急，典型者全身高度浮肿，以下肢为甚，与体位变化有关，严重病例，可有胸水、腹水。

有报道，蛋白尿的程度和钠潴留的关系比低蛋白血症、血管内容量变化的程度更为明显。

在水肿形成的机制中，传统低血容量理论已受到较多的评论，它是建立在蛋白尿导致低蛋白血症、低血容量基础之上的。血容量的减少，低肾灌注激活肾脏保钠机制，包括肾素血管紧张素醛固酮系统、交感神经活性及抗利尿激素的参与，增加了肾脏钠水潴留，在正常周围静水压及血浆胶体渗透压降低条件下，改变了starling原理的作用力，增加了液体经毛细血管的漏出，形成水肿。

许多证据提示，钠水潴留与原发性肾内缺陷有关，主要是肾小管再吸收增加，并认为是远端肾小管对心房利钠肽反应低下，受体后缺陷所致，可能是cGMP磷酸二酯酶活性增加的缘故。另外，Na—K—ATP酶活性增加，也参与增加了小管对钠的亲和性。

最近研究显示：肾浓缩稀释功能缺陷，髓质升支粗段三个钠载体，Na—k—2CL协同载体BSC，或NKCC$_2$，3型Na/k交换(NHE—3)及Na—K—ATP酶α$_1$亚单位表达减少，肾髓质外层集合管水通道水孔蛋白(aquaporin)2，3表达减少，以及髓质内层血管加压素凋节的尿素载体表达的明显减少。某些水平衡紊乱有关的病理生理是和水孔蛋白水通道细胞内分布或表达改变有关，升支粗段钠载体调节紊乱可能与肾的逆流倍增相关，钠排出总量是显著减少的。

但至今，多数学者认为：水肿形成是一个动态的过程，在疾病过程中，不同阶段，两种机制同时或先后起主导作用，难以用单一机制作全面解释。

4. 高脂血症　它是NS的一个重要特征，在NS中，70%伴有高脂血症，VLDL、IDL、LDL呈现不同程度的增高，其结果是胆固醇或三酰甘油增高。HDL通常正常，但因HDL成熟改变，使HDL_2减少、HDL_3增加，脂蛋白Lpa也常增高。脂质异常可随NS缓解或症状性抗蛋白尿治疗后得以恢复。过渡产生及包含脂蛋白的Apo—B分解代谢减慢是高脂血症产生的两大原因，其中单纯性高胆固醇血症与伴有高三酰甘油的混合性高脂血症的病理机制不同。LDLApo—B的分解代谢率在单纯性高胆固醇血症中较低，而混合性高脂血症却较高。

三酰甘油丰富的脂蛋白、VLDL、乳屎微粒及残余微粒的增高，这一缺陷部分是由于血管内皮上的脂蛋白脂酶合成减少或这酶与内皮表面结合不足.使分解代谢降低、减少清除的结果。

血浆白蛋白及胶体渗透压降低，也可部分说明脂质的异常。另外，肾小球渗透选择性改变与脂质代谢降低有因果关系，从NS尿中分离出α_1酸性糖蛋白，表明不正常脂蛋白代谢至少部分是尿中某些物质丧失的结果。

经研究表明，LDL及Lpa增加，主要是合成增加的关系，其中LDL可能是经过旁道正常VLDL脱脂化的途径，以及由活性胆固醇酯转移蛋白催化胆固醇丰富的HDL_2核心，置换三酰甘油丰富的VLDL残余微粒核心产生LDL，加速正常途径合成的结果。

高脂血症不仅是NS诊断的辅助条件，也是构成心血管病的危险因素以及对肾小球硬化进展、小管间质损害的发生，尤其是局灶节段硬化病变有着重要的作用。

上述1与2是诊断NS的主要依据，3与4是诊断的辅助条件。

(二)鉴别继发性NS　引起继发性NS的原因甚多，常见的有：结缔组织等全身性疾病，细菌、病毒、寄生虫等感染，药物，过敏原、肿瘤、遗传及代谢性疾病等。

约有1/3成人及10%儿童的NS为继发性的，临床医师应根据详细病史及实验资料综合分析，排除继发性的可能，尤其要重视年龄的不同；儿童需排除先天或遗传性、感染性以及过敏性紫癜等疾病；注意中青年的结缔组织病及药物毒性；老年常伴发于糖尿病、淀粉样变、淋巴瘤及骨髓瘤。

此外，肾穿刺活组织检查至今仍是排除继发性NS不可缺少的检查项目。

(三)原发性NS病理类型的鉴别诊断　在成人原发性肾小球疾病所致的NS中，轻微病变占20%，膜性肾病为25%—30%，局灶节段硬化为15%—20%，膜增生性肾病为5%—10%，其他增生硬化为15%—30%。但并非一致，1997年Mark.H等报道的成人NS中，局灶节段硬化占35%，膜性肾病为33%，轻微病变仅为15%。儿童和成人明显不同，轻微病变占75%—80%，膜性肾病<5%，局灶节段硬化占7%—15%。

各种病理类型的好发年龄、性别、症状表现、实验资料，对激素治疗反应及预后等有一定的特点，可供临床诊断参考。但临床表现与病理类型缺乏肯定的相关性，因此肾穿刺活组织检查在鉴别成人肾小球病变类型、活动程度、肾间质及小管损害情况至关重要。一般推荐成人在激素治疗6—12周无效时，应及时进行肾穿刺活检。在儿童以轻微病变为主，临床医师采取经验治疗与肾穿刺活检后治疗无明显差别，除非难治病例，必要时才做肾穿刺活检以确定病理类型。

(四)并发症的诊断

1.血栓栓塞　这是主要危险的并发症之一，占成人膜性肾小球肾炎的20%—30%，以肾静脉血栓形成及肺栓塞为多，但前者仅10%有临床表现，如急性腹痛、大量血尿、肾脏增大及肾功能损害；后者也常为隐性发生，<1/3有临床表现。

NS中血栓栓塞的发生除凝血因子、纤维蛋白降解系统及血小板数量改变外，低蛋白血症减少抗凝血酶田、增加纤维蛋白元、增加血小板的聚集作用，利尿治疗缩减血容量、血液浓缩，激素治疗增加因子Ⅷ浓度以及高血脂均会有助于发生血栓栓塞的危险。因此，在血清白蛋白＜25g/L，24小时尿蛋白排出率＞10g，血纤维蛋白元增高，抗凝血酶降低（＜正常75%）以及明显低血容量的患者，应严密监测血栓栓塞的并发，及时作出诊断。

2. 细菌感染　曾是NS儿童及老年人的主要死因之一，目前少见，但仍为大剂量激素及免疫抑制剂治疗中一个不可忽视的问题。

3. 急性肾衰　成人NS并发急性肾衰临床上较为少见，但老年人常发生，有时是不可逆的，其发生与NS的关系还不十分清楚，通常是多个因素或某一主要因素作用的结果。循环血量、肾血浆流量、单个肾小球滤过率的改变较受关注，而后者被认为是肾衰发生的决定因素。

肾病综合征时，肾单位周围微循环受间质压力增加及循环血量一过性降低等因素影响，增加了小管上皮细胞对缺血、缺氧、某些毒性物质的敏感性，容易引起小管上皮发生一系列致死性或亚致死性改变。其中亚致死性损伤包括：单个小管上皮细胞脱落或坏死、细胞水肿、变性、微绒毛脱落等改变，从而影响小管细胞的通透性、完整性及转运功能，甚至产生小管液的反漏，引起肾间质压力增加，管周毛细血管内压力增加，小动脉收缩，单个肾小球滤过率降低而出现肾衰。如果合并致死性改变，小管的阻塞可加重肾功能的损害。因此，有部分病例，病理改变轻微，可因小管亚致死性损伤，诱发急性肾衰。预后经早期应用激素及采取适当支持疗法，肾功能可以得到恢复。

急性肾衰作为NS少见的一个并发症，一旦发生临床医师应仔细分析有无肾前性因素、肾毒性药物、肾静脉血栓形成或肾小管阻塞等损害小球滤过功能以及损伤小管间质的因素存在，同时注意与慢性肾功能不全氮质血症期的鉴别。

4. 在内分泌及代谢的变化中，肾性骨病、甲状腺功能以及铁铜锌等元素的缺乏　已有大量研究报道，可根据相关表现作出正确诊断。

【治疗】

(一)一般治疗

1. 休息　严重水肿、体腔积液时需卧床休息，水肿及体腔积液消失，且一般情况好转后可起床活动。

2. 饮食　主张蛋白常量(每日1g/kg)的优质蛋白饮食(富含必需氨基酸的动物蛋白，有明显氮质血症者除外)。为减轻高脂血症，应予以低脂饮食，多链不饱和脂肪酸应占总热量的10%，但控制脂质的摄入往往难以长期进行，而且单靠饮食治疗也难以控制高脂血症。最近发现以大豆为主要原料的食物和富含必需氨基酸的食品对减轻高脂血症效果很好，并且可以降低尿蛋白。为保证热量的充分，每日总热量不应少于125—146.4J/kg，水肿时应低盐(＜3g/日)。

(二)对症处理

1. 利尿消肿NS通常可以通过调节盐类摄入或附加克尿塞类利尿剂消除水肿，当水肿积聚的病理生理过程进一步加剧，常需增强利尿才能恢复钠的平衡。以襻利尿剂为首选，成人速尿每日20—120mg，丁尿胺每日1—5mg，均可分次口服或注射。据文献报道，NS患者长期应用利尿剂，因多种因素可使利尿效果明显减退。①患者因素：或许未顺从治疗、限钠不足或同时应用利尿拮抗药。②药代动力学改变：胃肠道吸收障碍；肝、非肾代谢增加而减低生物有效性；低白蛋白血症改变药物空间分布，减少近端小管分泌。还因尿蛋白的增多与小管腔内的药物结合，阻碍了对Na.k.2cl协同载体的作用。

③药效学的因素：如肾小管内在无反应性，可能与Na.k.2cl载体后功能异常有关，还有因远端肾单位适应（再吸收肥厚），导致效果减少。此外，GFR下降，虽然它本身并不改变利尿药的排出率和钠利尿关系，但钠滤过减少，正常GFR＝120ml/分钟，24小时滤过钠约2.4万mmol，在最大利尿作用时，钠滤过分数为20％，总钠利尿或许接近200mmol/小时，如果GFR降至20ml/分钟，24小时滤过钠为4000mmol，在同样最大作用剂量下，总钠利尿仅33mmol/小时。

因此，对于难治性水肿病例，应重新评估治疗的顺从性，增加利尿剂用量，直至最大安全量，或试用静脉连续滴注，或加用远端作用利尿剂。某些病例，可合并应用白蛋白，Fliser D等应用白蛋白40g+速尿60mg，1小时静脉滴注，比单独使用亚最大量速尿有较大的钠利尿反应。极度水肿，治疗无效时，可连续进行动静脉血滤治疗。

2.降脂治疗 随着高脂血症对肾脏的毒性作用及心血管并发症影响的深入了解，除采取饮食脂类控制外，越来越重视高脂血症的积极治疗，常用降脂药物以3—羟基—3甲基戊二酰辅酶A(HMG—COA)还原酶抑制剂为首选。已知HMG—COA还原酶是胆固醇在肝脏合成的关键酶，其中洛伐他汀、辛伐他丁和普伐他丁通过抑制肝胆固醇生物合成，具有明显降低血清胆固醇、LDL、ApoB以及三酰甘油水平，但对Lpa无明显影响。HMG—COA抑制剂不良反应相对较少，个别有转氨酶升高及并发肌痛、肌炎，应注意SGPT及CPK的监测。

近年来，试用LDL血浆置换(LDL apheresis)或血浆脂蛋白置换(lipopheresis)，提供了一个安全有效控制LDL的新治疗措施。1999年，Muso E等采用LDL apheresis治疗一组激素抵抗的NS，该仪器以聚砜膜空心纤维滤器作为分离血浆，用右旋糖酐硫酸盐纤维柱作为LDL吸附器，选择性从血浆中除去APO—B包含的脂蛋白，每次3小时处理3000—4000ml血浆，开始3周，每周进行2次，其后6周，每周1次。结果显示：能迅速有效地改善高胆固醇血症，而且比单用激素获得较高的NS完全或部分缓解率。

3.抗凝治疗 成人NS有较高的血栓栓塞并发症，尤其是膜性肾病。但难以预测其是否发生，加上不适当的抗凝治疗有出血并发症的可能。因此预防性治疗仅适用于血栓栓塞高危的病例。

当然一旦证实血栓栓塞发生，抗凝治疗是必需的。常用药物包括：抗凝血药肝素、低分子肝素、华法令、尿激酶、链激酶以及抗血小板制剂，如小剂量阿司匹林、潘生丁等。

在成人膜增生性肾炎中，如出现肾功能损害或肾病性蛋白尿，首选方案一般推荐试用阿司匹林325mg/日，或潘生丁75—150mg，每日3次或两药联合应用。疗程2—12个月，治疗无效应立即停药，严密观察。有静脉血栓形成者，还可以进行手术。肾静脉血栓可重复进行介入溶栓，在肾动脉端一次性注入尿激酶24万单位。

(三)调节免疫治疗

1.特异性 仅少数可应用，如秋水仙碱防止家属性马尔太热肾病的进展，。干扰素治疗乙型肝炎有关的NS或丙型肝炎、巨球蛋白血症相关的膜增生性肾炎，以及肿瘤相关的NS切除肿瘤或化疗。

2.非特异性 主要是应用糖皮质激素及细胞毒性药物，其疗效与病理类型有关。近年来国外主张轻微病变首选糖皮质激素，烷化剂及环孢霉素作为二线药物。局灶节段硬化可用糖皮质激素(烷化剂及环孢霉素为二线治疗)或免疫吸附治疗。膜性肾病采用糖皮质激素加烷化剂或环孢霉素。

①糖皮质激素。该类制剂具有抗炎、免疫抑制和利尿作用，广泛应用于NS。通常选用中效制剂，如强的松、甲基强的松龙。常规应用以强的松每日1mg/kg，口服8—12周，有效后逐渐减量，每2—3周约减原量的10%，减至每日20mg左右后，较易反跳，应当谨慎，直至最小有效量(10—15mg/日)，改为隔日顿服，维持半至一年或更久。也可采用甲基强的松龙静脉冲击疗法，每日屹，连续3日为1个疗程，其后用强的松维持治疗。

NS对激素治疗的反应可表现为敏感型、依赖型或无效型，一般而言，与病理类型有关。此外，复发还与首次治疗的剂量有关，因此强调首次治疗，激素剂量要足，疗程要长，减量要慢。对于依赖型、无效型以及容易复发的病例，常会出现激素的不良反应，治疗中应严密监测。该病例常可合并应用细胞毒药物治疗。

②细胞毒类药物。以烷化剂环磷酰胺(CTX)最为常用，其他有苯丁酸氮芥、硫唑嘌呤、环孢霉素A(C_5A)，最近还有霉酚酸酯(Mycophenotate Mofetil MMF)。细胞毒类药物与激素联合应用可减少激素用量、减少不良反应和提高疗效。

A. CTX：它是无选择性的细胞毒药物，具有抑制体液免疫及细胞免疫反应，已广泛用于NS治疗的不同方案中。常规治疗以每日1—2mg/kg分次口服，或0.2g每日1次，或隔日1次静脉注射，也可采用大剂量0.75—1g，每月1次静脉冲击治疗，总量达6—8小应用中需注意肝毒性、骨髓及性腺抑制、诱发感染、胃肠道不良反应和出血性膀胱炎，致膀胱癌的可能。

B. 苯丁酸氮芥：是芳香族氮芥类烷化剂，作用与CTX相似，但疗效较差。常用量为每日0.1—0.2mg/kg，8—12周为1个疗程。累计量达7—8mg/kg易产生毒副反应。不良反应：对骨髓抑制较CTX轻，可有白血球减少、偶有肝功能损害。

C. 环孢素—A：是真菌产生的具有高度脂溶性环形多肽类抗生素，可作为一种有效的细胞免疫抑制剂，通常儿童NS每日6mg/kg，成人5mg/kg，分次口服，肾功能不全病例，初始量应每日<2.5mg/kg。单独应用疗效不满意，可与小剂量激素联合应用，若治疗3个月无效应停用。据报道，对于存在严重进行性危险的膜性肾病，减少蛋白尿疗效可靠。在一组经常复发、激素依赖及抵抗的轻微病变病例与CTX同样有效，并延长缓解期；有一半依赖型病例和大约1/4的抵抗型病例，恢复了激素的反应性。但大多病例，停药或减量后易复发或成为CsA依赖，其后对CsA处理的反应呈进行性降低。CsA可产生强大的肾血管收缩作用，导致急性肾功能不全。CsA所致慢性血管收缩，可引起人球小动脉被破坏，管腔阻塞、肾单位缺血性萎缩，最后发生不可逆损害。临床上表现为逐渐进展的高血压、氮质血症和蛋白尿。CsA常见的其他反应还有肝毒性、胃肠道症状、齿龈和毛发增生。长期应用需监测血药浓度，应保持血浆浓度在0.15—0.30mg/L水平。

D. MMF是一高效非竞争性可逆的次黄嘌呤单核苷酸脱氢酶抑制剂，高度选择地阻断T和B淋巴细胞鸟嘌呤核苷酸的经典合成，而抑制T和B淋巴细胞的增生，对非淋巴细胞或器官无毒性作用，无其他免疫抑制剂的肾肝毒性及骨髓抑制作用。

NS患者可采用0.75—1g，每日2次，单独或与小剂量糖皮质激素联合应用，短期疗效显示，它能减少蛋白尿，缓解肾病、稳定肾功能；在撤用CsA而复发的病例，MMF减少蛋白尿的效果等于或优于在CsA治疗中复发时CsA的效果，在某些患者可用MMF代替CsA。MMF能减少激素用量，患者可应用非常小剂量激素或迅速减量，甚至停用激素。然而MMF治疗还处在探索阶段，尽管不良反应小，但导致严重感染肺炎的发生率却高达11.8%，其他轻型感染，如带状疱疹也高达11.8%。因此广泛应用还待进一步探讨。

③推荐方案

A.轻微病变

儿童：

初发：强的松60mg/m²（最大80mg/日），4—6周；有效后改为40mg/m²，隔日1次需治疗4—6周。另外，激素的减量过程可达几个月。

复发：强的松每日60mg/m²（最大80mg/日）至蛋白尿消失，其后40mg/m²，隔日1次需治疗4周。

经常复发：强的松隔日1次，联合应用CTX每日2mg/kg，或苯丁酸氮芥每日0.15mg/kg，治疗8周，根据WBC调整剂量。也可长期口服左旋米唑2.5mg/kg，分2次应用。此外，还可用强的松隔日1次长期治疗。

激素依赖型：在维持量强的松治疗的基础上，联合应用CTX每日2mg/kg，治疗8周，或CsA每日6mg/kg，应用时间未定。

激素抵抗型：应活检排除局灶硬化，在强的松每日或隔日治疗的基础上，加用CTX每日2mg/kg，治疗12周，或CsA，应用时间未定；也可单独使用CTX或CsA。

成人：由于没有儿童那样大量随机对照资料，还难形成推荐方案。成人对激素反应比儿童慢，但复发少、缓解长；大剂量激素冲击治疗并不优于口服，复发早且更经常。对于激素依赖及经常复发的病例，有报道应用CsA每日5mg/kg，治疗9个月，随后3个月减量，或CTX每日1.5—2.5mg./kg，治疗8个月方案，结果显示CTX对长期缓解十分有效，应作为首选药物；而CsA仅用于CTX无效或有禁忌的患者。也可在激素治疗无效或经常复发后，改为硫唑嘌呤每日2—2.5mg/kg连用几年。

B.膜性肾病治疗方案最近Muirhead.N收集1970—1997年文献资料统计分析指出：①单独连续应用激素是无效的。②该病自发性缓解率高达40%，细胞毒药物仅用于临床有进展性高危因素或组织学严重小管间质病变者，CTX与苯丁酸氮芥同样有效。为避免CTX毒性反应，静脉应用并不优于苯丁酸氮芥。③CsA对严重进展病例有效。

推荐方案：a.CTX强的松联合疗法。CTX每日1.5—2.5mg/kg，治疗6—12个月。强的松每日1—2mg/kg治疗1—2个月，有效后立即减量。b.苯丁酸氮芥与甲基强的松龙交替应用。甲基强的松龙1.0g/日，静脉滴注3日，继之每日0.4mg/k卧口服27，然后用苯丁酸氮芥每日0.2mg/kg，治疗28日，两药每月交替，重复3次，6个月为1个疗程。c.CsA强的松联合治疗。CsA每日4—6mg/kg，分2次口服，治疗6—12个月，注意调节剂量，保持血浆浓度在0.12—0.20mg/L之间。隔日服用强的松1—2mg/kg，有效后应立即减量。

C.局部节段硬化推荐治疗方案

a.强的松每日1mg/kg或60mg/日，治疗6个月，必要时在3个月后减至每日0.5mg/kg。b.CsA每日5mg/kg口服，6个月治疗无效停药，有效病例每2个月减量25%，直至12月停用；也可与小剂量强的松（每日0.2mg/kg）同时应用。c.CTX每日2—2.5mg/kg或苯丁酸氮芥每日0.15—2mg/kg，治疗8—12周，同时合用强的松。

D. 膜增生性肾炎推荐方案儿童肾病型蛋白尿隔日用强的松40mg/m²，治疗6—12个月，如治疗无效应停药，密切随访，并应用保守治疗控制血压，纠正代谢及选用其他减少蛋白尿的药物。

对成人，任何免疫抑制剂治疗几乎很少有效，而抗血小板治疗可能有效。

其他 血浆蛋白免疫吸附及血浆置换已在复发性局灶节段硬化病例中试用。此外，大剂量丙种球蛋白静脉冲击治疗，每日25—50g，连续3日，其后每月重复1日，初步报告可减轻蛋白尿，稳定肾功能。

(四)减轻蛋白尿的其他治疗

1. 血管紧张素转化酶抑制剂(ACEI)。

2. MK591 它是2—Indoleakanoic Acid的衍生物，为活性5—脂氧化物激活蛋白拮抗剂。短期治疗通过恢复肾小球大小选择性，降低蛋白尿，有益作用可能通过抑制白三烯的生物合成而得，但MK591其他的特殊作用不能除外。MK591口服吸收迅速，3小时达最大血浓度，经肝代谢，半衰期为13小时。常用量：100mg，每日2次，4日为1个疗程。不良反应短暂，可有腹部不适、腹泻、皮疹。

IgA肾病

【概述】

IgA肾病又称berges病，是以肾小球系膜区IgA免疫复合物沉积为特征的一类肾小球肾炎。病理改变以系膜增殖为基本组织学改变，临床表现多种多样。目前认为IgA肾病是发病率最高，导致终末期肾病最常见的原发性肾小球肾炎之一。该病以青年人常见，20—30岁多发，在世界范围内男女之比为2：1，我国为1：1。发生率亚洲为30%—40%，欧美为10%—50%不等，我国发病率也较高，占原发性肾小球肾炎的32%左右。目前，有关原发性IgA肾病的病因及发病机制还没有定论，多数学者认为属于免疫复合物性肾炎。

1. 黏膜免疫缺陷 许多研究发现：IgA肾病继发于上呼吸道感染、肠道感染或泌尿系统感染后，在黏膜感染初期，血清中多聚体IgA明显增加。已经证实IgA肾病患者扁桃体炎或肠道感染时产生多聚体IgA的浆细胞数目明显增多，说明黏膜感染或食物致敏在IgA肾病发展过程中起着重要作用。

2. 补体的作用 最近发现IgA的$F(ab)_2$片段可以通过旁路途径激活补体，导致补体的活化及膜攻击复合的形成。

3. 细胞免疫功能异常 细胞免疫功能紊乱是IgA肾病免疫异常的关键，其中有T淋巴细胞亚群比例失调。有人发现IgA肾病、尤其是肉眼血尿患者Tα明显增多，Tα辅助细胞明显增多导致了IgA合成增多。

4. 细胞因子的致病作用 许多细胞因子参与了免疫系统的调节，包括淋巴因子、白介素、肿瘤坏死因子、多肽生长因子，这些细胞因子对行使正常的免疫功能起着重要作用，在异常情况下也会导致细胞因子网络的失调，从而产生免疫损伤。已证实白介素$_1$、白介素$_2$、白介素$_6$多肽生长因子与IgA肾病病变程度明显相关。

5. 免疫遗传机制 IgA肾病患者的HLAⅡ类基因频率与种族及地区差别有关，在日本，以HLA—DR$_4$较常见，在我国台湾以HLA—DR$_5$多见，北方汉族人IgA肾病与HLA—DR$_{12(5)}$明显相关。因此，IgA肾病的发生可能具有某一特定的遗传背景。

【诊断】

一、临床诊断

1. 镜下及肉眼血尿 它以镜下血尿或肉眼血尿为表现，是早期最常见的症状，儿童及青年多于老年人，80%—90%的儿童IgA肾病以镜下或肉眼血尿为首发症状。

2. 蛋白尿 可分为轻度(<1.0g/日)，中度(1.0—3.0g/日)，重度(>3.0g/日)。多数患者尿蛋白为中度，常伴有镜下血尿或肉眼血尿。

3. 肾病综合征 很少出现在疾病早期，亚太地区的发生率高于欧洲，起病前很少合并呼吸道感染，表现为典型的三高一低。

4. 高血压 好发于年龄偏大者，成人20%，儿童仅5%。高血压是IgA肾病病情恶化的重要标志，多数伴有肾功能的迅速恶化。

5. 肾功能损害 发病初期较少见，以往认为IgA肾病是一种良性病变，但近20年研究认为：引起慢性肾功能不全的原发性肾小球肾炎中的IgA肾病，从10%，发展到20年后出现肾功能不全的50%—70%。

二、辅助检查

1. 血IgA增高 主要是多聚体IgA的增多。

2. 血清IgA抗体增多。

3. IgA免疫复合物、IgG免疫复合物增多。

4. 少数患者有抗"O"滴度升高。

5. 补体C_3、C_4正常。

6. 尿中β$_2$—微球蛋白升高见于间质硬化较重者。

7. 最近有学者报道：血清IgA—纤维蛋白(1gA—FN)聚合物水平是IgA肾病的一种有较高敏感和特异性的血清学辅助诊断指标。

8. 肾穿刺活组织病理检查。

病理改变：

1. 光镜检查 以肾小球系膜细胞及基质增殖为主要表现。病变程度不一，由轻微或局灶、节段性病变到弥漫性系膜增殖，部分系膜增殖较重者可见系膜插入，形成节段性双轨，病变严重者可出现全球硬化、毛细血管襻坏死及新月体形成。间质可见小管萎缩、变性、坏死，间质纤维化，单核细胞浸润。

2. 免疫荧光检查 免疫病理学检查是该病特异性的诊断方法，典型的表现是系膜区IgA为主的免疫复合物呈颗粒样沉积，近半数病例可见到IgA沿毛细血管襻沉积，系膜区常伴有与IgA相同的C_3呈颗粒样沉积。部分患者可伴有IgG或IgM或纤维蛋白在系膜区呈颗粒样沉积。

3. 电镜检查 电镜下主要检查不同程度的系膜细胞和基质增生，因在系膜区有较多的电子致密物沉积，有些致密物也可以沉积在内皮下。

三、鉴别诊断

IgA肾病确诊需做肾组织免疫荧光检查，如是青年患者，伴有上呼吸道或肠道感染病史，表现为单纯镜下血尿或肉眼血尿或伴中等量蛋白尿时，应高度怀疑IgA肾病，争取尽早做肾活检。该病做肾活检诊断不难，但应与紫癜性肾炎、乙肝病毒相关性肾炎相鉴别；该病多见于儿童，预后与组织学病变有关，且多为自限性疾病。紫癜性肾炎可有关节痛、腹痛和皮疹。乙肝病毒相关性肾炎患者血清中HBV抗原阳性，组织学中有HBV抗原成分的存在。

【治疗】

一、一般治疗

防止抗原的刺激，减少抗原性食物的摄入。调整异常的免疫反应，对有些顽固性血尿患者可考虑进行扁桃体切除术。

二、药物治疗

1.苯妥英钠　苯妥英钠能降低血清IgA，特别是多聚体IgA，可使肉眼血尿减少。

2.糖皮质激素　可用于表现为中度蛋白尿而肾功能还好的患者。一般用强的松40—60mg/日。

3.雷公藤　用雷公藤多苷治疗结果显示：对蛋白尿、血尿有明显效果，并有血清IgA下降，一般提倡用双倍剂量，每日2mg/kg，服用两周，停服两周。注意随访肝功能和白细胞。

4.免疫抑制剂与抗凝　有学者报道：环磷酰胺、潘生丁、尿激酶三联疗法，可使蛋白尿、血尿减少。

5.血浆置换　少数患者可采用血浆置换疗法来消除循环IgA免疫复合物。

乙型肝炎病毒相关性肾炎

【概述】

乙型肝炎病毒相关性肾炎(hepatitis b virus associated glomerulonephritis, HBV-GN)是指患肾小球疾病，并可排除狼疮性肾炎等继发性肾小球疾病，血清HBV标志物阳性，肾组织中能找到HBV抗原的一类肾小球肾炎。1971年由Combes等首次报道，此后一系列研究认为：HBV感染与多种病理类型的肾小球肾炎相关，尤其是膜性肾病，与小儿的发病关系最密切，无论是HBV流行率高、还是低的国家均有类似报道，因此提出了乙肝相关性肾炎这一概念。

一、发病机制

其发病机制有以下几种：

1.循环免疫复合物(CIC)在肾组织沉积　最早提出也是最为肯定。现在大多学者认为：HBV—GN是一种慢性免疫复合物性肾炎。有研究表明：儿童HBV—GN患者血清中CICs阳性率可高达80%以上，其中55%为HBsAg免疫复合物，44%为HBeAg免疫复合物，并且伴补体水平的降低。免疫病理检查发现：HBV—GN患者肾小球基底膜(GBM)的上皮下、内皮下以及系膜区有HBV抗原沉积，并伴有免疫球蛋白和补体在相同部位分布。

HBV—GN的病理类型与CICs的分子量大小、等电点等有关。动物实验显示小分子免疫复合物沉积于GBM，大分子免疫复合物主要沉积于系膜区，HBsAg、HBeAg分子量大且带负电荷，所形成的CICs不能穿透GBM沉积于上皮下，通常只能沉积于内皮细胞下或系膜区，引起膜增生性肾炎(MPGN)和系膜增生性肾炎(MsPGN)，包括IgA肾病。HBeAg尽管也带负电荷，但其诱生的抗体却带强大的正电荷，两者结合后等电点仍低，并且分子量小，因此能沉积于GBM上皮下引起HBV—MN。

2. 原位免疫复合物形成　有学者提出弥漫性上皮下免疫复合物的沉积是由于抗原抗体复合物在肾小球局部的形成。这个过程最初是由带正电荷的抗原或抗体与肾小球毛细血管壁上带强大负电荷的成分硫酸乙酰肝素蛋白聚糖相结合定位于上皮下，继而吸引相应抗体或抗原形成免疫复合物。乙肝标志物中，只有抗HBe抗体为正电荷，可先植入上皮下再吸引HBeAg穿过GBM与其结合，形成原位免疫复合物。研究证实：HBeAg与其抗体在肾小球局部所形成的原位免疫复合物在HBV—MN发病中起主要作用。近年来国内学者针对HBV—GN肾组织中HBcAg的存在，提出HBV有可能在肾组织内表达HBeAg，当肾细胞死亡或裂解后释放入细胞间质，与体液中相应抗体在局部形成原位免疫复合物导致免疫损伤。这种假设有待于进一步证实。

3. 细胞免疫损伤　HBV感染可使网状内皮系统功能发生障碍，使其对循环中免疫复合物的清除能力降低，导致肾小球内免疫复合物的堆积而致病。此外，国内研究者发现：CD_3、CD_8细胞的浸润在T细胞的靶抗原HBeAg阳性组非常明显，并可直接侵入肾小管壁内，受累的小管上皮细胞常有变性坏死，严重者小管结构破坏。肾间质炎症也较明显并伴纤维化，小球硬化也相对多见，提示细胞毒T淋巴细胞对HBeAg阳性细胞的直接攻击，导致肾组织的损伤，并通过细胞因子的释入加重细胞免疫损伤。最近的研究还提示：HBV-MGN患儿是对HBcAg产生了不适当的细胞免疫反应。

4. HBV直接感染肾脏细胞　HBV是否的确能在肾组织中复制增殖，直接损伤肾细胞，抑或仅是一种"过客病毒"不参与肾炎的发病，已引起人们的广泛重视。Lin等研究发现：在起病6个月内，儿童HBV—MBN肾组织内HBV—DNA阳性率高达87.5%，6个月后肾小球内HBV—DNA均转阴，但肾小管上皮细胞中HBV—DNA阳性率仍达21%，而且在肾炎进展组小管上皮细胞HBV—DNA阳性率(50%)高于非进展组。肾组织中HBV—DNA的存在及其在病程中的动态变化，提示HBV在HBV—MGN发病中起着重要作用。进一步研究发现：HBV—DNA以非复制游离型或整合型存在于HBV—GN肾组织内，小儿肾炎以游离型多见，成人以整合型为主。同时检测其中一些患者的血清HBV—DNA存在状态，匪实为复制游离型，因此排除血污染可能。最近自Lai的一项研究显示：在56%、20%、36%患有MGN、MCGN和IgAN的慢性HBsAg携带者肾活检标本中检测到HBcAgRNA。在肾小球及肾小管上皮细胞中证实：病毒转录本的存在提示了HBV在BHV—GN发病中的作用。

5. HBV感染引起自身免疫反应　在慢性HBV感染的患者存在多种自身抗体，包括抗DNA抗体、抗肝细胞膜抗体、抗肝细胞膜脂蛋白抗体等，病毒可通过多种机制启动自身免疫损伤。HBV感染导致的自身免疫反应是否会引起肾炎?通过何种机制致病?还需进一步探讨，但自身免疫反应在HBV—GN发病中的作用是不容忽视的。

二、肾活检病理检查

已在多种病理类型肾炎的肾组织中发现有HBV抗原存在，但目前公认与HBV感染有较明确关系的肾炎依次为膜性肾病(MGN)、膜增生性肾炎(MPGN)I型或III型、系膜增生性肾炎(MsPGN)伴或不伴IgA沉积。其中以MGN最为常见,尤其是小儿MGN与HBV感染的关系最为肯定。此外,不少学者认为IgA肾病也与HBV感染有关。

HBV—MGN 光镜下弥漫性肾小球基底膜增厚,上皮下和基底膜内可见大块沉积物,使增厚的基底膜呈不规整的链环状,伴或不伴钉突形成,有的患者还伴有明显的系膜增生。免疫荧光染色通常可见多种免疫球蛋白在肾小球毛细血管壁及系膜区沉积,常常还伴随内皮下及系膜区的沉积。免疫酶标及免疫荧光检测HBV抗原提示,主要是HBeAg呈颗粒状沿毛细血管襻分布。电镜下电子致密物除上皮下、基底膜内外,还可在内皮下及系膜区沉积。可见病毒样颗粒存在于上皮下、内皮下以及肾小球内皮细胞、上皮细胞内及系膜区。有学者用免疫电镜在系膜细胞的溶酶体内及基底膜的上皮及内皮侧观察到直径为42nm的完整病毒颗粒。

HBV—MPGN 有的表现为明显的内皮下沉积物及轻度增生,与NPGN I型的病理改变相似。有的则表现为少量的上皮下及系膜区沉积物,与MPGN III型的病理学特征相仿。免疫荧光显示:主要为HBsAg沉积于肾小球毛细血管壁及系膜区。

HBV—MsPGN 表现为系膜细胞数和基质增多并伴有IgG和(或)IgM沉积。免疫荧光显示:HBsAg和HBcAg沉积于系膜区。

【诊断】

一、临床表现

HBV—MN HBV—MGN与特发性MGN比较

①多见于2—12岁儿童,有男性易患趋势。男性主要为成人患病。②15%—64%患者血清补C3,C4降低,CICs增多。③伴肝病症状,如肝肿大、转氨酶升高、抗原血症多见,大约60%—80%患者HBeAg阳性,20%—40%抗HBe阳性,20%—100%HBsAg阳性。

小儿HBV—MN与成人HBV—MN比较

①小儿往往无临床症状,大多在尿检及血清学检查时被发现,其肾病综合征的临床表现类似微小病变,有自限性。成人以肾病综合征和大量蛋白尿为主要症状,男性易患趋势不如小儿明显。②小儿通常无肝炎史,HBV感染大多来自母婴垂直传播。成人常在发病前6个月到数年有肝炎病史,HBV感染主要由于静脉滥用药物、同性恋、爱滋病以及在婴幼儿时期获得。③小儿预后较成人好,蛋白尿及肾病综合征的自发缓解率高于成人。

HBV—MPGN 常见肾病综合征和镜下血尿,45%患者有高血压,20%发展至慢性肾功能不全。

HBV—MsPGN 无症状蛋白尿通常伴有镜下血尿。HBV相关性系膜IgAGN可以表现是肉眼血尿为惟一的症状。

【治疗】

除小儿乙肝相关性膜性肾病(HBV—MGN)预后较好外,成人及乙肝相关性膜增生性肾炎(HBV—MPGN)、乙肝相关性系膜增生性肾炎(HBV—MsPGN)预后都不佳。因此,针对HBV—GN采取有效合理的治疗方法是十分必要的。

一、类固醇激素与免疫抑制剂

大多数研究表明：类固醇激素或免疫抑制剂用于HBV—MN的疗效并不满意，甚至对疾病不利。有研究表明：采用类固醇激素后谷丙转氨酶、HBeAg及HBV—DNA水平升高，提示病毒活动复制；并且患者病情进展，表现为血清尿素氮及肌酐升高，持续蛋白尿；肾组织活检显示肾小球硬化伴间质纤维化加重；治疗后肾小球中出现病毒样颗粒也提示病毒活跃复制可能。这些研究显示类固醇激素及免疫抑制剂的使用抑制了机体细胞免疫反应，诱发病毒活跃复制，从而加重肾组织损伤，长期应用还可引起肝脏损害或促进慢性迁延性肝炎的活动，因此现认为应避免使用。

二、抗病毒治疗

基本观察到HBV—GN患者HBeAg的阴转常伴随着肾病综合征的缓解，以抑制HBV复制为目的抗病毒治疗给HBV—GN的治疗提供了可能的途经。这类治疗以干扰素（IFN）为主要代表，还包括阿糖腺苷（Ara—A）、阿昔洛韦、无环鸟苷、胸腺提取物等。

α—IFN尤其是在激素治疗撤退后用于HBV感染，往往能提高血清HBeAg的阴转率及抗HBe阳性率，并促使HBV—DNA的消失。多项研究显示：随着HBeAg阴转，HBV—DNA、DNA多聚酶滴度下降，甚至消失，HBV—GN患者的蛋白尿减少，肾病综合征症状部分或完全缓解。随机对照研究进一步表明：IFN治疗组100％患者的蛋白尿在3个月内全部消失，且随访一年后未见复发，而对照组50％患者持续有重度蛋白尿，另50％蛋白尿时多时少；IFN组治疗4—6个月出现HBeAg阴转，10—12个月发生HBsAg阴转，而对照组则无此现象。目前IFN治疗HBV-GN的报道多见于儿童，Coojeevaram等在成人HBV—GN中进行了尝试，并观察α—IFN的长期疗效。结果发现15例患者中8例长期有效，表现为HBV—DNA，HBsAg持续阴性，24小时尿蛋白正常或接近正常，血清白蛋白及胆固醇水平在正常范围。作者还发现年轻患者，肝病及肾病病程短，起病时ALT水平高而HBV—DNA多聚酶及HBeAg滴度较低者对IFN治疗反应好，HBV—MGN的治疗反应好于HBV—MPGN。然而，另一些研究却发现IFN治疗疗效并不理想。早期针对α—IFN疗效的随机对照研究显示：HBV流行地区的HBsAg携带者，尤其是小儿，其病毒复制长期处于被抑制状态，IFN治疗常无效。HBV流行地区的HBV—MGN患者之所以较非HBV流行区患者对干扰素治疗反应差，可能与这些患者HBV感染早在婴幼儿时期即获得，造成HBV—DNA或片段整合人宿主染色体内及免疫耐受有关。

关于IFN的治疗方法，Lin认为，剂量大，疗程长是治疗显效的关键，大剂量IFN不仅有抗病毒作用，还有免疫调节作用。具体剂量国内外报道不一，综合文献，小儿大多为300万—500万单位/次，每周3次，成人则多以500万单位/次，每日1次；疗程认为至少半年以上。IFN的早期副反应表现为乏力、恶心及流感样症状等；晚期不良反应可出现焦虑、情绪低落，甚至自杀倾向等心理障碍。通常通过减少IFN剂量可减轻不良反应。小儿的耐受性往往较成人佳。

Ara—a、胸腺提取物、无环鸟苷等也已用于HBV—GN的治疗，取得一定疗效。Lin用Ara—a加上胸腺提取物联合治疗儿童HBV—MGN，随访3年观察到：治疗6个月后外周血T淋巴细胞内HBV—DNA阳性率由治疗前95.5％降至37.5％，同时伴蛋白尿减少，肾病综合征缓解；而非治疗组的T淋巴细胞内HBV—DNA呈游离复制并持续较高水平。应用Ara—a的单磷酸盐治疗HBV—MGN，发现血清HBV—DNA、HBeAg消失，出现抗HBe及抗HBs，肾病综合征症状完全缓解，但该药毒性作用大，不宜单独长期使用，多与免疫调节药物和(或)α—IFN联合使用。另有报道：联合应用α—IFN与无环鸟苷治疗一例HBV—MGN患者，发现用药8周后病毒复制停止，出现HBe血清转换，肾病综合征缓解，一年后临床症状完全消失，复查肾组织活检，检测不到HBV标志蛋白。由于大剂量IFN不良反应明显，对难治性HBV—GN患者在IFN基础上联用其他的抗病毒药物可能是值得尝试的方法。

HBV—GN的治疗一直是一道难题摆在医学工作者面前，经过多年的研究，目前普遍认为：类固醇激素与免疫抑制剂因可诱导病毒活跃复制，加重肾脏与肝脏病变，应避免使用。对IFN疗效的正确评估还需进行大规模随机对照的多中心研究，但就现有资料来看，IFN是目前较有前途的治疗手段。对于α—IFN治疗无应答的患者，合理的联合用药可能不失为一种有效的方法。

狼疮性肾炎

【概述】

Osler及Baehr指出：系统性红斑狼疮(SLE)患者有一系列内脏器官受累，肾脏受累者称狼疮性肾炎(1urms nephritis)。

SLE患者血清中有许多抗自身组织成分的抗体：①抗核抗体：抗DS—DNA抗体，抗SS—DNA抗体，抗SM抗体，抗RNP抗体，抗SS—A(Ro)、SS—B(La)抗体，抗PCNA抗体等。②抗细胞骨架抗体。③抗细胞膜抗体：抗红细胞抗体，抗血小板抗体，抗白细胞抗体，抗磷脂抗体等。④抗球蛋白抗体：类风湿因子，抗IgG抗体，IgM型冷球蛋白。⑤抗甲状腺球蛋白抗体，抗微粒体抗体，抗平滑肌抗体。自身抗原如何产生抗体，导致自身免疫性疾病，可能在抗原刺激下抗体生成细胞中免疫球蛋白分子的V—Line基因DNA改变而形成抗体；或因免疫稳定功能失调使机体在发育过程中已产生的自我识别能力减弱消失，使原已形成的"禁株"(forbidden clone)释放出来，产生大量自身抗体，形成自身免疫反应。免疫复合物沉着于肾小球产生狼疮性肾炎。该病时多克隆B细胞高度活化，产生许多自体抗体是免疫调节障碍引起的。该病肾功能损害程度与间质T细胞、巨噬细胞浸润及主要组织相容性抗原表达的程度呈正相关。实验性及人类狼疮性肾炎时，细胞间粘附因子(ICAM)及MHCⅡ抗原在肾小管的表达与间质细胞浸润有关。细胞因子介导的ICAM—工上调，可促进免疫细胞与肾组织之间的反应。狼疮性肾炎患者血清中有血管细胞粘附分子(VCAM—I)，肾小球毛细血管和系膜区也有明显的表达。遗传及体质、病毒感染、药物因素、紫外线等因素都可促发自身免疫功能紊乱。

【诊断】

一、系统性红斑狼疮诊断标准

1982年美国风湿病学会标准，11项标准中符合4项或以上即可诊断为该病：
1. 颧部红斑　遍及颧部的扁平或高出皮肤固定性红斑，常不累及鼻唇沟部位。
2. 盘状红斑　隆起红斑上覆有角质性鳞屑和毛囊栓塞，旧病灶可有皮肤萎缩性瘢痕。
3. 日光敏感　日光照射引起皮肤过敏。
4. 口腔溃疡　口腔或鼻部无痛性溃疡。

5. 关节炎　非侵蚀性关节炎，累及2个或2个以上的周围关节，特征是关节的肿、痛或渗液。

6. 浆膜炎　①胸膜炎：胸痛、胸膜摩擦音或胸膜渗液。②心包炎：心电图异常，心包摩擦音或心包渗液。

7. 肾脏病变　①蛋白尿＞0.5g/日或＞+++。②细胞管型：可为红细胞管型、透明管型、颗粒管型或混合性管型。

8. 神经系统异常　①抽搐：非药物或代谢紊乱，如尿毒症、酮症酸中毒或电解质紊乱所致。②精神病：非药物或代谢紊乱，如尿毒症、酮症酸中毒或电解紊乱所致。

9. 血液学异常①溶血性贫血伴网织细胞增多。②白细胞减少＜4×10^9/L，至少2次。③淋巴细胞减少＜1500/mm^3，至少2次。④血小板减少＜10×10^9/L，排除药物影响。

10. 免疫学异常　①LE细胞阳性。②抗DS—DNA抗体阳性。③抗Sm抗体阳性。④梅毒血清试验假阳性。

11. 抗核抗体　免疫荧光抗核抗体滴度异常，或相当于该法的其他试验滴度异常，排除了药物诱导的"狼疮综合征"。

二、国内风湿病学会诊断标准

下列13项中如有4项阳性，SLE诊断成立：①蝶形红斑或盘状红斑。②光敏。③口腔溃疡。④关节炎。⑤浆膜炎。⑥肾脏病变。⑦神经系统病变。⑧血液病变。⑨抗核因子阳性。⑩抗DNA抗体或狼疮细胞现象。⑪抗Sm抗体阳性。⑫血C$_3$降低。⑬皮肤狼疮带试验阳性或肾活检显示肾脏有病变。

三、诊断SLE病情活动的标准

按SLE活动指数，下述每项各占1分：疲劳、关节痛、肌痛、发热、雷诺现象、皮疹、脱发、黏膜溃疡、血压20/12kPa(150/90mmHg)、血栓形成、淋巴结肿、血沉＞25mm/小时、抗DS—DNA＞5Iu/ml、CH50＜1：32、尿蛋白＞0.5g/日、尿RBC5—15/HP或管型1—3/HP、溶血性贫血、血色素＜8g％、血小板＜8万/mm^3、血白细胞＜3000/mm^3、淋巴细胞＜1000/mm^3。

下述各项占2分：肌无力、浆膜炎、精神错乱、抑郁、颅神经麻痹、血沉＞50mm/小时、抗DS—DNA＞20Iu/ml、CH50＜1：4、尿蛋白＞3.5g/日、尿RBC＞5—15/HP或管型＞3个/HP、血色素＜8g％、血小板＜4万/mm^3。

下述各项占3分：血管炎、疱疹、木僵。昏迷或癫痫发作、非感染性肺炎。

以上计分结果0—4分不活动，5—8分轻度活动(+)，9—12分中度活动(++)，13—15分活动(+++)，＞15分高度活动(++++)。

狼疮性肾炎是SLE多系统临床表现的一部分，诊断不难，但也可为单独的突出表现，在年轻女性患者更应想到狼疮性肾炎的可能，需寻找SLE的其他表现，并进行实验室检查，包括肾穿刺检查。临床上可表现为隐性肾炎、急性肾炎、肾病综合征、高血压、尿毒症及肾小管功能异常。肾穿刺病理：按who分Ⅰ型光镜和免疫荧光基本正常，电镜可见轻度非特异性变化。Ⅱ型病变限于系膜区，ⅡA系膜病变不明显，仅免疫荧光可见免疫复合物沉淀，电镜可见系膜区致密物沉淀，ⅡB中系膜区细胞增殖，免疫荧光及电镜均可见系膜区沉淀物，但在内皮上皮细胞下没有沉淀，小球毛细血管没有病变。Ⅲ型中出现局灶节段增殖性肾小球肾炎，增殖、坏死、硬化均可出现，<50%的肾小球累及为局灶性，病变肾小球只累及<50%面积为节段性，除了系胞病变，有节段性毛细血管内或毛细血管外细胞增殖，毛细血管腔阻塞，除系膜区沉淀外，还有内皮下沉淀，出现小管间质病、局灶性，较多见。Ⅳ型弥漫性细胞增殖，病变累及所有肾小球，程度不一，毛细血管内和毛细血管外细胞均增殖，可伴有局灶坏死和新月体形成，可见苏木精小体，有些小球的基膜呈局灶性类纤维蛋白增厚，状似白金耳样改变，IF显示粗颗粒免疫球蛋白IgG和C_3沉淀在系膜区和毛细血管壁，沉淀物中还有补体成分C_{1g}、C_4，纤维蛋白原，偶有备解素。V型中光镜下可见毛细血管壁弥漫性增厚，银染色，Masson染色，发现钉状、驼峰状，梳齿状基底膜样物质突出，也是内皮下和膜内沉淀所致。不同病变类型可以转化，自然发展常由轻型向重型转变，充分治疗使病情缓解，可由重型向轻型转化。狼疮性肾炎中存在肾小管间质广泛、多样的病变。间质血管壁纤维性增厚和纤维素样坏死。国际儿童肾脏病协作研究对狼疮性肾炎的病理分类为Ⅰ型正常，Ⅱ型系膜病变，Ⅲ型局灶节段增殖，Ⅳ型弥漫增殖，V型膜性病变，包括单纯膜性病变和膜性伴Ⅱ、Ⅲ、Ⅳ型病变，Ⅵ型晚期硬化型。少数约5%—7%患者抗核抗体阴性，也无明显SLE全身表现的肾小球肾炎患者的肾组织病理改变多样化，既有肾小球病变，又有肾小管、间质和血管病变者，易与原发性肾小球肾炎混淆。IF：可呈现肾组织中多种免疫球蛋白，以IgG、IgM居多，IgA较少，IgE更少；有补体C_3、C_4、C_{1g}沉淀，而且范围广泛，所谓满堂型是狼疮性肾炎特征。电子致密物在肾小球内不同部位、内皮下、上皮下、膜内、系膜区大量沉积，以及在肾小球外、小管基底膜、肾间质，间质血管壁沉积均是狼疮性肾炎的特征。

【治疗】

治疗狼疮性肾炎应当根据临床表现，肾功能情况，病理类型选用不同药物、不同剂量。由于临床表现与肾穿刺所得肾组织病理改变之间的相关性较差，临床上诊断为狼疮性肾炎的患者都应该到有条件做肾穿刺的医院进行肾穿刺，肾组织做光镜、IF、电镜检查，以便进行精确地治疗。

对临床上仅尿检查异常，没有其他脏器临床表现，肾功能又在正常范围者，肾病理为who Ⅰ型的患者，可以先口服雷公藤制剂，常用雷公藤多苷片，10mg，口服，每日3次。

对24小时尿蛋白>150mg的患者，肾病理为who Ⅱ型A或Ⅱ型B者，由于尿蛋白是肾毒性物质，除应用雷公藤制剂外，还可应用糖皮质激素，常用强的松或强的松龙20~40mg/日。对难治性的Ⅱ型患者，对糖皮质激素可能耐药的患者可合并应用免疫抑制剂；尿检异常，特别是尿蛋白在随访过程中持续增加，并伴肾功能减退者也应给予激素和免疫抑制治疗。Ⅱ型A或Ⅱ型B合并肾病综合征者，也应同时用强的松片40mg/日和免疫抑制剂治疗。无效或病情较重可加用骁悉片。

对24小时尿蛋白在150mg—3g之间的患者并在尿中持续出现血尿及红细胞管型者，肾病理为who Ⅲ型和V的患者，先用中等量激素强的松片40mg/日，应用1—2个月尿蛋白无明显减少者，应加用免疫抑制剂CTX 100—200mg/日，或隔日静脉注射，效疗大多在总剂量在3g以上时出现，总剂量可用到10g以上。以上两药合并应用蛋白尿仍无明显减少者，或应用CTX后出现血粒细胞减少和出血性膀胱炎等严重不良反应者，应改用强的松片30mg/日，加用骁悉片（cellcept，MMF）500mg，每日2次。病情稳定者，6个月后改为骁悉片

500mg，每日2次。

对Ⅳ型用大剂量激素，并应及早治疗，活动性弥漫性病变可以消退。强的松片每日1—2mg/kg，分3—4次口服，待抗DS—DNA抗体滴度降低，补体升高至正常水平改为隔日1次，以减少大剂量激素的不良反应，以后定期检测补体和抗DS-DNA抗体滴度，将隔日剂量渐减至维持量10—15mg/日。治疗Ⅳ型狼疮性肾炎应加用免疫抑制剂CTX，目前用冲击疗法。CTX 0.25—0.75g/m³每1—2周1次，总量达3g时，改为每月1次，总剂量常达10克以上。环磷酰胺冲击治疗适用于严重SLE Ⅳ型狼疮性肾炎或Ⅱ、Ⅲ、Ⅴ型狼疮性肾炎，激素耐量临床上可能向严重的who Ⅳ型狼疮性肾炎转化及有神经精神症的患者，疗效良好，而且由于短期应用，不良反应少，较小剂量长期应用者更安全。一般成人每次500—800mg，儿童300—500mg，静脉注射，每周1次或每2周1次，应严密监测血白细胞及血小板计数。血白细胞低于3000/mm³或血小板低于4万/mm³时都应暂停用CTX，待血白细胞和血小板恢复正常后，再继续用CTX。应用CTX有严重不良反应或应用3g以上未见疗效者或经济条件较好者，可以用激素与骁悉片合并作用。这时强的松片40mg，每日1次，同时服用骁悉片500mg，每日2次，一般6周后都有效。骁悉片是一种新型的免疫抑制剂，骁悉片口服生物利用度是静脉注射的94％，吸收不受食物影响。MMF口服吸收后在体内迅速水解成霉酚酸(MPA)。MPA主要通过葡萄糖醛酸转移酶，代谢成MPA的酚化葡萄糖苷糖(MPAG)。MPA是高效、选择性、非竞争性、可逆性的次黄嘌呤单核苷酸脱氢酶(1MPDH)抑制剂，可抑制鸟吟核苷酸的经典合成途径，从而选择性地抑制了淋巴细胞的增殖。MPA也有抑制岩藻糖和甘露糖泽膜蛋白的糖化，从而抑制淋巴细胞和单核细胞向炎症部位浸润。

环孢素A也是一种新型免疫抑制剂，它能有效地抑制细胞免疫和体液免疫，对骨髓没有抑制作用。狼疮性肾炎中细胞免疫和体液免疫均有异常，环孢素A能抑制多种致炎症的细胞因子，特别是白介素—2，抑制T细胞增殖，它对T辅助细胞有较强的抑制作用，使抗DNA抗体减少。目前不仅用于器官移植抑制排斥反应，也用于治疗狼疮性肾炎。剂量每日3—4mg/kg，环孢素A血浓度应维持在100—150ng/ml，可减少肝肾毒性，以该小剂量应用较为安全。该药还有血压升高和多毛等不良反应，因此治疗期间应定期检查肝肾功能和血糖，每日测量血压。对激素不敏感狼疮性肾炎患者的症状减轻、尿蛋白减少，可减少激素用量。

对急性快速进展性狼疮性肾炎，在应用CTX冲击治疗的同时，再应用甲基强的松龙冲击治疗。剂量每日7—15mg/kg，静脉滴注5—7日。也可用血浆置换加CTX冲击，每日每次置换血浆2—4升，换掉血浆以人体白蛋白加人Ringer氏液补充，也可应用吸附器在体外吸附血液中抗体后再回输入到体内，连续3次，第3次置换结束时给予CTX冲击治疗，剂量500—800mg，连续2日，以后每2周1次，第2个月开始每月1次，连续3个月，然后每3个月1次，连续2年，既可防止血浆置换后的反跳，不使B细胞产生更多抗体，长期间隙治疗又可防止复发。

以低分子量肝素抗凝，抗毛细血管内血栓形成而改善肾小球微循环，抗ADH而利尿，补充肾小球基底膜负电荷而减少蛋白漏出；低分子肝素还可抑制系膜细胞增殖。剂量法安明5000单位，1日1次，皮下注射；也可静脉注射，2—4周为一个疗程。目前一般不主张用标准肝素，因它的分子量较大，易产生较多抗体，使血小板减少，也易产生血栓形成；可静脉注射尿激酶2万—4万单位/日，2—4周为1个疗程。

对早期尿毒症的狼疮性肾炎患者，如有狼疮活动也应给予激素合并免疫抑制剂治疗，患者的血尿素氮和血肌酐水平会降低。对晚期尿毒症患者可用透析疗法维持生命，再用以上药物治疗控制活动病情，这时绝大多数为肾外活动，双肾正处于纤维化阶段。

其他如抗细胞因子治疗有待于临床应用；中药治疗有待于进一步总结研究。

糖尿病肾病

【概述】

糖尿病肾病，是因糖尿病通过不同的途径损害肾脏所引起的最常见的并发症。这些损害可以累及肾脏所有的结构，从肾小球、肾小管、肾血管直到间质。与糖尿病代谢障碍有关的肾脏损害，有肾小球硬化、小动脉硬化、糖尿病小管间质病变以及感染性肾盂肾炎和肾乳头坏死。但其中只有肾小球硬化症与糖尿病的关系最直接、最密切，只有该类型才称为糖尿病性肾病(diabeticnephropathyD. N.)

糖尿病性肾病是糖尿病全身性微血管病变之一，糖尿病患者的肾结构与功能的改变可分为以下5期：

Ⅰ期：糖尿病初期。肾脏体积稍增大，肾小球滤过率升高。这种肾脏受损与高血糖水平一致，是可逆的，经治疗可逆转，但不一定能完全恢复正常。

Ⅱ期：正常白蛋白尿期。该期内尿白蛋白排除率正常，$<20\mu g$/分钟，但在应激状态下可暂时升高。该期已有肾小球结构改变，肾小球基底膜开始增厚，系膜基质开始增加。

Ⅲ期：早期糖尿病肾病。大多发生在病程>5年的糖尿病患者，尿白蛋白排除率升高，$20-200\mu g$，分钟，但临床尿蛋白定性仍可能为阴性，血压可轻度升高。病理上肾小球毛细血管基膜显著增厚，已有肾小球结节型和弥漫性病变以及小动脉玻璃样病变，可开始出现肾小球荒废。

Ⅳ期：临床糖尿病肾病或显性糖尿病肾病。此期有大量白蛋白尿$>200 ug$/分钟或每日尿蛋白$>0.5g$，为非选择性蛋白尿。血压增高，部分患者因大量蛋白尿丢失可出现低蛋白血症和水肿。该期的患者GFR开始下降，平均每月下降1ml/分钟，但大多数血清肌酐水平还不高。

病理上有广泛地肾小球毛细血管基膜增厚，系膜区扩大，荒废的肾小球增加(平均为36%)。

Ⅴ期：终末期肾功能衰竭期。该期肾小球硬化，绝大多数肾小球荒废，肾间质纤维化，肾小管萎缩，GFR大多$<10 ml$/分钟，Scr、BUN均增高。可伴严重高血压、低蛋白血症、水肿以及肾功能衰竭证候。

随着饮食结构，生活条件的改善及老龄化增多，我国与世界各国相似，糖尿病的发生率也趋增加，经初步统计，我国发生率为6%—7%，全国糖尿病患者人数达1000万以上。

资料己显示：上型糖尿病中30%—40%经5—10年，Ⅱ期糖尿病中的15%经10—20年将会出现肾脏病变。因此，DN在我国也将增加，应引起我们的高度重视。

【诊断】

DN是糖尿病的重要并发症。要诊断DN需经过详细的病史了解、尿常规、尿微量白蛋白检测、肾功能X线及超声波测量肾脏体积、GFR测定，甚至肾组织学活检。一般的诊断步骤是：

1. 确定Ⅰ型或Ⅱ型糖尿病的存在，并排除其他肾脏病的可能　临床普遍采用WHO标准，1990年修订新的糖尿病标准为：

空腹血糖＞7.0mmol/L。口眼糖耐晕试验或餐后2小时血糖≥11.1mmol/L为糖尿病。同时需排除原发性或继发性肾脏病的可能。

2. 相对长的糖尿病史。　DN的发生，一般以往已有一个相当长的糖尿病史。当出现微量白蛋白尿时，揭示糖尿病病程已达5年以上。当出现临床糖尿病肾病时，揭示糖尿病病程已达10—15年。因此，要确诊DN，除证实糖尿病的存在，还应有相当长的糖尿病史。

3. 定期及早做尿常规　尤其是微量白蛋白的测定，以及GFR、B超、X线摄片、肾体积测量，这些都是早期发现DN的重要线索。

4. DN可伴有尿中β₂—微球蛋白增高　后期可伴有血肌酐、尿素氮的增高。

5. DN常可伴高血压、糖尿病视网膜病变等并发症。　一般DN常无严重血尿，当有明显血尿时，需考虑其他肾脏疾病，如肾乳头坏死、肾肿瘤或其他免疫介导的肾小球肾炎。

还需注意：给DN做静脉肾盂造影或其他血管造影时，易诱发急性肾衰，无特殊需要一般不宜进行，尤其是老年患者。

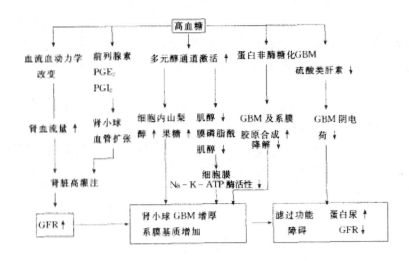

图2　高血糖损害肾脏的流程

【病疗】

1. 积极治疗糖尿病　DN是由糖尿病弓起，也可由高血糖而加剧，应此必须积极治疗糖尿病，包括饮食治疗，口服降糖药及胰岛素的应用，这应请糖尿病专科医生指导。这里需要指出的是：

①DN的饮食治疗中，在DN早期主张限制蛋白质的摄人量。因高蛋白饮食可增加肾小球血流量和压力，加重糖尿病引起血流动力学的改变，一般以0.8g/kg为宜。在DN晚期，肾功能已受损时，更要控制蛋白质摄入量，采取"少而精"的蛋白，即"少量"（0.6g/kg）、"优质"蛋白为宜。必要时可适量用氨基酸、血浆或白蛋白：在胰岛素的保护下，适当增加糖类或脂肪类食物，以保证足够的热量，避免蛋白的自身分解。

②关于口服降糖药：应首选糖适平、拜糖平等，这是第二代磺脲类药，口服吸收慢

而完全，该类药主要由肝脏代谢形成羧基化与甲基化代谢产物，并主要通过胆汁由粪便排出，仅不到5％由肾脏排出，因此对肾脏影响较小，对DN早期与临床期司选用。

其次是美吡达，也属第二代磺脲类药物，虽其代谢产物部分由肾脏排出，但其代谢活性弱，不易导致低血糖反应，相对比较安全。

此外，优降糖、达美康等的活性代谢产物由肾脏排出，当肾功能不佳，排出延迟可引起低血糖反应，尤其是老年人更应谨慎。氯磺丙脲半衰期长（32小时），且20％—30％也是由肾脏排出，因此对DN不宜；二甲双胍、降糖灵对已有蛋白尿及肾功能受损者的临床DN也不宜用，因其以原形由尿排出可引起乳酸性酸中毒。

③关于胰岛素的应用：为了尽快控制高血糖，当口服降糖药效果不理想或有肾功能不全患者应在严密观察下尽早使用胰岛素。但对血糖波动大，不稳定的上型糖尿病，需用胰岛素泵，使血糖控制在稳定水平。当患者已进入氮质血症期，对血糖的监测要严密，及时调整与减少胰岛素剂量，以免发生低血糖。因为慢性肾衰时患者食欲不振摄入减少，又因肾功能受损胰岛素降解明显减少，血循环中胰岛素半衰期延长，因此减少了胰岛素的需要量。

2.积极控制高血压　血管紧张素转换酶抑制剂（ACEI）类的早期应用。高血压虽不是DN的发病因素，但高血压是加速DN进展与恶化的重要原因。抗高血压治疗对减少DN的蛋白尿、延缓DN肾功能恶化有相当作用。有学者主张DN的高血压应控制在17.3/10.7kPa（130/80mmHg）以下更好，在DN微量蛋白尿期即使无高血压也应开始进行ACEI的治疗。

当DN合并高血压时，更应选择ACEI作为首选主要降压药物，因为这对肾脏的保护远超过其他降压药物。ACEI在DN中的作用：①降低肾小球毛细血管跨膜压，纠正高滤过状态。②减低或阻止系膜细胞对大分子颗粒的吞噬作用，因此可减轻因蛋白尿导致的系膜增生，单核细胞、吞噬细胞对补体的激活，粘附分子的聚集以及炎症进展的加剧。③可直接改善肾小球滤过状态，使蛋白尿减少。④减慢细胞外基质的形成，促进细胞外基质的降解。⑤改善肾小球管间质的病变。

目前各类ACEI较多，短时效的有开博通、卡托普利，长时效的有洛汀新、抑平舒、雅斯达、蒙诺。此外，还有血管紧张素Ⅱ受体的抑制剂也都有相类似的优点，均可在DN中选用。

其他降压药。α—受体拮抗剂：如哌唑嗪、可乐宁、甲基多巴对DN高血压有效，并且不影响糖和脂肪代谢，也被称为1线药物。钙通道阻滞剂：尽管理论上抑制Ca^{2+}进入胰岛素β细胞而影响胰腺分泌，但临床实际应用时，该药小剂量能降压而不影响胰岛素的分泌；近年来还发现能增加肾血流，减少钠潴留，有利于DN的血流动力学的改变。噻嗪类利尿剂，除增加水钠的排出，减少容量负荷而抗高血压外，还可引起血钾降低，影响胰岛素分泌和糖代谢，并可使LDL和VLDL增高等不良反应。因此DN时应用要谨慎，并要小剂量。β阻滞剂也可能抑制胰岛素分泌，因此仅在心动过速或合并冠心病时才考虑选择。

3.透析治疗及肾、胰移植　对于终末期DN，比较理想的治疗是同时进行肾、胰腺的双移植，但限于各种条件只有很少患者能得到治疗。因此透析治疗是终末期DN的主要治疗措施，其中有几点应引起注意：①DN的透析治疗不宜过迟，应尽可能早日开始透析，有学者推荐当Scr＞530umol/L，Ccr＜20ml/分钟，即应考虑透析。②由于DN常伴全身血管并发症、全身小动脉硬化、血管壁僵硬，难以建立和长期维持血透时的血管通路；DN还常合并冠心病、心肌供血不足，因此更多主张以腹透为主。③连续性非卧床腹膜透析对DN尿毒症有以下优点：A.不增加心脏负荷及应激。B.能较好控制细胞外容量。C.有利于中分子毒素的排出，对高血压、高血脂有利。D.毋需使用肝素，避免出血。E.可以通过腹腔内注射胰岛素控制血糖，避免皮下注射的痛苦。

目前，为了避免长期腹透时腹透液中葡萄糖的吸收，还可试用甘油、氨基酸、木糖醇等多种糖类以代替葡萄糖加入腹透液，但还没广泛使用。

4.肾或肾—胰双移植　1969年已开始对终末期DN进行肾移植，但2年存活率仅54%，比单纯透析治疗74%为低。近年来DN肾移植有了较大改进，尤其采用了环孢素、骁悉等抗排异药物，使5年存活率有了显著提高（79%～91%），但比非糖尿病患者低10%。单纯肾移植不能防止糖尿病在移植后的再发生，也不能使糖尿病其他并发症得以改善，因此提出了胰腺与肾脏的双移植。

世界上已积累了上千例肾—胰双移植的经验，使糖尿病病情得以控制、肾功能恢复、糖尿病并发症得以改善，生活质量有很大提高。但由于花费昂贵，技术要求太高，因此目前还无法普遍推广。

遗传性肾炎

【概述】

遗传性肾炎（hereditaug nephritis）又名Alport综合征。大多在10岁前发病，最早可在3周岁、甚至出生后即呈现血尿者，可为肉眼血尿、镜下血尿。血尿间断或持续，大多在非特异性上呼吸道感染、劳累及妊娠后加重。蛋白尿一般不重，病初仅有镜下血尿而无蛋白尿，但以后尿蛋白量可随年龄而增加；肾病综合征却很少发生。另一突出表现是肾功能呈慢性、进行性损害，常在20—30岁时进入终末肾衰。除肾小球病变外，还常伴有神经性耳聋、中耳炎和各种眼病变。目前，认为是基因疾病直接导致Ⅳ型胶原异常，从而引起肾小球基底膜病变，主要是肾小球和肾小管基膜的糖多肽成分的缺乏。

【诊断】

1.阳性家族史遗传方式绝大多数为性连锁显性遗传，其次为常染色体显性遗传，极少数为常染色体隐性遗传。

2.临床上呈现肾脏病出现血尿，以后又出现蛋白尿、进行性肾功能不全。高血压不多见，甚至到疾病晚期也只是轻度高血压。耳病变，如高频性神经性耳聋，见于30%—50%患者，多见于男性，且比女性出现早，而且比较重，耳聋多为双侧性，多数为进行性发展；60%出现于30岁之前，多与肾炎并存，伴有神经性耳聋的患者，其肾脏病变都比较重，发展也较快；患者的家属约有50%有高频性听力减退，还有中耳炎，但不多见。眼病变，其中前球形晶体和黄斑中心凹周围微粒是该病的特异性表现，具有诊断价值。

3.肾组织改变　遗传性肾炎为局灶增殖性肾炎，常有节段性肾小球硬化或纤维化，光镜下肾实质有不同程度的病理改变，肾小球可从局灶节段系膜增殖逐渐发展至肾小球硬化，肾间质可从炎症细胞浸润发展到纤维化，光镜下主要特征为肾间质泡沫细胞，对提示该病有一定意义，阳性率为40%，泡沫细胞常出现在皮、髓质交界处；电镜病理检查是GBM广泛变厚、劈裂，并常与变薄的GBM并存，少数患者早期检查可正常，但随疾病进展,肾小球基底膜将逐渐出现异常:①变薄的GBM厚度常在50—150nm,约为正常GBM的25%或更少;多见于儿童及女性,并存变厚的GBM随年龄增加,变厚的GBM可向厚而劈裂的GBM转换,尤以男性多见。②GBM增厚并劈裂,多见于成人及男性,预后GBM厚度可达正常GBM的2—5倍,其中致密带呈增厚,并纵向劈裂分层,相互交错成网,网眼只含有微小的致密颗粒,GBM的上皮侧边缘常呈不规则的波浪形。③若GBM增厚及劈裂广泛,尤其与GBM变薄并存时,对该病有提示意义。免疫荧光:多为阴性,仅少数病例有少量免疫球蛋白或补体沉积。抗Ⅳ型胶原,抗体做免疫荧光检查,表皮基底膜及GBM均不着色(男性)或节段浅染(女性)。

多数学者按Flinter等作诊断标准,其中阳性家族史、肾病变(包括电镜下GBM典型改变)、耳及眼病变4项,具备3项即能诊断为Alport综合征。

【治疗】

Alport综合征为基因病变,目前还没有特殊有效治疗。但肾脏病变症状常在感染、劳累及妊娠后加重,应注意避免,还应避免使用肾损伤药物。ACE Ⅰ、AT Ⅱ受体拮抗剂和钙通道阻滞剂,特别是长效的L型钙通道阻滞剂,如络活喜和波依定等都有减少蛋白尿,防止肾纤维化,延缓肾衰的作用,可选用一种药物,小量长期应用。如出现高血压,上述三类药可联合应用。如单用双氢吡啶类钙通道阻滞剂后,蛋白尿增加,肾功能损害加重,应换用非双氢吡啶类钙通道阻滞剂,如恬尔心。

若已发生慢性终末肾衰,可进行透析或肾移植治疗。少数肾移植患者能产生抗GBM抗体及移植肾抗GBM肾炎,Alport综合征患者肾移植后应密切追踪尿常规、肾功能及血清抗GBM抗体。若有抗GBM抗体产生应及时用血浆置换、类固醇激素及环磷酰胺作强化治疗。如摘除移植肾,做第二次肾移植后仍有可能再次发生抗GBM肾炎。

尿路感染

【概述】

尿路感染(urinary tract infection, UTI, 简称尿感)是指病原体在尿中生长繁殖,并侵犯泌尿道黏膜或组织而引起的炎症,可以有或无临床症状,是一种很常见的疾病,发病率与年龄、性别、环境及侵袭性操作有关。女性由于尿道解剖位置、性生活和妊娠等原因,发病率较男性高,成年女性约40%—50%一生中都发生过尿路感染。据我国普查统计,其发病率占人口的0.91%,在30196名女性人群中普查,发病率为2.05%,与国外报道的相同。婴幼儿及老年男性的尿感发病机会增多,1岁以前发病率为1%,70岁左右男性菌尿发生率约35%。医院内感染的1/2为尿感,主要与导尿管及尿道侵袭性操作有关。尿路感染按部位可分为上尿路感染(肾盂肾炎)和下尿路感染(膀胱炎、尿道炎);根据有无尿路功能或解剖上的异常可分为复杂性和非复杂性尿感;根据致病菌的不同又可分为细菌性感染和真菌性感染。最常见的致病菌为革兰阴性杆菌,其中以大肠杆菌最常见;约5%—10:《的尿感由革兰阳性菌引起,最常见为粪链球菌和葡萄球菌。致病菌入侵尿路主要有三条途径:①上行性感染:95%的尿感致病是由尿道经膀胱、输尿管上行到肾脏的。②血行性感染:仅占尿路感染的3%以下。细菌经体内的感染灶侵入血液,到达肾脏和其他尿道。③淋巴管感染:该途径极为罕见,是否存在还存争议。在机体防御功能减退或存在某些易感因素,如尿路梗阻、膀胱输尿管返流等尿路畸形,尿路器械的使用,糖尿病,妊娠等情况下细菌即可进入尿路并生长繁殖,引起感染。尿路感染轻者会给我们的生活带来不便，重者可并发急性肾乳头坏死、肾衰、败血症，甚至危及生命，应引起重视。本章重点介绍非复杂性尿路感染。

【诊断】

尿路感染的诊断包括定性和定位诊断，需要依靠临床和实验室的综合分析。

一、症状和体征

(一)膀胱炎 常表现为膀胱刺激症状，即尿频、尿急、尿痛、排尿不畅、下腹部不适等，尿常规检查可见白细胞尿、脓尿，偶尔可有血尿，甚至是肉眼血尿。一般没有明显的全身症状，但少数患者可出现轻度的腰痛和(或)低热(不会超过38.5℃)。血白细胞计数常不增高。约30%以上的膀胱炎为自限性，可在7—10日内自愈。

(二)肾盂肾炎 肾盂肾炎指肾脏及肾盂的炎症，大多由细菌感染引起，一般伴下尿路感染，临床上不易严格区分。肾盂，肾炎可分为急性和慢性两期，慢性肾盂肾炎是引起慢性肾功能不全的主要原因之一。

1.急性肾盂肾炎 表现可以很轻微，也可以非常凶险，甚至威胁生命。多数患者起病急骤，主要有两组证候群：①泌尿系统症状：包括膀胱刺激症，腰痛和(或)下腹部疼痛，大多为钝痛或酸痛，程度不一，少数有腹部绞痛，沿输尿管向膀胱方向放射，体检发现在上输尿管点或肋腰点有压痛，肾区叩痛阳性。症状在上行性感染时可先于全身症状出现，儿童患者的泌尿系统症状常不明显。②全身症状：寒战、发热，体温大多>38℃，甚至可达40℃以上，热型不一，一般为弛张热，也可为间歇或稽留热。伴头痛、恶心、呕吐、食欲不振、肌肉酸痛等症状。

2.慢性肾盂肾炎 症状较轻，有时表现为无症状性菌尿。半数以上患者有急性肾盂肾炎既往史，其后反复有膀胱刺激症，以及乏力、腰酸等症状，但部分患者可以没有急性肾盂肾炎的病史。急性发作时的表现与急性肾盂肾炎相似，患者往往有尿浓缩能力差、多尿、夜尿、低钠、低钾或高钾，肾小管酸中毒等慢性小管间质性肾炎的表现。以往曾以病程是否超过半年或1年来区分急性或慢性，目前认为诊断为慢性肾盂肾炎必须有肾小管功能的损害，X线或病理表现有局灶粗糙的皮质瘢痕，肾盂肾盏的变形。

二、辅助检查

1.尿常规检查 显示白细胞尿(也称脓尿)，指离心后尿沉渣镜下白细胞10≥个/HP或非离心尿中≥5个，HP，这是尿感诊断较为敏感的指标。留取标本时应注意：①留尿标本前必须清洁外阴，以免污染。②标本要及时送检。③宜重复多次才可下结论。④抗菌治疗，可影响结果准确性。⑤变形杆菌、克雷白杆菌、绿脓杆菌所致的严重感染，因尿呈碱性，尿中白细胞可被破坏，出现假阴性结果。"无菌性脓尿"可能是由于阴道白带引起的。亚硝酸盐试验对检查清晨第一次尿非常准确，对确定肠杆菌感染有较大价值，但不能诊断革兰阳性菌感染。

少数患者可出现镜下血尿，多数在2—10个/HP。蛋白尿极少见，大多<200mg/日。

2.尿细菌学检查 是诊断尿感的手段。快速诊断方法：包括用油镜检查革兰染色的非沉渣尿或在低倍镜下检查离心尿沉渣。如果革兰染色下出现一种或更多的微生物，90%的患者尿培养(+)。

凡是清洁中段尿培养细菌数$\geq 10^2/ml$，临床上有尿感症状，如无症状，连续两次培养，均$\geq 10^3/ml$，且两次菌种相同，可诊断为真性菌尿。膀胱穿刺尿细菌培养，结果可靠，是诊断尿路感染的金标准，但是是一种损伤性检查方法，只能选择使用，适应证为：①连续两次中断尿定量培养，结果可疑，难以判断是感染还是污染。②疑为厌氧菌尿感。③临床上高度怀疑尿感，但尿菌含量低。④中段尿结果是混合感染，但高度怀疑结果不可靠，可用来确定是否有多种细菌存在。⑤高度怀疑尿感，而五条件做细菌定量培养时，可用膀胱穿刺定性培养来诊断。

1985年第二届全国肾脏病学术会议讨论通过的尿感诊断标准为：①正规清洁中段尿(要求尿在膀胱内停留4—6小时以上)细菌定量培养，菌落数$\geq 10^5/ml$。②参考清洁离心中段尿沉渣白细胞数> 10个/HP，或有尿路感染症状者。具备上述①②可确诊，如无②应再做尿细菌计数复查，如仍$\geq 10^5/ml$，且两次的细菌相同者，可确诊。③做膀胱穿刺尿培养，如细菌阳性(不论菌数多少)，也可确诊。④没有条件做尿菌培养计数，可用治疗前清晨清洁中段尿(尿在膀胱停留4—6小时以上)正规方法的离心尿沉渣革兰染色找细菌，如> 1个/油镜视野，结合临床尿感症状，即可确诊。⑤尿细菌数在$10^{4-5}/ml$之间者，应复查，如仍为104+/ml，需结合临床表现或做膀胱穿刺尿培养来确诊。必须指出：有明显急性膀胱刺激症的妇女，尿中有较多白细胞，如中段尿含菌数$> 10^2/ml$，也可疑诊为尿感，并等待培养报告。

3. 感染的定位检查 ①尿β_2—微球蛋白：上尿路感染易影响肾小管对小分子蛋白质的重吸收，使尿β_2微球蛋白升高，有助于鉴别。②尿浓缩能力：急慢性肾盂肾炎常伴肾小管浓缩功能的障碍，可能与受损的髓质产生前列腺素有关，感染清除后肾小管的浓缩能力可以恢复，双侧的感染比单侧的感染易发现浓缩功能障碍，但该实验不够敏感。③尿酶的测定：据报道，肾盂肾炎患者约25%尿中乳酸脱氢酶(LDH)、N—L酰—β—D氨基葡萄酶高于下尿路感染者。迄今，能作为尿路感染定位诊断的尿酶仍在研究中。④直接定位法：直接法中，Stamey的输尿管导管法准确性较高，但必须通过膀胱镜检查或Skinny针经皮穿刺肾盂取尿，为创伤性检查，不常用。Fairley的膀胱冲洗灭菌后尿培养法准确度$> 90\%$，且简便易行。具体方法：从导尿管中注入0.2%新霉素溶液40ml，使膀胱灭菌，再用生理盐水冲洗后，收集流人膀胱内的尿液作培养，每10分钟取尿标本1次，连续3次。如是膀胱炎，培养阴性；如位肾盂肾炎，仍为阳性，且菌落计数依次递升。⑤X线检查：尿路X线检查，包括腹部平片、静脉肾盂造影、排尿期膀胱输尿管返流造影、逆行肾盂造影等，目的是了解尿路情况，及时发现引起尿感反复发作的不利因素，如结石、梗阻、返流、畸形等。此外，还可了解肾盂肾盏形态及功能，借以与肾结核、肾肿瘤等相鉴别。在女性，其适应证为再发性尿感，或急性尿感经7—10日抗菌治疗后无效者，而对首次发作的急性尿感女性，一般无需尿路X线检查；对男性，无论是首发或复发，均应进行X线检查，以排除尿路解剖和功能上的异常。一般来说，在尿感急性期，不应做静脉肾盂造影，如有必要，可做B超检查。静脉或逆行肾盂造影应在感染消除4—8周后进行。慢性肾盂肾炎的肾盂呈轻度扩张或杵状，并可有瘢痕性畸形。肾血管造影可显示慢性肾盂肾炎小血管不同程度的扭曲。必要时可做CT或核磁共振，排除其他肾脏疾病。⑥同位素肾图：可了解肾功能、尿路梗阻、膀胱输尿管返流及膀胱残余尿情况，急性肾盂肾炎肾图表现为高峰后移，分泌段出现较正常延缓0.5—1.0分钟，排泄段下降缓慢；慢性肾盂肾炎分泌段斜率降低，峰顶变钝或增宽、后移，排泄段起始时间延迟，呈抛物线状。但上述表现并无明显特异性。⑦B超检查：应用最广泛、最简便，可筛选泌尿道畸形、梗阻、肿瘤、结石等。⑧其他：膀胱镜可用来证明先天性畸形，间质性膀胱炎和膀胱肿瘤，但不应作为判断对治疗反应的手段。

三、鉴别诊断

尿路感染的鉴别，主要包括上、下尿路的感染，复杂性和非复杂性尿感的鉴别，以及复杂性尿感主要原因的鉴别，其次还应与肾结核、前列腺炎、阴道炎、肾小球肾炎相鉴别。

【治疗】

一、治疗原则

1. 选用对致病菌敏感的药物　治疗前最好能进行细菌培养和药物敏感试验，尤其对有症状的婴幼儿、儿童、男性、老人以及临床上怀疑为肾盂肾炎或复杂性尿感、复发的患者，妊娠妇女、有导尿管等侵袭性操作引起的感染应做细菌培养，而对于年轻女性首发尿感，细菌培养并不是必须的。尿培养结果和药敏试验结果出来之前，因尿感大多是由大肠杆菌引起的，宜选用对革兰阴性杆菌有效的抗生素，如治疗3日无效，应按药敏试验结果来选药。

2. 抗菌药在尿内和肾内的浓度要高　膀胱炎仅要求药物在尿中有高浓度. 如氨苄青霉素、四环素对难治性革兰阴性杆菌性膀胱炎也可能有效；肾盂肾炎要求在尿和血中均有较高浓度，并且宜选用杀菌剂、头孢菌素类和氨基糖苷类。

3. 选用对肾损害小，不良反应也小的抗菌药物。

4. 联合用药　联合用药的指征是：①单一药物治疗失败。②严重感染。③混合感染。④耐药菌株出现。临床上绿脓杆菌颇难治疗，大多选用半合成广谱青霉素或第3代头孢霉素加氨基糖苷类抗生素；耐药的金葡萄球菌选新型青霉素Ⅰ或Ⅱ与第一代头孢霉素或氨基糖苷类抗菌素；变形杆菌选青霉素和氨基糖苷合用；大肠杆菌选氨基糖苷和第三代头孢菌素合用。

5. 确定治疗疗程。

二、急性尿道炎和膀胱炎

对仅表现为下尿路感染证候群的患者，可暂用短程疗法，主要有：①单剂抗菌疗法：主要用于无明显发热、腰痛，而以膀胱刺激症为主要表现的下尿路感染。通常用磺胺甲基异恶唑(SMZ)2.0g，甲氧苄氨嘧啶(TMP)0.4g，碳酸氢钠1.0g，一次顿服(简称STS单剂)，文献报道，超过90％的患者可痊愈。单剂治疗的优点是：方法简便，易于接受；对绝大部分尿感有效；费用低；不良反应少；耐药少，并有助于尿感的定位诊断。单剂疗法不适用于男性患者、肾盂肾炎、症状持续超过7日、妊娠妇女、糖尿病患者，机体免疫功能低下者和复杂性尿感。②3日抗菌疗法：可采用STS、羟氨苄青霉素或氟哌酸治疗3日。这两种方法究竟哪种更好，还存在争议。但应指出：短程疗法后，应对患者进行随访，如仍有症状，应进行尿液检查和培养，如均正常，可适当进行止痛等对症治疗；如有脓尿，但培养阴性，应考虑是衣原体感染的可能，可用四环素或磺胺对患者及配偶治疗7—14日；如有脓尿，培养又阳性，且致病菌对短程疗法的抗生素敏感，应认为有上尿路感染。

对复发的妇女，首次感染的男性，免疫低下的患者和应用导尿管患者，可用孟德立胺加维生素C酸化尿液，并选择SMZ_{CO}或氟喹诺酮类，或根据尿培养结果和药敏试验选择抗生素，疗程10—14日。50岁以上的男性患者尿感复发常常与前列腺炎有关，因此疗程至少4—6周，甚至12周。对某些经常复发的妇女，可延长治疗时间作预防性治疗，延长期只需晚上用每日剂量的一半即可有效，6个月后终止治疗，并检查感染的情况，如果有症状出现，早期检查，再次发作，需延长至1—2年或更长的治疗时间。治疗无效和反复再发的患者，如果可能的话，外科手术解除异常的尿道病例，否则，应重复特异性的抗生素治疗。

三、急性肾盂肾炎

药物在肾髓质的浓度与上尿路感染的痊愈有密切关系，因此，我们在选择抗生素时应当选择在肾组织中浓度高的药物。氨基糖苷类和氟喹诺酮类抗生素在肾组织中的浓度比较高。氨苄西林、磺胺不应作为急性肾盂肾炎的经验治疗药物，因为其对尿路致病菌的耐药发生率往往很高。许多肠道或非肠道的方法对非复杂性急性肾盂肾炎都有较好疗效，如口服环丙沙星（500mg，每日2次）或左旋氧氟沙星（250—50mg，每日1次）作为对革兰阴性杆菌感染的初始经验治疗较好。感染严重，有败血症者宜静脉用药。真菌感染用酮康唑（0.2卧每日3次）或氟康唑（50mg，每日2次），以后可根据尿培养结果调整药物治疗。关于急性肾盂肾炎的疗程，已经证明6周治疗不比14日治疗更有效，且不良反应更多，因此现在一般主张14日疗程；对轻度或中度感染且抗菌反应迅速的患者，治疗7—10日后可停止治疗。

对于那些肾盂肾炎症状缓解，但在2周内复发的妇女，应进行重复尿培养和药敏试验，如果培养显示与原先的致病菌一样，并有相似的药敏，应进行肾脏B超或CT检查，并考虑用另一种敏感药物治疗2周。对那些症状缓解，但2周后复发的患者，治疗与初发的肾盂肾炎相似，因为原先的致病菌持续感染可能性较小。

新生儿、婴儿和5岁以下和幼儿急性肾盂肾炎患者多伴有泌尿道畸形和功能障碍，易影响肾发育，应尽可能在用药前做中段尿细菌培养，停药后第2、4、6周复查尿培养，以便及时发现和处理。

四、慢性肾盂肾炎

急性发作者按急性肾盂肾炎治疗，反复发作者通过尿细菌培养并确定菌型，明确这次再发是复发或重新感染。复发指治疗后菌尿转阴性，但在停药后的6周内再发，且致病菌与先前感染的完全相同。根据复发的原因不同，采取不同的治疗方法。如果存在尿路解剖上或功能上的异常，可通过静脉肾盂造影或逆行肾盂造影明确，对存在解剖上的异常者，需手术加以纠正。如梗阻原因难以解除，需敏感抗生素治疗6周。如为治疗剂量或疗程不足，可选择敏感抗生素治疗4周。如由于病变部位瘢痕形成，血流差，病灶内药物浓度不足，可试用较大剂量杀菌药治疗，如头孢菌素、氨苄青霉素等，疗程6周。一年内如尿感发作在3次或以上者，又称复发性尿感，可考虑长期小剂量预防治疗。

再感染是指菌尿阴转后，另一种致病菌侵入尿路引起感染，一般在菌尿转阴6周后再发。妇女尿感再发85％为重新感染，可按首次发作处理，并应仔细查找有无易感因素，予以祛除。

急性间质性肾炎
【概述】

急性间质性肾炎(acute interstitial nephritis，简称AIN)是由多种病因引起以肾间质病变为主要改变的临床综合征。常以急性肾功能衰竭(ARF)为主要表现，约占ARF的10％－15％，病理显示肾间质水肿、炎症细胞浸润，伴有肾小管上皮受损和不同程度的细胞坏死，一般无肾小球及血管的损害，也无间质纤维化和增生的改变。大多数AIN有明确病因，祛除病因及时对症治疗可治愈或使病情得到不同程度逆转。病因以感染和药物最常见，此外自身免疫性疾病SLE、肉芽肿病变等也可引起AIN。感染包括全身感染或急性肾盂肾炎；药物所致的AIN主要有抗生素，如青霉素及其衍生物，部分头孢菌素，其他还有利福平、万古霉素、二甲胺四环素、磺胺类、NASIDs止痛剂、利尿剂(主要是噻嗪类、氨苯喋啶等)、别嘌呤醇、PAS、硫唑嘌呤、安妥明、异烟肼、缓脉灵等。此外，还有特发性AIN(称Dobrin综合征或TINU综合征)，无特异病因可找以及肾移植急性排异反应引起AIN。

AIN发病机制：①感染时病毒、细菌及其毒素可直接损害肾脏间质。②某些药物、毒物、物理因素以及代谢紊乱也可直接引起AIN。③免疫反应：体液免疫介导，有相当部分AIN是由体液免疫反应引起的，病原体或药物、毒物(作为抗原或半抗原)进人体内后激发体液免疫系统产生相应的抗体，通过免疫复合物，或抗肾小管基底膜抗体两种形式的介导引起免疫性AIN。循环中可测得抗原特异性IgG，肾小管基底膜上可见IgG呈线性沉淀，间质内浸润细胞有中性粒细胞、嗜酸性粒细胞，以后转为大量单核细胞。血清IgG正常或可升高。细胞免疫介导，在药物所致的AIN中，相关药物作为半抗原与血清白蛋白结合后，激活T辅助细胞，产生多种细胞因子，直接作用于靶细胞，引起小管间质损害，在AIN肾活检病理中可见到大量T淋巴细胞，T细胞激活后产生对靶抗原的迟发性过敏反应，形成肉芽肿和巨细胞，对小管上皮细胞产生细胞毒作用，使小管上皮细胞脱落、萎缩，浸润的T细胞还可表达多种细胞因子，如γ—干扰素、白介素—4及肿瘤坏死因子等，使一些间质细胞表面表达的分子，如MHC类抗原、粘附分子等表达增多，加强免疫反应。

【诊断】

一、症状

临床表现多种多样，而且无特异性，全身感染可出现畏寒、发热、全身不适与乏力。急性肾盂肾炎可出现尿路刺激症状，尿频、尿急、尿痛、腰痛或肾区叩痛，血常规白细胞增高。药物过敏所致者，在用药期间出现发热、皮疹、关节酸痛、血嗜酸性粒细胞增高、IgE升高。肾功能改变常最为突出，可表现ARF，肾小球滤过率下降，血清尿素氮、肌酐进行性增高。而尿量和血压大多正常，无或仅有少量蛋白尿，24小时尿蛋白定量<1g。肾小管功能受损可出现糖尿、小管性蛋白尿，可伴白细胞尿或嗜酸性细胞尿，尿钠排泄增加，代谢性酸中毒。双肾B超显示肾脏大小正常或增大，^{65}镓同位素扫描提示镓在肾脏集聚，但特异性差。少数情况下AIN伴大量蛋白尿，甚至出现肾病综合征，提示有肾小球病变。肾活检光镜下未见小球病变，电镜下常可见有上皮细胞足突融合的微小病变型改变，其发病机制不明，可能与感染或中毒引起对肾小球上皮细胞损害，导致肾小球毛细血管

基底膜通透性增加有关。但NSAIDs所致者，常可有显著肾病综合征表现。必须强调的是，AIN无特异临床表现，因此，对于原因不明ARF，应高度警惕AIN的可能，以免误诊。

二、肾活检病理检查

肾活检是诊断AIN最可靠指标，除急性肾盂肾炎引起的AIN外，均应及时做肾穿刺活检。其病理在光镜下特别是间质细胞浸润，病变呈弥漫或片状。细菌感染者，间质主要以中性多核粒细胞为主，药物引起者常以单核细胞(淋巴细胞和浆细胞)或嗜酸性粒细胞浸润为主。此外，在药物性特发性AIN或结节病中可见间质上皮样细胞肉芽肿。小管损害一般以近段小管和髓襻降支粗段较远段小管严重，常可见刷状缘脱落，细胞扁平，上皮细胞脱落，还可见小管基底膜断裂、扩张，腔内有单核细胞。电镜下，小管基底膜不连续，部分增厚、分层；少数病例可见肾小球上皮细胞足突融合。

三、鉴别诊断

应与各类肾小球疾病、各种原因所致ARF加以鉴别，有困难时应及时做肾活检明确诊断。

【治疗】

(一)祛除或治疗原发病因　一般可使病情得到控制和逆转，对引起AIN的感染应积极控制感染，立即停用引起过敏反应和对肾脏有毒性的药物，避免再次使用同类药物。

(二)支持疗法　保持水、电解质平衡，防止发生其他并发症，若发生ARF，按ARF处理。

(三)对药物过敏和免疫反应引起的AIN　用肾上腺皮质激素治疗可能有帮助，对激素应用问题目前还有不同看法。但越来越多的证据表明，应用激素可缩短病程和促进肾恢复。

(四)肾活检　确诊为抗肾小管基底膜抗体介导的AIN，在使用激素加免疫抑制剂的同时，可进行血浆置换或再加免疫吸附治疗。

AIN的病因祛除后，大多能恢复。积极处理ARF，多数患者肾功能可恢复正常。

慢性间质性肾炎

【概述】

慢性间质性肾炎(chronic interstitial nephritis，简称CIN)是有许多不同病因引起的以肾小管和肾间质慢性病理改变为主的临床综合征。临床以肾小管功能障碍为突出表现，起病隐匿，早期常不易被识别而漏诊。CIN是引起慢性肾衰(CRF)的主要原因之一，约占CRF 25%。

CIN病因很多，89%病例可找到病因，11%病例病因不明。常见病因包括：①免疫性疾病，如SLE、干燥综合征、血管炎、结节病、肾移植慢性排异反应等。②感染，包括全身感染、反复发作慢性肾盂肾炎。③药物或毒物，如长期滥用止痛剂、环孢素、顺铂、重金属盐(如汞、镉、锂、金、铅)等慢性作用。④梗阻性肾病，包括膀胱输尿管返流及机械梗阻肾病。⑤造血系统疾病，如浆细胞病(骨髓瘤肾病、轻链肾病)、白血病及淋巴增生性疾病、镰状血红蛋白病。⑥代谢性疾病，如痛风、高钙血症、低钾血症、草酸盐增多症、胆汁性肾病等。⑦先天遗传性疾病，如遗传性肾炎、肾髓质囊肿、海绵肾及多囊肾。⑧血管性疾病，如缺血性肾萎缩、肉芽肿性类肉瘤病、韦格内肉芽肿、良性或恶性肾硬变。⑨慢性肾小球疾病及终末期肾病。⑩其他，包括放射性肾炎、巴尔干地方性肾病、毒品(海洛因)成瘾性肾病。⑪特发性。CIN发病机制：①致病因素的直接损害，如感染由细菌、病毒或毒素引起CIN，药物或毒物对肾间质的直接中毒，如止痛剂肾病常可引起CIN伴肾乳头坏死；重金属盐、化学毒物对肾脏直接损害导致CIN；肿瘤细胞转移浸润肾脏或多发性骨髓瘤、冷球蛋白血症等异常蛋白在肾小管间质沉积。②代谢性疾病引起CIN，如高钙血症、高尿酸血症、高草酸盐血症可因结晶沉积在肾小管间质引起损害，低钾血症可引起小管上皮细胞空泡样变、间质纤维化、瘢痕形成、肾小管萎缩等。③免疫介导，主要包括免疫复合物、抗肾小管基底膜抗体、细胞免疫介导等机制引起肾小管间质损害，导致CIN(详见急性间质性肾炎)。④遗传因素，如海绵肾、先天性多囊肾等，均可引起慢性肾小管间质病变。⑤反流性肾病，包括膀胱输尿管反流或梗阻，常合并感染可引起小管间质损害形成严重瘢痕。

【诊断】

一、症状

1.临床表现 CIN起病多隐匿，患者早期一般无水肿、高血压等肾小球疾病的表现。常在体检或其他疾病就诊时发现尿检异常或已有氮质血症，尿检中可有少量蛋白尿(多为±—+)和白细胞，常无管型及红细胞，24小时尿蛋白定量一般<2.0g，常>0.5小蛋白尿为小分子量肾小管性蛋白尿，尿溶菌酶、NAG、视黄醇蛋白(RBP)、$\beta 2$微球蛋白($\beta 2m$)、$\alpha 1$—微球蛋白、尿蛋白—1、Tamm—horsfall蛋白(THP)、免疫球蛋白排泄量增加。CIN主要表现为肾小管功能障碍，如侵犯近段小管为主者可出现糖尿、氨基酸尿、碳酸氢盐尿等，即范可尼(fanconi)综合征；若远段小管受累可引起{型肾小管酸中毒，表现为尿液酸化功能障碍及钠、钾平衡失调。肾小管功能障碍的表现因不同病因和肾小管受累的部位不同而异。CIN晚期可发生肾小球及肾血管硬化，临床可出现大量蛋白尿、水肿和高血压，最终出现氮质血症或尿毒症。

CIN临床及实验室表现多样，以下情况应考虑CIN的可能：①长期反复发作慢性肾盂肾炎。②有较长期尿路梗阻者。③有长期接触肾毒性药物或毒物史。④存在肾小管功能障碍。⑤氮质血症，但无水肿及高血压。⑥轻度蛋白尿并进一步证实为上述提及的肾小管性蛋白尿者。鉴于90% CIN的病因属可治性，因此早期诊断至关重要，如能及时诊断、早期祛除病因和治疗，病情常可逆转或停止发展。

2.其他实验室检查 成人CIN若无尿路梗阻.静脉肾盂造影可无异常，若有明显尿路梗阻，可有肾盂积液，伴肾盏扩张和杯口变钝。反流性肾病或梗阻性肾病伴感染者，可呈现双侧肾大小不等、肾外形不规则、肾盏变形。肾图、核素肾扫描及B超均可显示双侧肾的病变不相等。

二、肾活检病理检查

肾活检是诊断CIN最可靠的指标，有条件者，应根据适应证选择做肾活检。其病理改变：光镜显示肾间质水肿、间质纤维化、细胞浸润(包括中性粒细胞、淋巴细胞、浆细胞、巨噬细胞、纤维母细胞、泡沫细胞等)。病变可呈局灶性或弥漫性，偶可呈肉芽肿伴或不伴坏死，间质的病变分布不规则，在病变区之间可见正常组织，CIN常伴肾小管病变，包括肾小管基底膜增厚、破裂，上皮空泡样变性、萎缩，与基底膜分离，小管腔增宽，可见蛋白管型。急性间质损害者肾小球和肾血管大多正常，如间质为慢性损害时，肾小球和肾血管可出现透明变性及硬化，肾乳头在CIN中可缩小、坏死或瘢痕形成，这时与其他类型的肾脏疾病加以鉴别。电镜显示小管间质除细胞浸润外，还可见纤维束增粗、小管基底膜增厚，有时还可有免疫复合物沉淀。以上病理演变的速度随不同病因、患者而各异，若早期祛除病因可减缓小管间质损害的程度。

三、鉴别诊断

CIN主要应与慢性肾小球肾炎相鉴别，后者常有水肿、高血压、大量蛋白尿（＞2g/24小时），且为肾小球性，常有管型尿，肾小球功能损害明显（如内生肌酐清除率、血尿素氮、血肌酐等），静脉肾盂造影后者无异常，如鉴别仍有困难，可考虑做肾活检，有助于明确或排除慢性，肾小球肾炎。

【治疗】

1. 预防为主　根据不同病因加以预防，如止痛剂肾病应避免长期服用止痛剂。慢性肾盂肾炎反复发作应积极控制炎症，重金属中毒应避免长期接触等。

2. 积极治疗原发病　脱离与药物、毒物接触，祛除不利因素。

3. 对症处理　如保持水、电解质和酸碱平衡，控制高血压，纠正贫血等。

4. 对慢性肾衰患者应考虑透析治疗和肾移植。

（刘盈盈）

第四章　咯血

凡喉部以下的呼吸道出血经口咯出者统称为咯血。其病因复杂，有时诊断困难。咯血的严重性不仅在于出血量大，速度快时可造成失血性休克，而更重要的是可引起肺淹溺和大气道堵塞而突发窒息导致迅速死亡。国外报告大咯血死亡率达50%～100%，应特别注意的是有些老年人或体质衰弱者有时出血量并不大，甚至咯几口血也可突然窒息死亡。这可能是精神紧张，见有血液咯出有恐惧心理，有时自行憋气试图减少咯血或欲将出血憋回去因而造成窒息。此外还可能因咳嗽无力，不能将出血咯出而导致血凝块堵塞窒息。另一方面，在咯血的病因中，恶性肿瘤占有重要地位。因此，尽早明确咯血病因是极为重要的。鉴于以上情况，对咯血的病因诊断和积极合理的治疗都是极为重要的。

咯血首先要与呕血鉴别。区别咯血与呕血一般不困难，但如病人出血急骤、量多或诉说不清时，有时不易鉴别。呕血为上消化道出血，经口腔呕出，出血灶多位于食管、胃及十二指肠。咯血和呕血可根据下列情况加以区分：

呕血：血是呕出的，有恶心感，血大部分呈酸性，色多暗红或呈咖啡样，可混有食物，易凝成块状，呕血后数日常排黑便，病者常有胃病或肝病病史。

咯血：血是咯出的，有喉痒感，血呈弱碱性，泡沫状，色鲜红，常混有痰液，咯血后数日内仍常有血痰咯出，病者通常有肺脏病或心脏病病史。

【病因】

咯血可以由许多疾病引起，其中最主要的是呼吸系统疾病，但其他系统以及一些全身性疾病也能引起咯血。

1. 支气管疾病，包括支气管扩张、支气管癌、支气管炎(含一般支气管炎、急性出血性支气管炎、非特异性支气管黏膜炎性溃疡等)、支气管内膜结核、支气管腺瘤和支气管类癌、支气管囊肿、支气管结石、支气管异物等。

2. 肺实质疾病，包括肺结核、急慢性肺脓肿、肺炎、肺寄生虫(如肺吸虫、肺包虫、肺阿米巴等)、肺真菌病(如放线菌、隐球菌、肺曲菌病等)、肺含铁血黄素沉着症、肺结节病、肺肉芽肿病等。

3. 心肺血管病，包括风心病二尖瓣狭窄、肺栓塞、肺动脉瘤、肺动静脉瘘、支气管小动脉粥样硬化、肝肺综合征、支气管黏膜静脉曲张等。

4. 血液疾病，包括白血病、血小板减少症、再生障碍性贫血、血友病等。

5. 其他，包括全身性疾病如钩端螺旋体病、流行性出血热、肺出血—肾炎综合征、系统性红斑狼疮、结节性多动脉炎、韦格内氏肉芽肿。外伤性疾病如胸部创伤、肋骨骨折、支气管镜活检、经皮肺活检等。还有月经性咯血、负重后咯血、特发性咯血等。

在全面了解咯血病因分类的基础上，还应掌握常见病因。尽管咯血的病因多达几十种至上百种，但临床常见病因只有为数不多的几种，主要有肺结核、支气管扩张、支气管肺癌和炎症(支气管炎症及肺部炎症等)、风心病二尖瓣狭窄。既往认为，肺结核居首位(约半数患者有不同程度的咯血)，第二位是支气管扩张(本病患者90%在病程中有咯血），支气管肺癌占第三位(占本病的50%～70%)，而近年来较大宗病例分析结果与80年代前有所不同，如138例(1995年)咯血患者，最后诊断结果为炎症占42.8%～44.1%，支气管癌占29.7%～34.6%，结核占7.2%～8.2%，支气管扩张占2.2%～4.4%。其他病变包括良性肿瘤、支气管异物、肉芽肿、肺血管疾病均例数很少。还有原因不明者称特发性咯血(8.2%～15.9%)占有一定的比例。

【发病机制】

肺脏血液供应分别来自肺动脉及支气管动脉。前者系肺循环，血管内压力较低，仅为主动脉压力的1/6左右，但血管床丰富、血流量大，全身血液约97%流经肺动脉进行气体交换，因而肺动脉出血的机会较多。支气管动脉则来自体循环，它供给呼吸性小支气管以上呼吸道的组织进行新陈代谢，血流量较少，但压力较高，破裂后可引起大量出血。支气管动脉管壁弹性好，收缩力强，有时出血可骤然停止。可以引起咯血的疾病繁多，主要机理归纳如下：

1. 血管壁通透性增加：肺部的感染、中毒或血管栓塞时，病原体及其代谢产物可对微血管产生直接损害，或通过血管活性物质的作用使微血管壁通透性显著增加，红细胞自扩张的微血管内皮细胞间隙进入肺泡而造成小量咯血。

2. 血管壁侵蚀、破裂：肺部的感染、肺瘤、结核等病变可使肺组织坏死、溶解，支气管黏膜溃疡，累及小血管使血管壁溃破而引起不同程度的咯血。

3. 病变引起的血管瘤破裂：肺部慢性感染使血管壁弹性纤维受损，局部形成小动脉血管瘤，在剧烈咳嗽或动作时血管瘤破裂而大量出血，常造成窒息，突然死亡。此种血管瘤多见于结核性空洞，亦称Rasmussen血管瘤，偶有报道，主动脉瘤突然破入呼吸道而造成窒息死亡。

4. 肺血管内压力增高：二尖瓣狭窄、肺动脉动脉高压及高血压心脏病等情况下，肺血管内压力增高，可造成血液外渗或小血管破裂而引起咯血。

5. 止凝血机能障碍：常见于血小板减少性紫癜、白血病、血友病及弥散性血管内凝血。由于凝血因子缺陷或凝血过程障碍以及血管收缩不良等因素，在全身性出血倾向的基础上也可出现咯血。

6. 机械性损伤：胸部的外伤如刺伤、肋骨骨折或医疗操作(胸腔或肺穿刺、活检、支气管镜检查等)所引起的损伤均可使血管破裂而出血。钙化的结核病灶或支气管结石也可通过机械作用，损伤小血管而引起咯血。

此外，一些疾病的咯血原因还不太清楚，如肺出血—肾炎综合征(Good-Pasture综合征)与替代性月经，后者可能与肺内异位子宫内膜和雌激素周期性浓度增高有关.约有10%～20%咯血患者，经X线、支气管碘油造影及痰液等检查均未能发现引起咯血的原发疾病，称为特发性咯血，这类病人咯血可多次发作，虽经长期随访也无肯定病灶发现，有人认为可能与非特异性支气管炎症有关。

【临床表现】

1. 年龄：青壮年咯血多见于肺结核、支气管扩张、风湿性心脏病二尖瓣狭窄等。40岁以上有长期大量吸烟史者，要高度警惕支气管肺癌。

2. 既往史：幼年患麻疹或百日咳后有长期反复咳嗽、咯血、吐脓痰较多的病人多为支气管扩张；有生食螃蟹与蝲蛄者应想到肺吸虫病；有长期硅尘吸入的职业史要考虑硅肺；咯血的发生与月经期有一定关系者应考虑为替代性月经。

3. 咯血量：每日咯血量在100ml以内为小量咯血，有时仅为痰中带血；100～500ml为中等量咯血；500ml以上(或一次咯血量在300～500ml)为大量咯血。咯血量的多少常由血管及局部组织损伤情况而定，往往无一定规律性。按照咯血量的多少来推测引起咯血的病因是不可靠的。但是，常见大咯血则发生于肺结核空洞、支气管扩张和慢性肺脓肿，支气管肺癌咯血主要表现为持续或间断痰中带血，少有大咯血。慢性支气管炎咳嗽剧烈时，可偶有血性痰。

4. 咯血的颜色和性状：肺结核、支气管扩张、肺脓肿、支气管内膜结核、出血性疾病，咯血颜色鲜红；铁锈色血痰主要见于大叶性肺炎和肺吸虫病；砖红色胶冻样血痰主要见于克雷伯杆菌肺炎；二尖瓣狭窄肺淤血咯血一般为暗红色；左心衰竭肺水肿时咯浆液性粉红色泡沫样血痰；并发肺硬塞时常咯黏稠暗红色血痰。

5. 其他伴随症状：

(1)咯血伴发热：见于肺结核、肺炎、肺脓肿、流行性出血热、肺梗塞等。

(2)咯血伴胸痛：见于大叶性肺炎、肺梗塞、肺结核、支气管肿瘤等。

(3)咯血伴呛咳：见于支气管肺癌、支原体肺炎等。

(4)咯血伴脓痰：见于肺脓肿、支气管扩张，空洞型肺结核并发感染、化脓性肺炎等；支气管扩张表现反复咯血而无脓痰者，称干性支气管扩张。

(5)咯血伴皮肤黏膜出血：应考虑血液病、流行性出血热、肺出血型钩端螺旋体病、风湿病等。

(6)咯血伴黄疸：须注意钩端螺旋体病、大叶性肺炎、肺梗塞等。

(7)咯血伴肾脏受损：多见于肺出血—肾炎综合征。

6. 体征：咯血开始时一侧肺部呼吸音减弱、粗糙或出现湿性啰音、管状呼吸音，而对侧肺野呼吸音良好，常提示出血部位在阳性病征的一侧。气管和支气管疾病所致出血，全身症状一般不严重，胸部X线检查可能正常，或仅有肺纹理增粗；肺部病变所致出血，有比较明显的全身症状，X线检查常发现病灶，如阴影、空洞、支气管扩张等。咯血可为全身疾病表现的一部分，须对咯血病人做全面检查，才能做出正确的诊断。如：皮肤黏膜有出血点瘀斑者要考虑血液病或肺出血型钩端螺旋体病、流行性出血热等伴有全身出血倾向的疾病。在老年病人锁骨上淋巴结肿大要注意肺内肿瘤的转移。肺部听到局限性哮鸣音提示支气管有狭窄及阻塞现象，常由肿瘤引起。此外，慢性肺脓肿、支气管扩张常伴有杵状指(趾)。

7. X线检查：对咯血病人，有条件者均应X线常规检查，如胸片未能确诊，必要时可做体层摄片或支气管造影及胸部CT检查。肺实质的病变一般都能在胸片上显示阴影，从而及时做出诊断。咯血伴肺门阴影增大及肺部块状阴影者应考虑肺癌。肺上部浸润性阴影首先考虑肺结核。肺部大片炎性阴影多为肺部炎症；若胸痛气促、休克等症状明显，阴影呈扇形，基底部向着胸膜时，应除外肺梗塞。空洞性病灶常为肺结核，伴有明显液乎、发热时要考虑肺脓肿。肺部弥漫性阴影应考虑粟粒型肺结核、硅肺、转移性癌肿、肺泡细胞癌、含铁血黄素沉着症、肺出血型钩端螺旋体病等。约半数咯血病人胸部X线检查可无异常发现，这些病例常成为病因诊断的难点，以往多列入病因未明或称"难查性"咯血。随着医学科学的发展和诊断技术的进步，目前对这部分患者绝大多数可明确诊断，其主要诊断方法是CT扫描和纤维支气管镜检查。目前发现，胸片正常咯血者CT扫描的异常发现率可达74%～76.5%，如支气管扩张的CT表现为支气管由中心向外周逐渐变细的特征消失，并且病变部位管壁增厚，在正常情况下不显示支气管的周边区可见到支气管，支气管横径增宽可超过之伴行的肺动脉，扩张的支气管可呈串珠状、柱状和囊状，可伴多个小液平，支气管横断面可呈"印戒样"(signet ring)征象。当扩张的支气管内有黏液栓时，标准CT可示非特异性结节或浸润影。支气管扩张咯血患者标准CT的敏感性为60%～80%，特异性为82%～95%；薄层CT(1.5～3mm层厚)分辨率提高，敏感性为92%左右，特异性为93%～100%；而高分辨CT则敏感性更高，甚至支气管扩张症经支气管造影漏诊或失败者，高分辨CT能证实诊断。Millar报告40例胸片和纤支镜检查均无异常的咯血患者，随后肺CT检查，结果仍有20例(50%)发现异常病变，因而认为CT对咯血的病因诊断，特别是那些胸片无异常发现的患者，具有非常重要的价值。

8.纤维支气管镜检查：如前所述，CT对病变的发现有重要价值。但对病变的定性常遇到困难，再者对支气管内的微小病变也不易被CT所发现。而纤支镜可直视、刷检、活检、支气管肺泡灌洗等多种方式明确病变性质，还可经纤支镜采取多种治疗。纤支镜对咯血的患者的主要作用有：

(1)对早期支气管肿瘤的诊断有非常重要的价值。有报告肺癌伴咯血的患者10%～13%其胸片正常，或胸片正常的咯血患者3%～11%为肺癌所致，并以中心型的鳞癌多见，因此纤支镜最易发现和确诊。如一组报告115例胸片正常的咯血患者，经纤支镜诊断肺癌37例，占32.17%。

(2)可确定病灶及出血部位。

(3)对肺周边、纵隔病变及周围型肺癌经X线或CT定位后行TBLB(经支气管镜肺活检)也常能明确病因诊断。

(4)对一些少见病的咯血有重要诊断价值。如韦格内氏肉芽肿、气管支气管错构瘤、支气管内血管瘤、支气管类癌、结节病等均可通过纤支镜检查获得诊断依据。

(5)可经纤支镜进行多种治疗。

纤支镜的不足之处是对段支气管以远的支气管和肺实质的病变无法窥视，因此对肺周边病变如肺结核、小叶肺浸润、细支气管扩张等病变诊断率较低。故X线、CT、纤支镜都不能完全相互代替，对诊断困难者应结合应用，相互补充。一般程序为：胸片、CT、纤支镜.前两者可为纤支镜检查提示重点观察部位，以便更准确地发现病灶，诊断咯血的病因。

咯血患者纤维支气管镜检查的时机：少量咯血可随时施行，不必等咯血停止；中等和大量咯血者，宜在咯血减少或停止1周内进行，时间太长不利于确定出血部位。急性多量出血期即刻行纤支镜检可能加重出血有一定危险，但作为经纤支镜紧急止血目的则属例外。咯血患者实行纤支镜检查应注意以下几点：

(1)麻醉宜充分，以减少和避免咳嗽。

(2)备好供氧、止血剂和其他抢救物品仪器。

(3)操作要熟练轻巧，避免物镜端损伤支气管壁而引起或加重出血，从而不利于寻找病灶和原发出血部位，造成诊断困难。

9.咯血的危害性及并发症主要有以下几种：

(1)突发窒息：是咯血致死的最重要原因，也是最严重的并发症，占咯血死亡病例的一半左右。多因迅速大量出血涌入大气道及血凝块堵塞大气道或致肺淹溺，也有少数病例虽出血量不大，但患者无力咯出或因恐惧咯血而自行摒气试图减少咯血，结果引起血液凝固致大气道阻塞发生窒息。临床特点为咯血中突然咯血中止，严重发绀、烦躁冷汗、呼吸微弱或停止，随之意识丧失。如不及时抢救，则很快心脏停跳而死亡。

(2)休克：短期大量咯血可致失血性休克。因气道内容不得多量积血，只要咳嗽反射较好均能将积血排出，临床上能引起出血性休克的如此大量咯血较少见，故在实践中咯血致失血性休克者不太多见，偶有极少数病变侵犯主动脉形成"假性主动脉瘤"，一旦破裂即引起猛烈大咯血，此种咯血常迅速导致休克死亡，抢救十分困难。

(3)肺不张：常因咯血过程中，血凝块阻塞支气管而发生一侧肺某肺叶或肺段不张，应予及时治疗。

(4)吸入性肺炎及继发性肺感染：气道内出血未充分咯出，可吸入到肺泡引起吸入性肺炎或其后继发肺内感染。表现为气急发热，肺内啰音或肺实变体征，胸片显示叶、段性分布的炎性阴影。

(5)其他：结核病咯血可能引起支气管路播散，肿瘤咯血可能发生阻塞性肺炎，偶可出现肿瘤种植现象。

虽然咯血量大可能危害严重，但少量咯血也可能是重要疾病的线索，如肺癌常为少量咯血，但其危害性更为严重，故不能单纯以咯血量大小判定预后和严重性。

【处理原则】

1. 一般处理：小量咯血多不需特殊治疗，应尽早明确病因，积极治疗原发病。较大量咯血时应注意：

(1)鼓励患者有血痰要尽量咳出以免出血聚积在气道引起不良后果，更不能故意憋气试图减少咯血。

(2)咯血期应绝对卧床休息，不宜随便搬动或往外地医院运送，途中可因颠簸加重咯血，甚至中途死亡。卧床一般取患侧卧位(病灶侧在下方)，以防止发生健侧并发症。

(3)镇静，主要是为了消除咯血病人的紧张和不安情绪，口服安定2.5mg，每日3次，或肌注每日10mg，每日1～2次。也可应用苯巴比妥。

(4)保持大便通畅，以免便秘用力排便而加重出血。

(5)镇咳：单纯咯血一般不用镇咳剂，若咯血伴有频繁咳嗽，有可能加重出血，可适当应用镇咳祛痰药。如咳必清25mg，每日3次口服，复方甘草合剂、咳快好等。对年老体弱、肺功能不全者不宜给予镇咳药，禁用吗啡，以防止抑制咳嗽反射引起窒息。

(6)注意病因治疗，多数需给予抗菌药物防治继发感染。

2. 药物止血：

(1)垂体后叶素：有降低肺动脉压力的作用，注入体内还可使肺小动脉收缩而止血。对大咯血或反复中量咯血，止血作用较快，疗效较好。用5～10U加入10%葡萄糖溶液20～40ml缓慢静脉注射(10～15分钟)，依出血量每4～6小时或8～12小时1次。如反复咯血，可用垂体后叶素10～20U加入5%～10%葡萄糖液300～500ml静脉滴注，1～2小时滴完。出血减少逐渐减量，咯血停止3日后停用。用药过程中应注意患者面色苍白、出汗、胸闷、心悸、腹痛、便急及过敏反应等，根据反应程度减量或停用。此药有强烈的收缩冠状动脉和子宫的作用，因此，对冠心病、高血压、动脉硬化病人及孕妇均禁用。

(2)普鲁卡因：具有扩张血管、降低肺循环压力的作用。作用机理为抑制血管中枢，主要用于对垂体后叶素有禁忌者。用前须做皮试，对普鲁卡因过敏者禁用。另外对Ⅱ°以上房室传导阻滞、肝肾功能严重障碍者应慎用。常用0.5%普鲁卡因300～500mg加5%葡萄糖液500ml静滴，日1～2次，3～5日多可止血。也可用普鲁卡因50mg加25%葡萄糖液40ml缓慢静推，每日1～2次。

(3)纠正凝血障碍药物：主要针对凝血机制，故作用较缓慢。

1)维生素K：维生素$K_1$10mg，每日1～2次，肌注或静注；维生素$K_3$4～8mg，每日2～3次，肌注；维生素$K_3$4～8mg，每日3次口服。

2)止血敏：250～500mg，每日2～3次，肌注或静滴。

3)6-氨基己酸(EACA)、对羧基苄胺(PAMBA)、止血环酸(AMCA)，都能抑制纤维蛋白溶酶原的激活因子，使纤维蛋白溶酶原不能激活为纤维蛋白溶酶，从而抑制纤维蛋白的溶解，达到止血目的。一般给5-氨基己酸4～6g加于100ml生理盐水或5%葡萄糖液内，15～30分静滴完毕，维持量每小时1g，根据病情维持12～24小时或更久。对羧基苄胺100～200mg，每日1～2次，静注，或溶于5%葡萄糖液500ml内，静滴。止血环酸100～250mg溶于20ml生理盐水或25%葡萄糖液内，每日1～2次静注，或将800mg溶于5%葡萄糖液500ml内，静滴。

4)鱼精蛋白注射液，为肝素拮抗刻，能与肝素结合，使其失去抗血凝能力，并能促进凝血酶原形成，以加速凝血。对凝血机制障碍或肝功能不全的咯血效果较好，每次50～100mg加入25%葡萄糖溶液400ml，每日1～2次，缓慢静注。连续使用不超过3日。

(4)降低血管通透性药物：

1)安络血10mg，每日2次肌注，或10mg，每日3次口服。

2)维生素C200～300mg，每日3次口服。

3)路通片20mg，每日3次口服。

(5)中药制剂：仙鹤草素片20～40mg，每日3次口服；三七片2～3片，每日3次口服。另外还有云南白药、止血宝等。

(6)酚妥拉明，一般先用5～10mg稀释后静脉注射，继之10～20mg加入5%葡萄糖液250～500ml静滴，每日1次，多可在3～5日内止血，有效率80%以上。酚妥拉明可阻滞α-受体而扩张血管，降低肺动脉压达到止血目的。用药中注意观察血压并酌情调整滴速。

(7)催产素：先用5～10U加入葡萄糖液20～40ml缓慢静注，继之以10～20U入葡萄糖液250～500ml持续静滴，多在2～4日止血。认为催产素可直接扩张体循环动静脉，从而减少肺循环的压力和容量而达到制止咯血作用。妊娠者禁用。

(8)速尿：20～40mg静注，30～60分钟可再重复，有效率80%，用药前应注意补足血容董。其作用机理可能为使血液浓缩，凝血因子浓度增高，促进肾素释放，血管紧张素Ⅱ生成增多，肺血管收缩而制止咯血。

(9)抗胆碱药物：阿托品1mg肌注，6小时可重复1次，平均止血时间6±0.9小时，有效率95.1%。654-210mg肌注，多在半小时左右止血。东莨菪碱0.3mg加葡萄糖液40ml缓慢静推，或0.6mg加葡萄糖液500ml静脉滴注均有较好疗效。这类药物的作用机理可能通过抗胆碱、抗迷走神经、周围血管扩张，使肺循环血液转移向体循环静脉端，从而降低肺血管压力。青光眼、前列腺肥大、脑出血急性期禁用。

(10)糖皮质激素：地塞米松10～20mg/d，或氢化考的松100～200mg/d，加入液体静滴。有报告对顽固性咯血有效率78%，用激素后可使血液中含多量组胺和肝素的肥大细胞失去颗粒，发生退化，血液肝素水平下降，从而有利于凝血止血。

(11)高渗盐水：10%高渗盐水10ml缓慢静注有制止咯血作用，可能为兴奋晶体渗透压感受器致脑垂体后叶释放抗利尿激素(即血加压素)，类似垂体后叶素作用，可使肺血转移和肺血管收缩而制止咯血。但反复应用使抗利尿激素耗竭则失去疗效。

(12)其他：如硝酸甘油、消心痛、脑益嗪、消炎痛、西米替丁以及镇静剂氯丙嗪、冬眠1号等，对咯血的治疗均有一定效果。

3.凝血酶雾化吸入治疗咯血：常用凝血薄2000～4000U加生理盐水3～5ml溶解，置喷射式雾化器用高压氧(4～5kg，8～10L/min流量)驱动喷雾吸入，据咯血M每日吸2～3次，疗效较好。如为大量咯血加用酚妥拉明20mg配5%葡萄糖液静脉滴注可提高疗效。一组报告60例咯血者4日内止血的总有效率95%(57/60例)，优于传统疗法组(56.6%，17/30例)。凝血酶吸入可直接到达出血部位，使逸出的血液中之纤维蛋白原迅速转化为纤维蛋白，致血液凝固。此外，凝血酶还能促进血小板发生不可逆的聚集和血小板释放反应，加速血凝和促进出血局部血管上皮细胞生长修复，加速伤口愈合，故能起到良好的止血作用。大咯血者加用酚妥拉明静滴，可降低肺动脉压和减少出血，使凝血酶易在局部黏着且血块不易被出血所冲走，凝血块可牢固地黏附于出血部位，而更充分地发挥作用和增强止血效果。

4.经纤支镜治疗咯血：尽管咯血期尤其是大咯血者行纤支镜操作有可能加重咯血和发生危险，但近年实践表明它是一种安全有效的止血疗法。其优点是：①可有效地清除气道积血，防止窒息、肺不张、吸入性肺炎等并发症。②可及时检出出血部位，指导治疗的选择。③能在直视下用药和迅速止血。④有助于明确咯血的病因诊断。目前认为，凡经常规治疗无效和诊断不明的咯血患者，或有窒息前兆或有休克先兆者，只要无明显禁忌证(如严重肺功能损害，严重心脏病心衰，极度衰竭等)，均应积极实施纤支镜检查治疗。

具体方法按纤支镜操作常规，术前肌注阿托品、苯巴比妥钠，充分气道麻醉，经鼻或口腔进镜，边进镜边吸出气道内积血和分泌物，以保持气道通畅，并尽快查到出血部位。可在供氧情况下实施以下止血措施。

(1)肾上腺素，先用负压吸净支气管内积血，发现出血点后，用0.01%(1：1万)肾上腺素3～5ml滴到出血点或出血支气管内，必要时可追加2ml，可收缩局部血管达到迅速止血目的。

(2)立止血(Reptilase)滴向出血部位或用纤支镜注射针注射于所见病变部位。立止血有类凝血酶及凝血激酶作用，止血效果满意，但目前经验尚少，需进一步积累病例和经验。

(3)去甲肾上腺素加凝血酶，先在出血处滴上去甲肾上腺素2mg，可见出血明显减少，而后再滴入凝血酶2000～4000U(溶于生理盐水5ml中)，可迅速止血。

(4)冷盐水灌洗，用4℃生理盐水200ml或加入肾上腺素1.5mg，分次在出血肺段支气管灌洗，每次50～100ml，吸出后再灌洗，因低温致血管收缩而止血。

(5)硝酸银烧灼，窥见支气管壁的出血点或糜烂溃疡，可用0.1%～0.5%硝酸银稀释液烧灼止血，效果较好，但要避免滴在正常黏膜上引起损伤。

(6)激光止血，用低功率Na-yaG激光疗效肯定，但主要适宜较大支气管出血患者。

(7)高频电刀止血，适宜中心型肺癌表面出血或肺癌术后复发出血者。此外也可用微波止血法。

(8)纤维支气管镜气囊堵塞止血法，发现出血部位后，送入气囊导管并酌情到达肺叶段或亚段支气管，而后注气或生理盐水，使气囊膨胀压迫及阻塞出血支气管，既可止血，还可防止血液流入其他部位引起多种并发症。压迫24小时后放松气囊观察无出血可拔管。本疗法也可作为大咯血的术前措施。理论上延长阻塞时间会致支气管内膜损伤及肺不张，但在实践中未发现此种不良现象。

5.支气管动脉栓塞治疗大咯血：鉴于大咯血基本上均来源于体循环动脉即支气管动脉出血，而极少来自肺动脉(肺动静脉瘘和心脏二尖瓣狭窄的咯血除外)。另已证明肺炎症病变区域的肺动脉分支在炎症过程中多已闭塞，而支气管动脉分支却有增生扩张，并与肺动脉分支交通，因此血液以体循环的压力流经这种薄壁血管，尤其在炎症坏死区的支气管动脉分支易发生破裂致大量咯血，故将出血一侧的支气管动脉栓塞即可制止咯血。

支气管动脉栓塞术的主要步骤为：经股动脉穿刺置入造影导管，逆行至主动脉弓附近，而后在电视透视下缓慢向下滑行使导管尖端进入出血一侧的支气管动脉，再注入造影剂使血管显影，常可发现病变部位支气管动脉及其分支迂曲扩张和增生，若造影剂进入肺内和支气管腔内则表明为出血部位，此时即可经导管注入栓塞剂栓塞血管。常用栓塞剂有明胶海绵、特氟隆(聚四氟乙烯)及金属栓子等。实践证明，特氟隆较安全可靠和栓塞永久，故临床多选用。

本疗法止血的有效率为68%～93.5%，主要用于常规疗法无效的大咯血，并证实为支气管动脉系统出血者，肺功能差不宜开胸手术者；也可用于手术前紧急止血后再从容施行肺切除者。应特别注意，极少数患者施该术后可发生横贯性脊髓损伤，严重者可致死亡，因为约有5%的人脊髓前动脉由支气管动脉或肋间动脉分出，故栓塞术可能同时阻断了脊髓前动脉的缘故。所以在血管造影时若显示脊髓前动脉显影，则不宜实施栓塞术，以免引起不良后果。

6.急诊肺切除术治疗大咯血：大量咯血病人，常因病情危急、肺部病变较重致一般情况较差。故急诊手术较常规肺切除的死亡率和并发症均高。死亡率常在15%～20%，甚达37%；并发症约17.6%。因此，术前必要的内科治疗是十分重要的。应严格卧床，半卧位，充分吸氧，保持呼吸道通畅。尤其在咯血发作时，可立即采取俯卧头低位，以防窒息。补血补液，维持水电平衡，监测血气及凝血机制，使用镇咳、镇静、止血剂及抗生素等。术前应尽可能准确定位，避免盲目开胸。临床上不乏错切非出血部位的肺组织，以致术后咯血不止或复发，造成病情进一步复杂和恶化，甚至死亡。定位方法有：①肺部疾病史。②症状体征：患侧胸部不适，胀痛发热，常可闻及干湿啰音，有时随体位改变咯血量及啰音性质改变，有助于定侧、定位。③X线检查可见肺部病变，或原有病变的形态有变化，如浸润扩大、边缘模糊不清等，有时可见血液或原疾病在肺内的播散。④支气管碘油造影。⑤纤支镜或硬管镜检查。⑥支气管肋间动脉造影。⑦经上述检查仍不能确诊者可行肺动脉造影。Wagner等报道在活动性出血期发现注射造影剂2秒后即显示肺出血影像，咳嗽时造影剂进入气管后咳出，并且较早就见到下肺静脉显影，从而诊断出肺动静脉瘘，予以手术切除。

急性肺切除的禁忌证有：①双侧广泛性肺出血，或无法准确定位、定侧者。②重度低肺功能，肺活量<40%，FEV_1<40%（如重度肺气肿、严重的肺结核、毁损肺、晚期肺癌、弥漫性肺纤维化、严重的肺部化脓性疾病等）。③晚期肺癌已无法切除或已有远处转移者。④全身情况太差，合并其他系统严重疾病，不能耐受开胸手术者。⑤出血原因不是原发性肺部疾病，如全身出血性疾病、心源性肺动脉高压（风心病、二尖瓣狭窄）等均不宜手术。⑥其他如拒绝手术等。手术方式一般以行肺叶切除为宜，全肺切除应慎重行事。

总之，近年来发展的支气管内气囊堵塞、冰盐水灌洗及支气管动脉栓塞术，给大量咯血患者的内科治疗提供了更为有效的手段，为不能手术的患者提供了治愈的希望，使不必要手术的患者避免了开刀的痛苦，对能手术的患者避免匆忙手术，可以有更充足的术前准备，从而提高了治愈率，降低了死亡率。

7. 咯血窒息的抢救：因咯血而致死者多数为咯血窒息的恶果。抢救成功的关键是及时发现窒息前兆和迅速通畅气道。窒息先兆的表现为咯血过程中，突然咯血减少或中止，并呼吸急促伴喉鸣、发绀、大汗，极度烦躁，表情恐怖，两手乱抓，如未迅速处理则随后呼吸停止，进入昏迷状态，随之可有二便失禁，继而心跳停止。一旦发现窒息先兆即应紧急抢救。

(1)体位引流：情况紧急可迅速将患者下肢提起呈倒立位，或将上半身移至床边，使弯腰，头和上半身下垂，与床边呈60°角，另一人托头稍后仰，拍击背部，使气道、口腔积血流出，还应注意向出血侧稍倾斜，以免血液流入健侧肺内。

(2)清除血块：用开口器或铁勺撬开紧闭的牙齿，迅速挖出口咽部血块和积血，同时用舌钳拉舌，用吸引器或大空针吸引清除咽喉积血。

(3)气管内插管或纤支镜吸引：若有气道阻塞，应立即行气管内插管，用较粗导尿管吸引清理气道内积血和分泌物，或直接插入纤支镜直观下边吸引边进镜，既可清理、疏通气道，还可寻找出血部位和出血原因及采取局部止血疗法，因此是一种更为优越的方法。

(4)供氧：抢救过程中，应持续高流量供氧并酌情应用呼吸兴奋剂。

(5)人工通气：对呼吸减慢或停止者应予辅助呼吸，包括人工呼吸、呼吸囊捏球和自动呼吸机，以维持有效呼吸，争得时间，治疗原发病。

8. 其他咯血并发症的处理：

(1)休克：主要是失血性休克，应予输血、扩容、维持酸碱水电解质平衡，与止血措施同步进行。

(2)肺不张：主要为积血或血块堵塞某叶、段支气管所致。一般疗法为勤翻身拍背、鼓励咳嗽和体位引流；给予祛痰和支气管扩张解痉剂，也可行超声雾化吸入；应用抗生素防止继发感染等。如仍无复张，应及时行纤支镜检查和吸取血块及其他异物。

(3)吸入性肺炎：主要是祛痰、解痉、引流和应用抗生素控制感染，必要时也可采用纤支镜检查治疗。

（穆维新）

第五章　气胸与血气胸

胸膜腔是由胸膜壁层和脏层构成，是不含空气的密闭的潜在性腔隙。任何原因使胸膜破损(脏层或壁层)，空气进入胸膜腔，称为气胸。此时胸膜腔内压力升高，甚至负压变成正压，使肺脏压缩，静脉回心血流受阻，产生不同程度的肺、心功能障碍。

一、胸腔内压力

人体发育过程中，胸壁的发育速度明显大于肺的发育速度，假如胸膜腔对外界大气开放，肺脏因其弹性回缩使体积变小，而胸腔容积则会增大。在正常生理情况下，胸膜腔呈闭合状态，在平静呼气末，即处于功能残气位时，肺实际容积(FRC)大于其固有容积，而胸廓实际容积小于其固有容积。因此，在功能残气位肺脏产生一个向内回缩力，而胸壁产生一个向外扩张力。这样胸壁和肺脏产生作用力相当，方向相反，趋向于使壁层胸膜与脏层胸膜分开，结果使胸膜腔形成负压状态。这个压力围绕在心、肺外周，是影响心、肺生理功能的重要因素。

胸膜腔内为负压，但在整个胸腔内，从上到下胸膜腔压力并不完全相等。在胸膜腔上部(肺尖压)到下部(肺底压)之间存在着压力梯度。肺尖区胸膜腔压力最小，或负压最多。造成这种压力梯度的原因是由于肺脏及心脏等脏器的重力作用。在肺尖区，胸膜受到2种力：肺脏回缩力(L_1)和肺脏的重力(W_1)；而在肺底区也是2种力，分别用L_2、W_2表示。在肺尖L_1和W_1方向相同，其合力为L_1+W_1，而在肺底部，L_2和W_2方向相反，其合力为L_2-W_2。所以，肺尖区胸膜腔压力总是低于肺底区。据测定，立位时人胸膜腔压力梯度为平均每垂直下移1cm，胸腔内压力增加0.025kPa。假如一人胸廓上下径为30cm，那么立位时肺尖区与肺底区压力差可达0.75kPa。由于整个肺内肺泡压力是相等的，而不同区域内胸膜腔压力不同，结果使不同部位有不同的膨胀压。不同区域的肺压力—容积曲线是相同的，因此由于存在胸膜腔压力梯度使得上肺区肺泡容积比下肺区大，而吸气到达肺总量位(TLC)时，上、下肺区肺泡大小相等，所以上肺区的通气量小于下肺区。这样通过胸膜腔压力梯度可以解释肺内通气分布的不均匀性，即"上少下多"另外，由于胸膜腔压力存在一个垂直的梯度，因此，肺内通气顺序是上肺区"先进后出"，下肺区是"后进先出"，这也是造成肺内通气分布不均匀原因之一。

二、病因及发病机制

随着医学的发展，自发性气胸的流行病学和病因学正在发生变化。自1932年Kjaergaml报道本病多见于胸膜下大疱以后到50年代，结核病成为常见原因；此后，因人寿命延长，中老年阻塞性肺气肿引起的自发性气胸增加，同时获得性免疫缺陷性症候群(AIDS)伴随的卡氏肺囊虫感染引起的自发性气胸也受到了重视。

(一)肺尖胸膜下小气肿疱(bleb)破裂和胸膜发育不全

常规X射线检查，肺部无明显病变，但在胸部高分辨CT片上可发现此种气肿疱存在，胸腔镜直视下可见脏层胸膜下单发或多发的气肿疱，电镜发现气肿疱基底部散在小的圆形或卵圆形小孔，在一定压力下，或在完全不用力情况下产生气胸。当远离脏层胸膜的气肿疱破裂时，空气先进入肺间质，沿血管，支气管周围进入纵隔，在纵隔气体积聚到相当高的压力时，可使纵隔胸膜破裂，空气进入胸膜腔；少数情况也可由于脏层胸膜（多在肺尖部）先天性发育不全，使肺泡与胸膜腔间存在裂隙，产生气胸。此种原因引起的自发性气胸常见于瘦长体型的男性青壮年，常无呼吸道疾病史；发生气胸的机制除与上述机制有关外，还与前文所述的胸膜腔内压力梯度有关。过去由于仅有胸片检查，而不易发现病灶，故称为特发性气胸。

（二）肺气肿性大疱

由于慢性气道阻塞性疾病，使肺泡过度通气，久之伴以肺泡壁破坏，肺泡破裂融合成肺大疱，在胸片或胸部CT片上有时可见大疱内有残存的血管及肺泡间隔，邻近脏层胸膜的大疱内压一旦升高（气道阻塞，用力咳嗽，屏气及机械通气时）大疱破裂，引起气胸。此种原因多见于40岁以上的男性，常有肺结核（病灶组织坏死，或者在愈合过程中瘢痕使细支气管半阻塞形成的肺大疱破裂）、慢性阻塞性肺疾病（肺气肿肺泡内高压破裂）、肺癌（细支气管半阻塞，或是癌肿侵犯胸膜、阻塞性肺炎，继而脏层胸膜破裂）、肺脓肿、尘肺等。

（三）月经性气胸

发生于月经期前、后24h～48h，首发年龄多见于20岁～40岁，右侧多见，发病机制可能是：①空气经膈肌缺陷的先天性通道进入胸膜腔；②胸膜下的小气肿疱破裂；③胸腔子宫内膜移位症；④前列腺素产生的细支气管阻塞导致肺泡破裂。多数学者认为③为其主要机制。

（四）医源性及外伤性气胸

过去常用人工方法将滤过空气注入胸膜腔以便在X射线下识别胸内疾病或用于治疗肺部疾病（如空洞），或者是在针灸时误治引起的气胸，称为医源性气胸（或称人工气胸、外伤气胸）；有些胸外伤，手术等也可引起外伤性气胸。

（五）其他

其他可引起气胸的原因有家族性气胸，少见肺部疾病如囊性肺纤维化、弥漫性肺间质纤维化、结节病、马-凡综合征等，航空、潜水作业无逐渐减压措施，从高压环境突然进入低压环境，以及持续正压人工通气时送气压力过高等，均可发生气胸。

气胸的发生与否除与上述气胸的基本原因有关外，尚与诱因有关。凡能增加胸内压、尤其是并发上述病因时病变区肺泡内压增高的因素均可诱发气胸的发生，特别是自发性气胸（肺基础病变使脏层胸膜破裂所致的气胸）。正常时胸腔内压为-0.4kPa～-1.4kPa，而正常肺泡破裂所需压力为7.8kPa～13.7kPa，但病变的肺泡和大疱可承受的压力远远小于正常肺泡，故在内压突然增加时导致破裂。常见的原因有①剧烈咳嗽、用力加腹压（用力大便，屏气抬重物），可使肺泡内压达7.8kPa～8.8kPa。②呼吸道感染引起的局部气道阻塞，该区域肺泡内压升高。③支气管严重痉挛或栓塞，如哮喘持续状态并发气胸。④机械通气使肺大疱内压力增高。

三、临床类型

临床上根据致病原因及机制不同而分为特发性气胸、人工性气胸、外伤性气胸、月经性气胸及自发性气胸。而自发性气胸根据脏层胸膜破口情况及其发生气胸后对胸腔内压力的影响又分为3种类型。

（一）闭合型（单纯性）气胸

裂口较小，在呼气时肺回缩，或因浆液渗出物使脏层胸膜破口自行封闭，不再有空气漏入胸膜腔。胸腔内测压显示压力有所升高，抽气后，压力下降而不复升，证明破口不再漏气。胸膜腔内压力即可维持负压，肺亦随之逐渐复张。

（二）张力性（高压性）气胸

胸膜破口形成单向活瓣样阻塞，吸气时开启，空气进入胸膜腔；呼气时关闭，胸膜腔内气体不能再经破口返回到呼吸道而排出体外。其结果是胸膜腔内气体随时间延长愈积愈多，形成高压，肺组织受压，. 呼吸困难，纵隔推向健侧，大血管摆动、扭曲，循环系统也受到障碍，需紧急排气以缓解症状，是呼吸系急症之一。

患侧胸腔内压明显增高，抽气至负压后，不久又恢复正压，需安装持续胸膜排气装置。

（三）交通性（开放性）气胸

因脏层和壁层胸膜之间有粘连和牵拉，使破口持续开启，吸气和呼气时，空气自由进出胸膜腔。患者胸膜腔内压力与外界大气压相等，抽气后观察数分钟，胸膜腔内压又重新恢复到大气压水平。为0kPa上下。

四、临床表现

本节重点讲述自发性气胸。自发性气胸的发生多为单侧，约有10%患者出现双侧气胸。

（一）症状

在出现临床症状之前，往往有一定诱因，如持重物、憋气、剧烈运动、咳嗽、大笑、用力排便等，但个别患者可无明显诱因发现，甚至在睡眠中发病。

1. 呼吸困难　呼吸困难严重程度与气胸发生快慢、气胸类型、肺萎陷程度和基础肺功能有密切关系。肺无明显基础病变，气胸发生较轻，呈小量闭合性气胸者，可先有气急，但数小时后逐渐平稳；有些病人原肺功能正常，发生单侧闭合性气胸后，即使肺压缩超过80%，亦可无明显呼吸困难，或仅在活动、上楼时稍感气急；而张力性气胸、双侧性气胸，老年慢阻肺疾病并发气胸可有明显呼吸困难。

2. 胸痛　常出现在气胸发生时，也可发生在气胸形成后，与肺萎陷无关，呈突然尖锐的刺痛或刀割样痛，吸气时加剧，多在前胸、腋下部，可放射到肩部、背部及上腹部。持续性胸骨后痛提示纵隔气肿存在，在严重呼吸困难时疼痛常被掩盖。

3. 刺激性干咳　因气体刺激胸膜所致，多不严重，但可影响气胸的愈合，无痰或偶有少量血丝痰，可能来自肺破裂部位。

（二）体征

1. 呼吸增快、发绀　多见于张力性气胸，病人表情紧张、恐惧、大汗、四肢厥冷、脉快、发绀、烦躁不安。如有血压过低等休克表现要提高警惕血气胸的存在，应及时了解有无胸腔积液征，并动态观察血压、心率及尿量。

2. 气管、心脏移位　多见于张力性气胸。气胸时心脏向健侧移位，左侧气喘时心浊音界消失，右侧气胸肝上浊音界消失，颈、胸甚至头及上腹部可出现皮下气肿，如多发肋骨骨折伴气胸时可出现患侧胸廓矛盾呼吸及纵隔摆动，对心血管影响较大，应予以警惕。

3. 胸部体征 患侧胸廓饱满，呼吸运动减弱，语颤及语音传导戚弱，叩诊呈鼓音，呼吸音减弱或消失。在小儿胸膜腔积气时患侧呼吸音减弱可能是气胸的惟一体征。左侧气胸或纵隔气肿时可在胸骨左缘处听到与心跳一致的咔嗒音或高调金属音，称为Hamman征，左侧卧位和呼气时最清楚，有时在气胸吸收、肺复张时也能听到。其产生机制为心跳挤压纵隔或胸腔内的空气，或心跳使分开的脏层、壁层胸膜突然接触而致。

(三)X射线检查

X射线检查是诊断气胸的最重要方法，胸片上显示为无肺纹理的均匀透亮的胸膜腔积气带，内侧为呈弧形的线状肺压缩边缘。肺压缩程度用占同侧胸腔的百分数表示，供临床参考用。小量气胸可拍深呼气片，使积气带更清楚，或拍病人健侧卧位片，可见患侧胸膜腔内有与胸壁平行的积气带。此外，胸片上可见胸膜粘连，或使肺压缩边缘呈分叶状；可有液气胸存在，但积液量多为少量，如量大伴有血压下降等情况时，应警惕血气胸的存在。气管、心脏向健侧移位，同侧膈肌下降；并发纵隔气肿时，纵隔及皮下显示积气影。胸部CT片上能清楚显示胸膜腔积气的位置。尤其在纵隔面的胸膜腔可以与纵隔气肿区别。

(四)血气分析与肺功能

在急性气胸肺萎陷的早期数小时内，肺泡通气量突然降低，产生通气/血流比例失调，肺内静-动脉分流，导致动脉血氧分压下降，二氧化碳分压正常或因呼吸过快致二氧化碳分压下降。随后由于萎陷肺血管收缩，血流减少，通气/血流比值恢复正常，分流减少或停止，动脉血氧分压可恢复正常。

慢性气胸由于肺萎陷时间较长，肺容积变小，主要表现为限制性通气功能障碍和肺顺应性下降，血气检查示安静时动脉血氧分压正常，活动后动脉血氧分压下降，二氧化碳分压正常或降低。

五、诊断

气胸的诊断一般不难，但要做出病因诊断需要注意鉴别诊断。

(一)气胸的诊断

包括有无气胸，气胸的范围，气胸的类型，有无血气胸等诊断内容。胸部X射线是诊断气胸的主要手段，胸腔抽气测压是判断气胸类型的主要方法。此外，胸腔气体氧分压和二氧化碳分压也是判定气胸类型的较好指标。闭合性气胸，胸腔内气体氧分压小于5.33kPa，二氧化碳分压大于动脉血二氧化碳分压；张力性气胸，胸腔内气体氧分压在8.0IcPa左右，二氧化碳分压小于动脉血二氧化碳分压；开放性气胸，胸腔内气体氧分压大于13.33kPa，二氧化碳分压小于动脉血二氧化碳分压。

(二)病因诊断

除详细询问病史、全面体检可得到病因诊断材料外，对无特殊病史，且疑为胸膜下气肿疱引起者，胸部CT多能看到小气肿疱或大疱。胸腔镜检查可直接发现气肿疱的存在，还可发现胸膜粘连，胸膜破裂口等，可作出定位及初步的病因诊断。

六、鉴别诊断

(一)急性心肌梗死

气胸可因胸痛、呼吸因难并发血压下降或休克易误诊急性心梗，心肌梗死常有高血压、冠心病病史和心音性质、节律变化，可出现新杂音或有左心功能不全体征，心电图及血心肌酶谱有助于鉴别。

(二)急性肺梗死

也可有胸痛、咳嗽、呼吸困难及休克，但常有长期卧床、静脉血栓形成、骨折、肿瘤、羊水早破、静脉药瘾等病史。常有发热、咯血，血白细胞及乳酸脱氢酶升高(LDH)，心电图可有较为特征的S_{III}、T_{III}改变，胸片上无气胸而有肺栓塞的特征表现。

(三)肺大疱

局限性气胸易与张力性肺大疱混淆，肺大疱常有肺大疱病史，肺气肿病史等，胸片上大疱呈圆形或椭圆形，位于肺上部的大疱其下缘呈倒抛物线，而气胸的下缘为斜向外的抛物线；位于肺下部的大疱上缘呈抛物线，而气胸的上缘则呈外上内下的倒抛物线。

(四)其他疾病

如干性胸膜炎、肋软骨炎、急腹症、严重阻塞性肺疾病等，根据其表现及临床特征不难鉴别。

七、治疗

少量气胸、肺压缩小于30%仅般不需处理，但对于张力性气胸、血气胸则需紧急抢救，而慢性气胸、交通气胸等则需特别的治疗与处理。

(一)一般处理

各种类型的气胸患者均需要卧床休息、限制活动。同时可根据情况予以镇咳、止痛等对症治疗。一般不必应用抗生素，如并有液气胸时应酌情应用抗生素。呼吸困难、发绀时可予以吸氧。有作者认为吸氧可提高血氧张力、降低血氮张力，使血与胸膜腔内氮张力梯度增大，有利于气胸胸腔内氮气体进人到血液，对肺的快速复张有利。

(二)气胸的紧急处理

包括抽气减压、尽快促使肺复张、防止复张性肺水肿并发症。

1.抽气的指征　原肺功能正常，肺压缩大于30%或肺压缩小于30%但病人呼吸困难明显加重，且动脉氧分压小于8.0kPa者；张力性气胸、呼吸困难进行性加重者；交通性气胸。

2.抽气部位　根据胸片在积气最多处。通常无胸膜粘连时多在锁骨中线第2肋间或腋中线4肋~5肋间，如病人无法拍胸片也可在胸廓最饱满处诊断性穿刺，但尽量避免此方法。上述穿刺部位的选择有利于病人的床上活动。

3.方法

(1)简易法　用50ml~100ml注射器进行胸穿抽气。紧急情况下可用普通注射针头插人胸膜腔使胸膜腔内高压气体排出，或在针栓上扎上手指套，末端剪一小孔，针头插入胸膜腔后借助呼吸时胸膜腔内压力变化使胸腔内气体排出；呼气时，胸膜腔内压力下降，指套末端小孔闭合，气体不能进人胸腔。上述方法适用于急救，同时也利于病人的搬送。

(2)气胸箱抽气　可以观察抽气前后胸膜腔内的压力变化，对临床分类很有帮助，又可记录抽气量，但对张力性气胸及开放性气胸治疗效果差。目前仅用于临床分类及闭合性气胸的治疗。

(3)水封瓶闭式引流正压排气　可采用套管针穿刺法或肋间皮肤切开钝性分离法将引

流管插入胸膜腔，外端连于水封瓶的玻璃管上，利用胸膜腔内压大于大气压的正压排气。适用于张力性气胸，对于慢性闭合性气胸也适宜，可避免因排气过快所引起的复张性肺水肿，对交通性气胸效果差。注意引流管应选用质地较硬的硅胶管，前端剪成鸭嘴状，同时剪几个侧孔，对防止分泌物阻塞管口有利。固定引流管时不要扭曲，防止阻碍气体、液体的排出。水封瓶内玻璃管宜埋入水中2cm～3cm，过深不利于排气。如果同时伴有胸腔积液可采用双瓶闭式引流法，即在靠近病人侧串联一收集引流物的水封瓶。闭式引流后水封瓶内不再有气泡逸出，且玻璃管中液面上升随呼吸自然波动，表明肺破口已愈合，漏气停止，连续观察24h～48h无变化，可用止血钳夹住引流管再观察24h，病情稳定，胸片证实肺已完全复张，即可拔管。如果水封瓶内无汽泡，玻璃管内液面不波动，提示引流管阻塞或引流管内口贴近胸壁或复张的肺，可转动引流管方向，稍微拔出一点引流管或用无菌生理盐水经引流管注入胸腔少许，管腔即可通畅，玻璃管内液面上下波动。

(4)持续性负压排气 闭式引流正压排气持续1周以上气泡仍逸出，说明破口未愈合，应加用负压吸引，以利肺复张闭合破口。但负压吸引压力应严格控制，否则可致病人不适或疼痛，严重者出现复张性肺水肿。可用可调式负压吸引器，压力控制在-0.29kPa～-1.37kPa，也可采用水封瓶内放置调压管另接普通负压吸引器的办法，调压管设置在-0.785kPa～-0.98kPa，当吸引器压力过大时，调压管可吸入空气，缓冲对胸腔排气管的负压吸引作用。经处理一般2d～3d后80%～90%病例可奏效。

(三)特殊类型气胸的治疗

1.双侧气胸的治疗 有少数病人同时发生双侧气胸，处理这种气胸的原则是紧急处理肺萎陷多的一侧，及早采用闭式引流，插管时间宜长，且萎陷少的一侧暂时观察或采用简易排气法。待对侧肺完全复张后，再处理另一侧。

2.血气胸的治疗 脏层胸膜破裂或粘连带撕裂可导致血管破裂引致血气胸，故有液气胸时，应首先明确胸膜腔内液体是否为血液，要除外由于穿刺而致的肋间出血，这种损伤所致的血能够很快凝固，而血气胸抽出的血由于胸腔的去纤维化作用血液不会凝固。再者要注意胸膜腔内血量、有无活动性出血、病人一般情况、有无血压下降及休克征象。出血量少、无低血压、无休克者可按一般气胸处理，如果出血量大或有活动性出血，应抽气加止血，并将胸腔内血液抽出。如出血速度快，病人一般情况差，有失血性休克征象者，应积极输血控制出血，急诊外科手术治疗。对于胸膜腔内无法引流的血块(大量、快速出血完全控制48h以上)，如血凝块过大或内科控制出血不佳，可采用外科手术止血及清除残积血块。

3.纵隔、皮下气肿的治疗 在气胸穿刺或水封瓶闭式引流的治疗过程中，有时可使气体溢出皮下，造成病人胸壁、甚至颈部出现皮下气肿，这些改变随气胸好转而消失，但有一部分病人，由于张力性气胸或肺泡破裂致肺泡间质而出现纵隔气肿，既可与气胸同时出现，也可单独出现，是一种较严重的气胸并发症，必须认真对待。纵隔气肿呼吸困难，发绀较严重，甚至严重影响心血管功能，严重者可引起心跳骤停。治疗气胸时部分病例随破口停止漏气，纵隔及皮下气肿可在数天内消失，如病情严重可在胸骨上窝横向切开皮肤到皮下组织，让气体慢慢排出，或用针头抽气、排气，挤压切开皮肤及穿刺针头周围皮肤，可加快排气速度。

4.老年气胸的治疗 老年人气胸时肺及胸膜以外的并发症增多，如冠心病、心律失常、肺动脉高压、消化性溃疡、肾脏等并发症，且肺功能低下，以及手术困难等给气胸的治疗带来一定困难。通常以保守疗法为宜，采用简单排气或水封瓶闭式引流，如保守治疗无效，肺复张不佳，超过10d可采取手术治疗，即使年龄在60岁～70岁左右，也不是手术的禁忌证。并发症中如有循环系疾病，应慎重对待。术式以缝合裂口或部分肺叶切除为宜。

5.月经性气胸的治疗　月经性气胸发病机理已如前述，但目前多倾向于月经期气体由膈肌裂孔进入胸膜腔。有人曾对月经气胸病人做人工气腹，结果发生了气胸，因而提出探查膈肌寻找裂孔。目前已有多例报道，有的病人确有膈肌裂孔存在，经缝合结扎，使月经气胸痊愈。

6.顽固性气胸的治疗　部分气胸患者，由于有胸膜粘连牵拉，虽用简易排气法、闭式引流、负压吸引治疗，均不能治愈，这种患者一般情况较差，难以耐受手术治疗。故有人采用往胸膜腔内注入生理盐水，造成人工胸腔积液，使胸膜粘连；也有人采用气管阻塞术，在查明漏气支气管所在部位后，用小块止血海棉或纤维蛋白块、纤维蛋白糊经一特别导管阻塞漏气的支气管，这2种方法均简单易行，但第一种方法易并发肺部感染，而后一种方法术后肺炎发生率较少，但操作难度大于第一种方法。

7.复发性气胸的治疗　有些气胸经几次治疗后仍复发，且随着气胸复发次数的增多，肺功能损伤愈来愈重，对这种复发性气胸的治疗，多采用胸膜粘连术，常通过胸膜腔引流管或在胸腔镜直视下注入粘连剂(滑石粉、50%葡萄糖、四环素、阿的平、自体血、强力霉素、凝血酶等)，使脏层胸膜与壁层胸膜产生无菌炎症，胸膜广泛粘连，闭锁胸膜腔防止气胸复发。注入粘连剂后应注意嘱病人应尽量转动体位使粘连剂分布均匀，以免形成局部枯连，形成局灶性气胸；为减轻或避免疼痛，在注入粘连剂时可同时注入利多卡因，进行浅表麻醉；粘连术后1周左右拍胸片了解祛连效果。

(四)外科治疗

合适的外科治疗，不仅能加快治愈气胸，利于早日肺复张，缩短住院日，而且可确切了解气胸的基础病变，采取根本的治疗措施，防止复发。

1.手术适应证

(1)开放性气胸　手术能切除破口周围瘢痕粘连，修复胸膜瘘。

(2)慢性气胸　经内科正、负压引流正规治疗3个月以上，破口仍不能愈合，肺未复张者为慢性气胸。多因肺表面纤维机化组织复盖，形成"冰冻肺"状态，即使胸膜腔压力不高，破口已愈合，因肺已被纤维机化物包裹，肺也难以在胸膜腔负压下复张。手术可剥离纤维组织，促其复张。

(3)复发性气胸　复发性气胸虽经插管，注入粘连剂致胸膜粘连可防止复发，但因粘连剂分布不均及插管刺激等，使胸膜各部分粘连不一致，易形成多房性气胸，多次复发及粘连剂又可致肺功能损伤加重，故主张手术治疗。月经性气胸也属于复发性气胸，采用抑制卵巢功能的药物(黄体酮)以抑制排卵过程，可防止复发，但停药后仍会复发，手术治疗较为彻底。

(4)血气胸　因胸膜粘连带血供来自体循环，故一旦发生撕裂，可产生大出血，内科治疗无效时，应紧急外科手术治疗，结扎出血灶，清除积血，剥离纤维粘连带，防止纤维胸形成。

(5)脓气胸　经内科抗炎、局部清洗、引流仍不能完全清除脓液或伴有支气管胸膜瘘时，应及时手术修补胸膜腔内脓液，剥离增厚的胸膜，以防胸廓塌陷。

2.手术方法　肺大疱切除，折叠缝合，瘢痕切除，壁层胸膜部分切除及剥离，甚至肺叶或全肺切除。手术的原则是尽量保存肺功能组织兼顾基础病变的根除。术中可用纱布轻擦胸膜表面，形成均匀的无菌炎症，利于术后胸膜粘连及固定。

八、并发症

气胸的主要并发症是纵隔气肿，血气胸与皮下气肿，前文已作了详述，但是在抽气过程中，由于低负压抽吸，使胸内的积气(或积液)被迅速排出而引起的肺复张后肺水肿则容易被临床医生所忽视。随着近年来对高压性气胸、交通性气胸、大量胸腔积液等采用持续正压或负压吸引的治疗，肺复张后肺水肿的发病率增高，病死率约为20%。

肺萎陷时间超过72h，肺压缩大于70%以上、每次抽液量超过2000ml或负压吸引时压力超过-2.0kPa时，都可发生复张后肺水肿。其机制为①肺毛细血管通透性增高：肺压缩后毛细血管内皮细胞缺氧，通透性增高，肺复张后，血流灌注增加，渗入到肺间质及肺泡内；②肺泡表面活性物质功能障碍：肺萎陷后，肺泡表面活性物质减少，肺泡表面张力增加，促进血管内液向肺泡滤出；③毛细血管-肺泡间压力梯度增大：因上述两种机制，加之小气道阻塞肺复张时仍未通畅，使肺内压进一步升高，造成肺毛细血管-肺泡间压力梯度增大；④神经体液因素：有血学者认为，肺复张时，回心血量增加，而肺静脉排出量仍未相应增加，形成肺静脉压增高，形成肺水肿，这种变化有神经体液因素参与，具体机制尚待阐明。

患者常在肺复张后几分钟到几小时内突然发病，突感胸闷、气短加重、呼吸急促，咳嗽频繁、咳出大量白色或粉红泡痰、口唇紫绀、烦躁不安、甚至休克。查体约有1/3患者有低血压，患侧肺部有广泛湿啰音及水泡音。

X射线检查显示肺已复张，但肺内有大片弥漫性阴影，偶见双侧肺水肿，经适当处理后，肺内阴影3d～5d后消散。

肺复张后肺水肿的治疗主要包括：①高流量吸氧、湿化瓶内加入有机硅消泡剂；②静脉注射速尿；③静脉注射肾上腺糖皮质激素；④控制输液量，输胶体液(如血浆、蛋白等)；⑤严重病例需机械通气行CPAP或PEEP治疗；⑥必要时可向患侧胸腔注入一定量气体，造成人工气胸。在抽气、抽液时应避免快速、大量抽吸，如发现患者动脉血氧分压进行性下降时应高度警惕复张后肺水肿的发生，并采取相应预防及治疗措施。

(穆维新)

第六章　呼吸衰竭

呼吸衰竭(respiratory failure)是指各种原因引起的呼吸器官通气和(或)换气功能严重障碍，以致不能有效地进行气体交换，从而导致严重缺氧，伴(或不伴)严重二氧化碳潴留，并引起一系列生理和代谢功能紊乱的综合征。呼吸衰竭的严格定义是，在海平面大气压(即标准大气压)下，静息状态呼吸自然空气，并排除心脏内解剖分流和原发性心脏排血量降低等情况之后，具有严重低氧血症，动脉血氧分压(PaO_2)低于8kPa(60mmHg)，或伴有严重高碳酸血症，动脉血二氧化碳分压(PaO_2)大于6.67kPa(50mmHg)，才称为呼吸衰竭。呼吸衰竭不是一种原发性疾病，而是一种继发于多种疾病的临床综合征。其临床表现均具有不同的原发病症状，而最主要的临床特征是呼吸困难、发绀多汗、心率增快和意识障碍。

【分类】

呼吸衰竭有多种类型，治疗方法不尽相同，可从以下几个不同的侧面进行分类。

1. 据发病急、缓分为急性和慢性呼吸衰竭。急性呼吸衰竭是指原来呼吸器官健康、因某种突发原因使呼吸功能急剧减退而发生的呼吸衰竭；慢性呼吸衰竭是由慢性呼吸系统疾病逐渐加重发展而来。

2. 以引起呼吸衰竭的病变器官部位分为中枢(如颅脑病变)性和周围(即呼吸器官)性呼吸衰竭。临床上以呼吸器官性呼吸衰竭最常见。此外，由于细胞水平的气体交换障碍而引起的严重缺氧可称为内呼吸性呼吸衰竭，一氧化碳中毒则是其典型代表。

3. 按动脉血气分析结果和发病机理不同，可分为Ⅰ型(即单纯缺氧性)呼衰和Ⅱ型(缺氧伴二氧化碳潴留性)呼衰。Ⅰ型呼衰主要见于换气功能障碍而通气尚好的疾病，Ⅱ型呼衰主要由慢性阻塞性肺病所致，以通气功能障碍为主，兼有换气功能不足，多见于慢性呼吸衰竭。还有少数病例PaO_2在安全界限(8.0kPa)以上或接近正常，而$PaCO_2$却明显升高(>6.67kPa)，有的文献上称为Ⅲ型(单纯二氧化碳潴留性)呼吸衰竭，认为与Ⅱ型呼衰治疗中不恰当地吸入高浓度的氧气有关。也有的患者可能与其对高碳酸的长期适应、耐受性增高有关。

按动脉血气结果分类既可明确呼衰的发生机理和病理生理改变，更可指导在临床抢救治疗中重点解决什么问题，因此，近年已普遍受到重视和广泛采用。

4. 依呼吸衰竭的病情程度和血气分析结果，可将呼衰分为轻度、中度和重度三级，其主要分级指标见表11。

表11　呼吸衰竭的分度

主要指标	轻度	中度	重度
呼吸困难	有	显著	严重
发绀	轻度	明显	严重
神志	清楚	嗜睡、谵妄	昏迷
PaO_2(kPa)	>6.67<8	5.33~6.67	<5.33
(mmHg)	(50~60)	(40~50)	(<40)

主要指标	轻度	中度	重度
PaO$_2$(kPa)*	>6.67	>9.33	>12
(mmHg)	(50)	(70)	(90)
SaO$_2$(%)	>85	76~85	<75

*若Ⅰ型呼吸衰竭则不伴PaCO2增高

这种分类法有助于估价病情和判断预后，观察治疗中的变化，做出综合分析。

【病因】

前已述及，呼吸衰竭是继发于多种不同疾病的一组临床综合征，了解和掌握呼衰的原发病因，可使治疗具有针对性和提高疗效。临床上常见的病因有以下几类。

1. 呼吸器官疾病，临床上最为常见，通常所说的呼吸衰竭多指此种，按解剖部位不同又可分为：

（1）呼吸道疾病，包括慢性阻塞性肺病、急性窒息，喉头水肿，气管异物，肿瘤，痰、血块阻塞，弥漫性支气管痉挛，炎性水肿，黏液栓等。引起通气不足、气体分布不均匀致通气/血液比例失调，发生缺氧和二氧化碳潴留。

（2）肺组织病变，包括弥漫阻塞性肺气肿、非心原性肺水肿、肺萎陷不张、广泛重症肺炎、尘肺、重度肺结核、弥漫性肺纤维化、急性理化因素引起的肺损伤和各种原因导致的急性肺损伤及急性呼吸窘迫综合征。上述疾病可引起肺容量缩小、通气量减少及有效弥散面积下降，通气/血流比例失调致肺动静脉样分流，引起缺氧和（或）二氧化碳潴留。

（3）肺血管疾病，包括肺动脉栓塞、肺梗死、肺毛细血管炎、肺毛细血管瘤、广泛性肺泡出血等。可使未经氧合的肺动脉血分流至肺静脉，主要引起缺氧发生Ⅰ型呼吸衰竭。

（4）胸廓和胸膜疾病，包括胸廓畸形，脊柱侧弯后突，胸部外伤及多发性肋骨骨折，手术创伤，气胸、血气胸、脓气胸、大量胸腔积液、广泛胸膜肥厚，膈及纵隔疾病，肥胖低通气综合征等。影响肺和胸廓活动，导致通气不足和气体分布不均匀，影响换气功能。

（5）睡眠呼吸暂停综合征和睡眠低通气均可引起Ⅱ型呼吸衰竭。

2. 中枢神经和神经肌肉疾病：脑血管意外、颅脑感染、脑外伤、电击等可损害呼吸中枢导致中枢性呼吸衰竭；神经肌肉疾病，如格林—巴利综合征、脊髓灰质炎、肌营养不良、重症肌无力等均可引起呼吸肌收缩无力而发生呼吸衰竭。

3. 中毒：镇静剂和麻醉剂中毒可抑制呼吸中枢及发生休克，渗透性肺水肿致中枢性和周围性呼吸衰竭；氰化物（如苦杏仁）、亚硝酸盐等中毒可致细胞水平气体交换障碍，一氧化碳中毒可致氧合血红蛋白减少，从而均引起严重缺氧，使PaO$_2$降至8.0kPa以下，这类呼吸衰竭称为内呼吸性呼吸衰竭。

【发生机制】

呼吸衰竭的基本病理生理改变为缺氧或伴有二氧化碳潴留，或者说呼吸衰竭的实质、结果是严重低氧血症和伴或不伴高碳酸血症。那么为什么会发生严重缺氧及伴有二氧化碳潴留呢？

1. 缺氧的发生机制：

（1）通气不足。通气不足又分为以下几类原因：①通气动力减弱，如呼吸中枢抑制，包括多种颅脑病变、药物中毒、电击等，或呼吸肌运动障碍，如格林—巴利综合征、重症肌无力、严重低钾等，均可使呼吸动力不足，胸廓不能有效地扩张（包括膈肌运动）和收缩，因此肺泡不能正常膨胀而导致潮气量减少，即每次呼吸肺内进、出气量下降，使氧摄取必然减少。②生理死腔量增加，因为潮气量=生理死腔量+肺泡通气量，生理死腔量增加必然使肺泡通气量减少，因而影响肺泡的气体交换。临床上主要见于浅而快的呼吸，这种通气方式只增加无效腔(死腔)通气，而使有效的肺泡通气量减少。③气道阻力增加，见于慢性支气管炎、肺气肿、支气管哮喘急性发作期，由于气道的炎性水肿、痉挛、黏液分泌增多或气道重建(包括胶原纤维、平滑肌等)，导致气道狭窄使呼气阻力增加，通气量减少，气体交换障碍，同时由于气道阻力增加还常伴随呼吸做功增加致氧耗量增多，使缺氧和二氧化碳潴留更加严重。

(2)弥散障碍，包括弥散面积减少(如肺气肿、肺实变、肺不张等)和弥散膜增厚(如肺间质纤维化、肺水肿等)，使肺泡氧弥散到肺毛细血管的距离加大，弥散量减少，血液内氧摄取必然减少。

(3)通气/血流比例失调，正常成人静息状态下自然呼吸，肺泡通气量(V)为4L/min，肺循环血流量(Q)为5L/min，二者比值即V/Q=0.8，且肺内各部位V/Q均匀匹配，均为V/Q=0.8，这样即可有正常良好的气体交换。当某些肺部病变使病变部位肺泡通气量减少但局部血流相对正常时，可使V/Q<0.8，使肺动脉血未能充分氧合即进入肺静脉，形成肺内分流，则必导致PaO_2下降。或者肺病变部位肺泡通气尚好，而局部血流减少，结果V/Q>0.8，此时吸入气体虽无减少，但不能在该区域进行有效的气体交换，形成了无效腔通气或称死腔样通气，从而必然导致缺氧。鉴于上述，可以认为，通气/血流比例失调，不管其比值是>0.8，或者<0.8，均可引起缺氧。

(4)肺动一静脉分流，是指未经氧合的静脉血(来自肺动脉)流入动脉系统(即肺静脉)，因此应理解为静一动脉分流。主要见于肺泡萎陷肺不张、肺水肿、肺炎症病变等引起肺泡通气减少，甚至完全丧失，此时虽然病变部血流相对正常，但流经该区域的呻动脉血液基本未进行气体交换即进入了肺静脉，因为静脉系统血液未经氧合作用流入了动脉系统，必然导致缺氧。这种分流虽也造成V/Q比失调，但与之不同的是，通常的V/Q比失调者，给予供氧，使低通气的肺泡内氧浓度增高，可使V/Q失调改善，PaO_2回升；而肺动一静脉分流显著的患者，即使提高吸氧浓度，也不能明显提高PaO_2。

(5)氧耗量增多，也是加重缺氧的原因之一。肺胸疾病引起呼吸困难和呼吸功能障碍者，均使呼吸运动加深加快，因此呼吸功也必然随之增加，虽然这是机体对缺氧的一种代偿机制，但随着呼吸功的增加，氧耗量亦大大增多。如正常成人平静呼吸时用于呼吸运动的做功，其氧耗量仅占全身氧耗量的5%以下，而呼吸困难呼吸功显著增加(如严重哮喘发作)时，其用于呼吸运动的耗氧抵可占全身耗氧的25%～30%，甚至达正常呼吸氧耗的十几倍。此外，非呼吸疾病如高热、寒战、抽搐等也都使耗氧量增加，如正常成人总氧耗量为200～300ml/min，而寒战时氧耗可达500ml/min，抽搐患者耗氧量也大大增加。随着耗氧量的增加，通气量均代偿性增加以达防止缺氧的目的，但代偿性通气量增加也有一定限度，当氧耗量很高时(如800ml/min以上)则很难代偿到PaO_2正常，尤其是通气功能障碍的患者，更难于使肺泡氧分压升高和使缺氧缓解。氧耗增加的同时还都伴有二氧化碳的增多。

2.二氧化碳(CO_2)潴留的机制：CO_2潴留于血液内，与水结合($CO_2+H_2O=H_2CO_3$)形成碳酸，引起高碳酸血症，对机体有多种危害。CO_2潴留的机制与缺氧机制有相同之处，但肺弥漫功能障碍、通气/血液比例失调及肺动一静脉分流通常不引起CO_2潴留，因为CO_2弥散能力很强，是氧弥散能力的20倍，因此只要呼吸道通畅，呼吸动力无障碍，一般不会引起CO_2潴留。CO_2潴留的机制有二：①CO_2产生过多，从理论上讲，机体处于高代谢时，如高热、寒战、抽搐、各种严重感染等，均可使CO_2产生增多，引起体内CO_2潴留。但事实上，CO_2产生增多的同时，如氧耗量增加一样，通气量亦随之相应增加，可有效地将过多的CO_2排除体外。因此，这种机会引起CO_2潴留的机会很少，甚至还可能因过度通气，CO_2排除过多而出现低碳酸血症。但若伴有通气障碍时则可出现CO_2潴留。②通气不足，包括呼吸动力不足（如中枢和神经肌肉病变），呼吸道阻力增加（气道水肿、痉挛、狭窄）和肺内死腔量增加（浅快的无效呼吸），均引起肺泡通气量不足，不能有效地将体内所产生的CO_2排除，使肺泡内及血液内PCO_2增高，产生高碳酸血症。若通气不足和CO_2产生增加二种因素并存，则使CO_2潴留更加严重。

【病理生理改变】

前已述及呼吸衰竭的实质是严重缺氧或伴有CO_2潴留，其各种病理生理改变主要是由缺氧和CO_2潴留引起的生理功能异常和代谢功能紊乱。缺氧和CO_2潴留对机体都有哪些不良影响呢？主要可归纳为以下几方面：

1. 呼吸系统：缺氧可引起通气量增加，这是一种代偿机制，目的是增加通气量来缓解缺氧。其机制主要是缺氧可通过刺激颈动脉窦和主动脉体的化学感受器而反射性引起通气增加，急性缺氧时通气量增加明显，但若严重缺氧，如$PaO_2<4.0kPa(30mmHg)$，可抑制呼吸中枢，通气量反而减少。如缺氧缓慢加重，通气反射则较迟钝。缺O_2对通气反应较CO_2潴留作用弱得多。

CO_2潴留对呼吸的影响较显著，因CO_2是一种强有力的呼吸中枢兴奋剂，尤其是急性CO_2潴留可刺激呼吸中枢出现深大的快速呼吸，随CO_2浓度增高，可使通气量增加数倍至十数倍。但CO_2潴留过于严重时，如短期内$>10.67kPa(80mmHg)$反可转为对呼吸中枢抑制，甚至呼吸停止死亡。另一方面，气道不通畅者通气量也很难增加。

2. 循环系统：缺氧可刺激心脏使心率加快，同时因缺氧使交感神经兴奋使心肌收缩力增强和心搏量增加，血压上升，冠脉血流量显著增加。心肌对缺氧非常敏感，心电图上可出现缺氧性损伤表现，严重缺氧可出现心跳减慢甚至心室纤颤和心脏骤停。缺氧可引起肺小动脉收缩导致肺动脉高压和右心负荷加重。

CO_2潴留也使心率加快，心搏量增加及血压上升，周围血管扩张，脉洪大多汗，脑、冠脉血管扩张，肺、肾动脉收缩。严重CO_2潴留时，患者以普遍性血管扩张为主，故可引起血压下降乃至休克。

3. 中枢神经系统：脑组织耗氧量很高，约占全身氧耗的25%，因此对缺氧很敏感，尤其是大脑皮质最为敏感。缺氧急缓和程度对中枢神经的影响有所不同，如突然中断供氧20秒即可出现深昏迷和抽搐。缓慢发生的轻度缺氧可引起注意力不集中，反应迟钝和定向障碍。$PaO_2<6.67kPa(50mmHg)$时可导致烦躁不安、神志恍惚和谵妄状态。$PaO_2<4.0kPa(30mmHg)$可致昏迷。若低于$2.67kPa(20mmHg)$可发生不可逆转的脑细胞损伤。脑对缺氧也有一定的适应保护机制，缺氧时脑血管扩张，脑血流增多，可改善脑供氧，减轻缺氧性脑损害。脑组织缺氧严重时由于脑血管内皮损伤，渗透性增加，水分进入脑间质，加以脑细胞缺氧性损害引起脑细胞内水肿，因此可发生细胞内和细胞外混合性脑水肿，致颅内压增高，又挤压脑组织，血管受压，使脑缺氧更加严重，形成恶性循环。

CO_2潴留形成高碳酸血症，使脑脊液氢离子浓度增高，可影响脑细胞代谢，抑制脑皮质活动，降低脑细胞兴奋性；随着CO_2潴留增加，皮层下的刺激加强，可间接引起皮质兴奋；若CO_2进一步增高，又转为抑制脑皮质，使中枢神经处于麻醉状态，即二氧化碳麻醉状态。CO_2潴留也使脑血管扩张，脑血流增加，脑体积增大，致颅压增高，常引起头痛，也是脑水肿形成的机制之一。

4.肝、肾和造血系统：缺氧可损伤肝细胞，使转氨酶增高和白蛋白减少。但随着缺氧的纠正，上述异常可逐渐恢复正常。

缺氧可反射性引起肾血管收缩，肾血流减少，发生肾功能障碍，出现氮质血症和代谢性酸中毒，甚至发生急性肾功能衰竭，但这种改变多为可逆性，即随缺氧矫正可较快恢复。

缺氧致血液的改变有，慢性低氧血症可发生继发性红细胞增多症，其机制是低氧可增加红细胞生成素促使红细胞增生，同时肾脏和肝脏产生一种酶，将血液中非活性红细胞生成素的前身物质激活成红细胞生成素，刺激骨髓产生红细胞增多。这是增加血液运氧能力的一种代偿机制。但另一方面可增加血黏度，加重肺循环阻力和右心负荷。还有急性和重症缺氧也引起弥漫性血管内凝血（DIC），这可能与严重缺氧致血管内皮损伤，还有酸中毒、感染、休克、血循环瘀滞等多种因素有关。

轻度CO_2潴留可使肾血管扩张，肾血流量和尿量增加，当$PaCO_2$超过8.64kPa时，血液pH明显下降，则肾血管痉挛，血流减少及尿量减少，可引起肾功能障碍。

5.酸碱平衡失调和电解质紊乱：严重缺氧引起能量供应不足，使细胞能量代谢中间过程发生障碍，如三羧酸循环、氧化磷酸化作用和有关酶的活动均受到抑制，这不但降低产生能量的效率，还导致大量产生乳酸和无机磷滞留，从而引起代谢性酸中毒。同时由于机体对缺氧的代偿作用，可使呼吸加深加快，试图减轻缺氧，而形成过度通气，致CO_2排出过多，可发生呼吸性碱中毒。伴CO_2潴留的呼吸衰竭，尤其是慢性呼吸衰急性加重时，由于$PaCO_2$增高产生高碳酸血症，故呼吸性酸中毒最为常见，同时因与严重缺氧并存可引起代谢性酸中毒，因此常形成呼吸性酸中毒合并代谢性酸中毒，即混合性酸中毒，使血液pH显著下降，造成血压下降、心律失常甚至心室纤颤和心脏骤停等严重后果。此外也可出现代谢性碱中毒和复杂的酸碱平衡失调，如三重性酸碱紊乱。

电解质改变，由于酸中毒和能量供应不足，可使体内离子运转的钠—钾泵功能受损，致细胞内钾离子转移到血液，而钠和氢离子进入细胞内，从而可产生细胞内酸中毒和高钾血症。慢性呼吸衰竭长期高碳酸血症时，机体为调节pH不致显著下降，肾脏可减少HCO_3^-（碳酸氢根）的排除，即保留HCO_3^-，使血液内HCO_3^-相应增高。由于HCO_3^-与Cl^-（氯化物）之和为一常数，故HCO_3^-增高时与Cl^-必然相应下降，即产生低氯血症。其他还可出现低钠、低镁，有时发生低渗血症。

一、慢性呼吸衰竭

慢性呼吸衰竭是指在慢性肺胸疾病基础上，呼吸功能障碍逐渐加重或急性发作而发生的呼吸衰竭。临床所见主要为Ⅱ型呼吸衰竭，偶可发生Ⅰ型呼吸衰竭。慢性呼吸衰竭又可分为代偿性和失代偿性两种。在呼吸自然空气条件下尚能坚持轻工作和日常活动者称代偿性慢性呼吸衰竭。因呼吸道感染或其他原因，导致呼吸功能急剧下降，病情加重，呼吸困难和PaO$_2$、PaCO$_2$异常进一步恶化，日常生活不能自理等，称失代偿性慢性呼吸衰竭。

【病因】

慢性呼吸衰竭可由多种疾病引起，主要是慢性肺胸疾病，其中尤以慢性支气管炎、阻塞性肺气肿最常见，也可见于支气管哮喘、睡眠呼吸暂停综合征和睡眠低通气、重症肺结核、硅肺、弥漫性肺间质纤维化、胸廓畸形、反复发生的肺动脉栓塞等。急性加重导致失代偿性呼吸衰竭的直接诱因以呼吸道感染最常见。

【临床表现】

由于慢性呼吸衰竭均为继发于慢性肺胸疾病，因此，其临床表现必然具有上述病因中各种原发病的相应临床表现及引起失代偿性呼吸衰竭的有关诱因表现，并且大多数患者常伴有慢性肺原性心脏病。

慢性呼吸衰竭本身所有的临床表现均为缺氧和CO$_2$潴留的结果，因为二者皆可导致多器官系统损害及生理和代偿功能紊乱，常见临床表现有以下几方面：

1. 呼吸困难和发绀：呼吸困难是呼吸衰竭出现最早和最显著的症状，多表现为呼吸急促、频率加快，辅助呼吸肌参与呼吸，有三凹征，严重者可呈强迫坐位、张口、耸肩样呼吸，这是由于机体严重缺氧时对颈动脉窦和主动脉体的化学感受器刺激所引起的一种反射性代偿机制。同时，CO$_2$潴留可强烈地兴奋呼吸中枢，二者共同使通气增强的表现。但严重高碳酸血症，尤其是PaCO$_2$迅速增高，超过10.7kPa(80mmHg)时，还有极严重缺氧，如PaO$_2$<4.0kPa(30mmHg)时，均反而使呼吸中枢抑制，通气量减少，可出现呼吸浅表、频率减慢，甚至呼吸停止。严重呼吸衰竭可并发脑水肿，累及呼吸中枢而出现呼吸节律异常，如潮式(cheyne-stokzs)呼吸和毕欧(biot)式呼吸。

多数有口唇、指甲发绀，这是严重缺氧的表现。因缺氧使血红蛋白不能充分氧合，而还原血红蛋白显著增高，一般认为血氧饱和度低于85%时，或还原血红蛋白超过50g/L(正常为20~25g/L)时，可在血管丰富的部位如口唇、指甲床出现青紫和发绀。但应注意，红细胞增多者紫绀可更明显，严重贫血患者即使严重缺氧还原血红蛋白也达不到50g/L，故可无明显发绀。

2. 神经精神症状：脑重虽仅占体重的2%，但其氧耗量却达全身的20%~25%，因此中枢神经系统对缺氧极为敏感。急性快速的PaO$_2$下降，致严重缺氧时可出现精神错乱、狂躁、昏迷和抽搐等症状，慢性缺氧症状可较轻，出现较慢，伴有CO$_2$潴留高碳酸血症时可加重缺氧症状及抑制大脑皮层使皮层下兴奋性增强，因而慢性呼吸衰竭早期常表现头痛，定时定向力减退，注意力不集中，随病情程度加重，可出现精神恍惚、嗜睡、烦躁不安、谵妄、抽搐和昏迷，并可出现椎体束征阳性和朴翼样震颤。伴脑水肿者可表现头痛、呕吐、视头水肿等颅压增高症候群。CO$_2$潴留还可引起脑血管扩张而出现搏动性头痛，严重高碳血症可发生昏迷使机体处于CO$_2$麻醉状态。低氧血症与高碳酸血症并存者神经精神症状更加严重。精神神经症状的轻重除与缺氧和CO$_2$潴留的程度有关外，尤其与其发生发展的速度密切有关。也与血液pH、电解质紊乱、脑供血情况和感染等因素有关。

3. 低氧和高碳酸血症可致交感神经系统兴奋性增强、心率代偿性增快，心排量增加，血压增高，肺血管痉挛和肺动脉压增高，肺动脉第二音亢进，右心负荷加重出现右心衰竭、体循环瘀血症状。心肌缺氧、酸中毒等可使心脏应激性增高，易于出现心脏早搏、心房颤动等多种心律失常，严重者甚至出现心室颤动和心脏骤停，并可因心肌收缩力减低、排血量减少而出现血压下降和休克。长期肺动脉高压可引起慢性肺心病。此外，CO_2潴留还可使周围血管扩张、皮肤温暖、红润和多汗。

4. 消化道症状：低氧和高碳酸血症可引起胃酸分泌增多、胃黏膜广泛充血水肿糜烂渗血，加以氢离子逆向弥散（由胃腔向胃壁弥散）和长期大量应用糖皮质激素等因素可引起应激性溃疡而出现消化道出血，大量消化道出血常提示预后恶劣。应特别注意消化道出血的早期表现常有上腹饱胀、食欲不振和恶心等症状，应重视早期发现和及时处理。

5. 血液系统异常：慢性缺氧常使红细胞代偿性增生，继发性红细胞增多，并引起血液黏滞，易诱发肺动脉血栓栓塞及加重右心负荷发生心力衰竭。消化道出血又可引起贫血血红蛋白下降。严重缺氧、酸中毒、休克、感染等，可诱发弥漫性血管内凝血（DIC），进而发生多器官系统功能障碍，常预示预后严重。

6. 肝肾等器官损害：严重呼吸衰竭对肝肾功能都有影响，可出现谷丙转氨酶增高，白蛋白降低；蛋白尿、尿中出现红细胞和管型，血尿素氮和肌酐增高，乃至肾功能衰竭。肾上腺皮质功能、甲状腺功能等也可受损减退。这些变化多数可以随缺氧和CO_2潴留纠正后而恢复正常。

7. 酸碱失衡和电解质紊乱：慢性呼吸衰竭过程中，因低氧和高碳酸血症及其他因素，可引起多种复杂的酸碱平衡失调和电解质紊乱，见表12。

表12 慢性呼吸衰竭酸碱失衡类型和血气分析特点

类型	pH	PaCO₂	HCO₃⁻	发生率
呼吸性酸中毒（代偿性）	正常范围	↑↑	↑↑	
呼吸性酸中毒（失代偿性）	↓↓	↑↑	↑	首位
呼吸性酸中毒并代谢性碱中毒	正常或不定	↑↑	↑↑↑	第二位
呼吸性酸中毒并代谢性酸中毒	↓↓↓	↑↑	↓或正常	第三位
代谢性碱中毒	↑↑	↑	↑↑	较少见
呼吸性碱中毒	↑↑	↓↓	↓或↑	较少见

注：↓或↑示轻度增高或减低；↑↑及↓↓为明显增高或减低；↑↑↑及↓↓↓示严重增高和下降。

(1) 呼吸性酸中毒，是因CO_2潴留导致高碳酸血症，氢离子浓度增高，pH下降的结果，此称失代偿性呼吸性酸中毒；经过一定时间后HCO₃⁻代偿性增高（肾脏排除HCO₃⁻减少），使pH趋于或恢复正常，则转为代偿性呼吸性酸中毒。

(2) 呼吸性酸中毒伴代谢性碱中毒，多因呼吸性酸中毒的基础上，由于摄入不足、呕吐、应用利尿剂等导致低钾、低氯，或不适当地补充碱性药物的结果。血气分析表现，pH因呼吸性酸中毒和代谢性碱中毒二者可对消或以呼吸性酸中毒为主，或者代谢性碱中毒占优势，则pH可分别表现正常、下降和增高，故依具体情况而定。PaCO₂均增高，HCO₃⁻显著增高，这是因为慢性呼吸性酸中毒时HCO₃⁻已有代偿性增高，在此基础上又发生了代谢性碱中毒，HCO₃⁻再进一步增高，二者相加必然显著增高。

(3) 呼吸性酸中毒并代谢性酸中毒，主要因缺氧、感染、休克、呼吸衰竭时的高代谢等致酸性代谢产物增多，加以肾功能障碍而排酸减少，因此在呼吸性酸中毒的基础上合并代谢性酸中毒。由于双重酸中毒，血气分析必然pH显著下降，同时PaCO₂增高，HCO₃⁻由于呼吸性酸中毒时已有代偿性升高，而代谢酸中毒时却下降，二者正好对消时则HCO₃⁻正常，若代谢性酸中毒较显著时HCO₃可减低。

(4)代谢性碱中毒，较少见，常已存在呼吸性酸中毒且HCO_3^-已有代偿性增高，此时应用机械通气潮气量过大，或多量应用呼吸兴奋剂，使CO_2排除过快，甚至发生低碳酸血症，而原来代偿性增高的HCO_3^-又不能很快经肾脏排出，或大量应用利尿剂致低血钾和低氯，或Ⅰ型呼吸衰竭时不适当补充碱性药物，使原有代谢性酸中毒矫枉过正，可引起单纯性代谢性碱中毒。血气测定结果为pH、HCO_3^-均增高，$PaCO_2$正常或增高。

(5)呼吸性碱中毒，慢性呼吸衰竭时单纯呼吸性碱中毒也较少见，常与机械通气时CO_2排除过快有关，或者Ⅰ型呼吸衰竭时不适当地应用呼吸兴奋剂引起过度通气所致。血气分析显示pH增高，$PaCO_2$下降，HCO_3^-可增高或下降，因原有呼吸性酸中毒HCO_3^-已代偿性增高，当CO_2突然迅速减低时HCO_3^-尚不能很快下降，则HCO_3^-增高，若原为Ⅰ型呼吸衰竭HCO_3^-正常或偏低，发生呼吸性碱中毒后，HCO_3^-可代偿性下降，则出现HCO_3^-减低。此外还可出现三重型酸碱失衡。

关于慢性呼吸衰竭时电解质也常有紊乱，血清钾常随酸碱状态不同有一定变化规律，即酸血症时血钾增高，碱血症时血钾降低，这多与钾离子随pH改变向细胞内外移动有关，或者说血钾水平与pH呈负相关，pH每升降0.1，血钾可下降或增高30%。血氯常与HCO_3^-呈负相关，因为为了保持负离子总数的稳定，Hcor升高则Cl^-降低，HCO_3^-降低Cl^-则升高，且HCO_3^-升降的数一般等于Cl^-下降和上升的数。此外，常有低钠、低镁，有时发生低渗血症。

【诊断】

1. 诊断要点：

(1)具有引起慢性呼吸衰竭的病因，包括多种慢性肺胸疾病，尤其是慢性支气管炎伴阻塞性肺气肿且多数已存在肺心病是引起慢性呼吸衰竭的最常见基础疾病。多数具有新近呼吸道感染史是病情加重发生失代偿性慢性呼吸衰的直接诱因。

(2)出现呼吸衰竭的临床特点，主要是呼吸困难、发绀多汗、心率增快或心律失常和意识障碍。

(3)动脉血气分析，$PaO_2 < 8kPa$(Ⅰ型)或伴$PaCO_2 > 6.67kPa$(Ⅱ型)可确立诊断。并可根据多项指标分为轻、中、重度呼吸衰竭。

(4)呼吸衰竭时出现精神神经症状和病理体征，能除外其他原因如脑血管病、感染中毒性脑病、严重电解质紊乱等所致者，可诊断肺性脑病，这实质上是重症呼吸衰竭的表现。

2. 血气检测指标的应用：动脉血气分析是呼吸衰竭诊疗中非常重要的监测方法，动脉血气结果能客观反映呼吸衰竭的性质类型和严重程度，并可确定不同类型的酸碱平衡失调，对指导临床治疗，如氧疗、机械通气多种参数的调节、上机脱机指证、纠正酸碱平衡失调和电解质紊乱等均具有重要价值。

(1)pH值(酸碱度)，是表示血液中氢离子浓度的指标，正常动脉血pH为7.35～7.45，平均7.4。低于7.35或高于7.45分别表明有失代偿性酸中毒或碱中毒。pH正常范围时，不能完全表明是正常酸碱状态，因为可能是代偿良好的酸、碱中毒，或呼吸性酸中毒与代谢性碱中毒并存而酸、碱对消。pH是酸碱状态的总指标，单看pH不能判断是呼吸性拟或代谢性酸、碱中毒，必须结合其他指标综合判断。

(2)PaO_2(动脉血氧分压)，指血液中物理溶解状态下的氧分子所产生的压力，正常健康人为10.67～13.34kPa(80～100mmHg)，平均值12.67kPa(95mmHg)，老年人可降低至10～9.33kPa(75～70mmHg)。PaO_2可随年龄的增加而下降，其正常参考值可用公式表示，即100—年龄×0.38=PaO_2(mmHg)，一般以9.33kPa(70mmHg)以下为不正常值，<8kPa(60mmHg)为呼吸衰竭的指标，因为PaO_2与SaO_2有一曲线关系，氧合血红蛋白解离曲线呈S形态，当PaO_2>8kPa以上，曲线处于平坦段，SaO_2在90%以上，即已接近正常或达正常范围，此时即使PaO_2再升高5.3kPa(40mmHg)，SaO_2也变化'很少。而PaO_2<8kPa(60mmHg)时，曲线处于陡直段，PaO_2稍有下降，SaO_2即急剧下降，如PaO_2降至6.67kPa(50mmHg)时，SaO_2可下降至80%以下。因此以$PaO_2$8kPa(60mmHg)为安全线，<8kPa为呼吸衰竭的诊断指标，PaO_2<4kPa(30mmHg)为危险信号，2.67～3.33kPa(20～25mmHg)如不及时纠正可迅速死亡。

(3)SaO_2(动脉血氧饱和度)，是指单位血红蛋白的含氧百分数，或者说单位血标本中血红蛋白实际结合氧量与应当结合氧量的百分比。例：一成人患者测得血红蛋白为15g/dl，其应结合量(完全饱和)=15×1.34ml(常数)=20.1ml，而实测该患者实际结合量为14.07ml，那么14.07+20.1=70%，即其饱和度为70%。SaO_2正常值为93%～98%，平均为97%，当PaO_2为8kPa时SaO_2为90%，此也可作为一考全线。在抢救呼吸衰竭时，可用简便的脉搏血氧饱和度测定仪(简称脉氧仪)随时检测SaO_2用于评价缺氧程度，设法使其维持在90%以上，可减少频繁穿刺动脉取血进行血气分析。但应注意氧离解曲线受pH的影响，尤其是碱中毒时，使氧离解曲线左移，与血红蛋白结合的氧亲合力增强，氧不易释放出来，此时即使SaO_2相对不低，也仍可加重组织缺氧。还应注意，低血红蛋白(贫血)者，虽然SaO_2正常，但仍可有缺氧，因此SaO_2对缺氧的判断有时不及PaO_2敏感和准确。

(4)CaO_2(动脉血氧含量)，也是反映血氧的一个指标，是指100ml血液中含氧数，健康者CaO_2正常值为20ml%，它是血红蛋白结合的氧和血液中物理溶解氧的总和，可用公式计算：CaO_2=1.34×Hb(血红蛋白克数)×SaO_2+0.003×PaO_2混合静脉血氧饱和度(SVO_2)为75%，其含氧量即CVO_2为15ml，则表明100ml动脉血经过组织后约有5ml氧供组织利用。

(5)$PaCO_2$(动脉二氧化碳分压)，是指血液中物理溶解状态的CO_2分子所产生的压力。正常值PaO_2为4.6～6kPa(35～45mmHg)，平均值5.33kPa(40mmHg)。因机体代谢所产生的CO_2均需经肺排除，故$PaCO_2$的增减直接反映了肺通气情况。$PaCO_2$<4.6kPa(35imnHg)表示过度通气，可能为呼吸性碱中毒，>6kPa为通气不足，可由气道阻塞、呼吸中枢抑制及呼吸肌无力等引起，$PaCO_2$>6.67kPa(50nmiHg)为呼吸衰竭的诊断指标之一，此时一般均有呼吸性酸中毒。

(6)BE(碱剩余或称碱过剩)，是指在标准条件下[38℃温度，$PaCO_2$5.33kPa(40mmHg)，$SaO_2$100%]将血液滴定至pH7.4所需的酸或碱的量(mmol)，用酸滴定者为正值，用碱滴定至pH7.4时为负值，正常值为0±2.3mmol/L。BE是人体代谢性酸碱失衡的重要定量指标，>3mmol/L及<_3mmol/L时，若能除外有关因素，则分别表示有代谢性碱中毒或代谢性酸中毒。

(7)BB(缓冲碱)，为血液中各种缓冲碱的总含量，包括碳酸氢盐、磷酸盐、血浆蛋白盐、血红蛋白盐等。呼吸因素对其无直接影响，故BB为代谢性指标，是反映机体对代谢性酸碱失衡的指标。正常值为45mmol/L(44～52)，代谢性酸中毒时下降，代谢性碱中毒时增高。但若HCO_3^-无减少，而BB降低表明血浆蛋白与血红蛋白缓冲碱不足。

(8)AB(实际碳酸氢盐)，是指动脉血标本实际$PaCO_2$及SaO_2下，未经上述标准条件处理而测得的HCO_3^-的含量，正常值22～27mmol/L，平均值24mmol/L。HCO_3^-是血浆中的主要缓冲碱，主要是代谢性酸碱平衡的指标，但由于未经标准条件处理，因此随$PaCO_2$增高HCO_3^-

可代偿性上升，故AB受呼吸和代谢的双重影响，不能单纯据HCO_3^-值而确切的肯定何种性质的酸碱中毒。

(9) SB(标准碳酸氢盐)，是指血标本经标准条件处理，即隔绝空气，温度38X，经正常CO_2平衡即$PaCO_2$5.3kPa(40mmHg)，血红蛋白100%氧合的条件下，所测的血浆中HCO_3^-含量、正常值同AB，22～27mmol/L，平均24mmol/L。因其检测时经过标准条件处理，已用正常$PaCO_2$5.3kPa进行平衡，故SB不受呼吸因素的影响，可直接反应代谢因素，反应体内碱储备情况。代谢性酸中毒时SB下降，代谢性碱中毒时SB升高。正常情况下SB=AB，若AB＞SB表明有呼吸性酸中毒，AB＜SB表明呼吸性碱中毒。

(10) CO_2CP(二氧化碳结合力)，正常值22～29mmol/L，可反映血液内的主要碱储备，它包括了血液HCO_3^-和H_2CO_3(碳酸)中的CO_2量，故受到呼吸和代谢的双重影响。代谢性酸中毒和呼吸性碱中毒时CO_2CP降低，代谢性碱中毒和呼吸性酸中毒时CO_2CP均升高，因此单纯依据其升高或降低不能确定何种性质的酸碱失衡。另外，呼吸性酸中毒CO_2CP增高，代谢性酸中毒时CO_2CP应降低，若呼吸性和代谢性酸中毒并存时其结果因二者对消可能表现正常或接近正常，给人们以假像，但实际pH可很低，酸中毒严重，因此CO_2CP有其片面性，必须结合临床病情和其他检验指标进行判定。

以上这些指标中，PaO_2、$PaCO_2$、pH、BE、和HCO_3^-(SB、AB)最为重要，它们可反映呼吸衰竭时缺氧和CO_2潴留及其严重程度，并可表明酸碱失衡的性质类型及代偿情况，尤其对判定复合性酸碱失衡是不可缺少的指标，同时可追踪观察病情演变及治疗效果。因此，要求在呼吸衰竭的诊断治疗中应较熟练的掌握和灵活应用这些指标。

【治疗】

慢性呼吸衰竭均由慢性肺胸疾病或神经肌肉等疾病发展而来，当基础疾病急性发作时则出现失代偿性呼吸衰竭而直接危及生命，因此必须迅速采取有效救治措施，尽快解除呼吸衰竭。其治疗原则为设法保证呼吸道通畅、纠正缺氧、增加通气量、治疗酸碱失衡、电解质紊乱和消除诱因等综合疗法。

1. 保证气道通杨：呼吸道阻塞包括炎症、支气管痉挛、分泌物聚积等，是引起通气不足的最主要原因，因此设法维持呼吸道通畅是改善通气、纠正呼吸衰竭的最基本措施，否则其他措施都很难奏效。其疗法包括：①反复清理抽吸口腔、咽喉部分泌物及胃食道反流物，必要时用气管导管吸取大气道分泌物。②稀化黏痰和祛痰，可用必嗽平16mg，每日3次，鲜竹沥20ml，每日3次，沐舒坦30mg，每日3次，还可用超声雾化吸入疗法，必要时行环甲膜穿刺保留细塑料管，定时注入生理盐水或小苏打水使黏痰稀化，同时鼓励病人适当用力咳嗽排痰，无力咳嗽及意识障碍患者应帮助定时翻身拍背及导管吸痰。③应用支气管解痉及抗炎药物，如喷雾吸人受体激动剂喘乐宁、爱喘乐，或口服舒喘灵4mg，每日3次，博利康尼2.5mg，每日3次，美喘清25μg，每日3次，也可并用氨茶碱静脉滴注或口服，或白三烯受体拮抗剂安可来(Accolate)20mg，每日2次。为消除气道非特异性炎症可用必可酮(丙酸倍氯松)、布地奈德(丁地去炎松、普米克都宝)喷雾吸入，必要时还可短期应用甲基强的松龙、氢化考的松琥珀酸钠、地塞米松静脉滴注。④如有必要可建立人工气道，如经鼻气管插管或气管切开，以保证气道通畅和有效通气，这适用于危重呼吸衰竭患者。建立人工气道后应加强呼吸道护理，保持气道湿化(可定期滴入生理盐水或0.5%～1%的碳酸氢钠溶液)，气管切开伤口应及时更换无菌敷料，吸痰坚持无菌操作，谨防交叉感染。

2. 纠正缺氧：缺氧是呼吸衰竭的最重要问题，如不及时纠正，可造成多器官损害，乃至多器官系统功能衰竭，因此尽快解除缺氧是呼吸衰竭治疗中的一个核心问题。

慢性呼吸衰竭多为Ⅱ型呼吸衰竭，即缺氧伴有CO_2潴留，宜用低流量（1~3LAnin）、低浓度（25%~35%）持续供氧，即所谓控制性氧疗法。氧浓度计算公式为：21+4×流量，如流量2L/min，即21＋4×2=29%（浓度）。一般多用鼻导管或鼻塞吸氧。控制性给氧的理由是因为Ⅱ型呼吸衰竭时PaO_2与SaO_2的关系处在氧离解曲线的陡直部分，PaO_2稍有增高时，SaO_2即有很大增加，组织供氧可得到较大改善。而此时仍有一定程度的缺氧保持对颈动脉窦主动脉体化学感受器的刺激和反射性维持较强的自主呼吸，从而可防止机体通气量减少。另一方面，Ⅱ型呼吸衰时，由于伴有严重CO_2潴留，$PaCO_2$显著增高，如达到10.67kPa（80mmHg）以上时，使原本CO_2对呼吸中枢的兴奋作用转为抑制呼吸中枢，此时呼吸的驱动主要靠低氧血症对颈动脉窦、主动脉体的化学感受器的刺激作用而维持自主呼吸，如吸入高浓度氧，虽然PaO_2可迅速上升，但上述化学感受器却失去低氧血症的刺激作用，从而使患者呼吸变慢、变浅，$PaCO_2$随之更加升高，严重者可很快陷入CO_2麻醉状态，这种神态改变往往与$PaCO_2$上升的速度有关。此外，还有吸入高浓度氧可解除低氧性肺血管痉挛，使高肺泡通气与血流比（V_A/Q_A）的肺区域中的血流向低V_A/Q_A比的区域，可加重通气/血流比例的失调，引起生理死腔与潮气量之比（V_D/V_T）的增加，从而使肺泡通气量减少，$PaCO_2$进一步升高。鉴于以上情况，对Ⅱ型呼吸衰竭患者的供氧原则上均应给低浓度25%~35%及持续吸入为妥。如严重缺氧，短期内可把氧浓度提高40%，勿使$PaCO_2$上升1.33kPa（10mmHg）。

若为Ⅰ型即单纯缺氧性呼吸衰竭，如肺泡低通气、氧耗量增加，弥散功能障碍，通气/血流比例失调等，因不伴CO_2潴留，可应用较高浓度吸氧，尤其对弥漫性间质性肺炎、肺间质纤维化、间质水肿、弥漫性肺泡细胞癌及癌性淋巴管炎患者，主要为弥散功能障碍、通气/血流比例失调所致的缺氧，并由此刺激颈动脉窦、主动脉体化学感受器引起过度通气，$PaCO_2$偏低，致pH增高，氧离解曲线左移，使组织缺氧更加严重，此时给予较高浓度（35%~45%）吸入，可纠正缺氧，过度通气状况也随之改善。但晚期严重患者吸入高浓度氧有时也难奏效。对肺实变、肺不张、肺泡水肿、肺内动静脉分流等所致缺氧，因氧疗不易增加分流血液的氧合，故氧疗效果不佳，若分流量<20%，吸入高浓度>50%的氧，缺氧尚能有所纠正。但应注意长期、高浓度（>60%浓度、持续24小时以上）可引起氧中毒，使病情恶化，故应予避免。

供氧方法最常用鼻塞及鼻导管吸氧法，用氧流量表来控制和调整吸氧浓度，按前述公式计算，其优点为方便快捷，易于实施，不影响说话、进食及咳嗽排痰。缺点是气道阻塞及肺泡通气量低下者疗效较差。另应注意，同样氧流量经鼻塞吸入，其氧浓度可随分钟通气量的大小而变化，如低通气量时，实际氧浓度可高于计算值，通气量大时吸入氧浓度则低于计算值。上述吸氧法无论吸气或呼吸均有氧气送入，一方面可使氧气浪费一半，另一方面呼气时也送气可能对气道阻塞患者排出CO_2有不利的影响。目前有学者研究改进用脉冲控制，吸气时送氧，而在呼气时停止送氧，可避免上述的不利影响。

另一种供氧方法为面罩法供氧，其优点为面罩内氧浓度稳定（可调），不受呼吸频率和潮气量及分钟通气量的影响，疗效优于鼻塞、鼻导管法，缺点是进食水和咳嗽排痰不便，适宜间歇应用。还有一种氧气帐吸氧装置，是用塑料制成的直径约50cm，高65cm圆形头帐，帐顶连接氧气喷嘴，可控制进入空气量，调整帐内氧浓度。优缺点与面罩法相似，且耗氧量大。

还有一种方法是气管内给氧，将一较细导管置入气管内，可用较少的流量达到较高的浓度，提高氧疗效果。

上述方法均疗效欠佳时可给予高频喷射通气、面罩式呼吸机等，一方面辅助呼吸提高通气量，一方面调整吸氧浓度，多可提高氧疗效果。

各种给氧方法均应注意加强湿化，有条件时还应加温。氧疗的目标是能使PaO_2达到$8kPa$（$60mmHg$）及SaO_2达90%以上的所谓安全界限，并保持稳定不降，以保证组织器官和细胞的有氧代谢。

3.增加通气量，减少CO_2潴留：慢性呼吸衰竭几乎均伴CO_2潴留，这是由于呼吸道阻塞和肺泡通气不足的结果。如前所述，CO_2显著潴留可引起高碳酸血症及电解质紊乱，呼吸抑制和意识障碍均具有严重的危害。因CO_2弥散能力强，故一般只要保证气道通畅则多可消除CO_2潴留。但若仍不能纠正，则应设法增加通气量加以解决。尤其是$PaCO_2$显著增高伴意识障碍者，常用呼吸兴奋剂尼可刹米，先用$0.75g$（2支）静脉注射，继以$1.875\sim3.75g$（5～10支）加入5%葡萄糖液中静脉持续滴注，可使呼吸深度及频率增加而改善通气，有利于CO_2排除，同时可促进神志恢复，提高咳嗽反射和改善排痰能力。但应注意呼吸中枢兴奋剂一般均可使机体耗氧量增加，故必须同时供氧。此外少数患者还可出现皮肤瘙痒、烦躁不安，此时可减慢滴速或降低药物浓度。个别还出现肌颤及抽搐，则应停用，不宜再继续用该药。近来有报告，慢性呼吸衰竭神志不清者应用纳洛酮对促醒及缓解CO_2潴留有较好疗效，用量为每次$0.4mg$，静脉注射，1日2～3次。另对呼吸肌无力尤其是膈肌疲劳者可用膈肌起搏装置，从而增加膈肌收缩提高通气量。还有氨茶碱、地高辛也有加强膈肌的收缩作用，使通气量增加，促进CO_2的排除。近年研究发现，呼吸肌疲乏无力尤其是膈肌收缩无力在呼吸衰竭特别是慢性呼吸衰竭的发生发展中起着举足轻重的作用，如检测发现在呼吸运动中，膈肌上下移动1cm，即可增加300～400ml的通气量，如膈肌疲劳或衰竭时，则可严重地影响通气量，因此，改善呼吸肌，特别是膈肌功能成为治疗呼吸衰竭的重要问题。当然，呼吸肌疲劳与多种因素有关，如缺氧、CO_2潴留、感染、蛋白负平衡、持续呼吸困难致呼吸肌持久用力过度劳累而使呼吸功大大增加等，都可使呼吸肌疲劳进而衰竭。故治疗上除上述方法外，还应采取综合疗法。

4.机械通气：经上述处理低氧血症和高碳血症及神志无改善或呼吸表浅、缓慢，乃至停止的患者，或就诊时即已处于重度呼吸衰竭、濒临死亡的患者均应及时应用机械通气，常能起到起死回生、挽救患者生命的作用。因为机械通气可增加通气量和提供适当的氧浓度，可在一定程度上改善换气功能并减少用于呼吸的氧耗即呼吸功减少，从而使呼吸衰竭患者缺氧和CO2潴留改善，并使因呼吸衰竭发生的酸碱失衡得到一定程度的纠正，因而可使多数患者恢复或不直接死于呼吸衰竭。

机械通气的方式，一般对病情相对较轻的患者（轻、中度呼吸衰竭），神志尚清，能进行配合者可先选用鼻或口鼻面罩机械通气，常用气道双水平正压通气（BIPAP）呼吸机，其优点为罩于鼻或口鼻，简便快捷、非侵入性、病人无痛苦，只用鼻罩者还可进食水、咳嗽排痰，潮气量、呼吸频率、吸呼比、PEEP、氧浓度均可调，并有同步装置。目前应用比较广泛，只要患者密切配合多有较好疗效。也可用多功能呼吸机经面罩行机械呼吸。此外高频喷射呼吸机为经鼻塞应用，也有一定疗效。鼻或口鼻面罩机械通气只能用于辅助呼吸，要求自主呼吸尚有力、神志基本清楚能人机配合，否则疗效差。尤其濒临呼吸停止，需机械代替呼吸（即控制呼吸）者无效。此外，若气道阻塞严重者其CO_2不易排出，故不利于纠正高碳酸血症。

另一种机械通气方式为建立人工气道，凡经鼻或口鼻面罩辅助呼吸无效或恶化者，或接诊时即为重度呼吸衰竭可随时窒息及气道阻塞严重者，均应迅速果断地行气管插管，接通呼吸机实行机械通气。插管途径现多推荐经鼻腔气管插管，其优点是耐受性好，即使清醒状态下也可顺利实施，或经机械通气病人清醒后也能较好耐受。置管期间能进食水和便于口腔护理，可保留导管较长时间如数日至数十日，且方便安全、快捷，可避免经口腔气管插管的许多缺点。气管导管应选用带有组织相容性好的高容低压气囊（<3.3kPa）的聚氯乙烯或硅胶导管，因其组织相容性好可减少或避免气道黏膜损伤，能保留半月以上无问题。要避免应用乳胶低容高压气囊的橡皮或塑料导管，因其与组织相容性差，反应大，可引起气道黏膜明显充血、水肿、糜烂和形成溃疡。人工气道的另一种方式为气管切开，适用于肺功能极差、分泌物多、机体极度虚弱，需长时间进行机械通气支持者。其缺点为手术切口为创伤性，伤口易并发感染。优点为可长期留置套管，减少了解剖死腔，吸痰方便。

不管用哪种机械通气，均要求医务人员对所使用的呼吸机之性能及各种调节参数都能熟练掌握，并对患者各个时期的病理生理状态和变化有较深入的了解和判断，以便随时合理地调整相适应的潮气量、呼吸频率、呼吸比等参数。如阻塞性通气障碍者通气量可稍偏大、频率稍慢和呼气时间稍长，而对限制性通气功能障碍者则通气量宜偏小，频率稍快，呼气时间不需延长。为防止潮气量过大、气道压过高所致的气道压力伤和减少对心脏循环的不良影响现多推荐用低潮气量，以6～8ml/kg体重为宜，呼吸频率一般用14～20次/分，给氧浓度酌情用30%～40%。低潮气量通气可能会有轻度$PaCO_2$增高，但只要PaO_2和SaO_2能分别达到8kPa（60mmHg）及90%以上，则并无不利影响，称为容许性高碳酸血症（PHCV）。

机械通气的模式可根据不同情况设定。当代多功能呼吸机均设有多种模式可酌情设定，常用SIMV（同步间歇指令通气）、PSV（压力支持通气）、CPAP（连续正压通气）、IPPV（间歇正压通气），各通气模式还可加用PEEP（呼气末正压通气）。患者自发呼吸较有力者用辅助通气（AV）、由自主吸气触发、机械提供送气（按预定潮气量），与自主呼吸完全同步。患者自主呼吸微弱、抑制、表浅、通气量极小或随时间断呼吸停止，或呼吸频率极快呈无效呼吸者可设定控制通气（CV），意为患者的呼吸完全由呼吸机控制代替。但临床常用辅助—控制结合（A-CV），即可靠患者吸气触发，而以CV预设的频率作为备用，当自主吸气力过小不能使呼吸机触发或频率低于备用频率时，呼吸机则以备用频率取代自主呼吸而转为控制呼吸。因此，自主呼吸能触发时为辅助通气，不能触发时则为控制通气。A-CV模式为目前临床上最常用的通气模式，因既可提供与自主呼吸同步通气，又可在自主呼吸无力触发时保证有效通气量。但预设通气量应适宜，设定过大可造成过度通气和呼吸性碱中毒，还易发生气道肺压力伤；设定过小可使通气量不足而缺氧和CO_2潴留得不到纠正。

在机械通气时必须随时保持呼吸道通畅，及时吸引分泌物，必要时应用气道抗炎剂（激素）和支气管舒张药物，以降低气道阻力，提高机械通气的疗效。还应注意呼吸道湿化、机件消毒和防止交叉感染和呼吸机相关性支气管—肺感染。经常观察临床表现，监测动脉血气，为减少频繁抽血，可采用脉氧测定仪随时观察SaO_2，使之维持在90%以上表明有效。

何时停机和拔管，其指征为：呼吸困难消除、自主呼吸有力，最大吸气压负值 >-1.96kPa；意识恢复正常，血压脉搏平稳；能有效咳嗽排痰；停呼吸机不吸氧时 $PaCO_2$ >8.0kPa，$PaCO_2$、pH在正常范围。一般应先停机观察12～24小时，证实病情稳定才可拔管，拔管时应彻底清理口咽部分泌物。

5. 纠正水电解质紊乱和酸碱平衡失调：前已述及在慢性呼吸衰竭过程中可发生多种酸碱失衡和电解质紊乱，这是由于呼吸衰竭造成生理代谢和内环境的失调。其主要处理方法为，呼吸性酸中毒主要是改善通气，保证呼吸道通畅，使潴留的 CO_2 有效排除，则可纠正高碳酸血症。一般不宜应用碱性药，因为给碳酸氢钠有可能使 CO_2 潴留加重，通气量反而减少。只在pH下降显著<7.20时，为防止发生严重心律失常等严重并发症，才考虑临时给予少量碳酸氢钠，以使pH回升到较安全的水平。在增加通气量纠正高碳血症时应强调缓慢进行，不可操之过急，因为在慢性呼吸衰竭过程中，多数有 HCO_3^- 代偿性增高，若迅速将 CO_2 排出，高碳酸血症得到纠正，但已代偿增高的 HCO_3^- 短时间不能很快由肾脏排出，此时则可出现代谢性碱中毒，如 CO_2 排出过多还可发生呼吸性碱中毒合并代谢性碱中毒，出现严重碱血症，对机体可能有更严重的危害。呼吸性酸中毒合并代谢性碱中毒者，除改善通气排除 CO_2 外，因多有低押、低氯血症，故应补充氯化钾和生理盐水，若pH显著增高者，可静脉滴注精氨酸，每日20g，以适当降低pH。单纯代谢性碱中毒亦是主要补钾、补氯，必要时用精氨酸。呼吸性酸中毒合并代谢性酸中毒者，pH常显著下降，可一方面加强通气缓解呼吸性酸中毒，同时适当补充碳酸氢钠、纠正代谢性酸中毒，但应根据pH及BE等指标，缓慢纠正，只要pH不低于7.30，则属安全。慢性呼吸衰竭很少发生呼吸性碱中毒，若偶尔发生多为应用呼吸机潮气量过大致通气过度所致，调低潮气量则多可纠正；若为肺纤维化等肺间质疾病也可出现呼吸性碱中毒，这常是缺氧的代偿机制，重点在于纠正缺氧，同时可用纸罩置于鼻口部，或用部分重复呼吸面罩吸氧，使其将呼出的部分气体再重复吸入，以减少 CO_2 的排出。

关于电解质紊乱应根据临床表现和实验室结果，采取缺什么补充什么的原则。因呼吸衰竭时患者常有摄入不足、呕吐、出汗、呼吸蒸发以及应用利尿剂等多有不同程度的脱水，故应酌情补充。还有少数患者可发生低渗血症甚至发生低渗性昏迷。另有伴发隐性糖尿病以往未曾发觉，当呼吸衰竭时使糖尿病加重而发生高渗性昏迷，容易漏诊，也应注意发现和治疗。

6. 抗感染治疗：慢性呼吸衰竭的失代偿多数为感染诱发，在较长时间的机械通气也易发生呼吸机相关性肺感染，故慢性呼吸衰竭的治疗中抗感染是不可缺少的措施，且多为顽固性和难治性感染，因此最好根据痰培养结果选用敏感药物，痰培养未果时可先按经验选药。基本遵循院外感染多选用抗球菌药，如青霉素、头孢唑啉，医院内感染应侧重选抗杆菌药，如头孢三嗪、环丙沙星等，原则上都应静脉用药。对危重病人为争取抢救时间，应用舒普深、泰能等广谱抗生素。长时间应用抗生素还应注意真菌感染，及时发现和早期处理。

7. 其他治疗：主要是呼吸衰竭的某些并发症和伴发症的处理。注意防治消化道出血，防治的关键在于尽快纠正缺氧和 CO_2 潴留，还可早期口服西咪替丁或雷尼替丁，有一定预防作用。若发生消化道出血时应予去甲肾上腺素冰水胃内灌注，静脉滴注西咪替丁或奥美拉唑，出血严重时还可用生长抑素类药物，常用奥曲肽(octreotide，善得定.)止血效果较好。慢性呼吸衰竭常见肺心病心衰、心律失常，严重者还可并发休克，均应给予相应的处理。

8. 治疗基础疾病和支持疗法：慢性呼吸衰竭是一种继发性疾病，均有基础疾病存在，故对原发病应进行相应的处理。此外，因呼吸衰竭患者摄入不足、呼吸功增加、感染发热等，加以原有慢性肺部疾病多处于营养障碍状态，因此机体多处于能量蛋白负平衡。如此，必然会降低免疫功能、感染不易控制和呼吸肌疲劳，使呼吸衰竭纠正困难。故抢救治疗中，应常规补充高蛋白、高脂肪并给予低碳水化合物，可给予鼻饲，必要时静脉补充白蛋白、脂肪乳复方氨基酸及多种维生素，要求每日热量达到14.6kJ/kg体重，以提高抗病能力和促进呼吸衰竭恢复。

二、急性呼吸衰竭

急性呼吸衰竭是指平素呼吸器官健康，呼吸功能正常，由于某种突发原因，使呼吸抑制，呼吸功能急剧减退，肺泡通气量严重不足，甚至呼吸停止，通气完全中断。

【病因】

急性呼吸衰竭的病因复杂多样，病种很多，可分为以下几类：

1. 中枢神经系统病变：如颅脑感染(脑炎、脑膜炎等)、脑血管意外(脑出血、大面积脑梗死等)颅脑外伤等脑损害可直接或间接地抑制呼吸中枢，致通气不足或呼吸停止，属中枢性呼吸衰竭。

2. 神经肌肉病变：如多发性神经炎(格林一巴利综合征)、脊髓灰质炎、重症肌无力等均可引起呼吸肌收缩无力，造成通气量减少，或呼吸肌完全瘫痪麻痹，使呼吸运动失去了动力，必然发生呼吸衰竭。此外，严重低血钾也可引起呼吸肌包括膈肌的无力和麻痹造成呼吸困难甚至窒息。

3. 急性气道阻塞和急性窒息：包括自缢、急性喉水肿、大气管内异物、肿瘤、黏痰血块阻塞、弥漫性支气管痉挛水肿，以及大量咯血致气道阻塞或肺淹溺等引起通气减少或通气中断，发生急性窒息。

4. 日常意外事件：常见如溺水，可引起急性喉痉挛及气道、肺泡被水及杂物阻塞和淹溺而发生急性窒息、缺氧和血液动力学异常。还有电击可引起心室纤颤和心脏骤停，从而血循环停止，随之急性脑缺氧、呼吸中枢损害而呼吸停止。另外，药物中毒和麻醉药过量既可抑制呼吸中枢，又可能引起肺水肿、休克等严重并发症而发生急性呼吸衰竭。

5. 急性胸麻胸膜腔疾病：如胸部创伤多发肋骨骨折、急性大量血胸、快速大量胸腔积液、张力性气胸等均可影响胸廓活动和肺脏扩张，加以肺内血液分流，致通气量严重不足和换气功能障碍而引起急性呼吸衰竭。

除上述之外，肺部疾病如严重感染、肺部创伤、肺栓塞(如脂肪、羊水拴塞)、误吸、有害气体(如光气、强酸烟雾)吸入、弥漫性肺泡癌等；肺外病变，如肺外严重创伤、败血症、各种原因的休克、急性坏死性胰腺炎、DIC；以及体外循环、大量输入库存血，长期高浓度(60%以上)吸氧等，可引起急性肺损伤和急性呼吸窘迫综合征(ARDS)，是一种近年常见的、以急性换气功能障碍所致的严重低氧血症类型的急性呼吸衰竭。因其发病机制比较复杂，临床特点和治疗有别于一般急性呼吸衰竭，故在本书中有专题论述。本节主要讨论ARDS以外的急性呼吸衰竭。

【表现和诊断】

急性呼吸衰竭的表现轻者为通气不足，重者为窒息和呼吸运动停止，所有表现均为缺氧和CO_2潴留所致，故其病理生理改变及各种临床症候可参见前文所述。此外，还具引起急性呼吸衰竭的不同病因的病史及表现，如颅脑感染、脑血管意外、药物中毒、气道急性阻塞、神经肌肉病变、溺水、电击等各有其相关病史和相应表现，诊断并无困难。

【抢救治疗】

1. 现场抢救：急性呼吸衰竭多突然发生，并可迅速导致死亡，而且又常发生在医院外，若急于搬动及转运，也易发生意外。因此，现场抢救是最关键的措施，一经发现，应迅速进行现场抢救。主要目标是维持呼吸运动和保证有效通气，防止和减轻严重缺氧、CO_2潴留和酸中毒，保护脑、循环、肾脏等重要器官的基本功能，以求达到基础生命的支持。现场抢救必须争分夺秒，这是因为正常成人体内存氧量只有1000ml，安静状态下，机体新陈代谢每分钟耗氧量约200～250ml，一旦因突发因素引起呼吸停止，若机体能保持肺循环，仍能藉肺泡与混合静脉血(肺动脉内)氧和CO_2的分压差继续进行气体交换，此称弥散呼吸，或称无呼吸运动的氧合，此过程估计可为机体额外提供1.5～2分钟时间，使PaO_2保持在一定水平，不致引起脑组织产生不可逆转的损害，若时间稍有延误，则机体储存的氧已大部耗尽或肺泡与混合静脉的氧和CO_2之分压差已不存在，则可很快造成脑、心、肾等重要脏器的严重损害，而进入不可逆转的程度。因此，一经发现急性呼吸衰竭、尤其是窒息呼吸停止时，必经抓紧这1.5～2分钟的时间实施抢救，尽快恢复有效通气，这将可能成为抢救成败的关键。现场抢救的措施有：

(1)发现病人呼吸微弱和无呼吸时，立即向周围呼救，如高喊：快来人啊，救人啦，等。同时迅速将患者仰卧在地面上(或床上)。判定患者呼吸微弱和无自主呼吸要根据：皮肤苍白发绀、胸腹无起伏活动或非常微弱、用手或耳贴近患者口鼻无气流呼出感或极其微弱呈点头及下颌呼吸。切勿将癫病发作暂时憋气误认为呼吸停止。

(2)立即畅通气道，方法是一手按压病人前额使头后仰(可在后颈部、肩部垫高)，另一手的示指托起颏部，拇指和中指分别抬起两侧下颌，即所谓仰头、托颏、抬颌三要点，使下颌尖、耳垂与地平面(床面)呈垂直角，即口、会厌、声门、气管基本处于同一条水平线上，即可保持大气道畅通。同时迅速清除口咽部分泌物、呕吐物，并摘去假牙，溺水者还应清除积水、泥砂等污物，以免气道阻塞。

(3)口对口人工呼吸，方法为保持上述气道通畅体位的情况下，施术者一手按压患者前额，保持头后仰位置，并以该手拇、示指捏紧病人的双侧鼻孔，另一手托住病人颏部，然后术者先作深呼气至残气位，再深吸气至肺总量，随即口唇紧贴病人的口唇，使周围不漏气，用力做深快吹气，看到病人胸部上抬胸廓扩张表明有效，而后离开病人口唇，松开捏鼻孔的手指，靠病人胸廓回弹自然呼气，术者先深呼气后再深吸气吹出的气氧浓度较高，可提高效果。吹气的目的是为病人肺内提供氧气，胸廓自然回弹可将CO_2呼出，如此反复进行，约每5秒吹气1次。也可采用面罩吹气供氧法。口对口人工呼吸虽然是一种有效的供氧和通气方法，但只是一种临时的紧急措施，很难持久进行，因此应争取尽快行气管插管，安装简易手捏呼吸囊进行人工呼吸。

(4)注意维持循环功能，部分患者虽无自主呼吸而心跳尚有力并能维持一定的排血量，但若不能有效地改善通气，机体持续严重缺氧或无氧供应，心脏循环也将随之停止。因此，只有保证有效通气，才能有效地维持循环功能。另一方面，有些病人呼吸心跳均停止，此时必须按心肺复苏程序进行抢救，即给予胸部捶击复律，方法是术者握拳，以尺侧面从20～25cm高度向患者胸骨中、下1/3交界部捶击1～2次，部分病人心跳可立即恢复。如无效应实行胸部按压术，即建立人工循环，过去称为"胸外心脏按压术"，近年研究表明，实际并非直接按压心脏，而是用人工方法对胸部加压及随后胸廓自然回弹扩张，使整个胸腔内压力改变而产生抽吸作用，驱动心脏排血和回流充盈，促使血液循环，携带氧气供应全身主要器官而维持基础生命活动，现称为胸部按压术(chestcompression)，是建立人工循环的最迅速简便的有效方法。其方法步骤：①摆好体位，仰卧于地面或硬板床上，或背部垫一硬木板，术者站在病人床边或跪在一侧地面上。②定准按压部位，正确按压位置是胸骨中下段1/3交界处，简捷确定方法是先找到两侧肋弓在中线的交界点，即胸骨下切迹(注意不是剑突)。然后将一手中、食指并拢放在胸骨切迹的上端，紧贴手指上方的胸骨正中线处即正确按压部位，此时可将另一手掌根直接放在紧挨手指的上端。③按压方法，术者一手的掌根放在按压部位，另一手掌放在前一手的手背上，双手重叠并与胸骨长轴平行，双手指交叉翘起离开胸壁，以掌根着力，双肘伸展，双臂绷直，然后借助肩背力量，垂直向脊柱方向有节奏地用力加压。按压幅度为将胸骨压下3～5cm，停顿约半秒，随后放松让胸部自然弹起恢复原状，此时血液即回流心脏充盈，约停顿半秒，再按上法加压和放松，加压与放松时间大致相等，每周期约1秒，每分钟按压频率约60次，或达80次。为便于动作连续性和用力均匀，当双手放松按压时不宜脱离胸壁，可随患者胸廓扩张自然抬起。

应当强调，胸部按压必须与口对口人工呼吸同步并协调进行。若单人抢救时可每按压15次(约15秒)连续吹气2次，如为双人抢救，每按压5次(约5秒)吹气1次。按压与吹气人员可定时交换。畅通气道(airway)、人工呼吸(breathing)和建立人工循环(circulation)即胸部按压三项抢救措施，简称心肺复苏抢救A、B、C。

2.机械通气：有些急性室息呼吸衰竭患者(如自缢、溺水)，或中枢性病变致呼吸中枢抑制自主呼吸长期不恢复，或呼吸肌无力、麻痹、而循环系统功能尚好，此时不可能长期进行口对口人工呼吸，这就需要使用呼吸机辅助通气，或应用呼吸机替代呼吸也称控制呼吸，这些方法称为机械通气。其大体方法原则为，若自主呼吸尚好但通气量不足者可用鼻或鼻口面罩接通呼吸机行辅助呼吸，常用BIPAP便携于呼吸机，也可用多功能呼吸机。如自主呼吸机微弱或无自主呼吸者应给予气管插管或气管切开建立人工气道，可应用手捏简易呼吸囊行人工呼吸(间歇正压)，有条件时均应安装多功能呼吸机。其应用模式及潮气量、频率、呼吸比、触发灵敏度等各项参数调节可参阅慢性呼吸衰竭。机械通气的目的在于维持有效通气，以赢得时间而控制原发病和重要器官功能的逐步恢复。

3.氧疗：急性呼吸衰竭一般应予高浓度供氧，因为急性呼吸衰竭如颅脑病变及中毒致呼吸抑制或呼吸停止，迅速引起严重缺氧和CO_2灌留，从而必然造成心、脑、肾等重要器官的严重损害。为防止发生不可逆损伤和尽快恢复这些器官的功能，必须在加强通气的同时给予高浓度吸氧，临床常用50%以上含量甚至吸纯氧称为高浓度氧疗。可经鼻塞或鼻管、气管内导管吸氧，也可用高频喷射呼吸机经鼻塞供氧。若已建立人工气道(气管插管或气管切开)进行机械通气治疗，则可酌情调高呼吸机送氧浓度。高浓度氧疗用于严重缺氧的急救对缓解缺氧，提高抢救成功率有重要作用，但也不宜长时间高浓度给氧(氧浓度＞60%及持续24小时以上)，否则可引起氧中毒，反而使病情加重。这是因为在正常情况下，弥散在细胞内的氧在线粒体细胞素氧化酶作用下，大部分经代谢释出能量后，还原成水分子（即内生水），同时约有2%的-氧分子在还原过程中形成氧自由基，包括O_2^-（超氧离子）、H_2O_2（过氧化氢）和HO•（羟自由基）。在正常生理状态下，这些氧自由基可被机体内抗氧化系统，如过氧歧化酶、过氧化酶、谷胱甘肽酶等所清除，故不造成损害。但吸入高浓度或纯氧时间过长，可使氧自由基生成加快，当超过机体抗氧化系统清除能力时，这些氧自由基可氧化组织的蛋白、脂质、损伤肺组织的细胞，尤其易损害肺毛细血管内皮细胞和肺泡上皮细胞，如此则发生肺水肿、肺内出血和透明膜形成，又因肺泡内存在的氮被高浓度氧冲洗而减少，而氧和CO_2分别被吸收和排出，从而形成无气肺，这是广泛性小叶或肺泡性肺不张发生的机制之一。上述表现即为氧中毒，实质也是ARDS的病理生理表现，从而加重呼吸困难和呼吸衰竭，或者说由通常的急性呼吸衰竭转变为ARDS这种类型的呼吸衰竭。

高压氧治疗，是将病人送进密闭的高压舱内，在125.7～303.9kPa（1.2～3.0大气压）下吸纯氧的一种疗法，称高压氧舱疗法。高压氧舱中如用303.9kPa（3.0个大气压）下吸纯氧，其吸入气体的PO_2（氧分压）可达常压（即1.0大气压或101.3kPa）下呼吸自然空气PO_2的14倍，动脉血中溶解的氧量可达常压下呼吸自然空气时动脉血中溶解氧量的20倍，即使混合静脉血（肺动脉或右心内）中的血红蛋白氧饱和度也达100%，因此可有效地解除组织缺氧，这是高压氧疗的独到之处。在急性呼吸衰竭经初步抢救，当自主呼吸较平稳后，但意识障碍无明显恢复，或缺氧纠正不满意时，可进行高压氧治疗，有望使病情改善和康复。通常高压氧疗多用152.0～202.6kPa（1.5～2.0大气压），每日1次，每次40分钟左右，一般不超过1小时，主要适用于单纯缺氧性呼吸衰竭，及CO中毒等内呼吸性呼吸衰竭。高压氧疗对排出CO_2毫无作用，甚至还可能加重CO_2潴留，故一般不用于慢性阻塞性肺所致的Ⅱ型呼吸衰竭。另外还认为高压氧对呼吸道和肺泡有直接刺激作用，加以慢性阻塞性肺气肿已存在肺泡气潴留，故在高压氧舱减压过程中可能引起肺泡破裂，因此认为高压氧疗对慢性阻塞性肺病发生的呼吸衰竭应列为禁忌。

4. 治疗原发病，抢救急性呼吸衰竭改善呼吸功能和维持有效通气的同时，应积极治疗引起呼吸衰竭的原发病，否则呼吸衰竭也不易解除，或缺氧和CO_2潴留暂时纠正后不能持续缓解。应针对不同的病因和根据呼吸衰竭发生的不同机制进行针对性治疗。如颅脑感染、脑血管意外、药物中毒所致的呼吸衰竭应消除其对呼吸中枢的抑制；呼吸肌膈肌麻痹无力者应设法恢复呼吸肌功能；溺水者必须清除呼吸道和肺内水的淹溺；重症哮喘应着重消除支气管的炎症水肿和痉挛；严重呼吸系感染所致呼吸衰竭应选用有效抗菌药物控制感染等。

5. 其他疗法：急性呼吸衰竭严重缺氧常引起脑缺氧性损害和脑水肿，可使呼吸中枢进一步受损和抑制自主呼吸，故凡有脑水肿迹象者均应给予脑脱水剂，如甘露醇、糖皮质激素。为缓解呼吸中枢的抑制也可考虑应用呼吸中枢兴奋剂，如尼可刹米、山梗菜碱、利他林等。还常加用脑细胞代谢剂，如ATP、辅酶A、胞二磷胆碱等。实际上，上述方法也属于脑复苏的内容。此外，还必须加强呼吸衰竭患者全面护理，尤其是呼吸道护理，如随时吸痰、清理口腔咽喉，保持呼吸道通畅，酌情供给热量和水分，注意维持电解质和酸碱平衡。

（穆维新）

第七章 肺栓塞

肺栓塞(Pulmonary embolism, PE)是由于肺动脉或其分支被内源性或外源性栓子堵塞而引起的临床和病理生理综合征。最常见的栓子是来自静脉系统的血栓，栓塞发生后产生严重的血供障碍，肺组织可出现坏死，这种改变被称为肺梗死或肺梗塞。严重者可由于肺动脉痉挛使肺循环受阻，肺动脉压急剧升高，引起急性右心室扩张和右心衰竭，称为急性肺源性心脏病(偶尔也可见大量气胸，大面积肺不张，纵隔气肿，肺损伤，动脉瘤破入肺动脉等情况引起急性肺心病)。

据国外统计，肺栓塞在肺部疾病的临床死亡原因中占第3位。尸检资料表明，国外总的发生率为5%～14%，国内为3%，成年人为10%，老年人可达25%。心脏病病人高达30%～45%，由于误诊漏诊较多，实际发病率更高。其中凡是及时作出诊断和治疗的病人，只有7%死亡，而没有考虑到肺栓塞诊断的病人有60%死亡。据统计肺栓塞生前确诊者仅占10%～50%，因此早期正确诊断肺栓塞极为重要。

由于肺组织的供氧来自肺动脉、支气管动脉及肺泡，因此肺栓塞后肺梗死的发生率不到10%，而引起急性肺心病的发生率据国内报道只有0.013%。

一、病因

(一)栓子的来源

1.血栓　为最常见的肺栓子，由于血栓引起的肺栓塞称肺血栓栓塞(Pulmonary thromboembolism, PTE)。其中70%～95%是由于深静脉血栓脱落后随血循环进入肺动脉及其分支所造成，来自于下肢深静脉，如腘、股、深股及髂外静脉的血栓占深静脉血栓的95%。盆腔静脉血栓是女性PTE的重要来源，多发生于妇科手术和盆腔疾病等。部分血栓来自各心房，约占30%。

2.其他栓子　包括空气栓、脂肪栓、羊水栓、寄生虫(卵)栓、骨髓栓、转移性癌栓、细菌栓、胎盘滋养栓，以及赘生物等，这些栓子均可引起肺栓塞。

(二)影响发病的因素

大多数患者都存在疾病易发因素，约6%找不到肺血栓栓塞的诱因。易发因素包括：

1.年龄与性别　尸检资料证实，肺栓塞的发病率随年龄增加而升高，60岁以上者可达20%，以50岁～65岁年龄组多见。90%致死性肺栓塞发生在50岁以上，20岁～39岁年龄组女性深静脉血栓的发病率比同龄男性高10倍。

2.血栓性静脉炎、静脉曲张　肺动脉造影和放射性核素肺灌注扫描显示，51%～71%下肢深静脉血栓形成患者可能并发肺栓塞。静脉血栓脱落的原因可能与静脉内压骤然升高或静脉血流突然增多或静脉血流流速加快有关。如用力大便、长期卧床后突然活动等可诱发血栓脱落，发生肺栓塞。

3.心肺疾病　慢性心肺疾病是肺血栓栓塞的主要危险因素，25%～50%的肺栓塞患者同时患有心肺疾病，特别常见的是心房纤颤伴心力衰竭者，其中风湿性心脏病最常见，其次是心肌病、慢性肺源性心脏病、冠心病。

4. 肿瘤 恶性肿瘤常引起肺栓塞，如胰腺癌(35%)，肺癌(20%)，泌尿生殖癌(19%)，结肠癌(19%)，胃癌(16%)，乳腺癌(15%)。其他肿瘤发生肺栓塞的并不多见。恶性肿瘤患者易并发肺栓塞的原因除了本身的癌栓脱落外，还可能与凝血机制异常有关。癌细胞可产生激活凝血系统的物质，如组蛋白，组织蛋白酶和蛋白酶等，导致血液高凝状态，诱发血栓形成。

5. 创伤 约15%创伤患者并发肺栓塞，其中骨折、大面积烧伤、严重软组织创伤多见。除创伤阶段的脂肪栓、气栓外，还可能由于受伤软组织释放的某些物质损伤了肺血管内皮，引起多发性肺微血栓形成。

6. 长期不运动手 术后、偏瘫、骨折、重症心肺疾病、长期卧床病人或正常人长途乘车活动减少，血流速度减慢，血液淤滞易形成血栓。据观察，连续卧床7d，血流速度可减慢到最低点，深静脉血栓形成的发生率与卧床时间有关。

7. 妊娠与避孕药物 孕妇血栓栓塞发生率比同龄未孕妇女高7倍，多发生于妊娠的前3个月和围生期，机制不详，也可能与妊娠后期因增大的子宫压迫导致下肢静脉回流不畅有关。服用避孕药物的妇女静脉血栓的发生率比不服者高4倍～7倍。已证实避孕药物可引起凝血因子、血小板、纤维蛋白激酸系统活化。改变血浆脂蛋白。甘油三酯和胆固醇含量，这些可能与血栓病多发有关。

8. 其他 肥胖、脱水、某些血液病如红细胞增多症、镰状细胞病等。代谢性疾病如糖尿病等更易发生血栓病。

二、病理

肺栓塞的栓子大小不一，可从微血栓到巨大的骑跨型栓子。微血栓栓塞需反复多发才能引起血流动力学改变，近来有提出多发性肺微血栓栓塞实际是肺血管内皮受损伤引起的微血栓形成。阻塞2个或2个以上肺叶动脉者称大块肺栓塞，较大的血栓栓塞多来自下肢深静脉，始发血栓主要为细胞成分和纤维蛋白组成的机化体。血栓的长度从数毫米到充满大静脉整个管腔，脱落部分主要由纤维蛋白、红细胞及血小板组成。肺栓塞可发生于单侧，也可发生于双侧，以双侧多见，右肺多于左肺，下肺多于上肺，发生于肺动脉主干者不到10%。59%的患者发现有新鲜血栓，血栓机化和内膜偏心性纤维化约占31%，也可见血管腔内纤维间隔形成隧道再通。血管中层多正常或轻度增厚，如栓塞少，常可因血栓自消或侧支循环形成而无任何遗留痕迹。肺梗死不多见，不到10%，梗死肺有出血性改变，多在靠近肋膈角附近的下叶肺。病灶可呈楔形、带状或不规则形状，呈叶段分布。急性肺梗塞时，肺实质可以正常，也可形成缺血性坏死，并因肺泡表面活性物质的丧失和水肿而引起肺不张、肺间质和肺泡出血，梗死部分的肺组织表面略凸出，呈红色。显微镜下可见肺泡组织破坏，呈凝固性坏死，肺泡腔内充满红细胞及轻微的炎性反应，常累及邻近胸膜，产生血性或浆液性胸腔积液，1周～2周后开始出现从周围向中心区发展的肉芽组织修补，坏死组织逐渐吸收，常不留瘢痕或仅有少量条状瘢痕形成或胸膜增厚。在愈合的梗塞区或机化的血栓栓塞部位，可发生支气管-肺动脉侧支吻合。细支气管不受栓塞影响，但可因瘢痕收缩引起扩张。

三、病理生理

1819年Laennce首先描述了肺栓塞，1846年Virchow阐述了栓子的来源并提出血栓形成的3个机制，即血流停滞、血液高凝性和血管内皮损伤。现在认为血管内皮损伤在静脉血栓形成中起重要作用。内皮损伤可因机械性创伤，长期缺氧及免疫复合物沉着等引起胶原组织的暴露，刺激血小板附着和聚集，激活血凝反应链，血液停滞，血液高凝状态也是血栓形成的原因。

肺栓塞的病理生理、症状、体征都与血栓的大小、阻塞血流的范围和部位以及原有的心肺功能状态有关。肺栓塞发生后，可以引起不同程度的血流动力学和呼吸功能改变.程度可无任何变化，重者肺循环阻力突然增加，肺动脉压升高，心排血祕下降，脑血管和冠状血管供血不足，导致晕厥、休克，甚至死亡。

1.血流动力学改变　发生肺栓塞后，受机械堵塞、反射及体液因素的影响，肺循环阻力增加，肺动脉压升高，急性左心功能衰竭，心率加快，心输出量突然减少，血压下降等，血流动力学改变的程度主要由下述条件所决定：

（1）血管阻塞情况　肺毛细血管储备能力很大，当肺血管阻塞，肺血流受损＞25%～30%，肺动脉平均压（MPAP）可略升高；肺血流受损＞30%～40%，MPAP可达4.0kPa（30mmHg）以上，右心室平均压可增高；肺血流受损＞40%～50%，右心室充盈增加，心脏指数下降，MPAP可达5.3kPa（40mmHg）；肺血管横截面积堵塞50%～90%，可出现持续性肺动脉高压；堵塞达85%可致猝死。急性肺动脉栓塞时，肺动脉高扭的发生率约80%，但MPAP一般不超过4.7kPa～5.3kPa（35mmHg～40mmHg），也有报道最高可达8.5kPa（62mmHg）者。实际上肺血管阻塞20%～30%时就可出现肺动脉高压，这是因为神经、体液因素的参与。

（2）体液因素　急性肺栓塞引起的肺血管阻力增加，除机械性堵塞因素外，近年研究证实了体液因素的作用。血小板和白细胞是2个重要的肺血管活性物质，血小板的致密颗粒贮存并可释放5-羟色胺和二磷酸腺苷，使肺血管收缩；α颗粒能释放血小板生长因子，直接收缩肺血管，并激活其他肺血管活性介质的释放；血小板脂膜可生成花生四烯酸的代谢产物血栓素A_2、前列环素H_2和12-脂氧化酶产物等。血栓素A_2和前列环素氏有相似的受体，收缩血管平滑肌，增加离体灌流肺的血管阻力。而12-脂氧化酶产物不直接收缩肺血管，但能增加中性粒细胞的游走和激活，因此，它可能是通过释放白细胞产物介导其作用。血小板活化因子也是由血小板释放，可激活中性粒细胞，产生血管活性物质。12-脂氧化酶产物和血小板活化因子可能是血小板与中性粒细胞相互作用的主要机制。中性粒细胞酶产生血小板活化因子和收缩肺血管的花生四烯酸化谢产物，如血栓素A_2、白三烯（LT）B_4及其他白三烯肽素（LTC_4、LTD_4和LTE_4），至于白三烯肽素介导的栓塞发生后肺血管阻力增加的机制尚不清楚。激活的中性粒细胞同样也释放氧自由基，通过血栓素A_2影响血管扩张和收缩。由凝血酶引起的羊肺微血栓形成滴注过氧化物歧化酶可减轻肺循环阻力的增加，该作用与血栓素A_2无关，可能与抑制内皮舒张因子的生成有关。肺血栓栓塞后中性粒细胞的激活机制仍在研究之中。

（3）栓塞前的肺疾病状态，可影响肺栓塞的结果，如肺动脉压高于5.33kPa（40mmHg）。梗死前有心肺疾病患者，肺栓塞更易引起右心衰竭和死亡。

2. 呼吸功能改变

(1)肺泡死腔增加　被栓塞的区域出现无血流灌注,形成死腔样通气,不能进行气体交换;未栓塞部分的肺血流相对增加,发生肺内分流,致肺通气/血流比严重失衡。

(2)气管阻力增加　较大的肺栓塞可引起反射性支气管痉挛,同时由于血栓本身释放5-羟色胺、缓激肽、组胺、血小板激活因子等,也促使气道收缩、气道阻力增加,肺通气量减少。

(3)肺泡表面活性物质减少　当肺毛细血管血流中断2h～3h,表面活性物质即减少;12h～15h,损伤已非常严重;血流完全中断24h～48h,肺泡可变形及萎陷,出现充血性肺不张,临床可出现咯血。肺泡表面活性物质减少,可促进肺泡上皮通透性增加,引起局部弥漫性肺水肿,通气和弥散功能进一步下降。

由于以上原因,致使肺通气阻力增加,肺泡含气量减少,死腔通气和肺内分流增多,可出现不同程度的低氧血症,低碳酸血症和呼吸性碱血症。

3. 神经体液介质的变化　新鲜血栓上面梗盖有大量的血小板及凝血酶。其内层有纤维蛋白网,网内具有纤维蛋白激酶原。当栓子在肺血管网内移动时,引起血小板脱颗粒,释放各种血管活性物质,如腺嘌呤、肾上腺素、核苷酶、组胺、5-羟色胺、儿茶酚胺、血栓素A_2、缓激肽、前列腺素、纤维蛋白降解产物等。这些介质可以刺激肺内的各种神经受体,包括肺泡壁上的J受体和气道的刺激受体,从而引起呼吸困难、心率加快、咳嗽、支气管和血管痉挛、血管通透性增加,同时也可损伤肺的非呼吸代谢功能。

四、临床表现

肺栓塞的临床表现主要取决于血管堵塞的多少,发生速度和心肺的基础功能状态。临床症状与体征对急性或慢性肺血栓栓塞的诊断都是非特异性的和不敏感的,临床表现有4个症候群:

急性肺心病:见于突然栓塞2个肺叶以上的患者,表现为突然发作的极度呼吸困难、濒死感、紫绀、右心衰竭、晕厥、休克、大汗淋漓、四肢厥冷。

肺梗死:突然呼吸困难、胸痛、咯血、胸膜摩擦音或胸腔积液。

慢性反复性肺血栓栓塞:起病缓慢,主要表现为严重的肺动脉高压和右心功能不全,是临床进行性的一个类型。

无法解释的呼吸困难:栓塞面积相对较小、死腔量增加。

(一)肺栓塞的常见症状

1. 呼吸困难　是肺栓塞的常见症状,发生率90%,活动后明显加重,呼吸频率加快,可达40次/min～50次/min。

2. 胸疼　发生率约88%,较大的栓子可呈胸骨后剧烈的挤压痛,并向肩及胸部放射,酷似心绞痛发作,约占4%。上述症状可能与冠状动脉痉挛,心肌缺血有关。较小栓子位于肺周边。容易累及胸膜,胸疼与呼吸有关,呈胸膜性疼痛,约占75%。胸膜性胸疼常提示可能有肺栓塞的存在。

3. 咯血　提示肺梗塞存在,多在梗死后24h内发生,量不多,鲜红色,数日后可呈暗红色,发生率约30%。慢性栓塞引起的肺动脉高压咯血多来自支气管粘膜下支气管动脉代偿性扩张破裂的出血。

4. 咳嗽　多为干咳或伴有少量的粘痰，可有喘息，发生率约50%。

5. 惊恐　原因不明，可能与胸疼或低氧血症有关，发生率约55%。

6. 晕厥　约13%，主要是因为大块肺栓塞引起的脑供血不足，多伴有右心衰竭、低血压、低氧血症，也可伴有恶心和呕吐。

7. 腹痛　可能与肠缺血与膈肌刺激有关。

8. 发热　体温一般不超过38.5℃，如高于38.5℃应考虑并发有感染。

(二)体格检查

1. 一般检查　常有低热，发生率43%，可持续1周左右，若并发感染可能出现高热，多由肺梗死或肺出血、血管炎、肺不张等引起。肺栓塞的患者可出现呼吸频率增快、窦性心动过速和紫绀，发生率分别为92%、44%和19%。低血压较少发生，但多提示大面积肺栓塞。

2. 心血管系统体征　主要是急、慢性肺动脉高压和右心功能不全的体征。心率增快，也可出现心律失常。53%的患者可闻及肺动脉第2心音亢进，23%闻及喷射音或收缩期喷射性杂音，也可出现舒张期返流性杂音。于胸骨左缘第4肋间到心尖内侧可闻及三尖瓣收缩期返流性杂音，吸气时增强。当右心室明显扩大。占据心尖区时，此杂音可传导到腋中线，与风湿性心脏病二尖瓣关闭不全不易区分。部分病人可听到右心房性奔马律和室性奔马律，分别反映右心顺应性下降和右心功能不全。右心衰竭时可出现颈静脉充盈、肝颈返流征阳性、肝脏增大、下肢水肿。急性肺梗塞或重症肺动脉高压可出现少量或中等量心包积液。

3. 呼吸系统体征　大面积肺栓塞并发肺不张时，可见气管向患侧移位，膈肌上抬，病变部位叩诊浊音。约15%可闻及哮鸣音和湿啰音，也可闻及肺血管性杂音，于吸气时增强，为血液流经部分阻塞的肺动脉时产生的杂音，多出现于栓子溶解时。部分患者可闻及胸膜摩擦音或有胸腔积液的体征。

4. 其他　诱发肺栓塞的原发慢性疾病的相应体征。

五、实验室检查

(一)化验检查

肺栓塞尚无敏感的特异性实验室诊断指标，常用的指标有以下改变。

(1)白细胞数增多，很少超过15×10^9/L。

(2)血沉增快。

(3)谷草转氨酶正常或轻度升高。

(4)血清胆红质升高。

(5)乳酸脱氢酶和磷酸肌酸酶升高。

(6)测定血栓形成过程中的副产物，这些产物对肺栓塞的诊断不是特异性，但结合临床可做辅助诊断。

(7)胸腔积液多为血性，也可呈浆液血性及浆液性，含红细胞、白细胞、蛋白质等。

(二)动脉血气分析及肺功能测定

1. PaO_2　约85%肺栓塞患者不吸氧时PaO_2低于10.7kPa(80mmHg)，可以提示栓塞的程度，$PaO_2 > 12kPa(90mmHg)$可排除肺栓塞。

2. 肺泡动脉血氧分压差$P_{A-a}DO_2$测定值　较PaO_2更有意义，因为发生栓塞后病人常有过度通气，因此PaO_2下降，肺泡气的氧分压（P_AO_2）增高，$P_{A-a}DO_2$则明显增高。正常青年人$P_{A-a}DO_2$为0.67kPa～2.0kPa（5mmHg～15mmHg）；老年人和有肺部疾病患者可高达3.3kPa～4.0kPa（25mmHg～30mmHg）。

3. 死腔气/潮气量比值（VD/VT）在栓塞时增高，如果病人无限制性或阻塞性通气障碍，比值大于40%提示肺栓塞的可能，小于40%又无临床栓塞的表现可排除肺栓塞。

（三）心电图检查

肺栓塞的心电图无特异性改变。急性大块肺栓塞的97%，次大块肺栓塞的77%可发现心电图异常，多在发病后数小时出现，常于数周内消失。最常见的改变是T波倒置（40%）和ST段下降。比较有意义的改变是S_I、Q_{II}、T_{III}型，即I导联S波变深，III导联出现深Q波和倒置的T波，也可出现右胸导联$V_{1-4}T$波倒置，类似"冠状T"和II、III、αVF导联ST段、T波改变。心电轴显著右偏，少数也可左偏，但≤-30°或出现S_I、S_{II}、S_{III}征和顺钟向转位。其他还有完全性或不完全性右束支传导阻滞、右室肥厚、低电压、假性心肌梗死图形和肺型P波等，也可出现心律失常，多为房性早搏、室上性心动过速、阵发性心房纤颤和室性早搏。据统计，只有26%的肺栓塞病人出现上述心电图改变，大多数病人心电图正常或仅有非特异性改变。因此，心电图正常不能排除本病。另外心电图检查也可作为与急性心肌梗死的鉴别方法。肺栓塞的心电图改变可能与肺动脉压和右室舒张压突然升高、右心房室扩张、低氧血症及心肌缺血等因素有关。

（四）胸部X射线检查

约84%的病人X射线检查有异常改变。X射线征象多在12h～36h或数天内出现，常见的征象有肺浸润或肺梗塞阻影。典型的改变为尖端指向肺门，底边朝向胸壁的楔形阴影，也可呈带状、球状、不规则形及肺不张影。约半数病人有患侧膈肌抬高，系栓塞后血小板释放化学介质引起肺血管收缩，肺容积缩小以及由于肺泡表面活性物质减少，肺泡萎陷，肺不张所致。也可出现纵隔气管向患侧移位，奇静脉和上腔静脉影增宽。约30%病人可出现胸腔积液。由于较大血管堵塞，缺少血流灌注，部分或一侧肺野透亮度增强，肺纹理减少或消失。慢性肺血栓栓塞病人可呈肺动脉段凸出，肺动脉主干扩张，右肺下动脉干增粗，横径大于15mm，其程度与肺动脉压有关。中心肺动脉扩张与外围纤细形成鲜明对照征少见，右心室扩大常见。化脓性栓子可引起多发斑片状浸润影，也可形成脓胸和空洞。上述X射线征象无特异性，部分病人X射线检查可完全正常。因此，X射线表现正常不能排除本病。

（五）放射性核素肺扫描

肺放射性同位素灌注扫描显象是种简单、安全、无创伤的肺栓塞检查法，被广泛应用于临床。常用方法是^{99m}锝（^{99m}TC）标记的人体白蛋白，标记的白蛋白颗粒均匀，直径约30μg，静脉注射后滞留于毛细血管前动脉，一次检查约堵塞毛细血管前动脉的0.1%。单纯肺灌注扫描对诊断肺栓塞已相当敏感，如扫描结果正常，一般可排除明显的肺栓塞。实验证明，内径＞3.0mm的肺血管段堵塞时，肺扫描结果全部异常；2.1mm～3.0mm者92%异常；≤2.0mm者肺扫描不能肯定也不能否定肺栓塞的存在。以下原因也可引起肺灌注缺损，导致假阳性结果：血管腔受压（肿瘤、胸腔积液、气胸）；支气管动脉-肺动脉吻合（慢性肺部炎症、支气管扩张等）；局部缺氧引起的血管收缩（哮喘和慢性阻塞性肺疾病等）；血管阻力增加（肺炎、充血性心力衰竭等）；肺组织纤维化（肺囊肿、陈旧性结核等）；肺切除。

所以单纯肺灌注扫描缺损尚不足以确诊为肺栓塞，也不能据此判断病因。据报道该检查的假阳性率为19%-52%，也可出现假阴性，为提高肺灌注扫描解释的可靠性，必须密切结合临床对缺损的意义作出正确的判断。以下几点可供参考：缺损为多发，沿血管走向呈肺段分布，或呈楔形或凹形者肺栓塞的可能性最大；缺损非肺段性或非血管性分布，肺栓塞的可能性较小。结合X射线胸片判断，若胸片正常，灌注扫描呈单发或多发性肺叶或较大的楔形缺损，最大可能是肺栓塞。如通气扫描正常，灌注扫描呈肺叶或较大的缺损，肺栓塞的可能性几乎达100%。据统计，肺灌注扫描异常+静脉炎+正常胸片90%以上可能为肺栓塞。结合肺通气扫描判断，能提高肺灌注扫描的准确性。

肺通气扫描常用^{127}氙或^{133}氙，^{133}氙容易弥散而不易溶解，吸入屏气后易于扩散到整个肺腔。肺通气扫描与肺灌注扫描对比分析可提高肺栓塞诊断的准确率，可达91%～95%。2者结合也称之为$\dot{V}/\dot{Q}$显像，有以下3种类型：

1. $\dot{V}_n/\dot{Q}_n$　通气和灌注均正常，可排除症状性肺栓塞，不必做肺动脉造影检查。

2. $\dot{V}_n/\dot{Q}_o$　通气正常伴肺段或肺叶的灌注显像缺损，可确诊为肺栓塞。若同时伴有相应的症状与体征，以及深静脉血栓形成的病史，即可开始按肺栓塞治疗。

3. $\dot{V}_o/\dot{Q}_o$　部分肺的通气及灌注显像均有缺损，不能诊断为肺栓塞，可见于任何肺实质疾病(包括肺栓塞)，应进一步行肺动脉造影检查。若栓子未引起血管完全阻塞或栓子位于周围小血管，肺灌注显像可能显示不出缺损。肺灌注扫描完全正常者，可不必再做通气扫描。另外注意，肺栓塞1h以内支气管痉挛，该区$\dot{V}/\dot{Q}$显象均可出现异常，肺栓塞数小时到数日内栓子又可自行溶解、消失，检查可完全正常。

(六)肺动脉造影

肺动脉造影是目前诊断肺栓塞的最准确方法，阳性率达90%。栓塞发生72h内，肺动脉造影对诊断有极高的敏感性、特异性和准确性。应用放大相技术可观察到0.5mm的细小动脉内的栓子。

1. 肺动脉造影常见的征象有　①肺动脉及其分支充盈缺损，诊断价值较高；②栓子堵塞造成的肺动脉截断征象；③肺动脉堵塞引起的肺野无血流灌注，不对称的血管纹理减少，肺透光度增强；④栓塞区出现"剪枝征"；⑤栓子不完全堵塞引起的肺动脉分支充盈或排空延迟。

2. 肺动脉造影适应证　由于肺动脉造影术费用昂贵复杂，有创伤性，有一定危险性，应严格掌握其适应证及其禁忌证。适应证有：①$\dot{V}/\dot{Q}$显像缺损与X射线胸片异常匹配时；②考虑外科治疗的患者；③临床符合肺栓塞诊断，但肺扫描正常者；④肺扫描不能肯定诊断，且抗凝治疗危险性大的患者；⑤肺栓塞、肺血管炎、肺血管发育异常需进一步明确诊断者等。禁忌证是对造影剂过敏。相对禁忌证包括急性心肌梗死、左束支传导阻滞、重度肺动脉高压、右心功能不全等。目前认为数字减影血管造影(DSA)具有操作简便、副作用小等优点，据报道对肺栓塞的珍断与传统造影方法比较可达85%～90%的诊断一致性。

(七)深静脉血栓(DVT)的检测方法

肺动脉栓塞的栓子绝大多数来自下肢深静脉，因此DVT的检测可以间接诊断肺栓塞。

1. 肢体静脉造影　是测定下肢DVT最精确的方法，可显示静脉阻塞的部位、范围及侧支循环。当肺$\dot{V}/\dot{Q}$显像阳性而该检查阴性时，肺栓塞仍不能排除。静脉造影可引起局部疼痛、过敏反应及静脉炎加重，偶可促使栓子脱落发生再次肺栓塞。因此目前已很少应用。

2. 电阻抗静脉图像法(Impedence Phlebography, IPG)　利用下肢血管内血容量变化引起的电阻改变原理，来测定静脉血流的情况。如静脉回流受阻、静脉容量和最大静脉流量就明显下降。

3. 多普勒超声血管检查　根据频谱偏离与血流速度成比例的原理，检查血流受阻情况，推测有无静脉血栓形成。常用的探查部位有股静脉、腘静脉和胫后静脉。该方法的准确性为93%，对腓静脉血栓形成测验比较敏感。

4. 放射性纤维蛋白原测定　静脉内注人^{125}I标记的纤维蛋白原，然后定时右下肢各部位扫描，以测定纤维蛋白原粘着部位并计数。该方法只能检测小腿静脉血栓的形成，当数值增加20%以上，表示该处深静脉血栓形成。另外，标记的纤维蛋白必须在血栓形成前给予，否则纤维蛋白原就不再沉积于病变处，本试验就显示阴性。

六、诊断与鉴别诊断

1. 注意发现可疑病人　如果患者具有下列引起肺栓塞的原因，应考虑肺梗塞。

(1)外科手术、骨折、长期卧床、肿瘤、心脏病、分娩、肥胖及下肢静脉炎、静脉曲张、不对称下肢浮肿等。

(2)突然发生呼吸困难、胸痛、咯血、紫绀、心律紊乱、休克、晕厥、发作性或进行性充血性心力衰竭、肺部啰音、肺动脉瓣区第2心音亢进，慢性阻塞性肺疾病恶化，手术后肺炎或急性胸膜炎等症状。

(3)X射线　胸片有楔形或圆形阴影，一侧膈肌抬高、肺动脉增粗、局限性肺纹理减少、胸腔积液等。

(4)原因不明的肺动脉高压和右心室肥大。

遇有上述情况时，应排除其他心肺疾病。如大块肺栓塞表现为剧烈的前胸痛或(和)高血压，此时应排除心肌梗死、夹层动脉瘤破裂、急性左心衰、食管破裂、气胸等。中等大小的肺栓塞没有发生梗死时，应与哮喘、外源性过敏性肺泡炎、过度通气综合征等鉴别。

2. 可疑肺栓塞病人检查步骤，可参考图3进行：

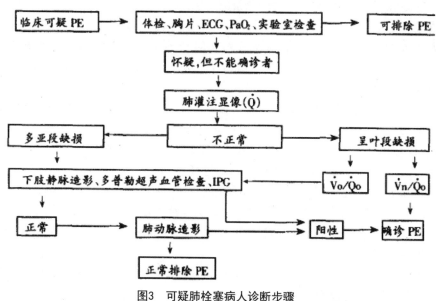

图3　可疑肺栓塞病人诊断步骤

(1)常规检查如体格检查、胸片、心电图、血气分析、血液生化试验或纤维支气管镜、痰细菌培养等；其中部分病人可排除肺血检栓塞而确诊为其他心肺疾病。

(2)对临床怀疑但不能确诊者，应做肺灌注显像及$\dot{V}/\dot{Q}$显像。首先对可疑者做肺灌注显像，若灌注显像正常或缺损呈单个及多个边缘模糊、呈非肺段性或非血管性分布，而临床肺栓塞的可能性又低，胸片正常，此时即可排除肺栓塞。当灌注显像呈叶、段或多叶、段缺损时，应做通气显像，以$\dot{V}/\dot{Q}$来断定。若呈$\dot{V}_s/\dot{Q}_s$，临床表现高度可疑，肺栓塞即可确诊；若呈$\dot{V}_n/\dot{Q}_n$或灌注显像呈多亚段缺损，且与胸片表现一致时，此时应做下肢静脉血管造影或者电阻抗静脉图像法检查或者做多普勒超声血管检查。结果呈阳性，则可确诊是肺栓塞；结果是阴性，仍不能排除肺栓塞。

(3)经$\dot{V}/\dot{Q}$显像及静脉造影后不能确诊的可疑病人应行肺动脉造影，可使其中15%～50%病人确诊，反之基本可排除肺栓塞。对多发性肺小动脉栓塞或血栓形成，堵塞内径小于2mm的血管时，肺动脉造影结果正常也不能除外"哑型多发性肺血栓栓塞"。另外，也可选择DSA及MRI检查。

(二)原有心肺疾病并发肺栓塞的诊断

据统计，心脏病(包括肺心病)并发肺段以上的肺栓塞者占11%，且是重要的死亡原因和诱因，发生猝死者占35%0心脏疾病并发朋f栓塞的主要表现是基础疾病加重，如右心衰竭明显，对洋地黄等药物反应欠佳、咯血呼吸困难加重等，其程度与基础心脏病不符，心电图缺少典型的S_I、Q_{II}、T_{III}变化，X射线胸片多见肺梗死阴影。因患者病情危重，多数不能作肺动脉造影检查；部分病人放射性核素肺灌注扫描显像和肺通气扫描显像可帮助诊断。

(三)慢性阻塞性肺病性肺心病(慢阻肺肺心病)并发肺栓塞的诊断。

据尸检统计慢阻肺肺心病并发肺段以上肺栓塞为19%。而临床确诊者不多。慢阻肺肺心病并发肺栓塞的主要临床特点是在呼吸道感染无明显变化的情况下，呼吸困难突然加重，紫绀明显，常规治疗无效，右心衰竭明显加重、血压降低，可出现两下肢非对称性水肿；血气分析可表现为低氧血症加重，氧分压进一步降低，而二氧化碳潴留则相对减轻；由于氧分压降低及心排出量减少可并发代谢性酸中毒。

(四)鉴别诊断

肺栓塞以肺部表现为主者常易误诊为其他肺部疾病，以肺动脉高压和肺心病为主者，则易误诊为其他心脏疾病。临床上最易误诊为肺炎、胸膜炎、冠状动脉供血不足、急性心肌梗死和夹层动脉瘤等。

1.肺炎　肺炎的症状如发热、胸痛、咳嗽、白细胞增多、X射线胸片浸润阴影等与肺栓塞不易鉴别，是肺栓塞最多误诊的疾病。如果患者有较明显的呼吸困难、下肢静脉炎、X射线胸片反复出现浸润阴影、抗炎治疗无变化、部分肺血管纹理减少以及血气异常等，应疑有肺栓塞，进一步做肺通气/肺灌注扫描等检查确诊。

2.胸膜炎　约1/3肺栓塞患者可发生胸腔积液，易被误诊为结核性胸膜炎而给予长期抗痨治疗。并发胸腔积液的肺栓塞患者无结核病全身中毒症状，胸水多为血性，量少，呼吸较快(1周-2周内可自然吸收)，X射线胸片可同时发现吸收较快的肺浸润或梗塞等阴影，与结核性胸膜炎不同。

3.冠状动脉供血不足　年龄较大的急性肺梗死或复发性肺梗死者心电图可出现Ⅱ、Ⅲ、aVF导联ST段，T波改变，V1～V4导联呈"冠状T"，同时存在胸痛、气短等症状，易误诊为冠状动脉供血不足或心内膜下心肌梗死。通常脑梗塞的心电图除ST、T改变外，心电轴显著右偏或出现SⅠ、QⅡ、TⅢ及肺型P波，心电图改变常在1周~2周内明显好转或消失，与冠心病者不同。放射性核素心肌显示像二者截然不同，肺栓塞缺少典型的心肌灌注缺损或"再灌注"出现，另外可作肺通气/肺灌注显示像检查来鉴别。

4. 急性心肌梗死　急性肺栓塞可出现剧烈胸痛伴心电图酷似心肌梗死图型，需与急性心肌梗死相鉴别。鉴别要点见表13。

表13　肺栓塞与急性心肌梗死相鉴别

鉴别要点	肺栓塞	急性心肌梗死
年龄	青年~老年	中年以上
基础疾病	心肺疾病、充血性心力衰竭、血栓性静脉炎等	冠心病
胸痛	剧烈(多数似心肌梗死，少数似胸膜炎样痛)，持续时间不定，常伴休克症状，随呼吸加重	剧烈、持久、伴休克征象
呼吸系统症状	多有明显呼吸困难、呼吸频率快、咳嗽、咳血痰、哮鸣音等	无
紫绀	开始比较明显	较轻、多数没有
血压	下降急剧、严重	下降较轻、缓慢(除休克外)
心电图	无特征、早期多有心室负荷增重的改变、变化快、易恢复	特征性改变及演变过程
化验检查	WBC↑SGOT↑或正常LDH↑CPR正常血胆红质↑	WBC↑SGOT↑LDH↑CPR↑
确诊方法	肺动脉造影、肺扫描	ECG　血清酶学改变

5. 夹层动脉瘤　急性肺栓塞出现剧烈胸痛，上纵隔阴影增宽(由于上腔静脉扩张引起)，胸腔积液体休克者需与夹层动脉瘤相鉴别。夹层动脉瘤多有高血压病史，疼痛部位广泛，与呼吸无关，紫绀不明显，超声心动图可帮助鉴别。

七、预防静脉血栓形成

凡有形成静脉血栓危险因素者应注意预防并及时治疗，是防止肺血栓栓塞的最好方法。

(一)物理方法

高龄、长期卧床、手术等患者应注意加强腿部活动，培养变换体位、术后早期活动及抬高下肢，必要时穿弹性长袜，电刺激腓肠肌和下肢气囊压迫，以减轻下肢血液的淤滞，预防产生DVT。

(二)药物预防血栓形成

1. 小剂量肝素　预防术后DVT的发生疗效肯定，特别是对40岁以上、肥胖、肿瘤及静脉曲张者，行盆腔、髋部等手术前的患者，首先测定部分凝血活酶时间(PTT)及血小板，于术前2h皮下注射肝素5000u，以后每12h用药1次，至病人起床活动，一般用药5d~7d。因肝素剂量小，不易有并发症，不需作凝血机制的监测。

2. 口服抗凝剂　如华法林(苄丙酮香豆素，Warfarin)、新抗凝片、双香豆素等，常用于有DVT病史和严重静脉曲张者，作预防性抗凝。

3. 抗血小板药物　潘生丁片0.1g/d口服，可抑制血小板聚集及粘附。非甾体抗炎剂如小剂量阿司匹林片0.3g/d~1.2g/d或口服消炎痛等可抑制血栓素A2，减少静脉血栓形成。

八、治疗

虽然肺栓塞的血栓可部分或全部溶解，但经治疗的急性肺栓塞患者比不治疗者病死率低5倍～6倍。治疗的目的是使患者度过危急期，缓解栓塞及防止再发；尽可能地恢复和维持循环血量和组织供氧。

(一)急性肺栓塞的治疗

1. 急救

(1)一般处理　吸氧、镇静止痛，严密观察血压、心率、呼吸、心电、血气等。

(2)缓解肺血管及冠状动脉痉挛　阿托品0.5mg～1.0mg，静脉注射，症状不缓解可1h～4h重复1次。也可给罂粟碱30mg，肌内注射或静脉注射，1次/h，可镇静或减少血小板聚集。

(3)治疗右心功能不全　洋地黄容易中毒，必要时可慎用西地兰和利尿剂。当心脏指数小于2L/(min.m²)时，给予异丙肾上腺素1mg～2mg加入5%葡萄糖溶液500ml中缓慢静脉滴注，可降低肺循环阻力，增加心排血量。

(4)抗休克　适当补充液体，根据情况应用多巴胺、阿拉明、异丙肾上腺素等药，维持体循环收缩压在12.0kPa(90mmHg)以上，必要时还可加用肾上腺皮质激素治疗。

(5)改善呼吸　如有支气管痉挛可用氨茶碱、喘定等扩张支气管药物，还可应用酚妥拉明10mg～20mg加5%葡萄糖溶液100ml～200ml内静脉滴注，可解除支气管痉挛，还可扩张肺血管。

2. 溶栓治疗　是用药物将纤维蛋白溶酶原转变为纤维蛋白溶解酶，裂解单一的精氨酸－缴氨酸链，达到溶解血栓的目的，以新鲜血栓或5d以内的血栓效果好。临床上多用于：超过2个肺叶血管的大块肺栓塞；肺栓塞休克；原有心肺疾病的次大块肺栓塞引起循环衰竭者。用药12h～24h后血栓溶解加快，常用药物有尿激酶和链激酶。尿激酶为尿中的一种β球蛋白(单链多肽类)，其优点为对血栓内纤维蛋白溶酶原亲和力大，使其直接激活。首次负荷量为4400u/kg，于10min内静脉滴注。然后以10万u/h连续24h～72h维持。链激酶为乙族溶血性链球菌所产生，通过与纤维蛋白溶酶原结合，改变其结构而激活纤维蛋白溶酶，达到溶栓的目的，缺点是可以成为抗原，能引起发热等副反应。首次剂量一般为52万u，于30min内静脉滴注，继之以10万u/h，连续用药24h～72h维持。另有报道通过右小导管于栓塞局部注人药物，效果更好，且用量小，副作用少。溶栓治疗结束后，常规使用肝素和华法林治疗。通常认为溶栓治疗比抗凝治疗易发生出血，发生率为5%～7%。致死性出血约1%。因此，用药时，应监测凝血酶时间，以防出血。组织型纤维蛋白溶酶原激活剂(t-P_A)是第2代选择性溶栓药物，其优点是静脉滴注即可达到溶栓目的，而不会耗尽纤维蛋白原，不出现"全身溶解状态"，安全性大，不发生过敏，可反复应用等。溶栓治疗的绝对禁忌证有：活动性肠道出血，2个月内的颅内出血，颅、脊柱手术。相对禁忌证主要有：10d内科、外科大手术，分娩，近期严重胃肠道出血，肝肾功能衰竭，严重创伤，高血压收缩压≥26.7kPa(200mmHg)，舒张压≥14.7kPa(110mmHg)，以及心肺复苏，左房血栓，感染性心内膜炎，肝肾疾病，出血性疾病，妊娠，糖尿病，出血性视网膜炎等。

3. 抗凝治疗　据报道，抗凝治疗组的生存率为92%，复发率为16%，而非抗凝组分别为42%和55%，差别明显。首选的抗凝药物为肝素，它不能减少深静脉血栓，但能预防肺栓塞的复发，具体用药有：

(1)连续静脉滴注法　负荷量为2000u/h～3000u/h，继之以1000u/h～1200u/h维持。

(2)间歇静脉注射法　5000u/h，6h/次～8h/次，24h后剂量减半，治疗期间，部分凝血活酶时间维持在正常值的1.5倍～2倍，通常用药5d～10d。有少数患者可发生血小板减少，血小板计数在$10×10^9$/L时肝素仍可应用，小于时应停用。肝素治疗48h后开始服抗凝剂，最常用的为华法林，首选剂量约4mg，以后参考凝血酶原时间及活动度调整剂量，凝血酶原活动度维持20%～30%在之间，凝血时间为正常的1.5倍-2倍，疗程3个月～6个月，停用时应逐渐减量，以免反跳，增加血凝。肝素的禁忌证有：亚急性细菌性心内膜炎，恶性高血压，脑血管病，潜在出血性疾病。抗凝治疗的出血并发症报道不一，致死者约1%。

4.外科手术治疗　包括肺动脉血栓摘除术，下腔静脉阻断术；通过心导管植人下腔静脉滤器或蓖子。

5.肺栓塞的预防　为预防再发，恢复期宜早期下床，下肢活动，给予预防抗凝剂治疗。

(穆维新)

第八章 高血压病

【概述】

一、现状

高血压病是我国患病率最高的慢性疾病，也是最常见的心血管疾病之一。根据1991年人群抽样普查资料显示，我国高血压标准化患病率为11.26%，与1979—1980年相比，10年间患病率增加了25%，有逐年上升的趋势。根据调查，20世纪90年代初，我国约有高血压患者9500万以上。调查结果还显示：在高血压患者中，知晓率只有26.3%，接受药物治疗率为12.1%，血压控制率只有2.8%。由于高血压是一种慢性逐渐发展的疾病，如长期得不到有效的治疗，最终可以合并心脑血管严重并发症导致死亡。目前，心脑血管疾病病死率已占全国人口总死亡原因首位，高血压是心脑血管疾病发病、死亡的重要独立危险因素。因此，如何进一步做好高血压的防治工作，是我们当前重要的迫切任务。

二、病因与发病机制

1. 高血压病的发病机制是一个十分复杂的问题 目前一致认为高血压病是一个多基因疾病，是遗传与环境因素共同作用的结果。

2. 高血压、心血管病发病的危险因素 ①国际上已经研究确定体重超重、膳食高盐和中度以上饮酒是高血压发病的三大危险因素。最近我国的流行病学研究也证明这三大因素和高血压发病显著相关。②国内外的研究资料也显示：高血压是心血管病发病的最重要危险因素。同时也证明心血管病发病的危险程度除与高血压密切相关外，也与心血管病发病的其他危险因素相关。心血管病发病的其他危险因素包括：年龄、性别、吸烟、血脂异常、超重和肥胖、缺少体力活动、糖尿病和胰岛素抵抗、心血管病家族史以及最近研究发现的一些生化物质危险因素，如雌性素缺乏、血浆纤维蛋白原及同型半胱氨酸异常等。

上述研究不仅表明人群中高血压、心血管病发病危险因素的特点，而且提示对高血压、心血管病进行一级预防的必要性和可能性。

三、任务和对策

为了迎接这一严峻挑战，更新知识，进一步提高高血压防治的科技含量，我国卫生部中国高血压联盟组织国内行政管理、预防医学、心血管、肾脏、内分泌和妇产科专家共同讨论、总结，分析了近年来国际、国内高血压的防治经验及流行病学，大规模临床经验的科研成果，参考《1999世界卫生组织/国际高血压学会(WHO/)SH)高血压处理指南》和《美国预防、检测、评估与治疗高血压全国联合委员会第六次报告(JNC—VI)》，撰写了《中国高血压防治指南》，对我国的高血压病诊断，治疗标准进行自1959年以来的第5次全面修改。目的是根据我国当前的条件和国际上的共识，指导内科及心血管病专业医生防治高血压病。

治疗高血压的目的不仅在于降低血压本身，还在于全面降低心血管病的发病率和病死率。高血压患者的心血管病危险是多因素的，因此，高血压的治疗还应包括影响高血压患者的其他危险因素的治疗，虽然严重高血压造成的病死率和罹患率最高，但人群中轻、中度高血压的影响面最广，应作为防止的重点。在高血压的诊断和危险分层方面，我们采纳了《1999年WHO/ISH指南》的标准，使我国高血压防治既符合我国的客观条件和经验，又能与国际接轨。

【诊断】

一、要求

对高血压患者诊断和评价前要求通过检查达到以下4点：

1. 证实患者的血压确系长期增高，并查明其血压水平。

2. 排除继发性高血压，或找出其病因。

3. 明确患者有无靶器官损伤及定量估计其程度。

4. 询问、检查患者有无可能影响预后及治疗的其他心血管病危因素。

二、方法和内容

1. 病史　全面的病史采集十分重要，应包括家族史(有无高血压、糖尿病、血脂异常、冠心病、脑卒中等)、病程(患病时间、血压水平、抗高血压治疗及其疗效和不良反应)、症状及过去史(包括有无提示继发性高血压的病史和症状)、生活方式、药源性高血压(曾否服用口服避孕药、类固醇激素、甘草等)及心理社会因素等。

2. 体格检查　全面的体格检查，重点应包括测量身高和体重(计算体重指数BMI＝体重kg/身高m的平方)、心血管系统检查(心脏大小、颈动脉、外周动脉、肾动脉、血管杂音等)、肺部有无啰音、腹部有无肿块及眼底和神经系统检查。

3. 规范血压测量　测量血压是高血压诊断和评价其严重程度的主要手段，要求规范和准确。临床上通常采用间接法测右上臂肱动脉坐位值，使用合适的袖带(宽13—15cm，长30—35cm)置于肘弯上2.5cm，最好选用水银柱式血压计，快速充气、缓慢放气，仔细听取柯氏音。测量血压要求每日或隔日上午10：00—12：00或下午4：00—6：00进行，并记录血压和心率数值以作比较。

4. 需要时可进行动态血压监测(ABPM)　ABPM提供24小时、白昼和夜间各时间段血压的平均值和离散度，能较敏感、客观地反映实际的血压水平、血压变异性和血压昼夜节律，与靶器官损害以及预后的关系。临床上可用于诊断评价单纯性高血压、顽固性高血压、发作性高血压或低血压、血压波动异常大等患者，并为临床科学研究提供有用的手段。

5. 实验室检查　实验室检查包括全血细胞计数、尿常规、血液生化(血糖、血脂、肾功能及电解质等)、胸片、心电图等。此外，根据患者病情需要可进一步选择下列检查，如血脂肪代谢、尿酸、血浆肾素活性、血浆醛固酮、尿儿茶酚胺等。若临床疑有靶器官损伤应进行心动超声图、血管超声及肾脏超声等有关检查。

三、诊断标准

1. 按患者的血压水平分类　根据我国以往4次修订高血压定义，与目前国际上两个主要高血压治疗指南的血压分类基本一致。1999年2月WHO/ISH高血压治疗指南也将高血压定义为：未服抗高血压药情况下，收缩压≥18.6kPa（140mmHg）和（或）舒张压≥12kPa（90mmHg），与JNC—Ⅵ指南一致（见表14）。WHO/ISH指南委员会的专家认为："期"有指病程进展阶段的涵义，而目前仅按血压水平分类，不反映病程，故用"级"而不用"期"。除以1、2、3级（与前一版WHO/ISH指南中的轻、中、重相对应），取代JNC—Ⅵ中的1、2、3期。将临界高血压列为1级亚组，将收缩压≥18.6kPa（140mmHg）和舒张压＜12kPa（90mmHg）单独列为单纯性收缩期高血压，将收缩压18.6—19.8kPa（140—149mmHg），舒张压＜12kPa（90mmHg）列为临界性单纯性收缩期高血压外，两个指南的分类标准相同。

表14 血压水平的定义和分类（WHO/ISH）

类别	收缩压（mmHg）	舒张压（mmHg）
理想血压	＜120（16kPa）	＜80（10.6kPa）
正常血压	＜130（17.3kPa）	＜85（11,3kPa）
正常高值	130～139（17.3～18.5kPa）	85～89（11.3～11.8kPa）
1级高血压（"轻度"）	140～159（18.6～21.2kPa）	90～99（12～13.2kPa）
亚组：临界高血压	140～149（18.6～19.8kPa）	90～94（12～12.5kPa）
2级高血压（"中度"）	160～179（21.3～23.8kPa）	100～109（13.3～14.5kPa）
3级高血压（"重度"）	≥180（24kPa）	≥110（14.6kPa）
单纯收缩期高血压	≥140（18.6kPa）	＜90（12kPa）
亚组：临界收缩期高血压	140～149（18.6～19.8kPa）	＜90（12kPa）

2. 按患者的心血管危险绝对水平分层 WHO/ISH指南指出：高血压患者的治疗决策不仅根据其血压水平，还要根据下列诸方面：①其他危险因素的存在情况。②并存的临床情况，如糖尿损伤临床情况的合并多少，将病情危病、心、脑、肾血管病。③靶器官损害。④患者的个人医疗等情况。并按危险因素、靶器官损伤临床情况的合并多少，将病情危险分为低危、中危、高危、很高危四档，量化人医疗等情况（见表15）。并按危险因素、靶器官损伤临床情况的合并多少，讲病情危险分为低危、中危、高危、很高危四档，量化地估计预后（见表16）。

表15 影响预后的因素

心血管疾病的危险因素	靶器官损害	并存的临床情况
1.用于危险性分层的危险因素	1.左心室肥厚（心电图、超声心动图	1.脑血管病
收缩压和舒张压的水平（1～3级）	或X线）	缺血性卒中
男性＞55岁		脑出血
女性＞65岁	2.蛋白尿和（或）血浆肌酐浓度轻度升	短暂性脑缺血发作
吸烟	高106～177mmol/L	（TIA）
总胆固醇＞5.72mmol/L		2.心脏疾病
糖尿病	3.超声或X线证实有动脉粥样斑块	心肌梗塞
早发心血管疾病家族史（发病年龄男	（颈、髂、股或主动脉）	心绞痛
＜55岁，女＜65岁）		冠状动脉血运重建
2.加重预后的其他危险因素	4.视网膜普遍或灶性动脉狭窄	充血性心力衰竭
高密度脂蛋白胆固醇降低		3.肾脏疾病

续表

心血管疾病的危险因素	靶器官损害	并存的临床情况
低密度脂蛋白胆固醇升高		糖尿病肾病
糖尿病伴微量蛋白尿		肾功能衰竭(血肌酐浓度＞177mmol/L)
葡萄糖耐量减低		
肥胖		4. 血管疾病
已静息为主的生活方式		夹层动脉瘤
血浆纤维蛋白原增高		症状性动脉疾病
		5. 重度高血压性视网膜病变
		出血或渗出
		视乳头水肿

表16 按危险分层，量化地估计预后

	血压(mmHg)		
其他	1级 SBP140～159(18.6～21.2kPa) 或DBP90～99(12～13.2kPa)	2级 SBP160～179(21.3～23.8kPa) 或DBP100～109	3级SBP＞180(24kPa)或 DBP≥110(14.6kPa)
1、无其他危险因素	低危	中危	高危
2、1～2个危险因素	中危	中危	很高危
3、≥3个危险因素或靶器官损害或糖尿病	高危	高危	很高危
4、并存临床情况	很高危	很高危	很高危

具体分组如下：

低危组 男性年龄＜55岁、女性年龄＜65岁，高血压1级、无其他危险因素者，属低危组。典型情况下，10年随访中患者发生主要心血管事件的危险＜15%。临界高血压患者的危险尤低。

中危组 高血压2级或1—2级同时有1—2个危险因素，患者应否给予药物治疗，开始药物治疗前应经多长时间的观察，医生需给予十分缜密的判断。典型情况下，该组患者随后10年内发生主要心血管事件的危险约10%—20%，若患者属高血压1级，兼有一种危险因素，10年内发生心血管事件危险约15%。

高危组 高血压水平属1级或2级，兼有3种或更多危险因素、兼患糖尿病或靶器官损伤患者，或高血压水平3级，无其他危险因素患者属高危组。典型情况下，他们随后10年间发生主要心血管事件的危险为20%—30%。

很高危组 高血压3级，同时有1种以上危险因素或靶器官损害，或高血压1—3级并有临床相关疾病，典型情况下，随后10年间发生主要心血管事件的危险最高，达≥30%，应迅速开始最积极的治疗。

3. 鉴别诊断 继发性高血压是指由某些确定的疾病和原因引起的血压升高，约占临床高血压的5%。凡临床上遇到下列情况时要加强注意：年轻的中、重型血压升高者，症状、体征初步的实验室检查结果有继发性高血压的线索，如肢体脉搏搏动不对称或缺如、腹部闻及血管杂音、低血钾、多汗消瘦怕热、血尿或蛋白尿、降压治疗效果差及高血压急症等。引起继发性高血压的主要疾病有：①心血管疾病。主动脉瓣关闭不全、动静脉瘘、动脉导管未闭、主动脉瓣狭窄等。②肾脏疾病。肾血管狭窄或栓塞、肾实质病（肾小球肾炎、间质性肾炎、多囊肾、肾肿瘤）等。③内分泌疾病。甲状腺功能亢进、甲状旁腺功能亢进、嗜铬细胞瘤、柯兴综合征、原发性醛固酮增多症等。④其他。有脑肿瘤、妊娠子痫等。怀疑有上述继发性高血压情况者，要进行全面、相关的检查来明确诊断。

【治疗】

一、目标和对策

治疗高血压的主要目的是：最大限度地降低心血管病的死亡和病残的总危险。要求医生在治疗高血压的同时，干预患者检查出来的所有可逆性危险因素（如吸烟、高胆固醇血症或糖尿病等），并适当处理患者同时存在的各种临床情况。危险因素越多，其危险程度越严重，若还兼有临床情况，主要心血管病的绝对危险就更高（如表1—9所示），治疗这些危险因素的力度应越大。

具体要求：①检查患者及全面评估其危险程度，判断患者属低危、中危、高危或很高危。②对所有高血压患者，需进行宣传教育，改善和改变生活方式，消除不利于心理和身体健康的行为和习惯（非药物治疗）；一部分血压较高的患者需给予药物治疗。③定期检测患者的血压、症状和各种危险因素，及时调整治疗方案。

二、治疗措施

1. 非药物治疗　非药物治疗是高血压整体治疗中不可忽视的一个方面。包括改善生活方式，消除不利于心理和身体健康的行为和习惯，以达到减少高血压以及其他心血管病的发病危险，有利于高血压的控制。具体内容有：减重、合理的膳食调治，增加及保持适当体力活动、减轻精神压力保持平衡心理、戒烟限酒等（见表17）。

表17　防治高血压的非药物措施

措施	目标
减重	减少热量，膳食平衡，增加运动，BMI保持20—24
膳食限盐	北方首先将每人每日平均食盐量降至8g，以后再降至6g；南方可控制在6g以下
减少膳食脂肪	总脂肪＜总热量的30%，饱和脂肪＜10%，增加新鲜蔬菜，每日400—500g，水果100g，肉类50—100g，鱼虾类50g，蛋类每周3—4个，奶类每日250g，每日食油20—25g，少吃糖类和甜食
增加及保持适当体力活动	如运动后自我感觉良好，且保持理想体重，表明运动量和运动方式合适
保持乐观心态提高应激能力	通过宣传和咨询，提高人群自我防病能力。提倡选择适合个体的体育、绘画等文化活动，增加老年人社交机会，提高生活质量
戒烟、限酒	不吸烟，男性每日饮乙醇＜20—30ml，女性＜15—20ml，孕妇不饮酒

2. 药物治疗　目前用于治疗高血压的药物品种繁多，作用各异。各种抗高血压药物对某些特殊患者均可降低血压，同时有效地降低心血管并发症的发病率和病死率，防止脑卒中、冠心病、心力衰竭和肾病的发生和发展；但是如果使用不当，也可以出现不良反应

和不利后果。在使用药物治疗高血压时应采取以下的原则：

①采用最小有效剂量以获得可能有的疗效而使不良反应减至最小。如无效，可以根据年龄和反应逐步递增剂量，以获得最佳的疗效。

②为了有效地防止靶器官损害，要求24小时内稳定降压，并能防止从夜间较低血压到清晨血压突然升高而导致猝死、脑卒中和心脏病发作。要达到这目的，最好使用有持续24小时降压作用的药物每日1次。其标志之一是降压谷峰比值＞50％，即给药后24小时仍保持50％以上的最大降压效应，这种药物还可增加治疗的依从性。

③为使降压效果增大而不增加不良反应，用低剂量单药治疗疗效不够理想时，可以采用两种或两种以上药物联合治疗。

3. 降压药物的种类　目前用于降压的药物主要有以下5类：利尿剂、交感神经阻滞剂、钙拮抗剂、血管紧张素转换酶抑制剂(ACE1)及血管紧张素Ⅱ受体拮抗剂。现今我国临床上常用的降压药如下(见表18)：

表18　口服降压药

种类	每天剂量mg分服次数	主要不良反应
利尿剂		血钠↓尿酸↑
双氢氯噻嗪	12.5～25mg，每日1次	血钠↓血钙↑血胆固醇、糖↑
氯噻酮	12.5～25mg，每日1次	血钾↑血钙↓血胆固醇、糖↑
吲达帕胺	1.25～2.5mg，每日1次	血钾↓
布美他尼	0.5～4 mg，每日1次	血钾↓
呋塞米	20～240 mg，每日1次	血钾↓
阿米洛利	5～10 mg，每日1次	血钾↑
螺内酯	20～100 mg，每日1次	血钾↑男性乳房发育
氨苯蝶啶	25～100 mg，每日1次	血钾↑
交感神经阻滞剂		
外周阻滞剂		
胍乙啶	10～25 mg，每日1次	体位性低血压、腹泻
利血平	0.05～0.25 mg，每日1次	鼻充血、镇静、抑郁、心动过缓、消化性溃疡
中枢性阻滞剂		
可乐定	0.2～1.2 mg，每日2～3次	低血压
甲基多巴	500～1000 mg，每日2次	肝功能损害、免疫失调体位性低血压
α-阻滞剂		
多沙唑嗪	1～16 mg，每日1次	
哌唑嗪	2～30 mg，每日1次	
特拉唑嗪	1～20 mg，每日1次	
β-阻滞剂		支气管痉挛、心功能抑制
普萘洛尔	30～90 mg，每日1次	
美托洛尔	50～100 mg，每日1次	
阿替洛尔	12.5～50 mg，每日1～2次	
倍他洛尔	5～20 mg，每日1次	
比索洛尔	2.5～10 mg，每日1次	

种类	每天剂量mg分服次数	主要不良反应
α、β-阻滞剂		体位性低血压、支气管痉挛
拉贝洛尔	200～600 mg，每日2次	
阿罗洛尔	10～20 mg，每日1～2次	
血管扩张药		
肼苯嗪	50～200 mg，每日2次	狼疮综合征
米诺地尔	5～100 mg，每日1次	多毛症
钙拮抗剂		
二氢吡啶类		水肿、头痛、潮红
硝苯地平	10～30 mg，每日3次	
缓释片、胶囊	10～20 mg，每日2次	
控制片、胶囊	30～120 mg，每日1次	
尼群地平	20～60 mg，每日2～3次	
尼卡地平	60～90 mg，每日2次	
尼索地平	20～60 mg，每日1次	
非洛地平	2.5～20 mg，每日1次	
氨氯地平	2.5～10 mg，每日1次	
拉西地平	4～6 mg，每日1次	
非二氢吡啶类		心脏传到阻滞、心功能抑制
地尔硫卓缓释片、胶囊	90～360 mg，每日1次	
维拉帕米缓释片	120～240 mg，每日1次	便秘
血管紧张素转换酶抑制剂		咳嗽、高血钾、血管性水肿
卡托普利	25～50 mg，每日2～3次	
依那普利	5～40 mg，每日2次	
笨那普利	5～40 mg，每日1～2次	
赖诺普利	5～40 mg，每日1次	
雷米普利	1.25～10 mg，每日1次	
福辛普利	10～40 mg，每日1～2次	
西拉普利	2.5～5 mg，每日1次	
培哚普利	4～8 mg，每日1～2次	
喹那普利	10～40 mg，每日1～2次	
群多普利	0.5～2 mg，每日1次	
地拉普利	15～60 mg，每日2次	
咪达普利	2.5～10 mg，每日1次	
血管紧张素Ⅱ受体拮抗剂		血管性水肿(罕见)、高血钾
氯沙坦	50～100 mg，每日1次	
缬沙坦	80～160 mg，每日1次	
依贝沙坦	150～300 mg，每日1次	

4.降压药物联合应用的合理配伍　近年来研究认为：最大程度取得治疗高血压的疗效，要求更大程度地降低血压，而要做到这一点单药治疗常力不能及，或是剂量增大而易出现不良反应。国际大规模临床试验证明：合并用药有其需要和价值，合并用药可以用两

种或多种降压药，每种药物的剂量不大，药物的治疗作用应有协同或至少相加的作用，其不良作用可以相互抵消或至少不重叠或相加。合并用药时所用的药物种数不宜过多，过多会有复杂的药物相互作用。因此，药物的配伍应有其药理学基础，现今认为比较合理的配伍为：①ACEI（或血管紧张素Ⅱ受体拮抗剂）与利尿剂。②钙拮抗剂与β—阻滞剂。③ACEI与钙拮抗剂。④利尿剂与β—阻滞剂。⑤α—阻滞剂与β—阻滞剂。合理的配方还应考虑到各药作用时间的一致性。合并用药可以采用各药的按需剂量配比，优点是易根据临床调整品种和剂量；另一种是采用固定配比的复方，优点是方便，有利于提高患者的顺从性。

5. 治疗随访　随诊的目的及内容：患者开始治疗后的一段时间，为了评估治疗反应，使血压稳定地维持在目标水平需加强随诊，诊视的相隔时间需较短。

随诊中除密切检测血压及患者的其他危险因素和临床情况的改变以及观察疗效外，还要与患者建立良好的关系，向患者进行宣教，要求做到：①让患者了解自己的病情，包括高血压、危险因素及同时存在的临床情况，了解控制血压的重要性，了解终生治疗的必要性。②为争取药物治疗取得满意疗效，随诊时应强调按时服药，让患者了解该种药物治疗可能出现的不良反应，一旦出现，应及早报告。③深入浅出地向患者解释改变生活方式的重要性，使之理解其治疗意义，自觉地付诸实践，长期坚持。

随诊间隔：随患者的总危险分层及血压水平而定。高危及很高危患者1—2月1次，低危及中危患者每3—6月1次。

应特别强调的是：暂时决定不予药物治疗的患者应同样定期随诊和监测，并按随诊结果考虑是否给予抗高血压药物。

减药：高血压患者一般需终生治疗。患者经确诊为高血压后若自行停药，其血压（或迟或早）终将恢复到治疗前水平。但患者的血压若已长期控制，可以试图小心、逐步地减少服药数或剂量。尤其是认真地进行着非药物治疗，密切地观察着改进生活方式进度和效果的患者。患者在试行这种"逐步减药"时，应十分仔细地监测血压。

记录：一般高血压患者的治疗时间长达数十年，治疗方案很可能多次变换，包括药物的选择。最好建议患者详细记录其用过的治疗及疗效。医生更应为经手治疗的患者保存充分的记录，随时备用。

6. 高血压急症治疗　高血压急症是指短时期内（数小时一数天）血压急骤升高，舒张压＞17.3kPa（130mmHg）和（或）收缩压＞（26.6kPa）（200mmHg），伴有重要器官组织，如心、脑、肾与大动脉的严重功能障碍或不可逆性损害，例如脑出血、蛛网膜下腔出血、脑梗塞、急性左心衰竭、心绞痛、急性主动脉夹层形成或破裂及急慢性肾功能衰竭等。

根据临床表现形式与发病机制大致可分为3种类型：急进型高血压、高血压脑病、高血压危象。

治疗原则：①理想的治疗目标：一方面使血压迅速下降到安全水平，预防进行性或不可逆性靶器官损害，但另一方面不能使血压下降过快或过度，避免引起局部或全身灌注不足。一般在短时间内使平均动脉压降低20%—25%。②逐步控制性降压：最初48小时内血压下降幅度，舒张压不低于13.3kPa（100mmHg），收缩压不低于21.3kPa（160mmHg），维持数天后于1—2周内酌情降至正常。③合理选择降压药物：降压药物选择应根据高血压急症的原因，JL、、脑、肾功能情况，药物作用的起始、高峰与持续时间以及药物的药代动力学效应等因素来决定。常用的高血压急症用药如下（见表19）：

表19 高血压急症的注射用降压药

药名	剂量	奇效	持续
硝普钠	0.25~10(每分钟μg/kg) IV	立即	1~2分钟
硝酸甘油	5~100mg/小时 IV	<5分钟	30分钟
酚妥拉明	5~15mg IV	1~2分钟	1~4小时
尼卡地平	5~15mg/小时 IV	5~10分钟	10~20分钟
艾司洛尔	250~500(每分钟μg/kg) IV	1~2分钟	
	50~100(每分钟μg/kg) IV		
乌拉地尔	10~50mg IV	15分钟	2~8小时
地尔硫卓	10mg IV		
	5~15(每分钟μg/kg) IV		
二氮嗪	0.2~0.4/次 IV	1分钟	2~12小时

三、高血压病的社区防治

国内外经验表明：控制高血压最有效的方法是社区防治。社区防治应采用"高危人群策略"(只对高血压患者进行检出、治疗，减少并发症)和"全人群策略"(对全体人群进行预防，减少发病)相结合的方法。社区高血压防止计划的根本目的是：在社区人群中实施以健康教育和健康促进为主导，以高血压防治为重点的干预措施，提高整个人群的健康水平和生活质量。主要目标是在一般人群中预防高血压的发生；在高危人群中降低血压水平，提高高血压患者的管理率、服药率和控制率，最后减少并发症的发生。社区控制计划成功的3个关键因素是：公众教育、专业人员教育和高血压患者教育。

社区防治组织形式和实施：社区防治通常的组织形式是由当地(区、县、乡)政府领导、主管部门(卫生局、医院等)领导和专业人员以及基层社区(街道、村)和卫生人员组成三结合的防治网。社区防治计划应当融入到本社区的社会生活中去，并使各种防治活动成为当地常规卫生工作的一部分。全社区和个人的参与是防治计划成功的关键。防治网主要工作范围包括：

1. 健康教育 主要方法是面对面的教育(常用于高危人群)和利用媒体(常用于全人群)进行教育。对高血压患者进行面对面咨询可提高他们的健康知识、技能自信心和配合治疗的/顷从性。在有条件的地方可以使用电话作为咨询工具。优良的健康教育材料是基础，要求文字简练、短小精悍、通俗易懂深入浅出、主题突出、标题醒目、形式多样。

2. 人员培训 专业人员的培训主要通过举瓣高血压防治最新进展学习班和研讨会，使专业人员能不断地更新知识，及时掌握最新的研究进展和防治方法。

对非专业人员要重点讲述防治计划的目的和意义及教给他们血压测量的标准方法。高血压患者的家属应该了解更多的关于高血压病的知识。

3. 改变不良环境 不良环境是指对人们健康有害的物理环境(如污染)和社会环境(主要是不良生活方式，如吸烟、过度饮酒、暴饮暴食、脂肪和盐摄入过多、缺少运动和精神压力过大等)。改变环境要靠政府行为和个人行为两方面结合起来。政府行为包括有关的政策、法规和制度，个人行为主要通过健康教育提高卫生知识，改变不良生活习惯和行为以及培养良好的自我保健行为和方法。应鼓励食品工业开发低脂食品和使用低钠盐，生产无酒精饮料以及推广食品营养成分标签。取消烟草和香烟生产目前还为时过早，但也要采取措施逐步加以限制。

4. 高血压患者的检出、治疗和预防　高血压患者检出的主要方法有3种：①基层医疗单位患者登记。②医院首诊患者测血压制度。③人群筛查。各地可根据条件采用，为了预防高血压对社区中的成年人（主要是35岁以上）进行血压筛查，优点是通过它可以进行大范围的健康教育，但不提倡单纯为取得患病率而进行筛查。要使高血压患者得到适当有效的治疗并详细做好随访记录。

5. 疾病及危险因素监测　对防治区进行疾病（主要是心、脑、肾并发症）检测和危险因素水平监测。具体方法因地而异，有条件的地方应尽量采用国际标准方法（WHOMONICA方案）。

6. 社区防治计划的评估　一项社区防治计划的评估就是对干预措施进行评价，所需信息和评估指标如下：

信息：主要有①基层资料，包括人口数和分布，干预前后危险因素水平，政策措施情况，干预实施的有利和不利因素。②进行各种活动的记录，包括活动的名称、时间、地点、参加人数和结果等。③疾病和行为的监测资料。④患者管理前后随防资料。

常用评价指标：主要有①政策环境改变实施情况的指标。②干预执行的次数、范围和质量。③干预活动参与率和覆盖率。④人群对高血压防治的知识、态度和行为改变率。⑤高血压患者的随访管理率、治疗率、服药率和控制率。⑥疾病（重点是冠心病和脑卒中）发病和死亡监测结果。⑦危险因素（主要是血脂、吸烟、体重和运动等）监测结果。⑧患者医疗费用的增减。

7. 生活方式的指导　①生活方式指导的科学依据。据近30余年的流行病学调查，临床药物试验以及大量实验研究，人们逐渐认识到一些心血管疾病，如冠心病、高血压、脑卒中的发病除遗传原因外，更重要的是与生活方式有关。这些与生活方式有关的一些危险因素，直接影响高血压的发病和预后。目前在若干致高血压的危险因素中除遗传、年龄和种族等因子还无法改变外，其他一些因素是可以通过改变生活方式而改变的。国内外研究资料表明：通过生活指导加上必要的药物治疗，不仅可以使高血压患者的血压控制、改善预后，同时可减缓人群平均血压随年龄而增长的速度，达到减少高血压、脑卒中与冠心病发病的目的。②生活方式指导的策略。对人群生活方式的指导，既可以用于已患高血压或还伴有其他致心血管病危险因素的高危对象，同时也可用于广大健康人群。通过采用健康的生活方式，如减重、限盐、限酒等不仅使部分高血压患者不必采用或减少药物剂量而使血压得到控制，更为重要的是使广大群众普遍改变不良生活习惯，进行心血管病的一级预防，若干年后，心血管病发病和病死率定可降低，人民身体素质必然会增强，其社会效益和经济效益是非常巨大的。对某些轻中度危险及以上的高血压患者，在生活指导的基础上，还是需要采用降压药物治疗。

③生活方式指导的具体内容。生活方式的指导内容应包括健康教育与卫生促进、改变不良生活方式，采用健康的生活习惯、注意对高血压患者的检出、加强随访与复查。

健康教育与卫生促进可通过各种途径的健康教育和宣传，以提高医疗卫生人员和广大群众对高血压的认识，包括什么是高血压和测血压的重要性；不论有无自觉症状，血压增高对健康都有害，易引起脑卒中和心脏病，但经过适当治疗常能得到控制；大多数患者需要长期坚持治疗可在一定程度上得到控制和预防。促使政府部门、机关团体等组织出台一些制度和法规，如公共场所不许吸烟，食品工业需标明某些食物的盐和脂肪的含量等。总之，宣传的目的要达到认识防治高血压的重要性，在措施上体现"预防为主"是国策，教育医务人员除重视临床诊治外，也要学会在社区人群中做好防病的本领，使广大群众了解高血压、脑卒中和冠心病的发病因素、危害以及如何预防，宣传方式可采取广播、电视、小册子、宣传画、传单等多种传播媒介，提高宣传效果。

（周裔忠）

第九章　高脂血症

【概述】　血脂异常是动脉粥样硬化及冠心病发生、发展的重要危险因素已举世公认。近十余年来，血脂异常的基础研究和防治工作有较快的发展，并不断地总结经验，及时更新知识，继续改进和指导工作，取得了显著的成效。也进一步说明血脂异常的调治能预防动脉粥样硬化的形成，降低冠心病的发病率，并能显著减少冠心病临床事件和降低冠心病病死率。现将血脂异常诊治进展、近况，简要分述如下。

(一)血脂异常与高脂血症、高脂蛋白血症及载脂蛋白异常血症　血脂异常的认识随着医学科学诊断技术的发展而逐渐深入。20世纪60年代只能检测血清总胆固醇(TC)和三酰甘油(TG)，当时血脂异常主要包含高胆固醇血症和高三酰甘油血症，也称为高脂血症。1963年以后由于纸上电泳技术的发展能分离出4种血浆脂蛋白，并认为血脂是与脂蛋白结合的形式溶于血液之中，血脂异常也必然在脂蛋白异常上反映出来，从此即开始以高脂蛋白血症替代高脂血1985年开始分子生物学的迅速发展，能测得20多种载脂蛋白，载脂蛋白的功能是载运相应的脂蛋白在血液中运转，不同的载脂蛋白运载着各自相应的脂蛋白。因此，脂蛋白异常——高脂蛋白血症也必然在载脂蛋白异常上反映出来。近几年来有人提出以载脂蛋白异常变化作为高脂蛋白血症分类的依据，并在血脂研究资料中以载脂蛋白异常来反映血脂异常的报道日益增多。简言之，高脂血症、高脂蛋白血症、载脂蛋白异常血症是血脂异常在不同时期的同义词。

(二)动脉粥样硬化(AS)的发病机制　AS的发病机制非常复杂，以往曾有很多学说，如脂质浸润学说，血栓形成学说、血管内皮损伤反应学说、血小板聚集学说及血流动力学学说等来解释，其机制迄今还未充分阐明。近几年来随着遗传学、分子生物学的研究和发展，对AS的发病机制有了进一步认识，认为AS的发病是多种基因缺陷在一定的条件下，如环境、营养、药物、疾病等因素相互作用的结果。AS的形成具有以下几个重要过程：血脂代谢异常是发病基础，血管内皮细胞功能损伤是启动因素，泡沫细胞的大量形成、平滑肌细胞的增生和迁移以及血小板聚集和功能失常等变化，促进典型的动脉粥样硬化斑块的形成。近年来美国关于AS的研究，提出了AS是属于炎症性疾病的概念。

认为它是一种周身的慢性炎症与脂质代谢异常、血管内皮功能异常有关，其形成过程与类风湿性关节炎相类似，因此，引人瞩目。

(三)血脂异常防治的新信息　血脂异常防治工作在美国开展得较早，20世纪80年代后期便设立了美国胆固醇教育计划(NECP)，根据防治对象危险因素和动脉粥样硬化疾病状况，设置了不同的降脂目标水平，并在1993、1998年先后制订了成年人高TC血症检测、评估和防治(ATP—Ⅰ、ATP—Ⅱ)的具体建议。2001年6月，美国在总结ATP—工、ATP—Ⅱ的基础上更新内容，提出了ATP—Ⅲ报告的建议。其更新内容归纳有以下几点：

1. 根据患者的危险分层　调整降脂治疗强度，预防或减少心脏病事件。①确定存在的危险因素：A. 年龄(男性>45岁，女性>55岁)；B. 早发冠心病家族史；C吸烟；D. 高血压；E. 低HDL<400mg/L(1.03mmol/L)；F. Lp(a)增高，G. 高半胱氨酸血症。

②患者危险分层：A.高危组：包括冠心病、动脉粥样硬化性疾病、糖尿病及代谢综合征患者。B.多种(>2种)危险因素组。L少于2种危险因素组。

③根据危险分层确定LDL的治疗目标水平，以及治疗性生活方式改变(TLC)及药物治疗的研究，提出了AS是属于炎症性疾病的新概念。的起始水平(表20)。

2.诊断血脂异常　首先要进行脂蛋白谱检查，它包括TC、LDL、HDL及TG。建议健康成人应5年作一次脂蛋白分析。

3.作为心脏病的一个重要危险因素　低HDL的水平更改为<400mg/L(1.03mmol/L)。

4.更强调采用一种新的治疗性生活方式改变(TLC)计划　内容主要包括膳食治疗、控制体重及增加体力活动。

5.指出糖尿患者的血脂异常需要更积极治疗　其危险程度与冠心病等同。

6.确认一种与胰岛素抵抗有关的代谢综合征危险因素　腹式肥胖——腰围男>102cm，女>88cm、高三酰甘油(≥1.84mmol/L)、低HDL(男性<1.03mmol/L，女性<1.30mmol/L)、高血压【≥17.3/11.3kPa(130/85mmHg)】　空腹血糖增高(>5.8mmol/L)5项中有3项者为代谢综合征。应重视高三酰甘油的治疗。

表20　不同危险分层中LDL的治疗目标水平，以及TLC及药物治疗的起始水平

危险分层	LDL目标	开始TLC的LDL水平	考虑开始药物治疗的水平
高危组	<2.6	≥2.6	2.6～3.3
多种(>2种)危险因素组	<3.4	≥3.4	3.4～4.0
少于2种危险因素组	<4.1	≥4.1	4.1～4.9

心脏保护研究(heart protection study HPS)是由英国牛津大学临床研究中心进行的有史以来调脂药物最大规模随机临床研究。起始于1994年，结束于2001年10月，对24536名40—80岁高危人群参加的心脏保护研究工作。结果显示：用他汀类药物进行降胆固醇治疗，不仅对那些心血管病高危状态胆固醇增高的患者　(包括有冠心病、脑卒中、周围血管疾病或糖尿病患者)，还包括那些胆固醇"正常"水平以下的患者都能获益。不仅降低冠心病发生的危险，而且还显著降低脑卒中、冠脉手术、其他血管手术及心绞痛恶化而住院的危险性。这些患者都平均随访5年以上，也无明显的不良反应，与对照组的相比无差异。结论认为：不论患者的年龄、性别和TC水平，以舒降之40mg/日治疗，能显著降低冠心病心脏事件和其他血管病变的危险性，安全有效，但仍需进一步研究。

【诊断】

(一)诊断前的准备工作

1.确认各种危险因素。

2.脂蛋白分析检查　主要包括TC、LDL—C、HDL—C及TG，如研究需Apo、Lp(a)等检查。

(二)血脂异常的分类

1.高脂血症的分类　高脂血症临床分为4种类型：①单纯性高TC血症：TC>5.72mmol/L，TG<1.84mmol/L。②单纯性高TG血症：TC<5.72mmol/L，TG>1.84mmol/L。③混合型高脂血症：TC>5.72mmol/L，TG>1.84mmol；L。④低高密度脂蛋白血症：HDL—C<1.03mmol/L。

2.高脂蛋白血症的分型(WHO—Friedrickson's分型)见表21。

表21　根据TC及TG的高低组合不同可分为以下6种类型

分型	外观	脂蛋白电泳	血脂水平	临床相关情况
I	血清透明，顶端有"奶油层"	CM↑	TC↑，TG↑↑	不发或少发冠心病，易发胰腺炎
IIa	血清透明，顶端无"奶油层"	LDL↑	TC↑↑	易发冠心病
IIb	血清透明，顶端无"奶油层"	LDL↑，VLDL↑	TC↑↑，TG↑	易发冠心病
III	血清混浊，顶端有"奶油层"	β—VLDL↑	TC↑↑，TG↑↑↑	易发冠心病
IV	血清混浊，顶端无"奶油层"	VLDL↑↑	TC↑，TG↑↑↑	易发冠心病
V	血清混浊，顶端有"奶油层"	CM↑，VLDL↑↑	TC↑，TG↑↑↑	少发冠心病

上述高脂蛋白血症分型并不是病因学诊断，这种分型常可因膳食、药物或其他环境因素的改变而变化。同时需检测的项目繁多，个别类型还需复杂的技术和昂贵的设备，因此目前已很少应用。

【防治】

1997年，我国心血管病专家根据我国人群血脂状况凋研情况，制订了适合我国国情的血脂高低界限及血脂异常防治建议(北海会议)。

(一)预防　我国目前大多数地方，尤其是农村，人群中血脂异常还不多见。但随着当前改革开放和经济发展过程中，生活水平不断提高，应重视对血脂异常的积极预防。预防措施是饮食控制及治疗性生活方式的凋节；方法是通过多种途径进行广泛和反复的健康教育，并与心血管病和其他慢性疾病防治卫生宣教相结合。目的是使人群中血脂保持在较低的水平，并对血脂异常与AS、心脑血管病的密切关系有一个正确的认识，积极参与防治，从而普遍提高全民的健康水平。

(二)治疗

1.步骤　①血脂异常对象的检出。应对已有冠心病、AS疾病、高血压、糖尿病、肥胖、吸烟、早发冠心病家族史及家族型高脂血症患者进行定期血脂检查。②判断血脂水平及类型。③根据临床上是否已有冠心病或其他部位动脉粥样硬化性疾病及有无危险因素，结合血脂水平，全面评估，决定治疗措施及血脂的目标水平。④分清是原发性或继发性高脂血症。⑤决定膳食治疗及治疗性生活方式调节措施。⑥决定是否需要药物治疗及药物的选择。⑦防治进程的监测。

2.原则　根据不同高脂血症患者制定膳食及药物开始治疗标准及治疗达标水平见表22。

表22　不同高脂血症患者开始治疗标准及治疗达标值(mmol/L)

危险状态		饮食治疗开始标准			药物治疗开始标准			治疗达标值		
动脉粥样硬化病	危险因素	TC	LDL-C	TG	TC	LDL-C	TG	TC	LDL-C	TG
—	—	≥5.72	≥3.64	≥2.82	≥6.24	≥4.16	≥2.82	<5.72	<3.64	<2.72
—	+	≥5.20	≥3.12	≥2.26	≥6.72	≥3.64	≥2.26	<5.2	<3.12	<2.03
+	—	≥4.68	≥2.59	≥2.03	≥5.20	≥3.12	≥2.03	<4.68	<2.59	<1.81

表23 膳食的治疗目标建议

营养素	建议
总脂肪	≤30%总热量
饱和脂肪酸	≤8%总热量
单饱和脂肪酸	8%—10%总热量
多饱和脂肪酸	12%—14%总热量
糖类	≥55%总热量
蛋白质	15%左右
胆固醇	<300mg/日
总热量	达到保持理想体重

3. 措施 ①非药物治疗措施：包括膳食治疗和生活方式的调节，是血脂异常进行防治的首要步骤，并必须贯穿血脂异常治疗的全过程。A.膳食治疗：重点是减少饱和脂肪酸和胆固醇的摄入量及控制总热量，同时注意单饱和脂肪酸与多饱和脂肪酸的比例，以及补充所需的蛋白质。保持食量与能量消耗的平衡(具体建议见表23)。B.治疗性生活方式的调节：主要是适量的运动锻炼，防治超重或肥胖，戒烟及减少饮酒、忌烈酒。②药物治疗：A.根据不同的高脂血症患者制订药物开始治疗标准及治疗达标值(见表22)。B.药物选择的原则是根据患者血脂异常的简易分型而选择相应有效药物(见表24)。C对难治、严重的高脂血症患者，应特别慎重组合两种不同的药物联用，警惕发生肝功能损害、横纹肌溶解等严重不良反应。

表24 目前常用调脂药分类、简介

主要作用	药名	商品名	常用量及用法	主要不良反应
降TC	考来烯胺	消胆胺	4—5g/次，日服1—3次	恶心、便秘
	考来替泊	降胆宁	10g/次，日服2次	恶心、便秘
	普罗布考	丙丁酚	0.5g/次，日服2次	恶心、腹胀、QT延长
	弹性酶		300单位/次，日服3次	
主降TC，兼降TG	辛伐他汀	舒降之	每天晚饭后5—40mg	转氨酶及肌酸激酶偶升高
	普伐他汀	普拉固	每天晚饭后10—40mg	转氨酶及肌酸激酶偶升高
	氟伐他汀	来适可	每天晚饭后20—40mg	转氨酶及肌酸激酶偶升高
	阿托伐他汀	阿乐	每天晚饭后10—20mg	转氨酶及肌酸激酶偶升高
		立普妥	每天晚饭后20—40mg	转氨酶及肌酸激酶偶升高
	血脂康		0.6克/次，日服2次	转氨酶及肌酸激酶偶升高
主降TG，兼降TC	烟酸		1—2g/次，日服3次	皮肤潮红、瘙痒、胃部不适
	烟酸肌醇脂		0.2g—0.6/次，日服3次	皮肤潮红、瘙痒、胃部不适
	阿西莫司	乐脂平	0.25g/次，日服2—3次	偶见转氨酶升高
	氯贝特	安妥明	0.25g—0.5/次，日服3次	偶见转氨酶升高及胃肠道反应
	本扎贝特	必降脂	0.2g/次，日服3次	偶见转氨酶升高及胃肠道反应
		必降脂缓释片	每天晚饭后服0.4克	
	益多脂	洛尼特	0.25g/次，日服3次	偶见转氨酶升高
	非诺贝特	力平脂	0.1/次，日服3次	偶见转氨酶升高及胃肠道反应
		200M(微粒)	每晚服0.2克	偶见转氨酶升高及胃肠道反应
	吉非贝齐	诺衡、康利脂	0.6g/次，日服2次	偶见转氨酶升高及胃肠道反应
	泛硫乙胺	潘特生	0.2g/次，日服3次	肠蠕动增加
降TG	海鱼油	多烯康鱼油	2g/次，日服3次	恶心、腹胀

4.治疗进程监测　①对非药物方法治疗的患者，开始治疗后3—6个月复查血脂，如达到要求则继续治疗，每6—12个月复查，如持续达到要求，以后每年复查1次。②对药物治疗的患者，开始药物治疗后6周复查，如能达到要求，逐步改为3—6个月复查，达到要求后再延长为每6—12个月复查，如没达到要求则考虑调整用药。③在药物治疗时，必要严格监测药物不良反应，包括肝肾功能、血常规，必要时测试肌酶等检查。老年患者药物治疗时，更应注意剂量与不良反应，不宜过急。

（周裔忠）

第十章　感染性心内膜炎

心内膜如有微生物(包括细菌、病毒、真菌等)感染,在瓣叶上形成赘生物,并延伸至腱索、心室、心房、室间隔的内膜。另外,一些心外的先天性血管疾病,如主动脉缩窄、动脉导管未闭也可出现上述病理变化而产生临床症状,总称为感染性心内膜炎(infective endocarditis, IE)。

心脏病变主要侵犯心脏左侧,以主动脉瓣和二尖瓣轻到中度关闭不全多见。

【常见病理】

1. 心内感染和局部扩散。

2. 赘生物碎片脱落致栓塞。

3. 血源性播散。

4. 免疫系统激活。

【诊断精要】

1. 临床表现

(1)发热:本病该症状最常见。亚急性者常为弛张性低热或间歇性发热,头痛、背痛、肌肉关节痛常见,有些仅有全身乏力、食欲不振和体重减轻等非特异性症状。急性者可有高热伴寒战。

(2)心脏杂音:原先无杂音而新出现杂音为2%～5%,原有杂音性质发生改变者占36%～52%。急性者要比亚急性者更易出现杂音和性质变化,或出现新的杂音。

(3)周围体征:包括①皮肤黏膜瘀点,以锁骨以上皮肤、口腔黏膜和睑结膜多见;②指和趾甲下线状出血;③Roth斑:多见于亚急性感染者,为视网膜卵圆形出血斑,中心呈白色;④Osler皮下结节:常见于亚急性感染者,发生在指(趾)垫内或掌面,约豌豆大小红色或紫色痛性结节;⑤Janeway损害:主要见于急性IE,为手掌和足底处出现的直径1～4mm无痛性出血性红斑。

(4)动脉栓塞:占20%～40%。脑、心脏、脾、肾、肠系膜和四肢为临床所见的体循环动脉栓塞部位。在由左向右分流的先天性心脏病或右心内膜炎时,肺循环栓塞常见。

(5)感染的非特异性症状

①脾大:见于15%～50%病程>6周的患者。

②进行性贫血:多见于亚急性IE者。

③杵状指(趾):仅见于部分患者。

(6)并发症

①心脏:心力衰竭最常见;心肌脓肿(多见于急性IE);急性心肌梗死;化脓性心包炎(不多见,主要见于急性者);心肌炎。

②细菌性动脉瘤:占3%～5%,多见于亚急性者。受累动脉依次为近端主动脉(包括主动脉窦)、脑、内脏和四肢,多见于病程晚期,多无症状,仅扪及搏动性肿块。

③迁移性脓肿:多见于急性IE者。多发于肝、脾、骨髓和神经系统。

④神经系统：约占1/3。包括脑栓塞、脑细菌性动脉瘤、脑出血、中毒性脑病、化脓性脑膜炎。

⑤肾脏：大多数患者出现肾脏损害，包括肾动脉栓塞和肾梗死(多见于急性IE者)、免疫复合物所致局灶性和弥漫性肾小球肾炎(常见于亚急性者)、肾脓肿。

2. 辅助检查

(1)血培养：是诊断IE和菌血症的最重要的方法，应及早、多次培养。

(2)常规检验

①血液：血红蛋白和红细胞计数均减少，血红蛋白在60～100g/L，以正常色素正常细胞性贫血常见，多见于70%～90%亚急性IE者。白细胞计数正常或轻度升高，急性IE者常有血白细胞计数升高和明显核左移。血沉几乎均升高。

②尿液：蛋白尿见于50%～60%患者，镜下血尿发生率为30%～50%。

③血液生化：IE并发肾脏病变时尿素氮、肌酐会升高。

④C反应蛋白：急性期升高，治疗有效时下降。

(3)免疫学检查：约25%患者可出现高丙种球蛋白血症；80%患者出现CIC；亚急性者50%可有类风湿因子阳性；慢性期7球蛋白增加，白蛋白/球蛋白比例倒置。

(4)心电图：为非特异性改变，如房室传导阻滞、左右束支传导阻滞、非特异性ST段改变和T波缺血性改变。

(5)超声心动图：经胸壁超声检查可检出50%～75%的赘生物(直径在2～3mm)，能明确其大小、部位、性质、活动度。经食管超声<TEE)可检出更小的直径1.0～1.5mm大小的赘生物。

(6)心导管及心血管造影：适用于疑有冠心病基础者，可评价心瓣膜功能，并能从局部采血标本测定菌数，但有引起赘生物脱落发生栓塞的危险。

3. 诊断标准

(1)主要标准

血培养阳性两次以上。

IE证据：赘生物(超声心动图)、新的瓣膜关闭不全。

(2)次要标准

基础心脏病。

发热。

栓塞。

免疫反应。

病原学证据【血培养(阳性)，但未达主要标准】。

超声符合IE，但未达主要标准。

(3)IE诊断：2个主要标准，或1个主要标准＋3个次要标准或5个次要标准。

4. 鉴别诊断

(1)亚急性IE者应与急性风湿热、系统性红斑狼疮、左房黏液瘤、淋巴瘤腹腔内感染、结核病等鉴别。

(2)急性IE者应与金黄色葡萄球菌、淋球菌、肺炎球菌和革兰阴性杆菌败血症鉴别。

【治疗精要】

1. 抗微生物药物治疗　是该病最主要的治疗措施。

用药原则：

(1) 早期应用：在连续3～5次血培养后即可开始治疗。

(2) 充分用药：选用杀菌性抗微生物药物，大剂量和长疗程应用。

(3) 静脉用药为主：旨在保持高而稳定的血药浓度。

2. 外科手术治疗

(1) 绝对适应证

①中重度心力衰竭，因瓣膜功能损害，必须换瓣者。

②感染不能控制者。

(2) 相对适应证

①瓣膜周围感染延伸。

②金黄色葡萄球菌性IE，瓣膜破坏严重，主动脉瓣和二尖瓣区新出现杂音。

③人工瓣膜反复感染者。

④巨大赘生物(＞10mm)，并有较大活动度，有发生栓塞可能者。

【处方选择】

1. 急性IE者　苯唑青霉素3g，每天2次静脉滴注，或乙氧萘青霉素5g，每天2次静脉滴注。疗程4～6周。对青霉素和头孢菌素过敏者，可用万古霉素4～8g，每天1次静脉滴注。

2. 亚急性IE者　青霉素1000～2000万U，每天1次，静脉滴注。

【经验指导】

1. 在病原菌未培养出时，急性IE者可采用萘呋西林2g，静脉注射或滴注，每4小时一次，加氨苄西林2g，每4小时一次，或加庆大霉素160～240mg静注；亚急性IE者以青霉素为主(320万～400万U静滴，每4～6小时一次)，或加庆大霉素(剂量同上)。

2. 具体药物主要应根据细菌的敏感性选择。主要可选择青霉素、头孢类(第一、第二代偏球菌，第三代主要对杆菌)、氨基糖苷类、万古霉素。

3. 革兰阴性杆菌感染者，可选用氨苄青霉素6g，静滴，1次/d＋庆大霉素3～5mg/kg或卡那霉素15mg/(kg·d)静注。

4. 肠球菌感染对青霉素不敏感者，可选用氨苄青霉素或万古霉素。

5. 绿脓杆菌感染选用复达欣2～4g，静滴，1次/d，或泰宁2g，静滴，1次/d。

6. 停用抗生素后最少观察2～4周体温，以便早期发现可能的复发。

7. 因心脏瓣膜有不同程度受损，易发生心功能不全，应每半年复查。

8. 因肾栓塞发生率高，应常复查尿常规、血常规及肾功能，以免因肾脏诱发再次感染。

9. 本病近期和远期死亡率仍较高，治愈后5年存活率仅60％－70％。10％在治疗后数月或数年内再次发病。

10. 以下情况应考虑到IE可能：①有基础心脏病，发热2周；②伴预料不到的卒中；③新发生的瓣膜关闭不全；④人工瓣膜发热。

(周裔忠)

第十一章　心包疾病

心包由脏层和壁层两层心包膜构成，网者之间为心包腔。脏层是由一层间质内皮细胞组成的透明浆膜，壁层由胶原纤维构成；心包腔内含少量液体(约30ml)，起润滑作用。

心包炎(pericarditis)是最常见的心包病变，可由多种致病因素引起，常是全身疾病的一部分，或由邻近组织病变蔓延而来。心包炎可与心脏的其他结构如心肌或心内膜等炎症同时存在，亦可单独存在。心包炎可分为急性和慢性两种，前者常伴有心包渗液，渗液严重者可发生心脏压塞，后者常引起心包缩窄。本篇主要介绍急性心包炎、缩窄性心包炎和心脏压塞。

急性心包炎(acute pericarditis)

急性心包炎是由于心包脏层和壁层发生急性炎症所引起的以胸痛、心包摩擦音和一系列心电图改变为特征的综合征，可同时合并心肌炎和心内膜炎，也可作为唯一的心脏病损而出现。其病因很多，大都继发于全身性疾病，临床上以非特异性、结核性、化脓性和风湿性心包炎较为常见，近年来，病毒感染、肿瘤及心肌梗死性心包炎发病率明显增多。其病理变化有纤维蛋白性和渗出性两个阶段。前者可发展成后者。其预后取决于病因，如并发于急性心肌梗死、恶性肿瘤或系统性红斑狼疮等，则预后严重；如为结核性或化脓性心包炎等，经及时有效治疗，可望痊愈；部分患者发展成缩窄性心包炎。

【诊断精要】

1. 症状

(1)全身症状：根据病因和个体反应不同，全身症状差异大。感染性心包炎者多有毒血症状，如发热、畏寒、心悸、多汗、困乏、食欲不振等；非感染性心包炎的毒血症状较轻。

(2)心前区疼痛：主要见于炎症变化的纤维蛋白渗出阶段。心包的脏层和壁层内表面无痛觉神经，在第5或第6肋间水平以下的壁层外表面有膈神经的痛觉纤维分布，因此当病变蔓延至这部分心包或附近的胸膜、纵隔或膈时，才出现疼痛。多见于急性非特异性心包炎和感染性心包炎，而结核性和尿毒症性心包炎则不明显。疼痛可为剧痛、刀割样痛，也可是钝痛或压迫样感。心前区疼痛常于体位改变、深呼吸、咳嗽、吞咽、卧位，尤其当抬腿或左侧卧位时加重，坐位或前倾位时减轻。疼痛常局限于胸骨下或心前区，常放射至左肩、背部、颈部或上腹部，偶向下颌、左前臂和手放射。

(3)心脏压塞的症状：可出现呼吸困难、面色苍白、烦躁不安、发绀、乏力、上腹部疼痛、水肿甚至休克。

(4)心包积液对邻近器官的压迫症状：积液压迫肺、气管、支气管和大血管时引起肺淤血，肺活量减少，通气受限制，加重呼吸困难，使呼吸浅快，伴有发绀征象。故患者常取前俯坐位，使心包渗液向下、向前移位，以减轻压迫症状。积液压迫气管、喉返神经时，可引起咳嗽、声音嘶哑。积液压迫食管时，可引起吞咽困难等。

2. 体征

(1)心包摩擦音：是急性纤维蛋白性心包炎的典型体征。在心前区均可听到，在胸骨左缘第3、4肋间，胸骨下部和剑突附近最清楚。其强度常受呼吸和体位的影响，深吸气、身体前倾或患者取俯卧位，并将听诊器胸件紧压胸壁时声音增强。常仅出现数小时或持续数天、数星期不等。当渗液出现，两层心包完全分开时，心包摩擦音消失。

(2)心包积液：积液量在200～300ml以上或渗液迅速积聚可产生以下体征：

①心脏体征：心尖搏动减弱、消失或出现于心浊音界左缘内侧处。心浊音界向两侧扩大、相对浊音区消失，并随体位改变。如坐位下界增宽，平卧位时心底部第2、3肋间增宽。心音轻而远，心率快。有时在胸骨左缘第3、4肋间可听到舒张期早期额外音，即心包叩击音；此音在第二心音后0.1秒左右，声音较响，呈拍击样，是由于心室舒张时受到心包积液的限制，血流突然中止，形成旋涡和冲击心室壁产生震动所致。

②心脏压塞征象：快速心包积液，即使仅100ml，也可引起急性心脏压塞，出现明显的心动过速、血压下降和静脉压上升，如心排血量显著下降，可产生休克。当渗液积聚较慢时，除心率加速外，静脉压显著升高，可产生颈静脉怒张、搏动和吸气时扩张(Kussmaul征)，肝肿大伴触痛，腹水，皮下水肿和肝—颈静脉反流征阳性等体循环淤血表现。动脉收缩压降低、脉压减小，脉搏细弱，可出现奇脉。

③左肺受压的征象：有大量心包积液时，心脏向后移位，压迫左肺，可引起左肺下叶不张。左肩胛下角常有浊音区、语颤增强，并可听到支气管呼吸音(Ewart征)。

3.辅助检查

(1)实验室检查：白细胞计数增加与否视病因而定。感染者常有白细胞计数及中性粒细胞明显升高，血沉加快。

(2)心电图检查

①急性心包炎的典型演变：急性心包炎因素及心包脏层下的心肌和心包渗液的影响，可出现广泛的心肌损伤和缺血的心电图表现。典型者分四期：a.除aVR和V_1外的所有导联，ST段呈弓背向下抬高，T波直立，无病理性Q波，V_6的ST/T值≥0.25，一般持续2天至2周；b.几天后ST段回复到基线，T波减低、平坦；c.除aVR和V_1外，T波呈对称型倒置并达到最大深度，可持续数周、数月，甚至长期存在；d.T波逐渐恢复直立，一般在3个月内。病变较轻或局限时可有不典型演变，出现部分ST段、T波改变和仅有ST段或T波改变。

②大量心包积液的特征性心电图表现：P、QRS、T波的全部电交替。心脏收缩时有呈螺旋形摆动的倾向，正常时心包对它有限制作用。当大量心包渗液时，心脏似悬浮于液体中，摆动幅度明显增大，如心脏以心率一半的频率做"逆钟向转—然后回复"的反复规律性运动时，引起心脏电轴的交替改变。

③可能出现的心电图变化：主要有：a.除aVR和V_1外P—R段压低，提示心包膜下心房肌受损；b.QRS波群低电压，考虑为心包渗液的"电短路"作用；c.心律失常：以窦速最多见，也可出现房性心律失常，在风湿性心包炎中可出现不同程度的房室传导阻滞。

(3)X线检查：当心包渗液超过250ml时，可出现心影普遍性向两侧增大，心缘的正常轮廓消失，呈水滴状或烧瓶状，心影随体位改变而移动，部分伴有胸腔积液，多见于左侧。透视可见心脏搏动减弱或消失。X线摄片显示增大的心影伴清晰的肺野，或短期内几次X线片出现心影迅速扩大，常为诊断心包渗液的早期和可靠的线索。

(4)超声心动图检查：对诊断心包积液简单易行，迅速可靠，可在床边反复进行，有助于观察心包积液量的演变。舒张末期右房塌陷和舒张期右室游离壁塌陷是诊断心脏压塞的最敏感而特异的征象。100ml以下心包积液时，液性暗区一般局限在较低的部位和房室沟处，100～500ml中等积液时，液性暗区多分布在左室后壁和心尖部，500ml以上的大量积液时，液性暗区包绕在整个心脏。

（5）心包穿刺：心包穿刺液可证实心包积液的存在，有助于进一步明确心包积液为渗出性、脓性或血性，并可涂片、培养和找病理细胞，可能查出感染原。1/3的结核性心包炎渗液中可找到结核菌，心包液测定腺苷脱氨基酶（ADA）活性≥30U/L，对诊断结核性心包炎具有高度特异性。

（6）心包活检：有助于病因诊断。

【治疗精要】

1.治疗原则：病因治疗，解除心脏压塞和对症治疗。

2.有大量渗液或急性心脏压塞时，立即心包穿刺抽液。

【处方选择】

用于胸痛剧烈者：

处方1　阿司匹林，600mg，4小时口服，1次，或消炎痛25～50mg，4次/d，口服。

用于水肿者：

处方2　速尿针，0.02～0.04g，2～3次/d，静推。

【经验指导】

1.急性心包炎的预后取决于病因，也与是否早期诊断及正确治疗有关。

2.宜卧床休息，有呼吸困难者应半卧位并吸氧，同时给予高热量、高蛋白、易消化的食物，有水肿者应低盐饮食。

3.风湿性心包炎在加强抗风湿治疗的同时，一般用肾上腺皮质激素反应好。

4.结核性心包炎及早明确诊断，及早足量联合使用抗结核药物治疗，直至结核活动停止1年左右再停药。如出现心包压塞，应行心包穿刺；如心包渗液反复或有心包缩窄表现时，应及时心包切除。结核性心包炎如不积极治疗常可演变为慢性缩窄性心包炎。

5.化脓性心包炎应选用足量对致病菌有效的抗生素，并反复心包穿刺抽脓和心包腔内注射抗生素，如疗效不著，应及早考虑心包切开引流。如引流效果不好或发现心包增厚，应及早行广泛心包切除术。

6.非特异性心包炎无特异性治疗方法，主要对症处理；症状严重者可考虑用肾上腺皮质激素，对于反复发作，以致长期病残者，应及早行心包切除术。

7.肿瘤性心包炎取决于患者的一般情况、有无心脏压塞和恶性肿瘤的组织学阶段。其治疗除选择有效的化疗或对放射线敏感的放疗外，可行心包穿刺或切开以解除心脏压塞症状，或心包内注射抗肿瘤药物。

8.任何原因的心包炎在急性期均不应该口服抗凝剂，如必须使用抗凝剂，建议使用肝素。

缩窄性心包炎(constrictive pericaditis)

缩窄性心包炎是指心脏被致密厚实的纤维化心包所包围，使之在心脏舒张时不能充分扩展，致使心室舒张期充盈受限产生一系列循环障碍的病症。其病因多继发于急性心包炎，在我国仍以结核为最常见。

【诊断精要】

1. 症状 起病常隐袭。心包缩窄的表现出现于急性心包炎后数月至数十年，一般为2～4年。在缩窄发展的早期，体征常比症状显著，即使在后期，已有明显的循环功能不全的患者亦可能仅有轻微的症状。常见症状有呼吸困难、疲乏、食欲不振、上腹胀痛或疼痛；呼吸困难为劳力性，主要与心搏量降低有关。

2. 体征 心脏体检可见：心尖搏动不明显，心浊音界不增大，心音减低，部分患者在胸骨左缘第3～4肋间可听到一个在第二心音后0.1秒左右的舒张早期额外音(心包叩击音)，系舒张期充盈血流因心包的缩窄而突然受阻引起心室壁的振动所致；心律一般为窦性，有时可有房颤I脉搏细弱无力，动脉收缩压降低，脉压变小。心脏受压表现：颈静脉怒张、肝大、腹水、下肢水肿、心率增快，可见Kussmaul征；患者腹水常较皮下水肿出现得早且明显增多，这与一般心力衰竭中所见者相反。

3. 辅助检查

(1)X线检查：心包钙化是曾患过急性心包炎最可靠的X线征象，在大多数缩窄性心包炎患者中均可见到。常呈不完整的环状。半数以上患者心影轻度扩大，其余心影大小正常。心影增大与心包膜增厚、心包腔内残余积液、膈肌升高和心脏邻近胸膜增厚有关。可表现为普遍性增大呈三角形或球形，心缘变直或形成异常心弓，上腔静脉扩张。

(2)心电图：QRS波低电压，T波平坦或倒置；两者同时存在是诊断缩窄性心包炎的强力佐证。

(3)超声心动图：可见心包增厚、粘连、反射增强，心房增大而心室不大，室壁舒张受限制，室间隔舒张期矛盾运动，以及下腔静脉和肝静脉增宽等表现。

(4)CT或磁共振：可明确显示心包增厚的程度，阳性率占80%左右。高速CT更为准确。磁共振是诊断缩窄性心包炎的最佳无创性检查，可准确测量心包厚度以及右心房扩张与右心室缩小的程度。

(5)心导管检查：右心导管检查的特征性表现是肺毛细血管压力、肺动脉舒张压力、右心室舒张末期压力、右心房压力均升高且都在同一高度水平；右心房压力曲线呈M或W波形，右心室收缩压轻度升高，呈舒张早期下陷及高原形曲线。

【治疗精要】

1. 及早施行心包剥离术。

2. 病因治疗：针对原发病给予特效治疗。如系结核性心包炎，应尽早给予正规抗结核治疗。

【经验指导】

1. 病情确诊应及早争取外科心包剥离术，一般主张争取半年内手术；病程半年以上易发生心肌萎缩、心源性肝硬化，通常手术预后差。

2. 结核性心包炎患者应在结核活动已静止后考虑手术，以免过早手术造成结核的播散。如结核尚未稳定，但心脏受压症状明显加剧时，可在积极抗结核治疗下进行手术。

3. 术前应改善患者一般情况，严格休息，低盐饮食，有水肿或胸腹水者可使用利尿剂，有心衰或房颤者可适当应用洋地黄类药物。

4. 静脉补液必须谨慎，否则可能导致肺水肿。

(周裔忠)

第十二章 心脏瓣膜病变

心脏瓣膜病变是指各种原因，包括炎症粘连和纤维化、黏液瘤样变性、钙质沉着、缺血坏死或先天发育畸形，引起的心脏瓣膜(瓣叶、腱索及乳头肌)解剖结构或功能上的异常，造成单个或多个瓣膜急性或慢性狭窄和关闭不全，导致心脏血流动力学显著变化，并出现一系列的临床症候群。

第一节 二尖瓣狭窄

绝大数二尖瓣狭窄(mitral stenosis)是风湿热的后遗症，极少数为先天性狭窄或老年性二尖瓣或环下钙化。二尖瓣狭窄患者中2/3为女性。约40%的风湿性心脏病患者为单纯性二尖瓣狭窄。病理变化先有瓣膜交界处和基底部炎症水肿和赘生物形成，由于纤维化和韩质沉着、瓣叶广泛增厚粘连、腱索融合缩短、瓣叶僵硬，导致瓣口变形和狭窄，狭窄显著成为一个裂隙样的孔。

【诊断精要】

1. 临床症状

(1) 呼吸困难：为最常见的早期症状。患者首次呼吸困难发作常以运动、精神紧张、兴奋、感染或心房颤动为诱因，并多先有劳力性呼吸困难，随狭窄加重，出现静息时困难、端坐位呼吸和阵发性夜间呼吸困难，甚至发生急性肺水肿。

(2) 咳嗽：多在夜间睡眠时及劳动后发生，多为干咳。并发支气管炎或肺部感染时，咳黏液样痰或脓痰。左心房明显扩大压迫支气管也可引起咳嗽。

(3) 咯血：有下面几种情况：①突然咯大量鲜血，通常见于严重的二尖瓣狭窄，可为首发症状。支气管静脉同时流入体循环静脉和肺静脉，当肺静脉压突然升高时，黏膜下已淤血扩张壁薄的支气管静脉破裂出血。②阵发性夜间呼吸困难或咳嗽时的血性痰或带有血丝黏痰。③急性肺水肿时咳大量粉红色泡沫痰。④肺梗死伴咯血。

(4) 声嘶：较少见，由于扩大的左心房和肺动脉压迫左喉返神经所致。

(5) 胸痛：约有15%的二尖瓣狭窄患者有胸痛表现，可能是由于肥大的右心室壁张力增高，同时心排血量降低致右心室缺血引起。

(6) 血栓栓塞：20%的二尖瓣患者在病程中发生血栓栓塞，其中80%有心房颤动。栓塞可发生在脑血管、冠状动脉和肾动脉，部分病人可反复发生，或为多发性栓塞。

2. 体征

(1) 心脏听诊：心尖区舒张中晚期低调的隆隆样杂音，呈递增型，局限型，左侧卧位时明显，可伴有舒张期震颤。

(2) 其他体征：二尖瓣面容可见于严重的二尖瓣狭窄的患者，由于心排量减低，患者两颧呈紫红色，口唇轻度发绀，四肢末梢亦见发绀。儿童期发生二尖瓣狭窄者，心前区可见隆起，左乳头移向左上方，并有胸骨左缘处收缩期抬举样搏动，中度以上狭窄患者心脏浊音界在胸骨左缘第3肋间向左扩大，表示肺动脉和右心室增大。颈静脉搏动明显，表明存在严重肺动脉高压。

3. 实验室检查

(1)X线检查：左心房增大，后前位见左心缘变直，右心缘有双心房影，左前斜位可见左心房使左主支气管上抬，右前斜位可见增大的左房压迫食管下段后移。其他X线征象包括右心室增大、主动脉结缩小、肺动脉干和次级肺动脉扩张、肺淤血、间质性肺水肿和含铁血黄素沉着等。

(2)心电图：轻度二尖瓣狭窄患者心电图可正常。特征性的改变为P波增宽且呈双峰形，提示左心房增大。合并肺动脉高压时，显示右心室增大，电轴右偏。病程晚期常合并心房颤动。

(3)超声心动图：是明确和量化诊断狭窄的可靠方法。对确定瓣口面积和跨瓣压力阶差、判断病变的程度、决定手术方法以及评价手术的疗效均有很大的价值。M型示EF斜率降低，A峰消失，后叶前向移动和瓣叶增厚。超声心动图还可对房室大小、室壁厚度和运动、心室功能、肺动脉压、其他瓣膜异常和先天性畸形等方面提供信息。

(4)放射性核素检查：左心房扩大，显像剂浓聚和通过时间延长，左心室不大。肺动脉高压时，可见肺动脉主干和右心室扩大。

(5)右心导管检查：右心室、肺动脉及肺毛细血管压力增高，肺循环阻力增大，心排血量减低。穿刺心房间隔后可直接测定左心房和左心室的压力，二尖瓣狭窄早期舒张期跨膜压力阶差正常，随着病情加重，压力阶差增大，左心房收缩时压力呈高大的a波。

【鉴别诊断】

1. 急性风湿性心脏炎　心尖区高调柔和的舒张早期杂音，每日变化较大，风湿活动控制后，杂音可消失。因为心室扩大、二尖瓣相对狭窄所致。

2. "功能性"二尖瓣狭窄　见于各种原因所致的左心室扩大，二尖瓣口流量增大，或二尖瓣在心室舒张期受主动脉反流血流的冲击等情况，如大量左至右分流的动脉导管未闭和室间隔缺损、主动脉瓣关闭不全。

3. 左房黏液瘤　临床症状和体征与二尖瓣狭窄相似，但呈间歇性，随体位而改变，一般开瓣音可及肿瘤扑落音。超声心动图表现为二尖瓣后面收缩期和舒张期可见一团雾状回声波。心导管检查显示左心房压力明显升高，造影示左心房内充盈缺损。

4. 三尖瓣狭窄　胸骨左缘下端闻及低调的隆隆样舒张期杂音，吸气时回心血量增加可使杂音增强，呼气时减弱。二尖瓣狭窄舒张期杂音位于心尖部，呼吸气时无明显变化。超声心动图可明确诊断。

5. 原发性肺动脉高压　多发生于女性患者，无心尖区舒张期杂音和开瓣音，左心房不扩大。

【治疗精要】

1. 避免剧烈运动，治疗病因。

2. 对症处理。

【处方选择】

心功能不全：

处方1　速尿片，20mg，2次/d。

安体舒通片，20mg，2次/d。

如心功能改善不明显，给予速尿注射液20mg，2次/d，静脉推注。

右心衰竭明显或出现快速心房颤动时：

处方2　地高辛片，0.125mg，1次/d。

如快速房颤不能缓解，给予西地兰注射液，0.2～0.4mg，临时静脉推注。

【经验指导】

1. 使用利尿剂时容易引起低钾，注意复查电解质。

2. 使用洋地黄类药物时，注意其毒副作用。

第二节　二尖瓣关闭不全

二尖瓣包括四个成分：瓣叶、瓣环、腱索和乳头肌，其中任何一个成分发生结构异常或功能失调，均可导致二尖瓣关闭不全(mitral incompetence)。由于风湿热造成的瓣叶损害占全部患者的1/3，其病理变化主要是炎症和纤维化使瓣叶变硬、缩短、变形、粘连融合，腱索融合、缩短。也可见于：①冠心病；②先天性畸形；③二尖瓣环钙化；④左心室扩大；⑤二尖瓣脱垂综合征；⑥其他少见病因：如结缔组织病、急性心肌梗死。

【诊断精要】

1. 临床症状　严重的二尖瓣关闭不全可出现劳力性呼吸困难、疲乏、端坐呼吸等。咯血和栓塞少见。晚期右心衰竭时可出现肝淤血肿大，有触痛，足部水肿，甚至有胸水、腹水。急性者可很快发生急性左心衰或肺水肿。

2. 体征

(1)慢性：

①心尖搏动：呈高动力型，左心室增大时向左下移位。

②心音：风心病时瓣叶缩短，导致重度关闭不全时，第一心音减弱。二尖瓣脱垂和冠心病时第一心音多正常。由于左心室射血时间缩短，第二心音提前，且分裂增宽。严重的在心尖部可闻及第三心音。

③心脏听诊：心尖部可闻及全收缩期杂音，响度在3/6级以上，局限性。反流严重时，心尖部可闻及紧随第三心音后的短促舒张期隆隆样杂音。

(2)急性：心尖搏动为高动力型。第二心音肺动脉成分亢进，非扩张的左心房强有力收缩致心尖区第四心音常见。

3. 实验室检查

(1)X线检查：急性者心影正常或左心房轻度增大伴明显肺淤血，甚至肺水肿征。慢性重度反流常在左心房、左心室衰竭时见肺淤血和间质性肺水肿征。二尖瓣环钙化为致密而粗的C形阴影。

(2)心电图：急性者心电图正常。窦性心动过速常见。慢性重度二尖瓣关闭不全主要为左心房增大，部分有左心室肥厚和非特异性ST－T改变，少数有右心室肥厚征，心房颤动常见。

(3)超声心动图：二维超声心动图上可见二尖瓣后叶反射增强、变厚，瓣口在收缩期关闭对合不佳；腱索断裂时，二尖瓣可呈连枷样改变，在左心室长轴上可见瓣叶在收缩期呈鹅颈样钩向左心房，舒张期呈挥鞭样漂向左心室。

(4)放射性核素检查：可测定左心室收缩、舒张末容量和休息、运动射血分数，以判断左心室收缩功能，通过左心室与右心室心搏量之比评估反流程度，该比值大于2.5提示严重反流。

(5)左心室造影：注射造影剂入左心室造影，观察收缩造影剂反流入左心房的量，为半定量反流程度的"金标准"。

4.鉴别诊断

(1)三尖瓣关闭不全：为全收缩期杂音，在胸骨左缘第4、5肋间最清楚，右心室显著扩大时可传导至心尖区，杂音在吸气时增强，伴有颈静脉收缩期搏动和肝收缩期搏动。

(2)室间隔缺损：为全收缩期杂音，在胸骨左缘第4、5、6肋间最清楚，不向腋下传导，常伴有胸骨旁收缩期震颤。

(3)主动脉瓣狭窄：心底部主动脉瓣区或心尖区可闻及响亮粗糙的收缩期杂音，向颈部传导，伴有收缩期震颤。

【治疗精要】

1.避免剧烈运动，限制钠盐摄入，保护心功能，风心病积极预防链球菌感染与风湿活动以及感染性心内膜炎。

2.对症治疗。

【处方选择】

处方1　速尿片，20mg，2次/d；安体舒通片，20mg，2次/d。

右心衰竭明显或出现快速心房颤动时：

处方2　地高辛片，0.125mg，1次/d。

如快速房颤不能缓解，给予西地兰注射液0.2～0.4mg临时静脉推注。

处方3　消心痛，10mg，3次/d。

处方4　血管紧张素转换酶抑制剂，洛汀新10mg，1次/d。

处方5　肠溶阿司匹林，75mg，1次/晚。

【经验指导】

1.使用利尿剂时容易引起低钾，注意复查电解质。

2.使用洋地黄类药物时，注意其毒副作用。

3.如血压不高的患者使用血管紧张素转换酶抑制剂时，注意监测血压，防止低血压。

第三节　主动脉瓣狭窄

主动脉瓣狭窄(aortic stenosis)可由风湿热的后遗症、先天性狭窄或老年性主动脉瓣钙化所造成。

【诊断精要】

1.临床症状

(1)劳力性呼吸困难：日常活动后可引起呼吸困难以及出现端坐呼吸，当有劳累、情绪激动、呼吸道感染等诱因时，可发生急性肺水肿。

(2)心绞痛：见于60%的有症状的患者。常由运动诱发，休息后缓解。主要由心肌缺血所致，进而可发生阵发性夜间呼吸困难、端坐呼吸和急性肺水肿。

（3）劳力性晕厥：轻者为黑矇，可为首发症状。多在体力活动中或其后立即发作，由于脑缺血引起。

（4）胃肠道出血：见于严重主动脉瓣狭窄者，原因不明，部分可能是由于血管发育不良、血管畸形所致，较常见于老年主动脉瓣钙化。

（5）血栓栓塞：多见于老年钙化性主动脉瓣狭窄患者。栓塞可发生在脑血管、视网膜动脉、冠状动脉和肾动脉。

（6）其他症状：主动脉狭窄晚期可出现心排血量降低的各种表现：明显的疲乏、虚弱、周围性发绀也可出现左心衰的表现：端坐呼吸、阵发性夜间呼吸困难和肺水肿。严重肺动脉高压后右心衰竭：体静脉高压、肝肿大。

2. 体征

（1）心音：第一心音正常。如主动脉瓣钙化僵硬，则第二心音主动脉瓣成分减弱或消失。先天性主动脉瓣狭窄或瓣叶活动度佳者，可在胸骨右、左缘和心尖听到主动脉喷射音，不随呼吸而改变，如瓣叶钙化僵硬，喷射音消失。

（2）收缩期喷射性杂音：在第一心音稍后或紧随喷射音开始，止于第二心音前，为吹风样、粗糙、递增-递减型，在胸骨右缘第2或左缘第3肋间最响，向颈动脉、胸骨下缘和心尖区传导，常伴震颤。左心室扩大和衰竭时可闻及第三心音(舒张期奔马律)。

（3）其他体征：在晚期，收缩压和脉压均下降。但在轻度主动脉瓣狭窄合并主动脉瓣关闭不全的患者以及动脉瓣顺应性差的老年患者，收缩压和脉压可正常，甚至升高。在严重的主动脉瓣狭窄患者，同时触诊心尖部和颈动脉可发现颈动脉搏动明显延迟，心尖搏动相对局限、持续有力，如左心室扩大，可向左下移位。

3. 实验室检查

（1）X线检查：心影正常或左心室轻度增大，左心房可能轻度增大，升主动脉根部常见狭窄后扩张。在侧位透视下可见主动脉瓣钙化。晚期可有肺淤血征象。

（2）心电图：重度狭窄患者有左心室肥厚伴ST-T继发性改变和左心房大可有房室传导阻滞、室内传导阻滞(左束支传导阻滞和左前分支阻滞)、心房颤动或室性心律失常。

（3）超声心动图：M型超声可见主动脉瓣变厚、活动度减小，开放幅度小，瓣叶反射光点增强提示瓣膜钙化。主动脉根部扩张，左心室后壁和室间隔对称性肥厚。二维超声心动图上可见主动脉瓣收缩期呈向心性穹形运动，并能明确先天性瓣膜畸形。多普勒超声显示缓慢而渐减的血流通过主动脉瓣，并可计算最大跨膜瓣压力阶差。

（4）心导管检查：当超声心动图不能明确狭窄程度并考虑人工瓣膜置换术时，应行心导管检查D最可靠的方法为用右心导管经房间隔穿刺进入左心室，另一导管逆行置于主动脉根部，同步测左心室-主动脉收缩期峰压差。

4. 鉴别诊断

（1）梗阻性肥厚型心肌病：胸骨左缘第4肋间可闻及收缩期杂音，主动脉区第二心音正常。超声心动图可明确诊断。

（2）主动脉扩张：见于各种原因如高血压、梅毒所致的主动脉。扩张。可在胸骨右缘第2肋间闻及短促的收缩期杂音，主动脉瓣区第二心音正常或亢进，无第二心音分裂。超声心动图可明确诊断。

(3)肺动脉瓣狭窄：可于胸骨左缘第2肋间闻及粗糙响亮的收缩期杂音，常伴有收缩期杂音，肺动脉瓣区第二心音减弱并分裂，主动脉瓣区第二心音正常，右心室肥厚增大，肺动脉主干呈狭窄后扩张。

(4)三尖瓣关闭不全：胸骨左缘下端闻及高调的全收缩期杂音，吸气时回心血量增加可使杂音增强，呼气时减弱。颈静脉搏动，肝脏肿大。右心房和右心室明显扩大。超声心动图可证实。

(5)二尖瓣关闭不全：心尖区全收缩期吹风样杂音，向左腋下传导。

【治疗精要】

1. 注意休息，避免剧烈运动，预防感染性心内膜炎，定期复查超声心动图。

2. 对症处理。

【处方选择I

处方1　地高辛片，0125mg，1次/d。

处方2　消心痛，10mg，3次/d。

处方3　速尿片，20mg，2次/d；安体舒通片20mg，2次/d。

【经验指导】

1. 使用利尿剂时容易引起低钾，注意复查电解质。

2. 使用洋地黄类药物时，注意其毒副作用。

3. 如使用药物改善不明显，考虑手术治疗。

第四节　主动脉瓣关闭不全

主动脉瓣关闭不全(aortic incompetence)是由于主动脉瓣和瓣环以及升主动脉根部疾病造成。男性患者多见，约占75%，女性患者多同时伴有二尖瓣病变。

【诊断精要】

1. 临床症状

(1)心悸：心脏搏动的不适感可能是最早的主诉，由于左心室明显增大，心尖搏动增强所致，尤以左侧卧位或俯卧位时明显。

(2)呼吸困难：劳力性呼吸困难最早出现，表示心脏储备能力降低，随着病情的进展，可出现端坐呼吸困难和夜间阵发性呼吸困难。

(3)胸痛：较少见。可能因为左室射血时引起升主动脉过分牵张或心脏明显增大所致，也有心肌缺血的因素。

(4)晕厥：当快速改变体位时，可出现头晕或眩晕，晕厥较少见。

(5)其他症状：疲乏，活动耐力下降，过度出汗。晚期右心衰竭时可出现肝脏淤血肿大，有触痛，踝部水肿，胸水或腹水。

2. 体征

(1)心脏听诊：主动脉瓣区可闻及舒张期杂音，为一高调递减型哈气样杂音，坐位前倾呼气末时明显。

(2)心尖搏动：向左下移位，常弥散有力。

(3)心音：第一心音减弱，由于收缩期前二尖瓣部分关闭引起。

(4)血管：收缩压升高，舒张压降低，脉压增大。周围血管征常见，包括随心脏搏动的点头征。

3. 实验室检查

(1)X线检查：急性的心脏大小正常，除原有主动脉根部扩大或主动脉夹层外，无主动脉扩张，常有肺淤血或肺水肿征；慢性的左心室明显增大，可有左心房增大。

(2)心电图：急性者常见窦性心动过速和非特异性ST-T段改变；慢性的常见左心室肥厚伴劳损。

(3)超声心动图：二维超声心动图上可见主动脉瓣增厚，舒张期关闭对合不佳；多普勒超声显示主动脉瓣下方舒张期涡流。

(4)放射性核素：左心室扩大，舒张末期容积增加。左心房也可扩大。可测定左心室收缩功能，用于随访有一定价值。

4. 鉴别诊断

(1)肺动脉瓣关闭不全：颈动脉搏动正常，肺动脉瓣区第二心音亢进，胸骨左缘舒张期杂音吸气时增强，用力握拳时无变化。心电图示右心房和右心室肥大，X线检查肺动脉主干突出。

(2)主动脉窦瘤破裂：杂音相似，但有突发性胸痛，进行性右心功能衰竭，主动脉造影及超声可诊断。

(3)冠状动静脉瘘：可闻及主动脉瓣区舒张期杂音，但心电图及X线检查多正常，主动脉造影可见主动脉与右心房、冠状窦或右心室之间有交通。

【治疗精要】

1. 避免剧烈运动、过度的体力劳动，限制钠盐的摄入，预防感染性心内膜炎。

2. 对症治疗。

【处方选择】

处方1 地高辛片，0.125mg，1次/d。

处方2 消心痛，10mg，3次/d。

处方3 速尿片，20mg，2次/d；安体舒通片，20mg，2次/d。

【经验指导】

1. 使用利尿剂时容易引起低钾，注意复查电解质。

2. 使用洋地黄类药物时，注意其毒副作用。

3. 如使用药物改善不明显，考虑手术治疗。

第五节 三尖瓣狭窄

三尖瓣狭窄(tricuspid stenosis)最常见原因为风心病。病理改变与二尖瓣狭窄相似，但损害较轻。三尖瓣狭窄单独存在少见，常伴有关闭不全、二尖瓣和主动脉瓣损害。尸检风心病患者中约15%有三尖瓣狭窄，但临床诊断者仅5%。女性多见，其他罕见病因有先天性三尖瓣闭锁和类癌综合征等。

【诊断精要】

1. 临床症状 疲乏、顽固性水肿、肝脏肿大、腹水等消化道症状，可并发心房颤动和肺栓塞。

2.体征 颈静脉扩张，胸骨左下缘有三尖瓣开瓣音，胸骨左缘第4、5肋间或剑突附近有紧随开瓣音后的、较二尖瓣狭窄杂音弱而短的舒张期隆隆样杂音，伴有舒张期震颤。杂音和开瓣音均在吸气时增强，呼气时减弱。肝大伴收缩期前搏动、腹水和全身水肿。

3.实验室检查

(1)X线检查：右房明显扩大，下腔静脉和奇静脉扩张，但无肺动脉扩张。

(2)心电图检查：右心房肥大，Ⅱ及V_1导联P波高尖，由于多数三尖瓣狭窄患者同时合并二尖瓣狭窄，故心电图显示双房肥大。

(3)超声心动图：M型超声心动图显示瓣叶增厚，前叶的EF斜率减慢，舒张期与隔瓣呈矛盾运动，三尖瓣钙化和增厚。

4.鉴别诊断 根据典型杂音、右房扩大及体循环淤血的症状和体征，可作出诊断。对诊断有困难可行右心室导管检查，若三尖瓣平均跨瓣舒张压差高于2mmHg，即可诊断为三尖瓣狭窄。

【治疗精要】

1.严格限制钠盐摄入，消除诱发因素。

2.对症治疗。

【处方选择】

处方1 速尿片20mg，2次/d；安体舒通片20mg，2次/d。

【经验指导】

使用利尿剂时容易引起低钾，注意复查电解质。

第六节　三尖瓣关闭不全

三尖瓣关闭不全(tricuspid incompetence)临床可分为：

(1)功能性三尖瓣关闭不全：常见。由于右心室扩张，瓣环扩大，收缩时瓣叶不能闭合，多见于有右心室收缩压增高或肺动脉高压的心脏病，如风湿性二尖瓣疾病、先天性心血管病(肺动脉瓣狭窄、艾森门格综合征)和肺心病等。

(2)器质性三尖瓣关闭不全：少见。包括三尖瓣下移畸形、风心病、三尖瓣脱垂、感染性心内膜炎、冠心病、类癌综合征、心内膜心肌纤维化等。

【诊断精要】

1.临床症状 重者有疲乏、腹胀等右心衰竭症状。并发症有心房颤动和肺栓塞。

2.体征

(1)血管和心脏：①颈静脉怒张伴明显的收缩期搏动，吸气时增强，反流严重者伴颈静脉收缩期杂音和震颤；②右心室搏动呈高动力冲击感；③重度反流，胸骨左下缘有第三心音，吸气时增强；④三尖瓣关闭不全的杂音为高调、吹风样和全收缩期杂音，在胸骨左下缘或剑突区最响；⑤严重反流时，通过三尖瓣血流增加，在胸骨左下缘有第三心音的短促舒张期隆隆样杂音；⑥三尖瓣脱垂有收缩期喀喇音；⑦可见肝脏收缩期搏动。

(2)体循环淤血征：①水肿：体静脉压力升高使皮肤等软组织出现水肿，其特征首先出现于身体最低垂的部位；②颈静脉征：颈静脉搏动增强、充盈、怒张，是右心衰的主要体征，肝颈静脉反流征阳性则更具特征性；③肝大：肝因淤血肿大常伴压痛，持续慢性右心衰可导致心源性肝硬化，晚期可出现黄疸及大量腹水。

3.实验室检查

(1)X线检查：右心房明显增大，右心室、上腔静脉和奇静脉扩大。可有胸腔积液。

(2)心电图：右心房增大、不完全性右束支传导阻滞和心房颤动常见。

(3)超声心动图：二维超声心动图对三尖瓣关闭不全的病因诊断有帮助。确诊反流和半定量反流程度有赖于脉冲多普勒和彩色多普勒血流显像，后者尤为准确。

(4)放射性核素心室造影：测定左心室和右心室心搏量比值，估测反流程度，小于1.0提示有三尖瓣反流，比值越小，反流越大。

(5)右心室造影：确定三尖瓣反流及其程度。

4.鉴别诊断

(1)室间隔缺损：为全收缩期杂音，在胸骨左缘第4、5、6肋间最清楚，不向腋下传导，常伴有胸骨旁收缩期震颤。

(2)主动脉瓣狭窄：心底部主动脉瓣区或心尖区可闻及响亮粗糙的收缩期杂音，向颈部传导，伴有收缩期震颤。

【治疗精要】

1.减轻患者紧张情绪，治疗诱发因素。

2.对症治疗。

【处方选择】

处方1　地高辛片，0.125mg，1次/d。

处方2　消心痛，10mg，3次/d。

处方3　速尿片，20mg，2次/d；安体舒通片，20mg，2次/d。

【经验指导】

1.使用利尿剂时容易引起低钾，注意复查电解质。

2.使用洋地黄类药物时，注意其毒副作用。

3.如使用药物改善不明显，考虑手术治疗。

第七节　肺动脉瓣狭窄

肺动脉瓣狭窄(pulmonary stenosis)最常见为先天性畸形，风湿性极少见。

【诊断精要】

1.临床症状　轻度的无明显症状；重度狭窄可有胸痛、头晕、晕厥、发绀。

2.体征　肺动脉瓣区响亮、粗糙、吹风样收缩期杂音，肺动脉瓣区第二心音减弱伴分裂，吸气后更明显。

3.实验室检查

(1)X线检查：右室肥厚、增厚。

(2)心电图检查：右束支阻滞。

(3)超声心动图：可显示瓣膜狭窄程度，多普勒可证实存在反流。

【治疗精要】

1. 消除病人紧张情绪。

2. 手术治疗。

第八节　肺动脉瓣关闭不全

肺动脉瓣关闭不全(pulmonary incompetence)最常见病因方继发肺动脉高压的肺动脉干根部扩张，引起瓣环扩大，见于风湿性二尖瓣疾病、艾森门格综合征等情况。少见的病因包括特发性和Marfan综合征的肺动脉扩张。

【诊断精要】

1. 临床症状

(1)血管和心脏搏动：胸骨左缘第2肋间扪及肺动脉收缩期搏动，可伴收缩或舒张期震颤。胸骨左下缘扪及右心室高动力性收缩期搏动。

(2)心音：肺动脉高压时，第二心音肺动脉瓣成分增强。胸骨左缘第4肋间常有第三和第四心音，吸气时增强。

(3)心脏杂音：继发性肺动脉高压者，在胸骨左缘第2～4肋间有第二心音后立即开始的舒张早期叹气样高调递减型杂音，吸气时增强，称为Graham Stell杂音。

2. 实验室检查

(1)X线检查：右心室和肺动脉干扩大。

(2)心电图：肺动脉高压有右心室肥厚征。

(3)超声心动图：多普勒对确诊肺动脉瓣关闭不全极为敏感，可半定量反流程度。二维超声心动图有助于明确病因。

【治疗精要】

手术治疗。

第九节　联合瓣膜病

【分类】

联合办膜病(multivalve heart disease)可分以下几类：

1. 一种疾病同时损害几个瓣膜：最常见的为风心病，约1/2有多瓣膜损害。黏液样变性同时累及二尖瓣和三尖瓣，二尖瓣脱垂伴三尖瓣脱垂不少见。

2. 一个瓣膜损害致心脏容量或压力负荷过度相继引起近端瓣膜功能受累，如主动脉瓣关闭不全使左心室容量负荷过度而扩大，产生继发性二尖瓣关闭不全。

3. 不同疾病分别导致不同瓣膜损害：较少见。如先天性肺动脉瓣狭窄伴二尖瓣狭窄。

4. 常见多瓣膜病变

(1)二尖瓣狭窄伴主动脉瓣关闭不全。

(2)二尖瓣狭窄伴主动脉瓣狭窄。

(3)主动脉狭窄伴二尖瓣关闭不全。

(4)主动脉关闭不全伴二尖瓣关闭不全。

(5)二尖瓣狭窄伴三尖瓣和(或)肺动脉瓣关闭不全。

【治疗精要】

1. 治疗原发病。

2. 对症治疗。

【处方选择】

处方1　速尿片20mg，2次/d；安体舒通片20mg，2次/d。

右心衰竭明显或出现快速心房颤动时：

处方2　地高辛片0.125mg，1次/d。

如快速房颤不能缓解，给予西地兰注射液0.2～0.4mg，临时静脉推注。

处方3　消心痛10mg，3次/d。

处方4　血管紧张素转换酶抑制剂，洛汀新10mg，1次/d。

处方5　肠溶阿司匹林75mg，1次/晚。

【经验指导】

1. 使用利尿剂时容易引起低钾，注意复查电解质。

2. 使用洋地黄类药物时，注意其毒副作用。

3. 如血压不高的患者使用血管紧张素转换酶抑制剂时，注意监测血压，防止低血压。

(周裔忠)

第十三章　心肌疾病

第一节　心肌病

心肌病(cardiomyopathy)是指除心脏瓣膜病、冠状动脉粥样硬化性心脏病、高血压心脏病、肺源性心脏病和先天性心血管病以外的以心肌病变为主要表现的一组疾病。本病分为两大类：一类为原因未明的原发性心肌病，简称心肌病；另一类为病因已明的或与系统疾病相关的特异性或继发性心肌病。

随着对病因学和发病机理认识程度的增加，心肌病与特异性心肌疾病的差别已变得不十分明确。1995年世界卫生组织(WHO)和国际心脏病学会联合会(ISFC)工作组根据病理生理学特征，将心肌病分为：扩张型心肌病、肥厚型心肌病、限制型心肌病、致心律失常性右室心肌病和不定型心肌病。

克山病是在中国发现的一种原因不明的地方性心肌病。

本篇将主要介绍扩张型心肌病、肥厚型心肌病、限制型心肌病及克山病。

扩张型心肌病(dilated cardiomyopathy)

扩张型心肌病是以左心室或双心室扩张伴收缩功能受损为特征。可以是特发性、家族性/遗传性、病毒性和(或)免疫性、酒精性/中毒性，或虽伴有已知的心血管疾病，但其心功能失调程度不能用异常负荷状况或心肌缺血损伤程度来解释。组织学检查无特异性。常表现为进行性心力衰竭、心律失常、血栓栓塞、猝死，且可发生于任何阶段。本病病死率较高，男多于女，发病率5～10/10万。

【诊断精要】

1.症状　起病缓慢，多在临床症状明显时才就诊。

(1)充血性心力衰竭：以气急和水肿为最常见。由于心排血量低，患者常感乏力。左心衰竭时可表现有夜间阵发性呼吸困难、端坐呼吸、气喘、咳嗽、咯血；右心衰竭时可表现有腹胀、纳差、肝大、腹水、下肢水肿等。

(2)心律失常：各种类型均可出现，以异位心律和传导阻滞为主；可表现为房扑，房颤，室早，室速，室颤，心室内传导阻滞，左、右束支传导阻滞，房室传导阻滞等。

(3)栓塞：可发生脑、肾、肺等处的栓塞。

(4)猝死：高度房室传导阻滞、心室颤动、窦房阻滞或暂停可导致阿－斯综合征，是猝死的常见原因。

2.体征　心脏扩大，心率增快，可有抬举性搏动，心浊音界向左扩大，常可听到第三心音或第四心音，呈奔马律。由于心腔扩大，可有相对二尖瓣或三尖瓣关闭不全所致的收缩期吹风样杂音，此杂音在心功能改善后减轻。血压多数正常，但晚期病例血压降低，脉压小。心力衰竭时两肺底部有啰音。右心衰时肝脏肿大，水肿从下肢开始，胸水和腹水在晚期患者中并不少见。

3.心电图　以心脏肥大、心肌损害和心律失常为主。左心室肥大多见，常合并有心肌劳损；心肌损害以ST段压低、T波平坦或双相或倒置为主，少数可见病理Q波；心律失常常见有房颤、传导阻滞等。

4. 胸片　心影明显增大，心胸比＞0.50，肺淤血、肺水肿。

5. 超声心动图　心脏四腔均增大且以左侧增大为著，左心室流出道也扩大，室间隔、左心室后壁运动减弱，提示心肌收缩力下降。二尖瓣本身无变化，但前叶舒张期活动振幅降低，瓣口开放极小，呈钻石样双峰图形。

6. 心导管检查　可见左心室舒张末期压、左心房压和肺毛细血管楔压增高，心搏量、心脏指数减低。心室造影可见左心室扩大、弥漫性室壁运动减弱、心室射血分数低下。

7. 心内膜心肌活检　心内膜心肌活检：病理检查对本病诊断无特异性，但有助于与特异性心肌病和急性心肌炎的鉴别诊断。用心内膜心肌活检标本进行多聚酶链式反应(PCR)或原位杂交，有助于感染病因诊断或进行特异性细胞异常的基因分析。

8. 诊断标准　1995年中华心血管病学会组织专题研讨会，提出本病的诊断参考标准如下：

(1)临床表现为心脏扩大、心室收缩功能减低伴或不伴有充血性心力衰竭，常有心律失常，可发生栓塞和猝死等并发症。

(2)心脏扩大：X线检查心胸比＞0.5，超声心动图示全心扩大，尤以左心室扩大为著，左室舒张期末内径＞2.7cm/m^2，心脏可呈球型。

(3)心室收缩功能减低：超声心动图检测室壁运动弥漫性减弱，射血分数小于正常值。

(4)必须排除其他特异性(继发性)心肌病和地方性心肌病(克山病)，包括缺血性心肌病，围产期心肌病，酒精性心肌病，代谢性和内分泌性疾病如甲状腺功能亢进、甲状腺功能减低、淀粉样变性、糖尿病等所致的心肌病，遗传家族性神经肌肉障碍所致的心肌病，全身系统性疾病如系统性红斑狼疮、类风湿性关节炎等所致的心肌病，中毒性心肌病等才可诊断特发性扩张型心肌病。

有条件者可检测患者血清中抗心肌肽类抗体，如抗心肌线粒体ADP/ATP载体抗体、抗肌球蛋白抗体、抗β$_1$－受体抗体、抗M$_2$胆碱能受体抗体，作为本病的辅助诊断。临床上难与冠心病鉴别者需做冠状动脉造影。

【治疗精要】

1. 纠正心力衰竭，控制心律失常，防止栓塞并发症和保护心肌的代偿能力。

2. 限制体力活动，避免劳累，预防感染，戒烟禁酒，低盐饮食。

3. 有心力衰竭者治疗原则与一般心力衰竭相同。在洋地黄、利尿剂治疗的同时，选用β受体阻滞剂、血管扩张剂、血管紧张素转换酶抑制剂、血管紧张素Ⅱ受体阻滞剂，从小剂量开始，视症状、体征调整用量，长期口服。

4. 有心律失常者，应消除致心律失常的各种原因，如心肌缺血、电解质紊乱等，并加强抗心衰的治疗。对于快速室性心律与高度房室传导阻滞者可选择心脏起搏器治疗。对于最佳治疗后LVEF≤35％、心功能NYHAⅢ～Ⅳ级、窦性节律时心脏失同步(目前定义为QRS间期大于0.12毫秒)病人行心脏再同步化治疗，改善血流动力学，增加运动耐量和提高生活质量。

5. 对预防栓塞并发症可口服抗凝药或抗血小板聚集药。

6. 对长期心力衰竭内科治疗无效者可考虑心脏移植。

【处方选择】

处方1　从小剂量选用选择性β受体阻滞剂：美托洛尔6.25mg，1次/d或比索洛尔0.125～0—25mg，1次/d，每2周递增1次；或卡维地洛12.5～25mg，1次/d。

处方2　ACE抑制剂：卡托普利6.25～25mg，1～2次/d，依那普利5～10mg，2次/d，洛汀新5～20mg，1次/d，一平苏2.5～5mg，1次/d，雅施达4～8mg，1次/d。

处方3　抗血小板用药：阿司匹林肠溶片75～100mg，1次/d。

处方4　改善心肌代谢药物：辅酶Q_{10}胶囊10mg，3次/d，二磷酸果糖10g，1次/d静滴，7～10天为一个疗程。

【经验指导】

1. 注意休息，避免劳累、情绪激动、受凉等，预防感染，特别是呼吸道感染。

2. 使用洋地黄应注意防止洋地黄中毒，尤其在联合使用利尿剂者，应定期复查电解质、心电图。

3. 使用扩血管药物应注意血压。

4. 近年来大量临床试验表明，长期使用β受体阻滞剂可阻断慢性心衰患者的交感神经系统激活，心肌β受体密度上调，可使扩大的心脏有所缩小，改善心功能，延长生存时间。在初次使用β受体阻滞剂或剂量递增过程中，应密切观察心率、血压及心功能情况。

5. 有中、重度心力衰竭症状的病人应用醛固酮受体拮抗剂。

肥厚型心肌病(hypertrophic cardiomyopathy)

肥厚型心肌病是以左心室和(或)右心室肥厚为特征，常为不对称肥厚并累及室间隔。典型者左室容量正常或下降，常有收缩期压力阶差有家族史者多为常染色体显性遗传，细肌丝收缩蛋白基因突变可致病。典型的形态学变化包括心肌细胞肥大和排列紊乱，周围区域疏松结缔组织增多。常发生心律失常和早发猝死。本病常为青年猝死的原因。

【诊断精要】

1. 症状　部分患者可无自觉症状，因猝死或在体检中被发现。

(1) 劳力性呼吸困难，心悸.、胸闷、心绞痛、运动耐受力降低，易疲乏。

(2) 频发一过性晕厥：于突然站立或运动后发生，片刻后可自行缓解。

(3) 心律失常：可发生恶性心律失常，如室性心动过速和(或)心室颤动。

(4) 猝死：心律失常，剧烈运动可发生猝死。

2. 体征　主要有收缩期杂音、特征性脉搏及心尖搏动。胸骨左缘或心尖部可闻及粗糙的收缩中晚期喷射性杂音，可伴有震颤。凡增加心肌收缩力或减轻心脏负荷的措施，如异丙肾上腺素、硝酸甘油或体力运动可使杂音增强；凡降低心肌收缩力或增加心脏负荷的背施，如β受体阻滞剂或下蹲位可使杂音减轻。特征性脉搏为急骤的水冲脉之后还有一缓慢的搏动，与心室射血的情况一致。心尖先有抬举性冲动，继之又有一次搏动，甚至还有左心房强力收缩引起的收缩前期搏动。

3. 胸片　心脏轻度增大，以左室与左房增大为主。

4. 心电图　左房增大，左室增厚，ST—T改变，常有V_3、V_4为中心的巨大倒置T波；少数胸前导联出现异常Q波。

5. 超声心动图　室间隔非对称性增厚或局灶、阶段性增厚，室间隔与左心室后壁厚度之比>1.4(>2岁)，心房径增大二尖瓣前叶有收缩期前向运动(SAM)。

6.左心导管检查 左心室腔与左心室流出道压力阶差增大。

7.磁共振成像 室间隔和(或)室壁肌局限性或普遍性肥厚、僵硬，使心室腔变形、缩小和流出道狭窄。

8.心内膜心肌活检 心肌细胞畸形肥大，排列紊乱，有助诊断。

【治疗精要】

1.药物治疗 β受体阻滞剂及钙拮抗剂可在一定程度上弛缓肥厚心肌，减轻流出道狭窄及抗心动过速。

2.非药物治疗 重症者可考虑DDD起搏器治疗、室间隔化学消融治疗(通过导管将无水酒精注入左冠状动脉间隔支，造成该血管供应的室间隔心肌脱水坏死，造成收缩功能下降，达到暂时减轻流出道梗阻的目的)或手术切除肥厚室间隔心肌。

【处方选择】

用于梗阻性心肌病：

处方1 普萘洛尔1mg/(kg·d)【最大剂量3～4m/(kg·d)】，3次/d，或维拉帕米3～5m/(kg·d)，3次/d。

用于非梗阻性心肌病：

处方2 维拉帕米3mg/(kg·d)，3次/d。

【经验指导】

1.避免精神紧张及剧烈活动，以防猝死。流出道严重梗阻常是猝死原因。

2.心痛、胸闷者禁用硝苯地平(心痛定)、硝酸甘油。

3.心力衰竭者禁用血管扩张剂及β受体激动剂。

4.β受体阻滞剂(普萘洛尔、阿替洛尔、美托洛尔)口服，由小剂量渐增，症状改善剂量渐增，以症状改善、心率不低于60次/min为宜。其作用为降低心肌收缩力，减轻流出道梗阻，改善左心室顺应性，提高心排出量。

5.钙拮抗剂的作用是减轻左心室流出道梗阻，改善左心室顺应性，并改善症状。

6.忌用洋地黄。只有在心率太快，且仅用于心腔扩大，室内梗阻不明显的病儿，可小量洋地黄与β受体阻滞剂合用。

7.临床有心悸，24小时动态心电图发现室性早搏或室性心动过速者，可口服胺碘酮或普萘洛尔，可预防猝死和室性心律紊乱。为了预防猝死，可埋藏自动转复除颤器。

限制型心肌病(restrictive cardiomyopathy)

限制型心肌病是以单侧或双侧心室充盈受限和舒张容量下降为特征，但收缩功能和室壁厚度正常或接近正常。可有间质纤维化增加。可为特征性，也可伴有其他疾病(淀粉样变、伴或不伴有嗜伊红细胞增多的心内膜心肌疾病)。多见于非洲、南亚和南美地区，我国发病多数在南方，为散发病例。

【诊断精要】

1.症状 起病较缓慢，早期可有发热，逐渐出现乏力、头晕、气急。

(1)左心衰和肺动脉高压表现：呼吸困难、咳嗽、咯血、肺底部湿啰音，多见于病变以左心室为主者。

（2）右心衰表现：颈静脉怒张、肝大、下肢水肿、腹水，多见于病变以右心室为主者及混合型。

（3）栓塞：可并发内脏栓塞。

2. 体征　常有明显的第三心音，是由于快速充盈忽然中止引起；心脏搏动常减弱，心音轻，心率快，可有舒张期奔马律及心律失常，心包积液；当二尖瓣、三尖瓣受累，可出现收缩期反流性杂音。

3. 辅助检查

（1）胸片：心脏轻度增大，伴心房增大时心呈球形；少数可有心内膜钙化影。

（2）心电图：低电压，心房或心室肥大，束支传导阻滞，T波低平或倒置。

（3）超声心动图：心腔狭小，心尖多呈闭塞，心内膜结构回声增强，室壁运动减弱。

（4）心导管检查：心室的舒张末期压逐渐上升，造成下陷后平台波形，在左室为主者肺动脉压可增高，在右室为主者右房压高，右房压力曲线中显著的v取代a波。收缩时间间期测定不正常。心室造影可见流入道及心尖部心腔狭小甚至闭塞，而流出道反而扩张。

4. 鉴别诊断　与缩窄性心包炎鉴别：有急性心包炎史、心包钙化、胸部CT或磁共振检查示心包增厚，支持心包炎；心电图上心房或心室肥大、束支传导阻滞，收缩时间间期不正常支持心肌病。超声心动图对二者的鉴别有很大帮助，心尖部心脏闭塞及心内膜增厚确立心肌病的诊断，对于困难病例可做心室造影和心内膜心肌活检。

【治疗精要】

1. 心力衰竭的治疗：洋地黄常无明显疗效，利尿剂及血管扩张剂在有阴显充血性心力衰竭时可谨慎使用，因为心室充盈压的升高对维持适当的心搏量是有益的，故需权衡利弊。预防栓塞并发症，使用抗凝药物，如阿司匹林。

2. 手术治疗：手术剥离肥厚的心内膜，房室瓣受损者同时行人造瓣膜置换术，近来收到较好的效果。

3. 已有心源性肝硬化者不宜施行手术治疗。

【处方选择】

处方1　抗凝药物：肠溶阿司匹林，0.1g，1次/晚。

处方2　针对心衰药物治疗：速尿片，0.02g，1～2次/d，安体舒通，0.02g，1～2次/d，地高辛，0.125～0.25mg，1次/d，依那普利，5～20mg，2次/d。

【经验指导】

1. 本病预后较差，心衰对常见治疗反应不佳，常成为难治性心力衰竭。

2. 有房颤者可选用洋地黄类。

3. 有水肿和腹水者宜选用利尿剂。

4. 对伴有嗜伊红细胞增多症者，使用糖皮质激素也常无效。

第二节　克山病

克山病（Keshan disease）是我国的地方性心肌病，曾在我国暴发流行，其病因未明，但有独特的流行病学和病理学改变，主要发生在低硒地带，是心肌病的一种特殊类型。1935年首先在黑龙江省克山县发现，故以克山病命名。

【诊断精要】

1. 流行病学　有明显的地区性、时间性和人群性。我国主要发生在由东北到西南的一条过渡地带上，病区主要在荒僻山丘、高原及草原地带的农村牧区；本病有明显的多发年和多发季节，急性多发生在东北和西北的冬季，而亚急性多发生在西南和华东地区的夏季；人群分布主要集中在农村的育龄妇女和断奶后学龄前的儿童，农业人口发病数多，而城镇人口则很少发病。

2. 症状根据心功能状态，临床上将其分为急型、亚急型、慢型和潜在型。

（1）急型：多冬季发病，常因寒冷、暴饮、暴食、分娩等而诱发。恶心、呕吐、头晕，严重者数小时内死亡，常有心源性休克、各种严重心律失常，心脏扩大，舒张早期奔马律。

（2）亚急型：是小儿克山病的一种类型，春夏发病多。精神不振、食欲减退、面色灰暗，全身水肿，心脏向两侧扩大，舒张期奔马律，肝脏肿大。

（3）慢型：表现为慢性充血性心力衰竭，心脏向两侧扩大，心尖部收缩期杂音，肝脏肿大，下肢水肿，极似扩张型心肌病。

（4）潜在型：心功能良好，多无自觉症状，偶有心律失常和心电图变化。

3. 实验室检查　急型血清GOT、CPK、LDH活性增强。白细胞总数增多，血沉加快。慢型由于肝淤血，GPT增高。

4. 心电图　检查主要表现：ST－T改变，低电压，Q－T间期延长。各种类型心律失常，尤以完全性右束支传导阻滞为多见。

5. X线检查　心脏普遍扩大，搏动减弱，淤血较轻。

6. 超声心动图　双心室扩大，室壁搏动幅度普遍减弱，室壁无明显增厚，这些改变与扩张型心肌病相似。

7. 诊断及鉴别诊断　诊断克山病有流行病学特点，即地区、季节及人群发病特点，心脏扩大，心律失常，心力衰竭，奔马律及心功能有关的杂音，在克山病流行区诊断不难。根据流行病特点可与扩张型心肌病相鉴别。

【治疗精要】

1. 急型　"早期发现、早期确诊、就地早治疗"原则；采用大剂量维生素C静脉注射，同时积极抢救心源性休克，控制心衰，纠正心律失常。

2. 亚急型和慢型　按一般心力衰竭进行治疗。口服亚硒酸钠可预防急型克山病发作。

3. 潜在型　不需治疗，定期随访观察。

【处方选择】

用于急型患者：

处方1　大剂量维生素C：首次剂量5～10g，静脉推注，2小时后重复一次，24小时剂量可达15～30g。

流行区推广预防措施：

处方2　亚硒酸钠片，1～5岁1mg，6～10岁2mg，11～15岁3mg，16岁以上4mg，每10天口服一次，非发病季节可停服3个月。

【经验指导】

1. 建国前该病病死率较高，新中国成立后经积极防治，已基本消失。

2. 急型患者尽可能做到"三早"，并立即大剂量维生素C静脉注射；对于低血压或休克者在应用维生素C和补充血容量后血压仍不回升者，可应用血管活性药物，如多巴胺、阿拉明和去甲肾上腺素。

3. 采用综合性预防措施，对于流行地区推荐食用含硒盐。

第三节　心肌炎

心肌炎(myocarditis)是指心肌中有局限性或弥漫性的急性、亚急性或慢性炎性病变。炎症可累及心肌细胞、间质细胞、血管成分、心脏起搏与传导系统和(或)心包。近年来，由于对心肌炎的病原学的进一步了解和诊断方法的改进，心肌炎已成为常见的心脏病之一，日益受到重视。其病因现在多数认为是病毒感染所致。

本篇主要介绍病毒性心肌炎(virus myocarditis)。

【诊断精要】

1. 病毒感染史　各种病毒都可引起心肌炎，其中以肠道和上呼吸道感染的各种病毒感染最多见。现已明确的致心肌炎病毒有10余种主要有：柯萨奇病毒A、B，埃可病毒(ECHO)，脊髓灰质炎病毒，腺病毒，流感病毒，疱疹病毒，麻疹病毒，风疹病毒，流行性腮腺炎病毒等。临床上绝大多数病毒性心肌炎由柯萨奇病毒和埃可病毒引起。多数患者于发病前1～3周有病毒感染前驱症状，即有过发热、全身倦怠等所谓"感冒"样症状，或恶心、呕吐、腹泻等消化道症状，反映全身性病毒感染；当也有部分患者原发病症状轻而不显著，须仔细追问方被注意到，即使无上述先驱症状也不能除外有先驱病毒感染史。

2. 症状　老幼均可发病，但以年轻人较易发病，男多于女90%的患者以心律失常为主诉或首要症状。常为心悸、乏力、胸闷、头晕、心前区隐痛，可出现晕厥，甚至阿—斯综合征。严重者起病急骤，出现心力衰竭或心源性休克。

3. 体征

(1)心脏扩大：轻者心脏不扩大，一般有暂时性扩大，不久即恢复。心脏扩大显著反映心肌炎广泛而严重。

(2)心率改变：心率增速与体温不相称，或心率异常缓慢，均为心肌炎的可疑征象。

(3)心音改变：心尖区第一心音可减低或分裂。心音呈胎心样。心包摩擦音的出现反映有心包炎存在。

(4)杂音：心尖区可能有收缩期吹风样杂音或舒张期杂音，前者为发热、贫血、心腔扩大所致，后者因左室扩大造成的相对性二尖瓣狭窄。杂音响度都不超过三级，心肌炎好转后即消失。

(5)心律失常：最常见，各种心律失常都可出现，以房性与室性早搏最常见，其次为房室传导阻滞；此外，心房颤动、病态窦房结综合征均可出现心律失常是造成猝死的原因之一。

(6)心力衰竭：重症弥漫性心肌炎者可出现急性心力衰竭，属于心肌泵血功能衰竭，左右心同时发生衰竭，引起心排血量过低，故除一般心力衰竭表现外，易合并心源性休克。

4. 实验室检查

(1)病毒学检查：包括从咽拭子或粪便或心肌组织中分离出病毒，血清中检测特异性抗病毒抗体滴定度，从心肌活检标本中用免疫荧光法找到特异性抗原或在电镜下发现病毒颗粒，以及用聚合酶链反应从粪便、血清、心肌组织中检测病毒RNA。

(2)心肌损伤的血清生化指标：心肌酶谱(AST、LDH、CK及其同工酶)在病毒性心肌炎急性期可升高，但不出现如急性心梗的动态变化，可持续很长时间。肌钙蛋白T、I具有高敏性和高特异性的优点，其定量测定是心肌炎心肌损伤的有用参考指标，日益受到重视。

(3)心电图：可出现心肌损害的ST－T改变，表现为ST段压低、T波低平、双向、倒置，以及期前收缩、心动过速、扑动、颤动、传导阻滞等各种心律失常。

(4)X线检查：多数患者无异常，少数重症者可有心影扩大，心搏减弱，肺淤血、水肿，甚至心包积液等表现。

(5)超声心动图：可有左室收缩或舒张功能异常、节段性及区域性室壁运动异常、室壁厚度增加、心肌回声反射增强和不均匀、右室扩张及运动异常。

(6)放射性核素检查：2/3患者可见左室射血分数减低。

(7)心内膜心肌活检：能直接提供心肌病变的证据。

5.诊断标准　1999年全国心肌炎心肌病专题座谈会提出的成人急性病毒性心肌炎诊断参考标准：

(1)病史与体征：在上呼吸道感染、腹泻等病毒感染后3周内出现心脏表现，如出现不能用一般原因解释的感染后重度乏力、胸闷、头昏(心排出量降低所致)、心尖第一心音明显减弱、舒张期奔马律、心包摩擦音、心脏扩大、充血性心力衰竭或阿－斯综合征等。

(2)上述感染后3周内出现下列心律失常或心电图改变：

①窦性心动过速、房室传导阻滞、窦房阻滞、束支阻滞。

②多源、成对室性早搏，自主性房性或交界性心动过速，阵发或非阵发性室性心动过速，心房或心室扑动或颤动。

③两个以上导联ST段呈水平型或下斜型下移≥0.01mV或ST段抬高或出现异常Q波。

6.心肌损害的参考指标　病程中血清心肌肌钙蛋白I或肌钙蛋白T(强调定量测定)、CK－MB明显增高。超声心动图示心腔扩大或室壁活动异常和(或)核素心功能检查证实左室收缩或舒张功能减弱。

7.病原学依据

(1)在急性期从心内膜、心肌、心包或心包穿刺液中检测出病毒、病毒基因片段或病毒蛋白抗原。

(2)病毒抗体：第二份血清中同型病毒抗体(如柯萨奇B组病毒中和抗体或流行性感冒病毒血凝抑制抗体等)滴度较第一份血清升高4倍(两份血清应相隔2周以上)，或一次抗体效价为1：640者为阳性，320者为可疑阳性(如以上32为基础者则宜以256为阳性，128为可疑阳性，根据不同实验室标准作决定)。

(3)病毒特异性IgM：以≥1：320者为阳性(按各实验室诊断标准，需在严格质控条件下)。如同时有血中肠道病毒核酸阳性者更支持有近期病毒感染。

对同时具有上述【(1、2、3)中任何一项】、三中任何两项，在排除其他原因心肌疾病后，临床上可诊断急性病毒性心肌炎。如同时具有(1)项者，可从病原上确诊急性病毒性心肌炎；如仅具有(2)、(3)项者，在病原上只能拟诊为急性病毒性心肌炎。如患者有阿－斯综合征发作、充血性心力衰竭伴或不伴心肌梗死样心电图改变、心源性休克、急性肾功能衰竭、持续性室性心动过速伴低血压或心肌心包炎等一项或多项表现，可诊断为重症病毒性心肌炎。如仅在病毒感染后3周内出现少数早搏或轻度T波改变，不宜轻易诊断为急性病毒性心肌炎。

对难以明确诊断者，可进行长期随访，有条件可做心内膜心肌活检进行病毒基因检测及病理学检查。

在考虑病毒性心肌炎诊断时，应除外β受体功能亢进、甲状腺功能亢进症、二尖瓣脱垂综合征及影响心肌的其他疾患，如风湿性心肌炎、中毒性心肌炎、冠心病、结缔组织病、代谢性疾病以及克山病（克山病地区）等。

【治疗精要】

1. 卧床休息，进食易消化和富含维生素和蛋白质的食物。

2. 一般治疗：主要针对心衰、心律失常。

3. 中药治疗：近代药理研究发现，中药黄芪的有效成分皂苷类有明显的抗病毒及正性肌力作用，多糖类有明显的调节免疫功能，对干扰素系统有激活作用；此外还有清除氧自由基、抗心律失常等作用。

4. 免疫抑制剂：用于急性期重症患者。如肾上腺皮质激素，其作用可能是通过抑制心肌炎的炎症和水肿，消除变态反应，减轻毒素作用。适用于以下情况：严重的毒血症状、心源性休克、难治性心力衰竭、高度或完全房室传导阻滞、持续性室性心动过速及其他恶性室性心律失常。

5. 促进心肌代谢、营养心肌治疗：如三磷酸腺苷、辅酶A、辅酶Q_{10}、细胞色素C、极化液、二磷酸果糖等。

【处方选择】

促进心肌代谢：

处方1　辅酶Q_{10}胶囊20～60mg，3次/d，口服；或潘南金片，2片，3次/d，口服；或肌苷片，0.2g，3次/d，口服；或二磷酸果糖，10g，静滴，1次/d×（7～10）天。

提高免疫功能：

处方2　5%GS＋黄芪40ml静滴，1次/d×（7～10）天；或免疫核糖核酸6mg，皮下注射，1次/周；或胸腺素10mg，肌注，1次/d。

【经验指导】

1. 大多数患者经过治疗后痊愈，不遗留任何症状和体征。极少数患者在急性期因严重心律失常、急性心力衰竭和心源性休克而死亡。

2. 心力衰竭应及时控制，但应用洋地黄类药物时须谨慎，从小剂量开始，逐步加量，以避免发生毒性反应。

3. 频发早搏或有快速心律失常者选用抗心律失常药物。

4. 如有完全房室传导阻滞或窦房结功能障碍者可考虑使用临时心脏起搏器，多数患者渡过急性期后得到恢复。

5. 对一般心肌炎患者，应用激素、环孢素等做免疫抑制治疗未证明有益。

6. 目前不主张早期（发病最初的10天）使用糖皮质激素，但对有房室传导阻滞、难治性心衰、重症患者或考虑有自身免疫的情况下可慎用。

（周裔忠）

第十四章 心律失常

第一节 窦性心律失常

窦性心动过速

正常窦性心律的冲动起源于窦房结，频率为60～100次/min。心电图显示窦性心律的P波在Ⅰ、Ⅱ、aVF导联直立，aVR倒置。P－R间期0.12～0.26秒。在成年人当由窦房结所控制的心率其频率超过每分钟100次称窦性心动过速(sinus tachycardia)。这是最常见的一种心动过速，其发生常与交感神经兴奋及迷走神经张力降低有关。它可由多种原因引起。生理状态下可因运动、焦虑、情绪激动引起，也可发生在应用肾上腺素、异丙肾上腺素等药物之后。在发热、血容量不足、贫血、甲亢、呼吸功能不全、低氧血症、低钾血症、心衰等其他心脏疾患时极易发生。该病在控制原发病变或诱发因素后便可治愈，但易复发。

【诊断精要】

1.症状和体征 心悸、出汗、头昏、眼花、乏力，或有原发疾病的表现。可诱发其他心律失常或心绞痛。心率多为100～150次/min，偶有高达200次/min，大多心音有力，或有原发性心脏病的体征。刺激迷走神经可使其频率逐渐减慢，停止刺激后又加速至原先水平。

2.辅助检查 主要通过心电图诊断。窦性心动过速心电图特点：

(1)P波具有窦性心律特征。

(2)PR间期在0.12～0.20秒。

(3)心率超过100次/min，1岁以内超过140次/min，1～6岁超过120次/min，6岁以上与成人相同。成人一般可达150次/min。

(4)可能出现的其他改变：①P波高尖，以Ⅱ导联为明显；②T－P融合，造成ST段假性下移；③S－T、T改变伴有房室传导阻滞(图3)。

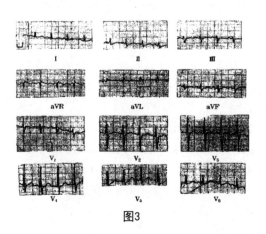

图3

【治疗精要】

1.消除诱因，治疗原发病。

2.对症处理。

【处方选择】

处方1　倍他乐克12.5mg，口服，2次/d，1周后如心率控制不佳则增加为25mg，口服，2次/d，此后每周可增加剂量25m/d，直至心率小于100次/min。

处方2　心得安10mg，口服，2次/d，1周后如心率控制不佳则增加为20mg，口服，2次/d，此后每周可增加剂量20mg/d，直至心率小于100次/min。

处方3　阿替洛尔6.25mg，口服，2次/d，1周后如心率控制不佳则增加为12.5mg，口服，2次/d，此后每周可增加剂量12.5mg/d，直至心率小于100次/min。

【经验指导】

1.窦性心动过速的治疗应针对病因和去除诱发因素，如治疗心力衰竭，纠正贫血，控制甲状腺功能亢进等。

2.β受体阻滞剂口服，由小剂量渐增，以心率不低于58次/min为宜。

窦性心动过缓

成人窦性心律的频率低于60次/min，称为窦性心动过缓(Sinus bradycardia)。窦性心动过缓常同时伴有窦性心律不齐(即不同P－P间期的差异大于0.12秒)。窦性心动过缓主要是由于迷走神经张力过高所致。

(1)生理性：正常人，特别是长期参加体育锻炼或强体力劳动者，可有窦性心动过缓。睡眠和害怕也会引起一时性心动过缓。一些手法压迫眼球、按压颈动脉窦、呕吐、血管抑制性晕厥等，也可引起窦性心动过缓。

(2)药物性受体阻滞剂、利血平、胍乙啶、吗啡、洋地黄、奎尼丁、利多卡因、乙胺碘呋酮、异搏定、新斯的明、麻醉药等，可引起窦性心动过缓。

(3)全身性疾病：甲状腺功能减退、阻塞性黄疸、颅内压增高、某些感染，如钩端螺旋体病、伤寒、流行性感冒、传染性单核细胞增多症、白喉恢复期、垂体功能迟钝、高血钾、碱中毒、食管憩室、抑郁症，都可引起窦性心动过缓。

(4)心脏血管性疾病：急性心肌梗死、慢性缺血性心脏病、窦房结炎症，心肌炎、心内膜炎、心包炎侵及窦房结，窦房结动脉的血栓、扩张、炎症，某些心肌病如淀粉样变性，法洛四联症或大血管错位术后，微生物累及心脏，出血进入窦房结，家族性窦性心动过缓，累及心脏抑制中枢或加速中枢的中枢神经系统疾病等，均可导致心动过缓的发生。

【诊断精要】

1.症状和体征　窦性心动过缓如心率不低于每分钟50次，一般无症状。如心率低于每分钟40次时常可引起心绞痛、心功能不全或头晕等脑供血不足的表现。如心率低于每分钟30次常出现晕厥。

2.辅助检查　主要依靠心电图诊断。心电图特点：

(1)P波是窦房结发出的"窦性P波"(Ⅰ、Ⅱ、aVF导联中正向，aVR导联中负向)。

(2)P波频率小于60次/min，一般在40～60次/min。

(3)P－R间期大于0.12秒。窦性心动过缓时T波振幅常偏低，Q－T间期较一般为长，U波有时突出(图4)。

【治疗精要】

1.窦性心动过缓如心率不低于每分钟50次，无症状者，无需治疗。

2.如因心率过慢出现心排血量不足症状，可用提高心率药物(如阿托品、麻黄素或异丙肾上腺素)。

3.显著窦性心动过缓伴窦性停搏，且出现晕厥者可考虑安装人工心脏起搏器。

4.原发病治疗。

5.对症、支持治疗。

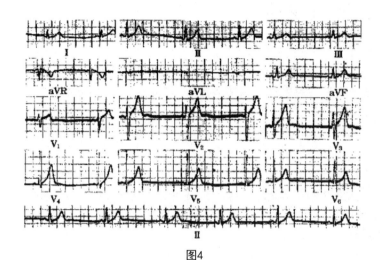

图4

【处方选择】

处方1 阿托品0.3～0－6mg，口服，2～3次/d，或1～2mg静推，必要时。

处方2 异丙肾上腺素1mg加入5%葡萄糖500ml静滴。

处方3 麻黄素25mg，口服，3次/d。

【经验指导】

1.大部分病人在消除病因或诱因后，症状可消失。

2.有明确的原发性疾病时应积极治疗。

3.发生在急性心肌梗死早期的显著窦性心动过缓可能促发心室颤动。此时的心动过缓在急性心肌梗死所并发的心律失常中，仅次于室性过早搏动。后下壁梗死时的发生率比前壁梗死时大3倍。窦性心动过缓最可能出现于梗死发作后的最初数小时内(其发生率为40%)。因此，对急性心肌梗死早期所发生的窦性心动过缓应予及时处理。药物治疗上可选用阿托品静脉注射及异丙肾上腺素静脉缓慢滴注。

窦性停搏

窦性停搏或窦性静止(sinus pause or sinus arrest)是指窦房结不能产生冲动。心电图表现为比正常P－P间期显著长的间期内无P波发生，或P波与QRS波群均不出现，长的P－P间期与基本的窦性P－P间期无倍数关系。青年人多由于强烈的迷走神经反射所致，常见于咽部受刺激、气管插管、按压颈动脉窦或眼球、应用洋地黄或硫酸奎尼丁等药物。有时炎症、缺血、损伤、退行性变等各种因素，损伤了窦房结的自律细胞，造成窦性停搏。

此外，急性心肌梗死、脑血管意外等病变亦可造成窦性停搏。.长时间的窦性停搏后，下位的潜在起搏点，如房室交界处或心室，可发出单个逸搏或逸搏性心律控制心室。

【诊断精要】

1.症状和体征　过长时间的窦性停搏(R－R间期大于2秒)如无逸搏发生，可令患者出现黑蒙、短暂意识障碍或晕厥，严重者可发生Adams－Stokes综合征以至死亡。心脏听诊可出现心动过缓伴不齐的征象。

2.辅助检查　心电图提示窦性停搏时，停搏前后P－P间期延长，且长的P－P间期与基本的窦性P－P间期无倍数关系。

【治疗精要】

1.治疗原发病。

2.停用洋地黄、奎尼丁、β受体阻滞剂等抗心律失常药物。

3.出现晕厥、黑蒙、短暂性意识障碍或曾有Adams－Stokes发作史患者行心脏起搏器安装术。

4.严重窦性心动过缓(心率小于50次/min)伴长P－P间期窦性停搏(P－P间期大于2秒)，急诊可选用下列药物。

【处方选择】

处方1　阿托品0.3～0，6mg，口服，2～3次/d，或1～2mg静推，必要时。

处方2　异丙肾上腺素1mg加入5%葡萄糖500ml静滴(根据心率调整滴速)。

【经验指导】

1.明确原发疾病。

2.关注有无Adams－Stokes发作，如有适应证应及时行心脏起搏器安装术。

窦房传导阻滞

窦房传导阻滞(sinoatrial block，SAB，窦房阻滞)指窦房结冲动传导至心房时发生延缓或阻滞。理论上SAB亦可分为三度。由于体表心电图不能显示窦房结电活动，因而无法确立Ⅰ度窦房传导阻滞的诊断，Ⅲ度窦房传导阻滞与窦性停搏鉴别困难，特别当发生窦性心律不齐时。Ⅱ度窦房传导阻滞分为两型：莫氏(Mobitz)Ⅰ型即文氏阻滞，表现为P－P间期进行性缩短，直至出现一次长P－P间期，该长P－P间期短于基本P－P间期的2倍，此型窦房传导阻滞应与窦性心律不齐鉴别；莫氏Ⅱ型阻滞时，长P－P间期为基本P－P间期的整数倍。窦房传导阻滞后可出现逸搏心律。导致窦房传导阻滞的原因可分为：①心脏本身疾病：急性心肌炎、心肌梗死、心肌病、病态窦房结综合征等。②迷走神经张力增高：迷走神经张力增高引起的窦房传导阻滞多为暂时或偶发的窦房传导阻滞。③某些药物的影响：洋地黄中毒、奎尼丁中毒等。

【诊断精要】

1.症状和体征　P－P间期过长(大于2秒)时会出现类似窦性停搏的临床表现。

2.辅助检查　主要通过心电图诊断。

(1)Ⅰ度窦房阻滞的心电图特征：从理论上推断，Ⅰ度窦房传导阻滞是存在的，但由于目前的心电图描记器尚不能把微小的窦房结电位记录下来，因此，单纯存在Ⅰ度窦房传导阻滞在体表心电图上无法诊断(图5)。

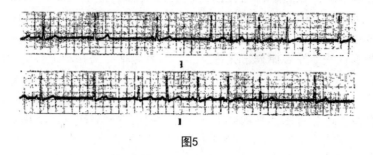

图5

(2) Ⅱ度窦房传导阻滞的心电图特征

①Ⅱ度Ⅰ型(文氏型)窦房传导阻滞：

a.P－P间期逐渐缩短，最后出现长P－P间期，此后又逐渐缩短，周而复始。

b.长P－P间期小于两个基本P－P间期之和。

c.长P－P间期后的第一个P－P间期长于其前一个P－P间期。

d.以上三条是典型文氏现象。临床上见到的大多属于非典型类。可表现为：(a)P－P间期逐渐缩短，但在P波脱漏前(即长P－P前)P－P不继续缩短，即不变或稍延长，然后才出现长P－P间期。(b)P－P间期逐渐缩短，但长P－P不一定小于两个P－P之和。造成不典型文氏现象的原因有窦性心律不齐、期前收缩等。

②Ⅱ度Ⅱ型窦房传导阻滞心电图特征

a.传导比例规则：可呈3：2、4：3、5：4等传导比例，且保持不变，亦可呈2：1或3：1程度较高的阻滞。当传导阻滞比达(3～5)：：1时，可称为高度窦房传导阻滞。此时心室率极为缓慢。

b.传导比例不规则：在一系列规则的窦性P－P间期中，突然出现一个P－QRS－T的长P－P间期，此间期恰是短P－P间期的整数倍数。可间歇出现或存在时间较长。

【治疗精要】

参见窦性停搏。

病态窦房结综合征

病态窦房结综合征(sick sinus syndrome, SSS，简称病窦综合征)是由窦房结病变导致功能减退，产生多种心律失常的综合表现。患者可在不同时间出现一种以上的心律失常。病窦综合征经常同时合并心房自律性异常。部分患者同时有房室传导功能障碍。其病因有多种，如窦房结淀粉样变性、纤维化与脂肪浸润、硬化与退行性变，另外甲状腺功能减退、某些感染(布氏菌病、伤寒、白喉)、红斑狼疮、恶性肿瘤、全身栓塞，均可损害窦房结，导致窦房结起搏与窦房传导功能障碍；窦房结周围神经和心房肌的病变，窦房结动脉供血减少亦是病窦综合征的病因。迷走神经张力增高，某些抗心律失常药物抑制窦房结功能，亦可导致窦房结功能障碍，应注意鉴别。

【诊断精要】

1.症状和体征　患者出现与心动过缓有关的心、脑等脏器供血不足的症状，如发作性头晕、黑矇、乏力等，严重者可发生晕厥。如有心动过速发作，则可出现心悸、心绞痛等症状。查体可见血压降低，心率减慢、加快或不齐。

2. 辅助检查 心电图主要表现包括：①持续而显著的窦性心动过缓（50次/min以下），且并非由于药物引起；②窦性停搏与窦房传导阻滞；③窦房传导阻滞与房室传导阻滞同时并存；④心动过缓－心动过速综合征（bradycardia－tachycardia syndrome），这是指心动过缓与房性快速性心律失常交替发作，后者包括心房扑动、心房颤动或房性心动过速。

病窦综合征的其他心电图改变为：①在没有应用抗心律失常药物下，心房颤动的心室率缓慢，或其发作前后有窦性心动过缓和（或）Ⅰ度房室传导阻滞；②房室交界区性逸搏心律等。

根据心电图的典型表现，以及临床症状与心电图改变存在明确的相关性，便可确定诊断。为确定症状与心电图改变的关系，可做单次或多次动态心电图检查，如在晕厥等症状发作的同时记录到显著的心动过缓，即可提供有力佐证。

心电生理与其他检查

1. 固有心率（intrinsic heart rate，IHR） 测定其原理是应用药物完全阻断自主神经系统对心脏的支配后，测定窦房结产生冲动的频率。方法是以普萘洛尔（0.2）静注后10分钟，再以阿托品（0.04mg/kg）静注，然后测定心率。固有心率正常值可参照以下公式计算：118.1－（0.57×年龄）。病窦综合征患者的固有心率低于正常值。

2. 窦房结恢复时间与窦房传导时间测定 可应用心内电生理检查技术或食管心房电刺激方法。

【治疗精要】

1. 若患者无心动过缓相关的症状，不必治疗仅定期随诊观察。对于有症状的病窦综合征患者，应接受起搏器治疗。

2. 心动过缓－心动过速综合征患者发作心动过速，单独应用抗心律失常药物治疗，可能加重心动过缓，应用起搏器治疗后，患者仍有心动过速发作，可同时应用抗心律失常药物。

【经验指导】

病窦综合征是由有多种疾病引起窦房结功能减退而表现为多种心律失常的临床综合征，在有效控制症状纠正心律失常的同时需积极治疗原发病。

第二节 房性心律失常

房性期前收缩

房性期前收缩（atrial premature beats）又称房早，激动起源于窦房结以外心房的任何部位。正常成人进行24小时心电监测，大约60%有房性期前收缩发生。各种器质性心脏病患者均可发生房性期前收缩，并可能是快速性房性心律失常的先兆。

【诊断精要】

1. 症状和体征 多数人无明显不适症状，一些对于早搏敏感的患者可有心悸、心慌等不适，当房早频繁时症状明显。房早一般不引起心脏血流动力学紊乱，故多数患者无头晕、视物不清等脑部供血不足的表现。心脏听诊可闻及早搏。

2.辅助检查　房早的P波提前发生，与窦性P波形态各异。如发生在舒张早期，适逢房室结尚未脱离前次搏动的不应期，可产生传导中断(称为被阻滞的或未下传的房早)或缓慢传导(下传的PR间期延长)现象。发生很早的房早可重叠于前面的T波之上，由于不能下传心室，易被误认为窦性停搏或窦房阻滞。此时，应仔细检查T波形态是否异常加以辨认。房早使窦房结提前发生除极，因而包括早搏在内的两个窦性P波的间期短于窦性P—P间期的2倍，称为不完全性代偿间歇。若房早发生较晚，或窦房结周围组织的不应期长，窦房结的节律未被房早扰乱，早搏前后P—P间期恰为窦性者的2倍，称为完全性代偿间歇。房早发生不完全代偿间歇居多。房早下传的QRS波群形态通常正常，亦可出现宽阔畸形的QRS波群，称为室内差异性传导(图6)。

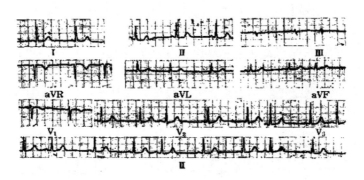

图6

【治疗精要】

房早通常无需治疗。当有明显症状或因房早触发室。性心动过速时，应给予治疗。吸烟、饮酒与咖啡均可诱发房早，应劝导病人戒除或减量。治疗药物包括镇静药、β阻滞剂等，亦可选用洋地黄，Ⅰ、Ⅱ或Ⅳ类抗心律失常药物。

【处方选择】

处方1　倍他乐克12.5mg，口服，2次/d，1周后如心率控制不佳则增加为25mg，口服，2次/d，此后每周可增加剂量25mg/日，直至心率小于10。

处方2　心得安10mg，口服，2次/d，1周后如心率控制不佳则增加为20mg，口服，2次/d，此后每周可增加剂量20md，直至心率小于100次/MRI。

处方3　阿替洛尔6.25mg，口服，2次/d，1周后如心率控制不佳则增加为12.5mg，口服，2次/d，此后每周可增加剂量12.5mg/d，直至心率小于100次/min。

处方4　普罗帕尔(心律平)50mg，口服，3次/d，可增加至150mg，口服，3次/d。

【经验指导】

积极病因治疗。

房性心动过速

房性心动过速(atrial tachycardia)简称房速。根据发生机理与心电图表现的不同，可分为自律性房性心动过速(automatic atrial tachycardia)、折返性房性心动过速(reentrant atrial tachycardia)与紊乱性房性心动过速(chaotic atrial tachycardia)三种。自律性与折返性房性心动过速可伴有房室传导阻滞，被称为伴有房室阻滞的阵发性房性心动过速(paroxysmal atrial tachycardia with AV block，PAT with block)。鉴别以上三种房性心动过速有时需行心腔内电生理检查。

一、自律性房性心动过速

大多数伴有房室传导阻滞的阵发性房性心动过速因自律性增高引起。心肌梗死、慢性肺部疾病、大量饮酒以及各种代谢障碍均为致病原因。洋地黄中毒特别在低血清钾时易发生这种心律失常。

【诊断精要】

1.症状和体征　发作呈短暂、间歇或持续发生。当房室传导比率发生变动时，听诊心律不恒定，第一心音强度变化。经静脉见到a波数目超过听诊心搏次数。

2.辅助检查　心电图表现：①心房率通常为150～200次/min；②P波形态与窦性者不同，在Ⅱ、Ⅲ、aVF导联通常直立；③常出现Ⅱ度Ⅰ型或Ⅱ型房室传导阻滞，呈现2：1房室传导者亦属常见，但心动过速不受影响；④P波之间的等电线仍存在(与心房扑动时等电线消失不同)；⑤刺激迷走神经不能终止心动过速，仅加重房室传导阻滞；⑥发作开始时心率逐渐加速(图7)。

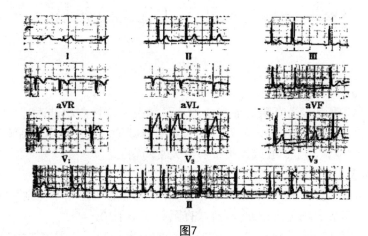

图7

心腔内电生理检查特征为：①心房程序刺激通常不能诱发心动过速，发作不依赖于房内或房室结传导延缓；②心房激动顺序与窦性P波不同；③心动过速的第一个P波与随后的P波形态一致，这与折返机制引起者不同；④心房超速起搏能抑制心动过速，但不能令发作终止。

【治疗精要】

房性心动过速合并房室传导阻滞时，心室率通常不快，不会导致严重的血流动力学障碍，因而无需紧急处理。假如心室率达140次/min以上、由洋地黄中毒所致，或临床上有严重充血性心力衰竭或休克征象，应进行紧急治疗。

【处方选择】

(一)洋地黄中毒者

(1)立即停用样地黄制剂。

(2)如血钾不高：

处方1 氯化钾溶液口服(半小时内服用5g,如仍未恢复窦性心律,2小时后再口服2.5g)。

处方2 5%葡萄糖500ml＋10%氯化钾注射液15ml静滴,1次/d(2小时内滴完)。

(3)已有高血钾或不能应用氯化钾者

处方1 倍他乐克12.5mg,口服,2次/d,1周后如心率控制不佳则增加为25mg,口服,2次/d,此后每周可增加剂量25mg/d,直至心率小于100次/min。

处方2 (对于极快速心律失常心室率大于160次/min)倍他乐克注射液,给药剂量:0.2mg/kg,或负荷量15mg,分成三次缓慢静注(1mg/min),每次剂量间隔5分钟。

(二)非洋地黄引起者

(1)积极寻找病因,针对病因治疗。

(2)处方1 地高辛0,125mg,口服,1次/d(可增加至0.25mg,口服,1次/d)。

处方2 倍他乐克12.5 mg,口服,2次/d,1周后如心率控制不佳则增加为25mg,口服,2次/d,此后每周可增加剂量25m&/d,直至心率小于100次/min。

处方3 合心爽(地尔硫卓)30mg,口服,3次/d。

(3)如未能转复窦性心律

处方1 普罗帕酮(心律平)ISO mg,口服,3次/d。

处方2 胺碘酮200mg,3次/d,1周后减为200mg,2次/d,再1周后减为200mg,1次/d,维持量可减至200mg/d,5天/周。

(4)少数持续快速自律性房速药物治疗无效时,可考虑行射频消融治疗。

【经验指导】

1. 积极找寻病因。

2. 在口服或静脉应用氯化钾治疗时应同时进行心电图监测,以避免出现高血钾(T波高尖)。

二、折返性房性心动过速

本型较少见,折返发生于手术瘢痕,解剖缺陷的邻近部位。心电图显示P波与窦性者形态不同,P－R间期通常延长。

【诊断精要】

1. 症状和体征 同自律性房性心动过速。

2. 辅助检查 体表心电图有时与自律性房性心动过速难以鉴别,心腔内电生理检查特征为:①心房程序电刺激能诱发与终止心动过速;②心动过速开始前必先发生房内传导延缓;③心房激动次序与窦性者不同;④刺激迷走神经通常不能终止心动过速发作,但可产生房室传导阻滞。

【治疗精要】

可参照阵发性室上性心动过速。

三、紊乱性房性心动过速

本型亦称多源性房性心动过速(multifocal atrial tachycardia)。常发生于患慢性阻塞性肺疾病或充血性心力衰竭的老年人,亦见于洋地黄中毒与低血钾患者。

【诊断精要】

1. 症状和体征　同自律性房性心动过速。

2. 辅助检查　心电图表现为：①通常有3种或以上形态各异的P波，PR间期各不相同；②心房率100～130次/min；③大多数P波能下传心室，但部分P波因过早发生而受阻，心室律不规则。本型心律失常最终可发展为心房颤动。

【治疗精要】

治疗同房颤。

心房扑动

心房扑动(atrial flutter)简称房扑。可发生于无器质性心脏病者，也可见于一些心脏病患者，病因包括风湿性心脏病、冠心病、高血压性心脏病、心肌病等。此外，肺栓塞、慢性充血性心力衰竭、二尖瓣或三尖瓣狭窄与反流等导致心房扩大，亦可以出现房扑。其他病因尚有甲状腺功能亢进、酒精中毒、心包炎等。房扑的发生机理目前认为是心房内的折返所致。

【诊断精要】

1. 症状和体征　心房扑动的心室率不快时，患者可无症状。房扑伴有极快的心室率，可诱发心绞痛与充血性心力衰竭。房扑往往有不稳定的倾向，可恢复窦性心律或进展为心房颤动，但亦可持续数月或数年。按摩颈动脉窦能突然成比例减慢房扑的心室率，停止按摩后又恢复至原先心室率水平。令患者运动、施行增加交感神经张力或降低迷走神经张力的方法，可促进房室传导，使房扑的心室率成倍数加速。体格检查可见快速的颈静脉扑动。当房室传导比率发生变动时，第一心音强度亦随之变化。有时能听到心房音。

2. 辅助检查

心电图特征为：①心房活动呈现规律的锯齿状扑动波称为F波，扑动波之间的等电线消失，在Ⅱ、Ⅲ、aVF或V₁导联最为明显。典型房扑的心房率通常为250～300次/min。②心室率规则或不规则，取决于房室传导比率是否恒定。当心房率为300次/min，为经药物治疗时，心室率通常为150次/min(2∶1房室传导使用奎尼丁等药物，心房率减慢至200次/min以下，房室传导比率可恢复1∶1，导致心室率显著加速。预激综合征、甲状腺功能亢进等并发的房扑，房室传导可达1∶1，产生极快的心室率。不规则的心室率系由于传导比率发生变化，如2∶1与4∶1传导交替所致。③QRS波群形态正常，当出现室内差异传导或原先有束支传导阻滞时，QRS波群增宽、形态异常(图8)。

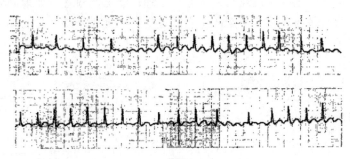

图8

【治疗精要】

1. 针对原发疾病进行治疗。

2. 最有效终止房扑的方法是直流电复律。通常应用很低的电能(低于50J)便可迅速将房扑转复为窦性心律。如电复律无效，或已应用大剂量洋地黄不适宜电复律者，可将电极导管插至食管的心房水平，或经静脉穿刺插入电极导管至右心房处，以超过心房扑动频率起搏心房，此法能使大多数典型心房扑动转复为窦性心律或心室率较慢的心房颤动。

3. 射频消融可根治房扑，当药物治疗效果不佳，症状明显或引起血流动力学不稳定的房扑，应选用射频消融治疗。

【处方选择】

处方1　房扑伴极快速心室率(心室率大于140次/min)可应用维拉帕米(异搏定)5mg静推，10分钟内无效可追加5mg，24小时累计不超过10mg。

处方2　艾司洛尔200μg/(kg·min)亦可用于减慢房扑时的心室率。

上述治疗无效时：

处方3　地高辛0.25mg，口服，1次/d，或西地兰0.4mg，静推，可将房扑先转变为心房颤动，停药后再恢复窦性心律。

处方4　倍他乐克12.511，口服，2次/d，1周后如心率控制不佳则增加为25mg，口服，2次/d，此后每周可增加剂量25mg/直至心率小于100次/min。

处方5　心律平(普罗帕酮)150mg，口服，3次/d。

如房扑患者合并冠心病、充血性心力衰竭等时，应用I_A、I_C类药物容易导致严重室性心律失常，甚至发生死亡，可选用。

处方6　胺碘酮200mg，3次/d，1周后减为200mg，2次/d，再1周后减为200mg，1次/d，维持量可减至200mg/d，5天/周。

【经验指导】

1. 房扑与房颤的形成机理基本相同。

2. 应注意原发疾病的治疗。

3. 当静脉用药治疗房扑伴极快速心室率时应监测心率变化。

4. 应用洋地黄药物时应注意电解质情况。

心房颤动

心房颤动(atrial fibrillation)简称房颤，是一种十分常见的心律失常。60岁以上人群中，房颤发生率1%。房颤的发作呈阵发性或持续性。房颤可见于正常人，可在情绪激动、手术后、运动或急性酒精中毒时发生；心脏与肺部疾病患者发生急性缺氧、高碳酸血症、代谢或血流动力学紊乱时亦可出现房颤。房颤常发生于原有心血管疾病者，常见于风湿性心脏病、冠心病、高血压性心脏病、甲状腺功能亢进、缩窄性心包炎、心肌病、感染性心内膜炎以及慢性肺源性心脏病等。其发生机理同房扑，只是在心房中有更多的折返环。

【诊断精要】

1. 症状和体征　房颤症状的轻重受心室率快慢的影响。心室率超过150次/min，患者可发生心绞痛与充血性心力衰竭。心室率不快时，患者可无症状。房颤时心房有效收缩消失，心排血量比窦性心律时减少达25%或更多。

房颤并发体循环栓塞的危险性甚大。栓子来自左心房，多在左心耳部，因血流淤滞、心房失去收缩力所致。二尖瓣狭窄或二尖瓣脱垂合并房颤时，脑栓塞的发生率更高。

心脏听诊第一心音强度变化不定，心律极不规则，当心室率快时可发生脉短绌，原因是许多心室搏动过弱以致未能开启主动脉瓣，或因动脉血压波太小，未能传导至外周动脉。颈静脉波动α波消失。

一旦房颤患者的心室律变得规则，应考虑以下的可能性：①恢复窦性心律；②转变为房性心动过速；③转变为房扑（固定的房室传导比率）；④发生房室交界区性心动过速或室性心动过速。如心室率变为慢而规则（30～60次/min），提示可能出现完全性房室传导阻滞。

2. 辅助检查　心电图表现包括：①P波消失，代之以小而不规则的基线波动，形态与振幅均变化不定，称为f波；频率为350～600次/min。②心室率极不规则，房颤未接受药物治疗、房室传导正常者，心室率通常在100～160次/min，药物（儿茶酚胺类等）、运动、发热、甲状腺功能亢进等均可缩短房室结不应期，使心室率加速。相反，洋地黄延长房室结不应期，减慢心室率。③QRS波群形态通常正常，当心室率过快，发生室内差异性传导，QRS波群增宽变形（图9）。

【治疗精要】

1. 应积极寻找房颤的原发疾病和诱发因素，作出相应处理。

2. 射频消融。

3. 药物治疗。

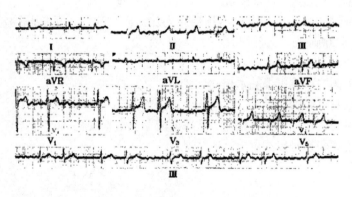

图9

【处方选择】

（一）急性房颤，最初治疗目标是减慢快速的心室率

处方1　西地兰0.4mg静推。

处方2　倍他乐克注射液，给药剂量：0.2mg/kg，或负荷量15mg，分成三次缓慢静注（1mg/min），每次剂量间隔5分钟。

处方3　维拉帕米（异搏定）5mg静推，10分钟内无效可追加5mg，24小时累计不超过10mg。

处方4　胺碘酮200mg，3次/d，1周后减为200mg，2次/d，再1周后减为200mg，1次/d，维持量可减至200mg/d，5天/周。

（二）慢性房颤

处方1　心律平（普罗帕酮）150mg，口服，3次/d。

处方2　胺碘酮200mg，3次/d，1周后减为200 mg，2次/d，1周后减为200mg，1次/d，维持量可减至200mg/d，5天/周。

处方3　倍他乐克12.5mg，口服，2次/d，1周后如心率控制不佳则增加为25mg/d，口服，2次/d，此后每周可增加剂量25mg/d，直至心率小于100次/min。

处方4　地高辛0.125～0.25mg，口服，1次/d。

（三）预防栓塞并发症

处方1　阿司匹林肠溶片75～100mg，口服，1次/晚或拜阿司匹林0.1g，口服，每晚1次。

【经验指导】

1.积极治疗原发病。

2.预激综合征合并房颤禁用洋地黄与钙通道阻滞剂。

3.对于慢性房颤以控制心室率和预防栓塞并发症治疗为主。

第三节　房室交界区性心律失常

房室交界区性期前收缩

房室交界区性期前收缩（premature atrioventricular junctional beats）简称交界性期前收缩。其病因与房性早搏类似。

【诊断精要】

1.症状和体征　大多数患者无征状，体检可闻及早搏。

2.辅助检查　心电图特征为：①提前出现QRS波群，形态通常正常，亦可出现室内差异性传导；②逆行P波可位于QRS波群之前（PR间期<0.12秒）、之中或之后（RP间期<0.20秒）；③代偿间期多完全。

【治疗精要】

通常无需治疗。

非阵发性房室交界区性心动过速

非阵发性房室交界性心动过速（nonparoxysiml atrioventricular junctional tachycardia）是由房室交界区组织自律性增高或触发活动引起的心动过速。最常见的病因为洋地黄中毒，其他原因为下壁心肌梗死、病毒性心肌炎、风湿性心肌炎或心脏手术后。亦偶见于正常人。

【诊断精要】

1.症状和体征　患者发作心动过速时可有心慌、心悸、头晕等不适主诉，当心室率超过180次/min时会由于脑供血不足造成黑矇、晕厥。体检时可发现心室率极快。

2.辅助检查　心电图表现：①心动过速发作与终止时，心率逐渐变化，心率70～130次/min；②QRS波群形态多正常，P彼呈交界性。

【治疗精要】

主要针对基本病因，已用洋地黄者应立即停药，可补充钾盐以及给予利多卡因/苯妥英钠或普萘洛尔治疗。此外，Ⅰa，Ⅰc，与胺碘酮等药物均可选用。不应施行电复律。自主神经张力变化可影响心率快慢。本型心律失常通常能自行消失，假如病人耐受性良好，仅需密切观察和治疗原发疾病。

【处方选择】

处方1　胺碘酮200mg，3次/d，1周后减为200mg，2次/d，再1周后减为200mg，1次/d，维持量可减至200mg/d，5天/周。

处方2　心律平(普罗帕酮)150口服，3次/d。

与房室交界区相关的折返性心动过速

一、房室结内折返性心动过速

房室结内折返性心动过速(atrioventricular nodal reentrant tachycardia，AVN-RT)是通过房室结内快慢径形成折返环从而促爱心动过速。

【诊断精要】

1.症状和体征　多见于年轻人，多数病人无器质性心脏病史，症状突发、突止，可由运动或情绪激动诱发，多有反复发作史，心动过速发作突然起始与终止，持续时间长短不一。症状包括心悸、胸闷、焦虑不安、头晕，少见有晕厥、心绞痛、心力衰竭与休克者。病史应询问以往是否进行过心电图检查，结果如何，非发作期的心电图表现，是否应用过异搏定、西地兰等药物，疗效如何。体检发现：发作时心率多在160～240次/min，快而整齐，心音有力，多无心脏杂音，血压正常或稍低。

2.辅助检查　心电图检查可确诊，心率150-250次/min，节律规则；QRS波呈室上性，快而整齐，房室折返(含显性和隐性预激综合征)者多在QRS波后见到逆行的P'波，而房室结折返性室上速者QRS波后无P'波，当预激综合征旁道前传或室上速伴有束支传导阻滞时心动过速的QRS波宽大畸形。食管调搏在多数病人能诱发室上速，明确诊断，并可初步分型(图10)。

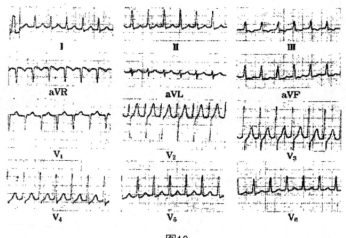

图10

心电生理检查：在大多数患者能证实存在房室结双径路。

【治疗精要】

无血流动力学障碍者可选择刺激迷走神经或静脉给药的方法终止室上速。刺激迷走神经的方法包括：

(1)刺激悬雍垂诱发恶心呕吐。

(2)深吸气后屏气(Vakalva法)，如无专业人员指导不建议行颈动脉窦按摩和压迫眼球。

(3)药物治疗。

(4)经导管射频消融能有效根治阵发性室上性心动过速。

【处方选择】

处方1　异搏定5mg稀释后缓慢静推，无效时可追加，一般总量不超过15mg。

处方2　有心衰者首选西地兰，首剂0.4mg，稀释后缓慢静推，无效时2小时后追加0.2mg，24小时总量不超过1.2mg。

处方3　ATP 20mg静推可终止室上速，但老年人和病窦综合征者禁用。

处方4　心律平35～70mg加入5%或10%葡萄糖20ml中静推。

处方5　胺碘酮150mg静推。

【经验指导】

1.合并心衰的病人发作室上速时应尽快纠正心衰。

2.应用洋地黄药物时应注意电解质。

二、房室折返性心动过速

房室折返性心动过速(atrioventricular reentrant tachycardia，AVRT)是通过房室间旁道与房室结正常传导通路间形成折返。患者发作时症状、体征及体表心电图表现均与AVNRT相似，治疗方法同上。

预激综合征

预激综合征(preexcitation syndrome)又称Wolf－Paxkinson－White综合征(WPW综合征)，是指心电图呈预激表现，临床上有心动过速。心电图的预激是指心房的冲动使整个心室或心室的某一部分提前激动，或心室的冲动使整个心房或心房的某一部分提前激动。最常见的预激类型是心室预激伴有房室旁道(accessory atrinventricular pathways)即kent束。这些旁道由心房肌样肌束组成，几乎可存在于环绕房室环的任何部位。

此外，还有三种异常的通道：房室结旁道束，即james纤维连接心房与房室结下部或希氏束；两种mahaim纤维，包括从房室到心室的纤维称为结室纤维，和起源于希氏束或束支的附着于心室肌的纤维称为分支室纤维，结室连接时P－R间期可能正常或缩短，而QRS波群为融合波，分支室连接产生正常的P－R间期和固定的异常的QRS波群。

预激综合征患者大多无其他心脏异常征象。可于任何年龄经体检心电图或发作PSVT被发现。先天性心血管疾病如三尖瓣下移畸形、二尖瓣脱垂与心肌病等可并发预激综合征。

【诊断精要】

1.症状和体征　预激本身不引起症状，但常导致快速性室上性心律失常发作。发生的室上性阵发性心动过速与一般阵发性室上性心动过速相似。发生心房颤动或心房扑动时，心室率可快达每分钟220~360次，而导致休克、心力衰竭，甚至猝死。

2. 辅助检查　心电图检查。

房室旁道顺行传导引起：①PR间期缩短（<0.12秒）；②QRS波群升支起始部粗钝（delta波）；③QRS波群增宽的典型心电图改变。这种图形代表通过旁道的和通过希-浦系统的心室除极的融合，其变形程度由各系统相应的除极作用决定（图11）。

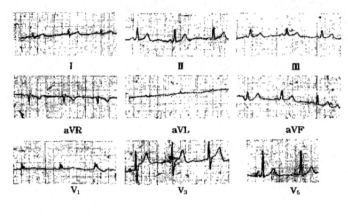

图11

按胸导联QRS波群的形态，预激可分为Ⅱ型和b型。a型的预激波和QRS波群在各胸导联均向上，b型的预激波和QRS波群在V_1导联向下，在左胸导联向上。

预激综合征伴阵发性室上性心动过速发作时，冲动常沿正常传导系统顺行传导，经旁道逆传，因而表现为QRS波群形态正常。约有5%的病人显示相反的图形，即通过旁道顺行传导，经希-浦系统逆传，心室完全由旁道除极，引起宽阔QRS波群的心动过速。心房颤动和心房扑动也常见于预激综合征的病人，由于旁道没有像房室结那样的减慢传导的特性，此时心室率可能很快，甚至引起室颤。

对怀疑预激综合征的病人，行电生理检查的目的在于：①进一步证实诊断；②确定旁道的起源；③证明旁道对心律失常发生的作用；④确定旁道的不应期；⑤选择正确的治疗措施。

【治疗精要】

1. 心室预激病人可能无症状或偶然有快速心律失常而不伴有明显的症状。这些病人不需要电生理检查或治疗。如病人有频繁的快速心律失常发作并引起明显的症状，应给予治疗。

2. 药物治疗方案同AVNRTV。

3. 对于频繁发作心动过速或药物治疗效果不佳者可行射频消融治疗。

【经验指导】

若QRS波群异常而R-R间期显著不规则，则应疑及预激合并房颤，禁用异搏定、洋地黄和ATP，因三者可缩短旁道不应期而加速旁路传导，甚至发生室颤。

第四节　心脏传导阻滞

房室传导阻滞

房室传导阻滞（atrioventricular block）是指房室交界区脱离了生理不应期后，心房冲动传导延迟或不能传导至心室，房室阻滞可发生在房室结、希氏束以及束支等不同部位。根据心电图表现可分为：Ⅰ度房室传导阻滞、Ⅱ度房室传导阻滞、Ⅲ度房室传导阻滞。正常人或运动员可发生文氏型房室阻滞（莫氏Ⅰ型），与迷走张力增高有关。其他导致房室传导阻滞的病变有：急性心肌梗死、冠状动脉痉挛、病毒性心肌炎、心内膜炎、心肌病、急性风湿热、先天性心脏病、原发性高血压、心脏手术、电解质紊乱、药物中毒等。

【诊断精要】

1. 症状和体征　Ⅰ度房室传导阻滞患者通常无症状。Ⅱ度房室传导阻滞引起心悸与心搏脱漏。Ⅲ度房室传导阻滞的症状取决于心室率的快慢与伴随病变，症状包括疲倦、乏力、头晕、晕厥、心绞痛、心力衰竭等。如合并室性心律失常患者可感到心悸不适。当Ⅰ、Ⅱ度房室传导阻滞突然进展为完全性房室传导阻滞，因心室率过慢导致脑缺血，患者可出现暂时性意识丧失，甚至抽搐，称为Adains－Strokes综合征，严重者可致猝死。体检：Ⅰ度房室传导阻滞心脏听诊时，因P－R间期延长，第一心音强度减弱。Ⅱ度Ⅰ型房室传导阻滞的第一心音强度逐渐减弱并有心搏脱漏。Ⅱ度Ⅱ型房室传导阻滞亦有间歇性心搏脱漏，但第一心音强度恒定。Ⅲ度房室传导阻滞的第一心音强度经常变化，第二心音可呈正常或反常分裂，间或听到响亮清晰的第一心音（大炮音）。如心房与心室收缩同时发生，颈静脉出现巨大的α波。

2. 辅助检查　心电图表现：

Ⅰ度房室传导阻滞：①PR间期＞0.20秒；②每个P波后均有QRS波群（图12）。

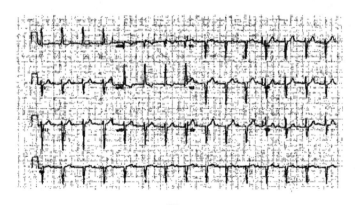

图12

Ⅱ度房室传导阻滞部分心房激动不能传至心室，一些P波后没有QRS波群，房室传导比例可能是2∶1、3∶2、4∶3……第Ⅱ度房室传导阻滞可分为两型：Ⅰ型又称文氏（Wenckebach）现象，或称莫氏（Mobitz）Ⅰ型，Ⅱ又称莫氏Ⅱ型，Ⅰ型较Ⅱ型为常见。

（1）Ⅱ度Ⅰ型传导阻滞（文氏现象）：①P－R间期逐渐延长，直至P波受阻与心室脱漏；②RR间期逐渐缩短，直至P波受阻；③包含受阻P波的R－R间期比两个P－P间期之和为

短（图13）

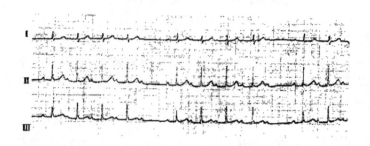

图13

（2）Ⅱ度Ⅱ型房室传导阻滞（莫氏Ⅱ型）：①P－R间期固定，可正常或延长；②QRS波群有间期性脱漏，阻滞程度可经常变化，可为1：1、2：1、3：1、3：2、4：3等。下传的QRS波群多呈束支传导阻滞图型（图14）。

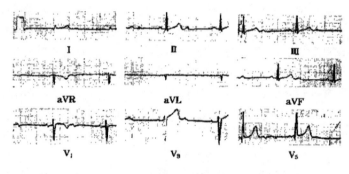

图14

Ⅰ度和Ⅱ度Ⅰ型房室传导阻滞，阻滞部位多在房室结，其QRS波群不增宽；Ⅱ度Ⅱ型房室传导阻滞，其阻滞部位多在希氏束以下，此时QRS波群常增宽。

Ⅲ度（完全性）房室传导阻滞：①p波与QRS波群相互无关；②心房速率比心室内速率快，心房心律可能为窦性或起源于异位；③心室心律由交界区或心室自主起搏点维持（图15）。

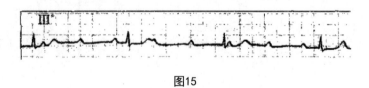

图15

QRS波群的形态主要取决于阻滞的部位，如阻滞位于希氏束分支以上，则逸搏起搏点多源于房室交界区紧靠分支处出现高位心室自主心律，QRS波群不增宽。如阻滞位于双束支，则逸搏心律为低位心室自主心律，QRS波群增宽或畸形。邻近房室交界区高位逸搏心律的速率常在每分钟40～60次之间，而低位心室自主心律的速率多在每分钟30～50次之间。

【治疗精要】

首先针对病因，如用抗生素治疗急性感染，肾上腺皮质激素抑制非特异性炎症，阿托品等解除迷走神经的作用，停止应用导致房室传导阻滞的药物，用氯化钾静脉滴注治疗低血钾等。Ⅰ度与Ⅱ度Ⅰ型房室传导阻滞预后好，无需特殊处理。但应避免用抑制房室传导的药物。

【处方选择】

处方1　阿托品0.3mg，口服，3次/d。

处方2　麻黄素30mg，口服，3次/d，可使文氏现象暂时消失。

完全性房室传导阻滞，心室率在40次/min以上，无症状者，可不必治疗，如心室率过缓可按处方1给药。

处方3　异丙肾上腺素5～10mg，每日4次，舌下含化。

如症状明显或发生过心源性昏厥，可用

处方4　异丙肾上腺素加入葡萄糖液中缓慢静滴(1～4μg/min)。

处方5　尽快准备安置人工心脏起搏器。

【经验指导】

1.阿托品有加速房室传导纠正文氏现象的作用，但也可加速心房率，使Ⅱ度房室传导阻滞加重，故对Ⅱ度Ⅱ型房室传导阻滞不利。

2.Ⅱ度Ⅱ型房室传导阻滞如QRS波群增宽畸形，临床症状明显，尤其是发生心源性昏厥者，宜安置人工心脏起搏器。

室内传导阻滞

心室内传导阻滞指的是希氏束分支以下部位的传导阻滞，一般分为左、右束支传导阻滞及左分支前、后分支传导阻滞。临床上除心音分裂外无其他特殊表现。诊断主要依靠心电图。

右束支较粗，分支也早，右束支阻滞常表示有弥漫性的心肌病变。最常见的病因为冠心病，也见于高血压病、风湿性心脏病、急性及慢性肺源性心脏病、心肌炎、心肌病、传导系统的退行性疾病、埃勃斯坦(Ebstein)畸形，以及Fallot四联症或室间隔缺损纠正手术后，很多右束支传导阻滞者无心脏病的证据，这种孤立的右束支传导阻滞常见，其发生率随年龄而增加。

左束支较粗，分支也早，左束支阻滞常表示有弥漫性的心肌病变。最常见的病因为冠心病、高血压性心脏病或二者并存。也见于风湿性心脏病、主动脉瓣钙化狭窄，原发性或继发性心肌病及梅毒性心脏病，极少见于健康人。

左束支又分为左前分支及左后分支两支，左前分支较细，仅接受左前降支的血供，故易受损；而左后分支较粗，接受左冠前降支及右冠后降支的双重血液供应，不易发生传导阻滞，如出现多表示病变严重。主要病因为冠心病，亦可见于高血压病、心肌病、主动脉缩窄等。

【诊断精要】

1.症状和体征　单纯的束支传导阻滞患者多无特殊不适主诉，体检亦无明显阳性体征，诊断主要依靠心电图。

2.辅助检查　心电图。

完全性右束支传导阻滞：①V_1导联呈rsR、R波粗钝；②V_5、V_6导联呈QRS或RS型，S波宽；③Ⅰ导联有明显增宽的s波、aVR导联有宽r波；④QRS≥12秒；⑤T波与QRS波群主方向相反（图16）。

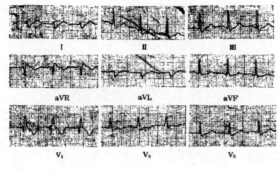

图16

完全性左束支传导阻滞：①V_5、V_6导联出现增宽的R波，其顶端平坦、模糊或带切迹（m形r波），其前无q波；②V_1导联多呈rS或QS型，S波宽大；③Ⅰ导联R波宽大或有切迹；④QRS≥0.12秒；⑤T波与QRS波群主波方向相反（图17）。

左前分支阻滞：①电轴左偏−45°～−90、②Ⅰ、aVL导联为qR型，R波在aVL大于Ⅰ导联；③Ⅱ、Ⅲ、aVF导联为rS型，S波在Ⅲ导联＞Ⅱ导联；④QRS＜0.11秒，大多数正常（18）。

左后分支阻滞：①电轴右偏（达＋120°或以上）；②Ⅰ、aVL导联为rS型、Ⅱ、Ⅲ、aVL导联为qR型；③QRS＜0.11秒。

左后分支较粗，血供也丰富，不易出现传导阻滞，如发生表示病变严重，右束支如同时发生传导阻滞，很容易发展成完全性房室传导阻滞。

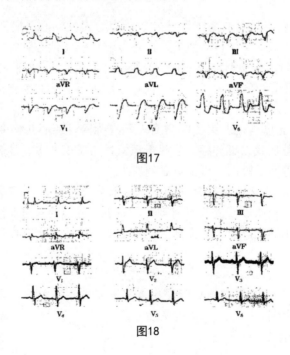

图17

图18

　　双束支传导阻滞：双束支传导阻滞是指左、右束支主干部位传导发生障碍引起的室内传导阻滞。每一侧束支传导阻滞有Ⅰ、Ⅱ之分。若两侧阻滞程度不一致，必然造成许多形式的组合，出现间歇性，规则或不规则的左、右束支传导阻滞，同时伴有房室传导阻滞，下传心动的P－R间期、QRS波群规律大致如下：①仅一侧束支传导延迟，出现该侧束支阻滞的图形，P－R间期正常；②如两侧为程度一样的Ⅰ度阻滞，则QRS波群正常，P－R间期稍延长；③如两侧传导延迟（Ⅰ度）而程度不一，QRS波群呈慢的一侧束支传导阻滞图形，并有P－R间期延长，QRS波群增宽的程度取决于两束支传导速度之差，P－R间期延长程度取决于下传的束支传导性；④两侧均有D度或一侧为Ⅰ度，另一侧为Ⅱ度，Ⅲ度阻滞，将出现不等的房室传导和束支传导阻滞图形；⑤两侧都阻断，则P波之后无QRS波群。

　　【治疗精要】

　　主要针对病因，慢性单侧束支阻滞的患者如无症状，无需接受治疗。若左、右束支同时发生阻滞，将引起完全性房室传导阻滞，这是因为心室起搏点的位置低，其频率较慢，易致AdamStokes综合征发作，应考虑及早安装人工心脏起搏器。

第五节　室性心律失常

室性期前收缩

　　室性期前收缩又称室性早搏，简称室早，是最常见的心律失常，大部分人或多或少都有。可以见于正常人，也可见于冠心病、风心病、心肌炎、心肌病等心脏病患者。常因炎症、缺血、缺氧、电解质紊乱、麻醉、手术、精神紧张、烟酒茶的刺激，甚至洋地黄、奎尼丁等药物过量等化学、机械、电刺激而诱发、加重。其危害性主要在于病因和心脏病基础。

　　【诊断精要】

　　室早的临床症状主要是心悸，患者可描述为不规则的心脏提空感、紧缩感或停跳感，亦可无症状。症状的轻重往往与室早的频度关系较小，而与患者精神状态关注程度关系较大。临床常见患者早搏很少而症状很明显，早搏频发的患者反而无明显症状。

　　心脏听诊或搭脉搏可以发现提早出现的心搏，其后常有完全的代偿期，也有代偿不完全的，或表现为在正常心搏中插入的一个早搏。听诊或搭脉搏有时难以与房早鉴别。房颤时伴有的室早一般听诊或搭脉搏难以发现。

　　心电图或心电监护是诊断室早最方便有效的检查方法，室早的心电图表现是提早出现而前面没有P波的宽大畸形的QRS波群，QRS波的宽度通常大于120毫秒，T波大且与QRS主波相反，其后通常有完全的代偿间期，偶有因心室提早出现的异常冲动逆传至心房影响窦房结而产生代偿间期不完全的。如果室早未影响其后正常心律的按时下传，室早则呈插入型。还有其后正常心律的电冲动到达房室交界处，因其处于相对不应期，所以P－R间期会延长，这一窦性的R－R间期也较正常延长（图19）。

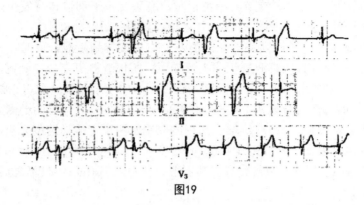

图19

室上性的早搏如伴差异传导，虽也有宽大的QRS波，但其前可见P波，且宽大的QRS波的起始向量是与正常室上性的QRS波一致。差传的QR波形还会因心律的变化、提早程度的变化而有所改变，这一点在房颤时特别明显。

如果每一个正常心跳就跟一个早搏，称为"二联律"；每两个正常心跳跟一个早搏，称为"三联律"；每三个正常心跳跟一个早搏，称为"四联律"。如果两个室早连发，称为成对出现的室早，如果三个以上的室早连发，就称为成串出现，也就是室性心动过速。

动态心电图是诊断和鉴别诊断室性期前收缩的有效检查手段，并能同时了解室早的频度，频度变化与心率变化及患者的运动、睡眠、药物代谢等的关系，以及伴发的其他心律失常情况。

【治疗精要】

室早的治疗首先应了解其危害性，这与患者的心脏病基础、伴随的相关情况、室早的类型、频度等有关。

1. 无器质性心脏病者，室早不会增加心脏性死亡的危险性，如无明显症状则无须药物治疗。如症状明显则以消除症状为主，例如说明其良性预后，解除患者的紧张、焦虑，避免烟、酒、茶、应激等诱发因素。必要时可根据经验选用β-受体阻制剂、美西律等。伴有二尖瓣脱垂的患者，原则上也遵循上原则，可首选β-受体阻制剂。

2. 有心脏病基础，如心肌炎、心肌病、冠心病，特别是急性心梗、心功能低下、血压不稳定、休克状态、心电不稳定、电解质紊乱、洋地黄中毒等，首先应改善心脏病基础，纠正缺血、缺氧、电解质紊乱、心功能不全等。抗心律失常药物应根据病人的具体情况个体化地选择。

3. 冠心病、高血压、交感张力较高的患者可首选β-受体阻制剂，急性心功能不全时首选胺碘酮。有条件时可通过侵入或非侵入方法在心电监护下选择最适当的药物。也可先根据经验选用可能有效、且相对安全的抗心律失常药物。

【处方选择】

无器质性心脏病但室早症状较重：

处方1　美西律片0.15~0.20g，3次/d，口服，或普罗帕酮片0.15~0.20g，3次/d，口服。

冠心病和(或)高血压，无β-受体阻制剂禁忌证者：

处方2　倍他乐克片12.5～100mg，2次/d，口服。

器质性心脏病，急性心功能不全或伴有室速等其他严重心律失常：

处方3　乙胺碘呋酮注射剂0.15g稀释缓慢静推；0.3g稀释250ml静滴。

处方4　乙胺碘呋酮片0.2g，3次/d口服，1周后0.2g，2次/d，5～7日后改为0.1～0.2g，1次/d维持治疗，必要对根据疗效、Q－T间期调整剂量、用法。

【经验指导】

1. 治疗室性期前收缩时一定要综合考虑患者的全身情况，同时考虑伴发或可能伴发的其他心律失常。这对判断室早的危害性、抗心律失常药物的选择很重要。

2. 在治疗药物选择中一定要考虑到抗心律失常药的致心律失常作用。例如对窦房结、房室传导的影响，会不会加重导致室速等恶性心律失常。

3. 在药物治疗效果不好，而患者的症状又比较重，或室早的危害性比较大的情况下，可以考虑消融根治。

室性心动过速

室性期前收缩成串出现（3个以上）就是室速，但室速的心电图、临床表现却有多样。可以是或短或长的阵发性的，也有表现为持续性的；有单形的，还有多形、尖端扭转型的室速。症状差异也很大，轻者可无任何不适，或仅觉心悸，重者可能晕厥，甚至猝死。

【诊断精要】

诊断、鉴别诊断主要靠心电图、动态心电图、心电监护结合临床表现判别D其心电图特征为：3个以上连续出现的宽大畸形的QRS波形，时限超过0.12秒。T波与QRS主波方向相反。心室率一般在100～250次/min，律齐或稍不齐。心房电活动与QRS波无固定关系（房室分离也偶有心室激动部分或全部逆传夺获心房。室速发作时如有室上性的激动夺获心室产生正常的QRS波群，称心室夺获。如室上的冲动仅部分夺获心室产生的（QRS波介于室上性的和异位心室的波形之间，称为室性融合波。心室夺获与室性融合波有助于确诊室性心动过速（图20）。

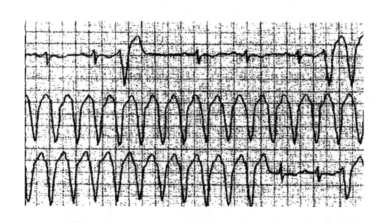

图20

室上性心动过速如伴有室内差异性传导，或经旁道（预激综合征）下传至心室均可产生宽大过速的QRS波群。但其发作多由期前发生的P波开始，P波与QRS波通常为1：1的相关，刺激迷走神经可减慢或终止心动过速。

如QRS时限宽窄不一，宽时可超过a 20秒，心率＞200次/min，心律明显不规则，是房颤经旁道下传。

心动过速发作前的心电图对诊断也很有意义。如原有束支传导阻滞、预激综合征，发作时QRS形态变化不大者为室上性心动过速；发作前后QRS变化明显者提示室速。发作由室性期前收缩引起，发作时的QRS类同室早，则为室速。

必要时可加做特殊导联或食管导联以显示P波明确诊断。难以鉴别的宽QRS心动过速或时间条件不允许，特别是伴血流动力不稳者(血压下降、意识障碍等)应按室速处理。

几种特殊类型的室速和容易导致室速的综合征：

1. 加速性室性自主节律，亦称缓慢型室速　其心室率多在60～110次/min，心动过速的开始与终止呈渐进性，跟随一个室性期前收缩之后。由于心室和窦房结两个起搏点轮流控制心律，心律控制点交替时常见融合波，心室夺获亦很常见。通常对血流动力学影响不大，患者症状也不明显，不影响预后。所以一般无须特殊治疗。偶有因发生房室分离，房室的收缩顺序扰乱而影响血流动力学的，可给予阿托品加快窦律或通过心房起搏而中止。

2. 特发性室速　特发性室速通常无明显心脏病基础，预后也相对较好，几乎不会导致室颤等恶性后果。根据起源部位不同，主要分为右室流出道和左室间隔部两大类。前者心电图呈左束支阻滞图形，电轴右偏，临床症状轻。一般用β－受体阻滞剂或维拉帕米治疗，药物控制不好、临床症状较重者可消融根治。起源于左室间隔下部的特发性室速，心电图呈右束支阻滞图形，电轴左偏。发作时间长者症状较重，药物治疗钙拮抗剂为特效。反复发作者可行消融根治。

3. 尖端扭转型室速　尖端扭转型室速表现为QRS主波(尖端)在基线上下不断扭转变化的一种室速。发作时心室率200～250次/min，常对血流动力学影响很大，且易进展为室颤而猝死。常因QT间期延长、异常的心室电活动起于前一心动的T波或U波上面诱发。治疗上首先是补钾、补镁，改善心电的稳定性。抗心律失常药物可试用利多卡因50～100mg稀释静推，然后1～4mg静滴维持。必要时应即行电复律以恢复血流动力学。但临床上无Q－T延长的多形性室速可类似尖端扭转的QRS形态变化，对血流动力学影响不大时，按单形性室速处理(图21)。

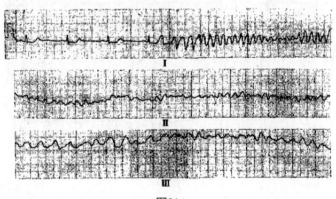

图21

4. Brugada综合征　Brugada综合征是一种具有遗传倾向，会因发作室速、室颤等恶性室性心律失常而晕厥、猝死的综合征。心电图特征为窦性心律时的右束支传导阻滞图形，$V_1 \sim V_3$和(或)临近导联特征性的ST段抬高。临床症状明显、危险程度高的患者以植入心脏除颤起搏器为比较有效的治疗方法；临床症状不明显但有典型心电图表现的患者可行必要的基因检查、药物激发试验、程序刺激电生理检查等以确定其潜在的危险性；如仅有心电图表现而无临床表现，上述检查均为阴性则诊为Brugada样心电图改变，一般不需要特殊治疗。

5.长Q－T综合征　长Q－T综合征是表现为心电图Q－T间期延长，T波异常，易于产生恶性室性心律失常，特别是尖端扭转型室性心动过速的一组综合征。有因基因突变的先天性长Q－T，也有因严重心肌病变、心肌梗死、低钾、低镁和胺碘酮、奎尼丁、索他洛尔等药物导致的获得性长Q－T。治疗应补钾、补镁(即使血钾、镁并不低)。急性发作时可用异丙肾上腺素1mg加入5%葡萄糖液500ml静滴，当心率增加、Q－T缩短，即可抑制终止室速的发作，但滴速应逐步增加，以免诱发室速。也可用心脏起搏治疗。可试用Ⅰb类抗心律失常药，不可用Ⅰa、Ⅰc及Ⅲ类抗心律失常药，因这些药均可延长Q－T间期。稳定期应用受体阻滞剂。必要时可行左心交感神经切除术或安装除颤起搏器(ICD)治疗。

6.短Q－T综合征　短Q－T综合征也是一组因基因缺陷导致的遗传性疾病，常呈家族性，偶有散发。一般无心脏的实质性改变，血液生化也正常，基因筛查可明确短Q－T的基因缺陷类型。临床上轻者可无症状或仅有心悸、头昏，重者可晕厥、猝死，这主要取决于并发的心律失常的类型，心电图表现为Q－T间期小于300毫秒可伴各种房性、室性心律失常，房室传导阻滞，恶性室性心律失常等。如仅有Q－T间期短，而不伴发心律失常者，仅诊断短Q－T间期。短Q－T综合征的治疗应根据心律失常的类型酌情选择。有报道用维拉帕米治疗可减少室性心律失常的发生，对有严重传导阻滞、室速、室颤等情况的应安置心脏起搏器或心脏除颤起搏器治疗。

【治疗精要】

1.综上所述，室性心动过速的临床表现和电生理类型多种多样，治疗一定要区别对待。首先要明确心脏的病理基础和电生理基础，以及全身情况，包括血电解质的情况，血流动力学的影响等。病因治疗往往比抗心律失常治疗更重要。

2.抗心律失常药的选用一定要慎重，要充分考虑抗心律失常药的致心律失常作用。

3.心脏起搏器、除颤起搏器、电复律、消融治疗很多情况下可以取得更及时、更可靠有效的治疗。

室扑、室颤和心脏骤停

室扑、室颤和心脏骤停包括缓慢无效的室性自主心律发生时，心脏丧失泵血功能，因而为致命的心律失常，常见于严重的缺血、缺氧、心力衰竭、心肌受损、休克、代谢状态紊乱、电击伤等；亦可发生在尖端扭转型室速等其他心律失常之后。在心电图上，室扑呈正弦波图形，相对规则，频率150～300次/min，有时类似室速；而室颤的波形振幅、频率均极不规则，无法分辨QRS波与ST段T波(图22)；无效的室性自主心律QRS显著增宽而振幅较低，ST段上斜型抬高与T波融合。临床表现均为突然的意识丧失、抽搐、呼吸停止，体检心音、脉搏、血压均消失。伴随急性心肌梗死而无泵衰竭、休克的室颤，预后稍好，抢救成功率较高而复发率较低。通常一旦患者出现室扑、室颤，病情就十分危急了，稍有延误就可能使患者丧失生命,抢救必须分秒必争。后续处理也要十分周密慎重。

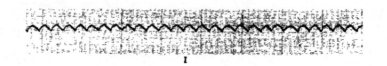

图22

【治疗精要】

室扑、室颤、心脏骤停发作时血液循环完全停止,呼吸也会很快停止,所以治疗主要围绕心肺复苏。

1.首先要立即开通气道,进行人工呼吸、胸外按压,按压前可尝试拳击胸骨中下1/3处2、3次。

2.进一步的生命支持包括气管插管建立通气,电除颤复律用200~350J能量异步直流电复律,即时建立静脉通路,用药物转复维持循环,同时纠正低氧、缺血、休克、酸中毒等情况。药物治疗包括肾上腺素、利多卡因、胺碘酮等。特别是肾上腺素须每5分钟1mg甚至更大剂量反复维持。

3.心律稳定后需进一步维持血压、呼吸的稳定,防治脑缺氧、脑水肿、急性肾衰,纠正水、电解质紊乱,复苏稳定后,需进一步病因治疗,选用受体阻滞剂,安装起搏器、除颤起搏器等,预防再发。

【经验指导】

1.抢救治疗各环节,一定要争分夺秒,时间是保证抢救成功率的根本。

2.以上各环节的许多具体步骤要同步进行,不可脱节。如首先进行的人工呼吸和胸外按摩肯定需协同操作。

3.各环节的操作过程还要强调其持续性。例如在自主心律没有恢复的情况下,无论气管插管或其他操作时胸外按压不可停顿。同样自主呼吸没有恢复时电复律等其他操作不应过久中断人工呼吸。

4.抢救药物的应用既要考虑利多卡因等抑制室扑、室颤,又要考虑应用肾上腺素以增加心肌的兴奋性保证复律成功。

5.抢救过程中既要及时处理心、肺情况,又要注意全身情况,如电解质、酸碱、血容量体液的平衡,以及心、肺以外其他重要脏器(脑、肾、消化道)的保护。

第六节　抗心律失常药物应用

一、抗心律失常药物分类(表25)

表25　抗心律失常药物分类

Ⅰ类：阻滞快钠通道，产生膜稳定作用

Ⅰa：改变动作电位除极，中度延长复极，心电图PR、QRS、QT延长

Ⅰb：改变动作电位除极，缩短复极，缩短QT，提高颤动阈

Ⅰc：明显抑制动作电位除极，对复极无作用，PR、QRS延长，QT不变

Ⅱ类：β－受体阻滞剂

Ⅲ类：延长动作电位复极相

Ⅳ类：钙通道阻滞剂

Ⅴ类：降低舒张期缓慢除极的坡度

二、抗心律失常药物的应用情况在器质性心脏病中：

①Ⅰ类抗心律失常药物的应用正日趋减少。

②β－阻滞剂已成为治疗的基石。

③Ⅲ类抗心律失常药物胺碘酮异军突起。

④同是"一类"的药物，临床试验的结果截然不同，应因病因人而异。

1．Ⅰa类　奎尼丁

(1)在预防房颤、房扑的汇萃分析中，奎尼丁的死亡率较对照组提高了3倍。

(2)在非致命室速病人中，奎尼丁的死亡率高于其他抗心律失常药。

(3)目前一般不做首选药物，只在其他药无效或有禁忌时应用。

2．Ⅰa类普鲁卡因胺

(1)电生理效应与奎尼丁相似。

(2)口服作用时间短，有活性代谢产物，不良反应较多，特别是可引起红斑狼疮样综合征。

(3)目前仅推荐用其静脉制剂。

①抑制房性及室性心律失常。

②转复各种室上性心律失常(Ⅱa)。

③控制快速房颤的室率(Ⅱb)。

④未明确诊断的宽QRS心动过速。

3．Ⅰb类利多卡因

(1)可用于治疗室早、室速和室颤，特别适用于心肌梗死病人。

(2)室颤/无脉搏室速除颤后(未确定类)。

(3)控制有血流动力学影响的室早(未确定类)。

(4)血流动力学稳定的室速(Ⅱb)。

(5)不推荐用于无室早的AMI的预防。

(6)静滴用于心律失常转复后的维持(未确定类)。

4．Ⅰb类盐酸美西律

(1)药效学与利多卡因相似。

(2)口服吸收完全，$t_{1/2}$10～12小时，口服作用时间持续8小时。

(3)胃肠道反应最常见，其次为头晕、震颤。

(4)目前应用呈下降趋势。

(5)应避免长期用于无症状的室性早搏。

(6)在危及生命的心律失常中有10%使其恶化。

5. I c类盐酸普罗帕酮

注意事项：

(1)使心电图PR、QRS时限延长，应监测心电图。

(2)血药浓度与剂量不成比例增高，加量时要小心。

(3)注意血压、心功能变化。

(4)多用于无器质心脏病或心功能较好的患者。

(5)静脉较广泛用于室上速的终止。

(6)用于房颤的终止和维持治疗。

(7)不主张用于有器质性心脏病的室性心律失常。

(8)尚无大规模临床试验证实其对预后的影响。

6. II类β受体阻滞剂应用现状

(1)主要用于冠心病、高血压的治疗。

(2)在器质性心脏病中，主要用于改善预后，可以减少死亡率，减少猝死。

(3)在恶性心律失常中，可配合其他抗心律失常药使用。

(4)可用于非器质性心脏病的良性心律失常，有利于改善症状。

7. III类胺碘酮

(1)对心功能抑制小，可用于心衰病人。

(2)危重心律失常病人主张早用，量要用足。

(3)非器质性心脏病的心律失常一般不宜应用。

(4)静脉用胺碘观的适应证

①除颤后的室颤/室速(IIh)。

②血流动力学稳定的室速、多形性室速、未明确诊断的宽QRS心动过速(IIb)。

③控制快速房颤、房扑、房速的室率(IIb)。

④特别适用于有心功能受损的病人。

(5)静脉胺碘酮用量和副作用

①负荷量150mg，10分钟内注入。需要时以后还可再用。

②室颤抢救时可给300mg静注。

③维持量1mg/min，6小时后减至0.5mg/min。

④每日总量可达2g。

⑤主要副作用是低血压和心动过缓。

(6)在下列适应证中首选胺碘酮

①威胁生命的室速或室颤(猝死存活者)。

②心肌梗死后心律失常。

③心律失常伴心功能不全。

④房颤、房扑的转律和窦律的维持。

8. III类盐酸索他洛尔

(1)同时具有Ⅲ类作用和β－阻滞剂作用，口服吸收完全，2～3天可达稳态浓度，$t_{1/2}$约12小时。

(2)主要用于治疗危及生命的室性心律失常。

(3)有促心律失常作用(扭转型室速)。

(4)在ESVEN试验中，本品降低室速的复发，并降低心律失常死亡、心脏病死亡和总死亡率。

(5)在SWORD试验中，D－索他洛尔增加心梗后病人的总死亡率和心脏病死亡。

9.Ⅳ类维拉帕米

(1)静脉用于终止室上性心动过速和某些特殊类型的室速。

(2)可用于减慢房颤的心室率。

(3)口服目前应用较少，缓释制剂用于高血压的治疗。

10.Ⅳ地尔硫卓

(1)静脉用于终止室上性心动过速和控制房颤的心室率。

(2)静注负荷量15～25mg(0.25mkg)，随后5～15mg/h静滴。如首剂负荷量心室率控制不满意，15分钟内再给负荷量。

(3)口服用于治疗冠心病、高血压。

第七节　心脏起搏器的应用

一、起搏器适应证分类

第Ⅰ类：有证据和(或)一致认为需要植入永久性起搏器。
第Ⅱ类：经常使用永久性起搏器，但对是否有必要植入尚有意见分歧。
第Ⅱa类：证据/意见偏向有用(有效)。
第Ⅱb类：还不能由证据/(意见)明确说明有用/(有效)。
第Ⅲ类：一致认为不需要起搏器。

二、窦房结功能障碍——起搏器植入适应证

1.第Ⅰ类适应证
(1)窦房结功能障碍，具有有症状窦性心动过缓的证据。
(2)有症状变时性功能不全。
2.第Ⅱ类适应证
(1)第Ⅱa类：有症状病人，有窦房结功能障碍，症状和心动过缓之间的关联不明显。
(2)第Ⅱb类：心率经常<30次/min，病人于清醒时有轻微症状。
3.第Ⅲ类适应证无症状的窦房结功能障碍。

三、房室传导阻滞——适应证

1.第Ⅰ类适应证
(1)Ⅲ度房室传导阻滞，并伴有：

①有症状的心动过缓(包括那些由心律不齐和其他临床情况引起的)。

②有证明的心搏停止≥3秒。

③清醒时逸搏频率＜40次/min，无症状的病人。

④房室交界处射频消融阻断后。

⑤手术后房室传导阻滞不能恢复。

(2)Ⅱ度房室传导阻滞，不论阻滞的类型和位置，伴有症状性心动过缓。

2. 第Ⅱ类适应证

(1)第Ⅱa类

①无症状的完全性房室传导阻滞，心室频率＞40次/min。

②无症状的Ⅱ度Ⅱ型房室传导阻滞。

③无症状的Ⅱ度Ⅰ型房室传导阻滞，电生理研究时发现其阻滞部位在希－浦系统。

④Ⅰ度房室传导阻滞，有起搏器综合征的症状，用临时的房室起搏时症状减轻。

(2)第Ⅱb类：Ⅰ度房室传导阻滞PR＞300毫秒，病人有左室功能障碍，房室间期较短时可使血流动力学改善。

3. 第Ⅲ类适应证

(1)无症状的Ⅰ度房室传导阻滞。

(2)在希氏束以上的无症状的Ⅱ度Ⅰ型房室传导阻滞。

(3)房室传导阻滞有望消退并不太可能复发(例如药物中毒，雷姆病)。

四、双束支和三束支阻滞(慢性)——适应证

1. 第Ⅰ类适应证

(1)间歇Ⅲ度房室传导阻滞。

(2)Ⅱ度Ⅱ型房室传导阻滞。

2. 第Ⅱ类适应证

(1)第Ⅱa类

①不能证明是房室传导阻滞引起的昏厥，而其他原因已被排除，特别是室速。

②HV间期延长(＞100毫秒)。

③起搏引起的非生理性的希氏束下阻滞。

(2)第Ⅱb类：无。

3. 第Ⅲ类适应证

(1)无症状的分支阻滞，但没有房室传导阻滞。

(2)无症状的分支阻滞，伴有Ⅰ度房室传导阻滞。

五、新的适应证

(1)阵发性房颤，房内电不稳定。

(2)扩张型心肌病。

(3)充血型心力衰竭。

(4)肥厚型梗阻性心肌病。

(周裔忠)

第十五章　心力衰竭

【概述】

　　心力衰竭是指在静脉回流正常的情况下，由于原发的心脏损害引起心排血量减少，不能满足组织代谢需要的一种综合征。临床上以肺循环或体循环淤血以及组织血液灌注不足为主要特征，又称充血性心力衰竭(congastive heart failure)。引起心力衰竭的原因众多。由原发性心肌损害引起的疾病有心肌梗塞、心肌缺血、心肌炎、原发性或继发性心肌病等；由心室压力负荷或容量负荷过重引起的疾病有高血压、心脏瓣膜病、先天性心脏病、甲状腺功能亢进等。临床症状的出现或加重常可因某些因素，如感染、心律失常、体力过劳、妊娠、情绪激动和药物过量等诱发。

　　心力衰竭的病理生理机制较复杂。在血流动力学方面主要表现为心排血量降低，心室舒张末期压增高，外周循环阻力增高和终末器官异常。在神经内分泌方面，主要表现交感神经系统、肾素——血管紧张素系统活性和血管加压素水平升高，可增强心肌收缩力使心排血量增加。外周血管收缩以维持动脉血压和重要脏器的血流。心房肽分泌增加，有排钠利尿、扩张血管和抑制肾素和醛固酮作用。在心肌损害和心室重构方面，主要表现为心室反复性肥大和扩大，心肌细胞和细胞外基质——胶原网组成的变化。心肌肥厚在初期足以克服室壁应力，仍可维持心室功能。但当心肌肥厚不足以克服室壁应力时，左室进行性扩大伴功能减退，最后发展为不可逆性心肌损害。上述三者之间互为因果、互为关联。血流动力学异常可激活神经内分泌，加重心肌损害。神经内分泌的持续激活可直接损害心肌并加剧血流动力学异常。心肌的损害、左室进行性扩大和衰竭的结果，又导致血流动力学紊乱和神经内分泌的激活。

　　在临床上心力衰竭分型如下：①按发展速度分为急性和慢性心力衰竭。②按发生部位分为左心、右心和全心衰竭。③按生理时相分为收缩性和舒张性心力衰竭。④按症状分为无症状和充血性心力衰竭。所谓无症状性心力衰竭是指左室已有功能不全，射血分数降至正常以下(<50%)而还无心力衰竭症状的阶段。心力衰竭症状出现后，按纽约心脏病协会(NYHA)提出的心功能分级，分为四级：Ⅰ级体力活动不受限制，日常活动不会引起乏力、心慌、呼吸困难或心绞痛等症状。Ⅱ级体力活动轻度受限，休息时无症状，日常活动即可引起乏力、心悸、呼吸困难或心绞痛。Ⅲ级体力活动明显受限，休息时无症状，较轻的日常活动即可引起上述症状。Ⅳ级不能从事任何体力活动，休息时有症状，体力活动后加重。

【诊断】

一、临床表现

(一)慢性心力衰竭

　　1. 左心衰竭　　主要表现是呼吸困难，最先发生在体力活动时(劳力性呼吸困难)，休息时即可缓解。患者为减轻呼吸困难常采取半坐位或坐位(端坐呼吸)。左心衰竭患者常在夜间入睡后突发胸闷、气急而被迫坐起(阵发性呼吸困难),如伴有支气管痉挛,两肺有明显的哮鸣音,称为心源性哮喘。重者发展为急性肺水肿。其次表现为咳嗽、咯痰和咯血,伴有乏力、头昏、失眠、尿少、苍白紫绀和心动过速、血压降低等症状。可有心脏扩大及原有心脏病的体征,心率加快、舒张期奔马律、P2亢进。两肺底有湿性啰音,多为双侧性。伴支气管痉挛时,可闻哮鸣音或干性啰音。严重者见紫绀。

2.右心衰竭 主要表现为各脏器持续性淤血、水肿引起的食欲不振、恶心呕吐、体重增加、腹胀、尿少和夜尿等。体征可见颈静脉充盈或怒张、肝肿大并压痛、肝颈返流征阳性。可伴有肝功能损害(黄疸、血清转氨酶升高)。慢性持续性肝淤血可发展为心源性肝硬化。水肿见于下垂部肢体,呈对称性、凹陷性,可出现胸水,多见双侧,单侧则多位于右侧。其他体征在胸骨左缘第3—4肋间有舒张期奔马律、三尖瓣区收缩期吹风样杂音(相对性三尖瓣关闭不全)、颈静脉收缩期搏动和肝脏扩张性搏动。

3.全心衰竭 兼有左、右心衰竭的临床表现。但需注意:当右心衰竭时,右心排血量减少,常使阵发性呼吸困难等肺淤血症状减轻。

(二)急性心力衰竭

主要表现为急性肺水肿,患者常突发重度呼吸困难,每分钟呼吸达30—40次,鼻孔扩张,肋间隙和锁骨上窝吸气性内陷。患者常采取坐位,极度烦躁不安,大汗淋漓,皮肤湿冷,面色灰白、紫绀。同时频频咳嗽,咯出粉红色泡沫痰,可伴有原发病症状,如急性心肌梗塞引起的剧烈胸痛等。听诊时两肺满布湿性啰音和哮鸣音,心尖部舒张期奔马律,P2亢进,心率加快,血压常升高,严重者血压可下降或出现心源性休克。

二、实验室检查

1.X线检查 心脏外型和各房室的大小有助于原发病的诊断。肺淤血程度可判断左心衰竭的程度。肺间质性水肿时在两肺野下部肋膈角处可见密集而短的水平线(Kerley B线)。肺泡性肺水肿时肺门阴影呈蝴蝶状。冠状动脉造影可鉴别缺血性心肌病。

2.心电图 可有左室肥厚或右室肥厚,心肌梗塞或心律失常等改变。

3.超声心动图 可明确心包、心肌或心脏瓣膜病变,观察测定房室内径、室壁厚度、瓣膜活动度和关闭不全程度。测量左室射血分数(LVEF)、左室舒张末期容量(LVEDV)和收缩末期容量(LVESV),区别舒张功能不全和收缩功能不全,如LVEF≤40%为左室收缩功能不全。同样LVEF及LVESV是判断收缩功能和预后有价值的指标。小剂量多巴酚丁胺超声心动图负荷试验用于判断存活心肌,敏感性80%～85%,特异性85%。

4.核素检查 核素心室造影可测定左室容量、LVEF及室壁运动,还可评估左室舒张功能。核素心肌灌注显像观察室壁运动有无异常和心肌灌注缺损,有助于病因诊断。核素心肌显像还可评估心肌存活,其敏感性为90%,特异性70%。

5.创伤性血流动力学检查 应用漂浮导管测定毛细血管楔压(PCWP)和心排血量(CO)、心脏指数(CI),在无二尖瓣狭窄和肺血管病变时,PCWP可反映左室舒张末期压。PCWP升高与肺淤血呈正相关。PCWP>2.4kPa(18mmHg)时出现肺淤血,>3.3kPa(25mmHg)时有重度肺淤血,>4kPa(30mmHg)时发生肺水肿。CI<每平方2.2L/分钟时即出现低心排血量证候群。

【治疗】

一、慢性心力衰竭治疗

(一)一般治疗

1. 祛除或缓解基本病因和诱因　对心力衰竭患者应作基本病因和诱发因素的分析评价。如有原发性瓣膜病变合并心力衰竭,心功能上级及Ⅱ级以上,主动脉瓣病变伴心绞痛或晕厥者均应作手术修补或瓣膜置换术。缺血性心肌病心力衰竭患者伴心绞痛、室壁瘤时,冠状血管重建术或手术矫正可改善心功能。针对诱发因素,如控制感染、纠正心律失常或电解质紊乱,治疗贫血等均可缓解改善心功能。

2. 改变生活方式,减轻心脏负荷。降低新的心脏损害的危险性　如戒烟,肥胖者减轻体重,避免过度劳累、体力负荷和情绪激动。饮食宜低脂、低盐,重症患者需限制水分摄入。

(二)药物治疗

1. 利尿剂　通过抑制肾小管特定部位钠和氯的重吸收,减少静脉回流,减轻肺淤血,降低前负荷而改善心功能。常用利尿剂有作用Henle襻的襻利尿剂,如呋塞米(速尿、furosemide)和布美他尼(丁尿胺、bumetanide),作用于远曲肾小管的噻嗪类,如氯塞嗪和氯噻酮,以及保钾利尿剂,如螺内酯(安体舒通Spironolactone)、氨苯喋啶(Triam-terene)、阿米洛利(Amiloride),后两者不受醛固酮调节。利尿剂增加尿量和钠排泄,其中襻利尿剂作为首选药物,该药增加尿钠排泄可达钠滤过负荷的20%~25%,并加强游离水的清除,除严重肾功能损害(肌酐清除率<5ml/分钟)外,一般能保持利尿效果。噻嗪类增加尿钠排泄仅为钠滤过负荷的5%~10%,游离水的排泄趋于减少,且肾功能中度损害(肌酐清除率~30ml/分钟)时就失效。

利尿剂在治疗心力衰竭中起着关键作用,是惟一能够充分控制心力衰竭液体潴留,迅速缓解症状,使肺水肿和外周水肿快速消退的药物。所有心力衰竭患者,有液体潴留证据或原先有过液体潴留者均应予以利尿剂治疗。利尿剂从小剂量起始,如呋塞米20mg/日,氢氯噻嗪25mg/日,逐渐增加剂量至尿量增加,体重减轻0.5~1.0kg/日。呋塞米剂量不受限制,氢氯噻嗪100mg/日已达最大效应。待临床症状控制(肺部啰音消失、水肿消退、体重稳定),可用最小有效量长期维持治疗。根据心力衰竭病情不同,可对利尿剂加以选择。如肾功能正常、轻度液体潴留者,可选用噻嗪类,尤其适用伴有高血压的心力衰竭者。有明显液体潴留特别伴有肾功能损害时,宜选襻利尿剂。治疗反应取决于利尿药物浓度和进入尿液的时间。一般轻度心力衰竭患者即使用小剂量利尿剂,治疗反应也良好。随着心力衰竭程度的加重,胃肠道水肿或小肠低灌注,药物吸收延迟,以及肾血流减少和肾功能减退,药物转运受损害。因而当心力衰竭进展恶化时,常需用大剂量利尿剂,甚至大剂量也无治疗反应,即出现利尿剂抵抗,这时可采取静脉滴注的治疗方法。另外,可短期滴注小剂量多巴酚丁胺(每分钟2—5μg/kg),以增加肾脏血流量,增加尿量,改善症状。

利尿剂治疗可能导致下列不良作用:①电解质失衡,如低血钾、低镁血症及伴发的心律失常。应补充钾盐、镁盐,或并用ACEI,或给予保钾利尿剂(螺内酯25mg/日)等。②激活神经内分泌,如肾素——血管紧张素系统(RAS),短期激活会增加电解质丢失,长期激活则使疾病进展恶化。利尿剂治疗时宜合并使用ACEI或β受体阻滞剂。③过量利尿剂降低血压和损害肾功能。在利尿剂治疗中发生低血压和氮质血症，而患者无液体潴留，则可能利尿剂过量，使血管容量减少，应及时减少利尿剂用量。应该注意：患者有持续性液体潴留，低血压和氮质血症为心力衰竭恶化和外固有效灌注不足所致时，需继续用利尿剂治疗，并用多巴酚丁胺增加肾脏灌注。

2. 血管紧张素转换酶抑制剂（ACEI） ACEI能阻断心肌重塑，起到治疗心力衰竭的作用，其主要机制为：①阻断循环和组织中的肾素—血管紧张素系统（RAS）和交感神经系统（SNS）。②作用于激肽酶Ⅱ，抑制缓激肽的降解，提高缓激肽的水平。

ACEI治疗心功能不全适应证为：①所有左室收缩功能不全（LVEF<40%）者。②无症状的左室收缩功能不全者，用以预防和延缓心力衰竭的发生。③慢性心力衰竭，包括轻、中、重度患者的长期治疗。

在ACEI治疗前，利尿剂应维持在合适的剂量上，因液体潴留可减弱ACEI的疗效，容量不足会加剧ACEI的不良反应。ACEI使用原则应从小剂量开始，逐渐递增，直至达到目标剂量。一般每隔3—7天剂量倍增1次。调整速度取决于临床状况，有低血压史、低钠血症、糖尿病、氮质血症及服用保钾利尿剂者，递增速度宜慢。大剂量较小剂量对血流动力学、神经内分泌、症状和预后产生较大作用，应该尽量将剂量增加到目标剂量或最大耐受量，并终身使用。撤除ACEI会导致临床恶化，应子避免。

常用ACEI的参考剂量

药物起始剂量目标剂量

卡托普列6.25mg　3次/日25—50mg　3次/日

依那普列2.5mg　1次/日10mg　2次/日

培哚普列2mg　1次/日4mg　3次/日

雷米普列1.25～2.25mg　1次/日2.5～5mg　2次/日

苯那普列2.5mg　1次/日5～10mg　2次/日

西拉普列0.5mg　1次/日1～2.5mg　1次/日

赖诺普列2.5mg　1次/日5～20mg　1次/日

ACEI不良反应有两个方面：①与AngⅡ抑制相关的反应，包括低血压、肾功能恶化、钾潴留。②与激肽积聚有关的反应，包括咳嗽和血管性水肿。对ACEI曾有致命性不良反应的患者，如血管神经性水肿，无尿性肾功能衰竭以及妊娠妇女绝对禁用ACEI。如有双侧肾动脉狭窄、血肌肝水平显著升高（>225.2μmol；L或>30mg/L、高血钾症（>5.mmol/L）、低血压（收缩压<90mmHg）时，需慎用ACEI。

3. β—受体阻滞剂　慢性肾上腺素能系统地激活介导心肌重塑，而β1—受体信号转导的致病性明显大于β2、α1受体，长期应用β—受体阻滞剂可治疗和防止心脏病的发展。临床研究表明：用β—受体阻滞剂治疗慢性心力衰竭，可改善临床症状、左室功能、降低死亡和住院率。

所有慢性收缩性心力衰竭，NYHA心功能Ⅱ、Ⅲ级患者，LVEF<40%，病情稳定者，均必须应用β—受体阻滞剂。NYHA心功能Ⅳ级的心力衰竭患者，如病情不稳定，一般不用β—受体阻滞剂。β—受体阻滞剂应在ACEI和利尿剂的基础上加用，同时也可使用地高辛。本类药物是作用强大的负性肌力药物，治疗初期对心功能有抑制作用，但长期治疗

（≥3个月）却能改善心功能，LVEF增加，临床症状改善常在治疗2—3个月后出现，即使症状不改善，也能防止疾病的进展。β—受体阻滞剂适用于慢性心力衰竭的长期治疗，不能用于急性心力衰竭，包括难治性心力衰竭，需静脉应用正性肌力作用的药物或利尿药物者。

β—受体阻滞剂起始治疗前，患者应无明显液体潴留，体重恒定，利尿剂正维持在合适剂量。β—受体阻滞剂必须从极小剂量开始，美托洛尔12.5mg/日、比索洛尔1.25mg/日、卡维地洛3.125mg/日，2次/日，如患者能耐受，每2—4周剂量加倍，如对较低剂量出现不良反应，可延缓增量直至反应消失。加量至最大耐受量或目标剂量后长期维持治疗。在治疗期间如心力衰竭加重，应先调整利尿剂和ACEI剂量，以达到临床稳定。但病情恶化应静脉用药时应减量或停用β—受体阻滞剂。使用正性肌力药物时以磷酸二酯酶抑制剂为适宜，β—受体激活剂可被β—受体阻滞剂拮抗不宜应用。

使用β—受体阻滞剂时应监测下述变化：①低血压。特别是有α—受体阻滞作用的药物易于发生。一般在首剂或加量的24—48小时内发生。可将ACEI或扩血管药物剂量减少，或与β—受体阻滞剂在每日不同时间内应用。②液体潴留和心力衰竭恶化。常在治疗后3—5天体重增加，如不作处理，1—2周后常致心力衰竭恶化。用药期间要求患者每天称体重，如增加则加大利尿剂用量。③心动过缓和房室阻滞。反应与β—受体阻滞剂剂量大小成正比，如心率<55次/分，或出现Ⅱ、Ⅲ度房室传导阻滞均需停药。

4. 洋地黄制剂　洋地黄通过抑制心力衰竭心肌细胞膜Na^+/K^+—ATP酶，使心肌细胞内Na^+水平升高，促进Na^+—Ca^{2+}交换，细胞内Ca^{2+}水平升高，发挥正性肌力作用。其作用部分与非心肌细胞组织Na^+/K^+—ATP酶的抑制有关。副交感传入神经的Na^+/K^+—ATP酶受抑制，提高了位于左室、左房和右房入口处、主动脉弓和颈动脉窦压力感受器的敏感性，进而使中枢神经系统下达的交感兴奋性减弱。此外，肾脏的Na^+/K^+—ATP酶受抑，可减少肾小管对钠的重吸收，增加钠向远曲小管的转移，导致肾脏分泌肾素减少，说明洋地黄还可通过神经内分泌系统的活性起到治疗作用。在心力衰竭治疗中，地高辛是一种有效、安全、方便价廉的药物，改善心力衰竭的临床状况，可与利尿剂、ACEI和β—受体阻滞剂联合应用。对于已开始ACEI和β—受体阻滞剂治疗，但症状改善欠佳，需及早使用地高辛。如果ACEI和β—受体阻滞剂对心力衰竭的治疗反应良好，足以控制症状，则可考虑停用地高辛。对于心力衰竭伴心室率加快的心房颤动者，地高辛也属适宜治疗药物。NYHA心功能I级不主张应用洋地黄治疗。

地高辛使用大多采用固定的维持量给药法，即0.125—0.25mg/日，高龄老年人（>70岁）或肾功能受损者，则以小剂量每日或隔日0.125mg供给。但如为控制心房颤动的心室率，可采用较大剂量0.375—0.50mg/日，或静脉去乙酰毛花苷（西地兰）0.4—0.8mg/日，避免单独使用β—受体阻滞剂及钙拮抗剂。

洋地黄的不良反应包括：①心律失常。②胃肠道症状，如恶心、呕吐和厌食。③神经精神症状，如视觉异常、定向力障碍、嗜睡及精神错乱。近来临床观察报告指出：大多数心力衰竭患者对地高辛具有良好的耐受性，不良反应主要发生在大剂量用药时，血清地高辛浓度>2.0ng/ml时，但也可见于地高辛水平正常或较低时，说明无中毒者和中毒者血清地高辛浓度间有明显重叠现象，在低血钾、低血镁时易出现不良反应。一些药物如奎尼丁、胺碘酮、维拉帕米（异搏定）、普罗帕酮（心律乎）等与地高辛并用，可增加血清地高辛浓度，增加洋地黄中毒的发生率，故应减少地高辛用量。

5. 血管扩张剂　通过扩张容量血管和外周阻力血管而减轻心脏前、后负荷，减少心肌耗氧，改善心肌功能。血管扩张剂对中度、重度慢性心力衰竭治疗有效。特别适用于瓣膜返流性心脏病，室间隔缺损，可减少返流或分流，增加前向性心排血量。但对于阻塞性瓣膜病，严重冠状动脉狭窄(如急性心肌梗塞或急性心肌缺血发作时)，不适宜使用。

血管扩张剂分为：静脉扩张剂减少静脉回流，降低肺毛细血管楔压(CPWP)，减轻肺淤血，不增加心排血量。小动脉扩张剂降低后负荷，增加心排血量。平衡性扩血管剂，同时扩张静脉和动脉，兼有减轻肺淤血和增加心排血量的作用，临床上根据肺淤血、动脉血压和脉压情况选择使用。最主要的不良反应为低血压，用药期间需经常测定动脉血压，包括卧位和立位血压。根据血压情况调整剂量。有血容量不足、低血压、肾功能衰竭的患者禁用血管扩张剂。

常用血管扩张剂：硝普钠(Sodium nitroprusside)具有扩张小动脉和静脉作用，初始量10μg/分钟，每5分钟增加5—10μg/分钟，直至产生疗效或低血压等不良反应，最大剂量300μg/分钟。硝酸酯类可扩张静脉和肺小动脉，对外周小动脉作用弱。其中硝酸甘油(Nitroglycerin)静脉滴注初始量10μg/分钟，每5分钟增加10μg/分钟，至维持量50—100μg/分钟。也可含服0.3—0.6mg，2分钟起效，8分钟达高峰，持续15—30分钟。单硝酸异山梨酯(isosorbide mononitrate)生物利用度高，作用持续时间长，静脉滴注剂量同硝酸甘油。

6. 其他药物　①醛固酮(ALD)拮抗剂。ALD引起低镁、低钾，自主神经失调表现为交感神经激活、副交感神经活性降低，ALD促进心肌重塑，特别是心肌纤维化，促进心力衰竭的发展。在心力衰竭时，心室ALD生成及活化增加，且与心力衰竭严重度成正比。在ACEI基础上并用ALD抑制剂可抑制ALD对心脏的有害作用。适用于近期或目前为HYHA心功能Ⅳ级的心力衰竭患者。螺内酯20mg/日。不良反应为男性乳房增生。②血管紧张素Ⅱ受体阻滞剂(ARB)。ARB阻断经ACE和非ACE途径产生的AngⅡ和AngⅡ受体结合。理论上ARB对AngⅡ不良作用的阻断比ACEI更直接和完全。但对缓激肽的代谢无影响，不能通过提高血清缓激肽浓度发挥对心力衰竭的有利作用。ARB用于不能耐受ACEI不良反应的心力衰竭患者，如咳嗽、血管性水肿等。氯沙坦12.5mg/日起始，增加至50mg/日。缬沙坦40—160mg，每日2次，ARB可引起低血压、高血钾及肾功能恶化，服用时应注意。如心力衰竭患者对β—受体阻滞剂有禁忌证时，可以缬沙坦与ACEI合用。③环腺苷酸(CAMP)依赖性正性肌力药物。包括β—肾上腺素能激动剂(多巴酚丁胺)，磷酸二酯酶抑制剂(氨力农、米力农)，通过提高细胞内CAMP水平而增加心肌收缩力，而且兼有外周血管扩张作用，短期应用有较好的血流动力学效应。临床上对难治性心力衰竭、慢性心力衰竭、急性恶化或心脏术后心肌抑制所致的急性心力衰竭，可考虑短期使用3—5日。多巴酚丁胺初始剂量每分钟2—5μg/kg静脉滴注。根据症状和利尿反应调节滴速，以达到血流动力学治疗目标。但剂量过大，会增加心脏后负荷，抑制心室功能或出现室性心律失常。米力农(米利酮)先50μg/kg负荷量，10分钟内静脉给予，继以每分钟0.25—1.0μg/kg静脉滴注。氨力农(氨比酮)0.5—0.75mg/kg，2—3分钟内静脉注射.然后用每分钟5—10μg/kg静脉滴注。米力农作用强于氨力农10倍左右，半衰期前者为2—3小时，后者4—5小时，两者均能引起心律失常和血小板减少。

二、急性心力衰竭治疗、急性肺水肿是心脏危重急症，需积极抢救

（一）抢救措施

1. 患者取坐位，双腿下垂，以减少静脉回流。

2. 高流量吸氧（10—20ml/分钟）　纯氧，鼻导管吸入，可加用乙醇吸氧或有机硅消泡剂，使泡沫表面张力破裂，有利于肺泡通气的改善。

3. 吗啡　减弱中枢交感冲动，扩张外周静脉和小动脉，另有镇静作用，可减轻患者的烦躁不安。吗啡3—5mg/次，3分钟内静脉推注。必要时可重复使用，每15分钟1次，共2—3次。注意：吗啡会引起呼吸抑制，有神志障碍、伴颅内出血、慢性肺部疾病者禁用。

4. 快速利尿　应用快速利尿剂呋塞米（速尿）20—40mg，于2分钟内静脉推注，利尿作用5分钟内开始，30分钟到达高峰，持续2小时。还有静脉扩张作用，肺水肿的缓解常早于利尿作用。

5. 血管扩张剂　急性肺水肿时外周小动脉收缩，左心排血量明显减少。血管扩张剂通过扩张外周阻力血管和容量血管，减轻心脏前后负荷、减少心肌氧耗，从而改善心功能。硝普钠初始20—40μg/分钟，每分钟增加5μg/分钟，维持量30μg/分钟。硝酸甘油初始5—10μg/分钟，每3分钟增加5μg/分钟，维持量50—100μg/分钟，直至肺水肿缓解或动脉收缩压降至13.3kPa（100mmHg），也可选用单硝酸异山梨酯静脉滴注。

6. 强心苷　如有快速心房颤动或心脏增大伴左室收缩功能不全，可静脉推注去乙酰毛花苷（西地兰）0.2—0.4mg/次，但以往用洋地黄治疗者应注意有无洋地黄中毒，重度二尖瓣狭窄伴窦性节律者禁用。

7. 氨茶碱　能有效解除支气管痉挛，同时还具有正性肌力作用。扩张外周血管和利尿作用。氨茶碱0.25g用葡萄糖稀释静脉推注，10分钟内推完，继以每小时0.5mg/kg维持，老年人肝肾功能减退者需减量。

（二）诱因和基本病因的治疗　大多数急性心力衰竭可找到诱发因素，如急性心肌梗塞、输液过多或速度过快、感染及快速性心律失常等。对使用洋地黄治疗者要认真分析是否洋地黄中毒引起；对各种可能的诱发因素要给予相应的治疗；对于基础性心脏病要及时作出诊断，同样进行相应处理，包括手术或非手术治疗。

三、顽固性（或难治性）心力衰竭治疗

尽管对心力衰竭患者进行积极的药物治疗，例如给予了ACEI、利尿剂、β—受体阻滞剂和洋地黄等联合治疗，但心力衰竭症状依然存在，很难采用内科治疗方法，需要进一步评估和强化治疗方法，对于这类顽固性或难治性心力衰竭应采取以下方案：

1. 重新检查　明确是否存在的情况与心力衰竭症状相关：①洋地黄中毒症状是否存在。因血清洋地黄浓度虽然在正常范围内，也可发生洋地黄中毒症状。②心力衰竭治疗过程中，过度利尿和限制钠盐摄入可导致水电解质紊乱，如低钠血症等，要确定症状是否和治疗措施相关。③要确诊是否还有其他疾病存在，如病毒性肝炎或肝硬化、缩窄性心包炎等并存。④明确心功能不全是舒张性心力衰竭还是收缩性心力衰竭为主，以及主要治疗措施的针对性。

2. 对可能诱发或加重心力衰竭的潜在因素及其可逆性作周密的评估　①检查患者的

用药方案是否确实按处方要求去做的。②监测血清地高辛浓度并调整剂量，使地高辛血清水平在1.0ng/ml范围而无中毒症象。③明确是否存在未被识别的肺栓塞或难以区别的肺部感染，应予进一步检查或相应治疗。④可能存在甲状腺功能亢进或感染性心内膜炎，两者症状不典型，易误诊为单纯性心力衰竭，但他们能导致心力衰竭加重。⑤是否有不相适应的心动过缓，可用人工心脏起搏治疗，恢复心脏起搏功能。⑥是否使用其他药物治疗。皮质激素、非类固醇抗炎药可引起钠盐潴留。抗心律失常药，如钙拮抗剂、双异丙吡胺有不良负性肌力作用，会加重心力衰竭。

3. 药物治疗　应用静脉注射的血管扩张剂和正性肌力药，如硝普钠或硝酸甘油与多巴酚丁胺并用，还可用氨力农或米力农，一般用药2—3天。大剂量呋塞米（速尿）有时可能有效。用药期间可监测血流动力学、测量基础动力学参数。静脉滴注硝普钠和利尿剂直至达到下述血流动力指标：肺毛细血管压≤2kPa（15mmHg），体血管阻力≤1000～1200dyn·s·cm-5，右心房压≤0.93kPa（7mmHg），收缩期血压≥10.7kPa（80mmHg）。上述理想指标在24～48小时达到，硝普钠逐渐停用，给予口服血管扩张剂，如ACEI、二硝酸异山梨酯等。同时调节利尿剂剂量，对患者作具体指导教育，包括限制钠盐和液体。

4. 心脏移植　对心力衰竭患者，尽管用理想的药物治疗，仍需要持续或反复住院，以维持血流动力学代偿者为心脏移植指征。通过气体分析仪在踏车或活动平板试验期间测定峰值氧耗（VO2），反映心脏储备、综合循环反应和外周肌肉适应和不适应程度。峰值VO2＜每分钟10～12ml/kg表示预后很差。为心脏移植明确指征。又如反复发作的严重心肌缺血，应不宜做血管成形术或旁路手术，还有各种方法治疗无效的复发症状性室性心律失常，均为心脏移植指征。但高龄（＞75岁），伴有不可逆的肝肾功能或肺功能不全，严重周围血管或脑血管病，具有终末器官损伤需要胰岛素的糖尿病，肺动脉高压肺血管阻力＞6Wood或用扩血管药治疗后＞3Wood者为禁忌证。

（周裔忠）

第十六章　休克

【概述】

休克是一种低血压和低组织灌注急性综合征。早期的休克定义强调体循环动脉压急骤下降。目前认为：休克的主要血流动力学问题是组织灌注不足，甚至在休克早期血压下降之前，体内就已出现微循环血液灌注障碍。各种病因的休克(包括低血容量性休克、心源性休克、血流分布异常性休克等)，其侵袭因子所造成的细胞损伤和细胞代谢障碍可先于血流动力学改变而存在，但微循环障碍乃是各型休克发生发展的最后共同通路，而休克时的神经—体液因素(包括交感—肾上腺体质系统、儿茶酚胺、肾素—血管紧张素系统、垂体加压素、血栓素A$_2$、白三烯、内皮素、肿瘤坏死因子、组胺、溶酶体—休克因子系统、内源性鸦片样物质等)可能是休克微循环障碍的基础。低血压和组织低灌注状态可导致进行性器官功能损害，如不迅速逆转这种状态，可造成组织严重缺血，细胞死亡，并会引起不可逆性多器官功能损害，甚至死亡。

在休克病理生理发展过程中，存在着多个病理生理环节的交互影响，其中包括：①微循环障碍和组织灌注不足以及组织恢复灌注时的再灌注损伤。②神经—体液性调控体内环境稳态失调。③细胞代谢障碍及全身性代谢反应等。这些环节的交互影响决定了休克临床过程中的复杂性，也为休克治疗带来了新的挑战。

一、休克过程

休克是一个多层次动态演变过程。很多神经体液因子都参与了器官微循环的调控或在休克的某一阶段发挥重要作用。临床医师习惯于从血流动力学角度来考察休克过程，但实际上这只是休克问题的一个方面。Zweifach曾将休克过程中微循环的变化人为地分为3期：

(一)代偿期

该期内因交感—肾上腺体质系统兴奋，儿茶酚胺大量释放。α—肾上腺素能受体受刺激而造成微动脉及毛细血管前括约肌收缩反应增强。皮肤、腹腔内脏及肾脏等α—受体占优势的器官和组织的血管收缩尤为明显。同时，β—受体兴奋又导致动—静脉吻合支开放，小静脉扩张瘀滞。一些体液因素(如肾素—血管紧张素系统、垂体加压素、血栓素A$_2$、内皮素等)也可因交感—儿茶酚胺活性和血容量减少等的诱导而参与血管收缩作用。上述变化的总效应是造成微循环血流灌注锐减，周围血管收缩(皮肤湿冷)，心动过速，但心、脑血液供应仍得以维持，心输出量和动脉血压可获得一定程度的代偿(血压维持正常或轻度降低)。在该期内，如能及时判定病情并予有效治疗，休克有望成功逆转。

(二)可逆性失代偿期

如微循环血流灌注障碍持续存在，因组织缺氧缺血导致酸中毒及具有血管扩张活性的代谢产物生成增多(如腺苷、组胺、激肽类等)，使血管平滑肌对儿茶酚胺的反应性降低，血管舒张期延长，毛细血管开放，血液流动缓慢。加上血管通透性增加，血浆外渗，血黏度增高，红细胞聚集，白细胞嵌塞毛细血管，更会加重组织缺氧。由于外周阻力降低及有效血容量减少，动脉血压明显下降，器官灌注恶化，出现神情淡漠、尿量减少或心律失常、胸痛等征象。

（三）不可逆性失代偿期

如果上述病情演变未能获得积极、有效矫治，则休克进入难治期。这时血管紧张性丧失，舒缩反应停止，微循环严重瘀滞，器官功能障碍成为突出表现。患者血压持续降低，对升压药物反应极差。当收缩压降至9.3—10.7kPa(70—80mmHg)以下时，冠状动脉就难以维持足够灌注：收缩压降至8kPa(60mmHg)以下，脑血流量严重不足。患者呈现反应迟钝、意识紊乱、嗜睡或昏迷。肾灌注不足会导致少尿或无尿，肾功能恶化，甚或发生不可逆性肾小管坏死。肺通气—血流比例失调，出现肺水肿或导致急性呼吸窘迫综合征发生，内脏灌注不足会损及胃肠黏膜屏障功能，导致细菌及其毒素入侵，并可诱导应激性胃肠出血发生。肝功能衰竭的出现常是凶兆，最后患者常死于循环衰竭、弥漫性血管内凝血或多脏器功能衰竭。

【诊　断】

（一）凡遇原因不明尿量骤减、心率增快、皮温降低，收缩压突然下降或呈现体位性低血压伴脉率增速等情况，均应疑及早期休克的可能性。

对这类患者，应迅速开始呼吸、循环的支持性治疗，以求稳定或逆转病情，并立即着手寻找导致休克的基础病因，包括心血管病因、致血容量降低病因、感染性或过敏性病因，以及影响静脉回流和(或)动脉血输出的病因(如张力性气胸、心脏压塞)等，并给予相应的处理。病史中应追询平时血压水平和服药史(例如利尿剂、抗心律失常药及其他药物)。

下列表现有助于休克诊断的确定：

1. 有导致休克的病因和致病因素。

2. 收缩压＜10.7kPa(80mmHg)　原有高压血者，收缩压较基础水平降低20%—30%，脉压＜4kPa(30mmHg)。

3. 尿量减少　＜20ml/小时或无尿。

4. 四肢皮肤湿冷，可伴有苍白、紫绀或皮肤花纹　胸部皮肤指压征阳性(指压后再充盈时间＞2秒)。

5. 精神障碍　早期意识清醒，渐显焦躁不安，后转为淡漠，反应迟钝，甚至昏迷。

6. 可出现代谢性酸中毒表现。

（二）患者监测

1. 标准监测

（1）生命体征监测。体温、呼吸、血压监测、心电图及持续心电监测，留置Foley导尿管监测每小时尿量。

（2）血液/生化监测。全血细胞计数及分类，尿液分析，血清电解质，血肌酐、尿素，动脉血气分析，脉搏血氧饱和度监测，红细胞压积。

（3）胸部X线摄片。

（4）针对可能的病因及有关病情所需的监测。血培养、心肌损伤标记物、血小板及纤维蛋白裂解产物检测等。

2. 有创监测及其适应证

（1）动脉内测压。对血流动力学不稳定的休克患者，连续的实时动脉压评估可提供最真实可靠的压力参数。所用动脉导管放置的位置取决于患者状态及检测目的。

（2）中心静脉压检测。如无明显肺疾患或左心衰竭存在，该项检测可反映体循环和中心容量状态的变化。低血容量患者对增加液体容量的反应是动脉压和心输出量的增高，而中心静脉压仍保持在正常范围内。心肌功能受损者，增加血容量可导致中心静脉压迅速升高。导管除监测压力外，还可用于评估机体对初期输液的反应。正常中心静脉压为60—120mmH$_2$O。测压导管一般留置不超过5天。

（3）肺动脉压检测。对于需进行有创性血流动力学监测的重症休克患者，仅评估中心静脉压显然不够，利用肺动脉漂浮导管（Swan—Ganz导管）可检测右房、右室、肺动脉压力和肺动脉楔压（PAWP），以评估右室前负荷（右室舒张末压和右房压）和左室前负荷（肺动脉舒张压和PAWP）。在Swan—Ganz导管基础上利用热稀释法监测心输出量，更有助于治疗方法的选择和监测。

【治疗】

治疗休克应与治疗致休克的基础病因同时进行。因此，及早辨识器官灌注不足和早期代偿征象以判定休克的存在，以及尽快鉴别致休克的基础病因，乃是成功地针对不同病理生理环节进行有效干预的前提。

休克治疗的即时目标是改善全身组织，特别是重要生命器官的血流灌注，恢复有效血容量，改善组织和细胞的代谢环境：因此，治疗休克并非是单纯提升血压，而是要强调细胞保护，在确定和逆转原发病因的同时，必须重视纠治由休克继发的各种病理性后果。

（一）即时措施

1. 体位　患者应取仰卧位。头低脚高的Trendelenburg体位妨碍通气且无助于心输出量改善，因此不宜常规采用。

2. 建立静脉通路，扩充血容量　应选用大孔径穿刺针（14号或16号），建立1—2条静脉通路。如无液体过度负荷征象（肺部啰音及颈静脉压增高）宜快速投予首次补液500ml，目的是维持一定的灌注压 【收缩压12—13.3kPa（90—100mmHg）】 ，而非谋求恢复原有血压水平、对大多数休克而言，补充容量是治疗的基础，以期改善重要生命器官的灌注。即使是心源性休克者，也需小心排除低血容量成为患者低血压原因的可能性。另外，舒张期顺应性差的心室也需要较高的充盈压来维持足够的舒张末期容量（前负荷，例如急性心肌梗塞伴低血压时）。不过心脏患者易发生容量相关性并发症（如左心衰竭），应以有创监测技术指导容量补充。中心静脉压增高至150mmH$_2$O以上，表明容量扩大已超逾正常上限；PCWP＞1.8kPa（13.5mmHg）时预示将濒临肺水肿发生。鉴于目前还无准确测定液体需要量的简便方法，补充容量前的临床估计，扩充容量过程中的疗效反应，以及一些相关监测技术提供的参数均有助于安全有效地进行容量补充。

3. 畅通气道及给氧　气道畅通极为重要，如有阻塞，应予纠正（例如气管插管）。休克患者治疗初期均需给氧，一般可予鼻导管或面罩给氧，使动脉血氧饱和度达到90％以上或氧分压在9.3kPa（70mmHg）以上。但原有阻塞性肺病者，其PaO$_2$通常较低，不宜迅速提升至9.3kPa（70mmHg），以免导致呼吸停止。严重低氧血症者常需正压通气，但若低血容量状态未获适当纠治，正压通气造成的胸内压升高可能妨碍静脉回流，导致心输出量下降，因此应用时尤宜谨慎监测。

4. 纠治酸中毒　休克时组织缺氧代谢性酸中毒。酸中毒会影响细胞生存的环境，并影响血管活性药物和心肌变力药物的药理效应，在给氧的同时纠治酸中毒。但不适当使用碳酸氢钠，过度纠治酸中毒，以致造成代谢性碱中毒，会使氧解离曲线左移，从而加重组织缺氧，并招致钠、水负荷过度。体液pH变动过速可能会加重中枢神经系细胞内酸中毒。

5. 针对休克病因的处理　如心肌梗塞致心源性休克时的镇痛，心包填塞时的心包穿刺术，低血容量休克时的容量补充，存在感染时的抗生素疗法等。

6. 休克并发症的处理　如弥散性血管内凝血(DIC)，呼吸窘迫综合征(ARDS)，多器官功能衰竭，各种感染等。

7. 建立抢救记录　需随时记录血压、血气及酸碱状况、补液量及尿量等。尿量是器官灌注状况的可靠指标，尿量应保持在每小时0.5ml/kg以上，尿量<25ml/小时提示肾灌注不足，应予积极处理。此外，应随时记录机体对治疗药物的反应以及有关的不良效应。

(二)药物治疗

休克药物治疗需强调个体化原则。合理的治疗需建立在对处于休克不同发展阶段的患者病理生理状况不断作出评估的基础之上，其最终目的是争取患者存活。

1. 容量扩张剂　在液体容量未获适当补充之前，仅用血管加压药或血管扩张剂均属不妥。但扩张容量的首选液体常难认定，常用者有晶体溶液(生理盐水、乳酸盐林格液)和胶体溶液(右旋糖酐、白蛋白、血液制品)两大类。鉴于休克主要问题是组织灌注不足，因此用等渗晶体溶液及胶体液扩张容量有理论上的优点。但晶体液易迅速离开血管，大量输注易致组织水肿及容量相关性心肺并发症，必须加强监测。在快速补液初期不宜输注含葡萄糖液体。近年有主张用高渗氯化钠溶液(3%)或高渗氯化钠与中分子右旋糖酐溶液治疗失血性、感染性及内毒素性休克者，这种高渗溶液会增加血管内容量而不显著增加血管外容量，并可减轻组织和细胞水肿，加强心脏功能。

胶体溶液能提高血浆渗透压，其维持循环血容量的时间比晶体液长。但大量右旋糖酐会影响凝血机制；白蛋白除在低白蛋白血症者外，并无明显优点。

2. 血管活性药　血管加压药宜在适当补充容量后仍有器官灌注不足征象时使用。必须牢记：休克的关键是组织灌注不足，而不是血压过低。血管加压药选择性的血管收缩作用固然有助于使血流重新分布到重要器官，并可因动脉血压的提高和心输出量的增加而使缺血区灌注增多，但血压明显增高也会导致后负荷增大及心肌氧耗量增高。因此，使用血管加压药物时应避免过高提升血压，而应以使组织灌注达到充足水平为度。过度的血管收缩对重要器官的不良影响也是一个潜在的威胁。

(1)多巴胺(Dopamine)　儿茶酚胺类药物对相关受体的激活取决于所用的药物剂量和靶器官本身的受体亚型分布。多巴胺在小剂量时(每分钟1—2μg/kg)，主要激活肾脏、肠系膜、冠状动脉等血管的多巴胺能受体，导致这些器官和组织的血管扩张，并呈现利尿作用。中等剂量时(每分钟3—10μg/kg)，主要兴奋心脏的β_1—受体，使心率增快，心肌收缩力增强，心输出量和心肌耗氧量增加。大剂量时(每分钟10—20μg/kg)。能激活大多数血管床的α_1受体，使血管收缩，外周血管阻力增加，血压升高，但外周微循环进一步恶化，血流分布至心脏、肾脏、大脑、肠系膜。剂量>每分钟20μg/kg时，常易招致心律失常。通常宜使用最小有效量，再逐渐调整剂量，长时间使用会出现失敏现象。该药作用时间短，血浆半衰期仅2分钟左右。

(2)多巴酚丁胺(Dobutamine)　为β_1—受体相对选择性激动剂，也有一定的β_2受体兴奋作用(周围血管扩张),对α—受体作用弱,无多巴胺受体激活作用。可使心肌收缩力增强,心输出量增加,外周血管阻力及肺动脉嵌压下降,其升压作用纯系心输出量增加所致,升压效果不及多巴胺,而正性肌力作用则优于多巴胺。肾血流量增加也系于心输出量增加,尿量因而增多。血浆半衰期约2—3分钟。常用剂量为每分钟2.5—10μg/kg;初始用量为每分钟2—5μg/kg。长期输注可使β—受体下调而出现失敏现象。

(3)异丙肾上腺素(Isoproterenol) 为非选择性强效β1、β2受体激动剂。能增强心肌收缩力,增加心输出量,加快心率,加速传导,并使小动脉扩张,外周阻力降低。在补足血容量的前提下,可提升收缩压,降低舒张压;但若患者血压很低,又未充分补充血容量,该药的扩血管作用可能会导致血压下降。对心肌梗塞所致心源性休克者,因该药有冠脉窃流作用,应慎用或避免使用。

(4)纳络酮(Naloxone) 休克时血中内源性阿片肽(β—内啡肽)水平增加,会导致血压降低,心输出量下降及心率减慢。阿片受体阻断剂纳络酮可拮抗内源性阿片肽对循环、呼吸的抑制作用,使各型休克的心肌收缩力增强,输出量增加,并可提高平均动脉压,改善微循环。该药血浆半衰期为45分钟。首剂用2mg,继以2mg/小时静脉滴注。

(5)间羟胺(Metaraminol) 可直接激动α—受体,并间接地通过使交感神经末稍释出去甲肾上腺素而使外周血管收缩、血压上升。对β—受体作用微弱。间羟胺可使心输出量增加,较少引起心律失常,对肾血管的收缩作用较弱,较少引起无尿,但在短期内反复应用会产生快速耐受现象,突然停药可发生低血压反跳。静脉滴注剂量为10—40mg。

(6)去甲肾上腺素(Norepinephrine) 该药非选择性激活α1、α2—肾上腺素能受体,使除冠状动脉以外的血管收缩,结果导致血压升高,外周阻力增加,微循环恶化,后负荷增加并累及心室排空。因此,心源性休克时大多不选用;而高排低阻的脓毒性休克者如应用多巴胺效果不佳时可应用。该药对β1受体作用较弱,但仍可使心肌收缩力加强,输出量增加。对冠脉的β2—受体也有作用,使冠状动脉扩张。该药一般仅用于其他升压药无效时,初始剂量约为每分钟0.05μg/kg,血浆半衰期2—3分钟,用药后收缩压升至12—13.3kPa(90—100mmHg)最适宜;>13.3kPa(100mmHg)可能致反射性心动过缓和心输出量减少。静脉滴注时需防药液外溢,以免致局部组织坏死。过大剂量会因肾缺血和肝缺血加重,从而引起急性肾功能衰竭和肝坏死。静脉输注剂量一般不宜超过每分钟1.0μg/kg左右。肺动脉高压者慎用该品。

(7)肾上腺素(Epinephrine,Adrenaline)可非选择性激动α—及β—受体。小剂量(每分钟0.005—0.2μg/kg)时,主要兴奋β—受体,使外周血管舒张,心肌收缩力及心率增加,支气管平滑肌舒张,但肾动脉血管收缩。较大剂量时,α—受体兴奋,血管收缩更明显。该品可抑制肥大细胞、血小板及嗜碱性白细胞释出组织胺、5—羟色胺、白三烯等递质。现今多用于过敏性休克及心肺复苏时。半衰期约2分钟。

(8)血管扩张剂 组织灌注量主要取决于动脉血压及血管(尤其是小动脉及微动脉)口径大小之间的平衡。当灌注压较低时,若外周阻力也降低,组织仍可获得相对足够的灌注量。休克时血管过度收缩所致微循环障碍是造成难治性休克的主要原因。血管扩张剂能舒张微循环血管,降低心脏的前、后负荷,使心脏功能得到改善,心输出量增加。目前认为:血管扩张剂尤其适用于心源性休克患者。对于左室充盈压增高,血压在10.7—13.3kPa(80—100mmHg)且心输出量低的心源性休克患者,应用血管扩张剂可能得益。但在用血管扩张剂治疗期间必须加强血压监测，以防发生血压进一步下降。对于感染性、中毒性及出血性休克者，如经充分扩张容量后仍有低血压及周围血管收缩征象者，也可试予血管扩张剂治疗。目前常用的血管扩张剂有：α—肾上腺素能受体阻滞剂(酚妥拉明、酚苄明)、M—胆碱能受体阻断剂(山莨菪碱、阿托品)、直接血管扩张剂(硝普钠、硝酸甘油)、黄嘌呤类衍生物(己酮可可碱)等。

酚妥拉明(Phentolamine)可通过α—受体阻断及直接舒张血管平滑肌双重作用使血管扩张，后负荷减轻，并有微弱的正性肌力作用，使输出量增加。该品与α—受体结合力弱，作用时间短，为短效α—受体阻断剂，一般在停止静脉滴注后30分钟即可失效(血浆半衰期约为20分钟)，易于调节剂量。持续静脉滴注速率为0.3—0.5mg/分钟(可用5—20mg加入5％葡萄糖液内输注)。

酚苄明(Phenoxybenzamine)与α—受体以共价键，牢固结合且体内消除慢，为长效α—受体阻断剂，一次给药可持续3—4天。

M—胆碱能受体阻断剂可在扩张容量基础上用于感染性及内毒素性休克。该品可改善微循环，稳定细胞膜，抑制脂质氧化和钙离子拮抗，从而具有细胞保护作用。其中大剂量阿托品因有不良反应(视力模糊、心动过速、尿潴留)而被不良作用较轻的山莨菪碱(Anisodamine)静脉滴注所取代。

直接血管扩张剂硝普钠(Sodium nitroprusside)对动脉的扩张作用大于静脉；而硝酸甘油主要扩张静脉，静脉输注时也能舒张动脉阻力血管。该类药物主要用于呈低排高阻特征的心源性休克者【PAWP＞2kPa(15mmHg)】。用药前需保证有适当的前负荷，以防血压进一步降低。硝普钠静脉滴注剂量为5—10mg，滴注速率为20—100μg/分钟或更高。一般应从小剂量开始，逐渐酌情增量。因其起效快速，需防血压突然下降，宜在监护室内监测血压和(或)肺动脉楔压，滴注过程中应将输液瓶避光包裹。

(9)其他药物　如无心力衰竭存在，无应用强心苷指征。休克患者即使有应用强心苷指征，也需严密监测其致心律失常作用的出现。

糖皮质激素在休克临床中的应用仍有争议，除非感染中毒性休克已导致肾上腺皮质功能减退，否则应取慎重态度。使用这类激素的原则是：大剂量、短疗程，并需同时应用足量抗生素，以防感染扩散。

(三)介入性治疗或外科治疗

如药物治疗未能改善休克状态，可启用主动脉内球囊反搏术治疗，这在心源性休克时尤属重要选择。

在心肌梗塞致休克者，还可选择急症经皮冠脉腔内成形术或急症冠脉旁路术。

(孟庆兰)

第十七章 二尖瓣狭窄

【概述】

成人二尖瓣狭窄几乎均由风湿热引起，但仅60%的患者有确定的风湿热历史。在近年来增多的老年患者中，风湿热病史常付阙如。非风湿性二尖瓣狭窄极为少见，其主要病因有：①先天性。②瓣环及瓣下结构退行性钙化。③恶性类癌。④结缔组织病（系统性红斑狼疮、硬皮病、类风湿性关节炎）。⑤黏多糖贮积病。⑥淀粉样物沉积等。此外，某些引起左室流入道梗阻的疾患，如左房黏液瘤、左房球形血栓和三房心等也可伪似二尖瓣狭窄。

在风湿性心脏病中，单纯性二尖瓣狭窄约占25%—40%。病理上表现为瓣膜增厚、纤维化和钙化、瓣叶连合部黏连、腱索融合，从而导致二尖瓣装置畸变、瓣口缩小呈特征性的鱼口样外观。根据病理所见，可将风湿性二尖瓣狭窄分为瓣膜主体仍有不同程度活动性的隔膜型和整个前、后瓣均已消失活动能力的漏斗型两类。以往曾将组织病理学上存在Aschoff小体视作风湿活动的特征性标志，但近年来对这一标志的可靠性已提出质疑。

【诊断】

一、临床表现的血流动力学背景

二尖瓣狭窄的特征是左房—左室间舒张期跨瓣压力阶差逾常并产生相应的舒张期湍流。正常二尖瓣瓣口面积为4—6cm^2，当瓣口面积缩小到2.0—2.5cm^2，剧烈活动才显症状。轻度狭窄者（瓣口面积＞1.5cm^2），通常在静息时并无症状，但在跨瓣血流速率或心输出量增加（如发热、感染、运动、情绪激动或妊娠时），或舒张期心室充盈减少（如心房颤动伴快速心室率）时，即可因左房压力增加而在心室快速充盈期产生低于0.6kPa（5mmHg）的跨瓣压力阶差并出现症状。中度狭窄患者瓣口面积减至1.0—1.5cm^2，在静息状态下即可产生0.6—1.3kPa（5—10mmHg）的舒张期压力阶差。这时因左房压力增高而引致肺静脉高压和肺淤血及间质性肺水肿。重度狭窄者瓣口面积已缩小至1cm^{2}以下，在整个心室舒张期均可产生1.3kPa（10mmHg）以上的跨瓣压差，并使左房压、肺静脉压、肺动脉压及肺毛细血管压力均明显升高，以致发生肺泡性肺水肿。在二尖瓣狭窄时，左房压力升高固然主要取决于瓣口面积缩小的程度，但还受左房和左室的顺应性、回心血量及并存的心房颤动等因素的影响，由此而导致临床表现的个性化。

二尖瓣狭窄常并发肺动脉高压。当左房压力轻度增高时，肺动脉压可保持正常或呈现为轻度的"被动性"肺动脉高压；当左房压力继续增高到2.7—3.3kPa（20—25mmHg）以上时，神经体液（如内皮素）介导的血管收缩会引起肺血管改变；长期肺动脉高压会诱导肺血管解剖重构（肺小动脉内膜纤维化和中层增厚），以致肺小动脉阻力增加，血管通透性下降及肺小动脉闭塞。这时严重肺淤血虽得以减缓，但右室舒张末期容量及压力均增加。当肺动脉压达6.6kPa（50mmHg）以上时，右室肥厚、扩张发生，继而引起三尖瓣返流，最后导致右心衰竭及体循环静脉淤血。

二、临床表现

1. 症状　自初发风湿热之后，患者可经历长达10—30年的无症状期。无症状期的长短视地域及社会经济发展水平而异。一旦症状显现，约经5一10年会发生心房颤动，或在20年内逐渐致残。

(1)呼吸困难　最早是劳力性呼吸困难，随肺淤血程度的进展，可出现夜间阵发性呼吸困难，端坐呼吸或急性肺水肿。凡能增加流经狭窄瓣口血液或减少左室舒张期充盈的情况，均可诱致呼吸困难。突发的呼吸困难还与肺栓塞有关，当肺血管阻力增高后，夜间阵发性呼吸困难或端坐呼吸症状反可减轻。

(2)乏力　多与前向心输出量减少有关，尤当肺血管阻力增加时，肺静脉充血症状常被乏力及周围水肿症状所取代。

(3)咯血　扩张的支气管静脉破裂出血、夜间阵发性呼吸困难、肺水肿、肺梗死，或二尖瓣狭窄并发慢性支气管炎等情况均可导致咯血，重度狭窄的终末期患者尤易发生。

(4)胸痛　少数患者可因右室肥厚或并存冠状动脉粥样硬化而致胸痛；偶而可由左房血栓栓塞冠状动脉引起。

(5)血栓栓塞　10％一20％的二尖瓣狭窄患者可发生血栓栓塞，其中脑栓塞约占75％，周围血管和内脏栓塞分别占33％和6％。老年患者及存在心房颤动者尤有栓塞的危险。据国外报道，1/3栓塞事件发生在初发心房颤动一个月之内，2/3出现在心房颤动一年之内。栓塞事件及其发生频次似与狭窄的严重程度、心输出量、左房的大小或有无心力衰竭症状无关。一旦发生了栓塞事件，再次或反复发生栓塞的机会就会增多。若栓塞发生在窦性心律背景下，则应考虑有感染性心内膜炎或阵发性心房颤动的可能性。

(6)房性心律失常　30％一40％的无症状二尖瓣狭窄者可发生心房颤动。年长者及左房扩大者(尤如伴有二尖瓣返流时)更易发生。巨大左房还可压迫食管或喉返神经，引起吞咽困难或声音嘶哑。

2. 体征　最典型的体征是第一心音亢进，舒张早期开瓣音及舒张期低调隆隆样杂音。重度狭窄的患者可呈现与肺动脉高压有关的"二尖瓣面容"及右心衰竭征象。高频的开瓣音可在心尖部或心底部听得；舒张期杂音易于遗漏，需仔细听诊。取左侧卧位用钟型听件在呼气相在心尖区细加听诊可有助发现这一低调杂音，听诊时不宜将听件紧压皮肤。

(1)影响杂音听取的因素　除上述听诊技术因素外，凡瓣膜狭窄程度极轻或极严重的狭窄(所谓"哑型"二尖瓣狭窄)、肥胖、慢性阻塞性肺病、右心室增大伴心脏顺钟向转位、心房颤动伴快速心室率、肺水肿或低心输出量状态和右心衰竭等均会使杂音减弱，甚或难以闻及。

(2)瓣膜狭窄程度的床边估计　舒张期杂音的强度是血流速度的函数，与狭窄程度未必密切相关；而杂音持续时间则往往与二尖瓣狭窄程度有关。轻度狭窄者仅现舒张晚期杂音；中度狭窄者杂音持续时间较长，且有收缩期前增强，杂音强度随狭窄程度递增。但若左心房收缩减弱，仅现舒张中期杂音。心房颤动者。如在长舒张期心搏中闻及全舒张期杂音，则提示在舒张期末仍有高于0.41kPa(3mmHg)的左房—左室压力阶差存在，属重度狭窄之征象。重度狭窄患者在杂音减轻或仅在舒张晚期闻及的同时，P_2常明显亢进。此外，第二心音与开瓣音的时距常随狭窄程度增加而缩短，而心电图中Q波与心音图上S_1的时距常随狭窄加重而延长。

（3）二尖瓣活动度的床边估计　响亮且可扪及的S_1和清脆的开瓣音常提示二尖瓣柔顺度良好。当瓣膜钙化、僵硬、变形时，上述听诊现象消失。

（4）肺动脉高压的床边估计　肺动脉高压时P_2增强并分裂，由于肺动脉扩张而出现肺动脉喷射音，或因肺动脉相对关闭不全而产生舒张早期Graham—Stell杂音，累及右室时可闻及右室S_4。右室衰竭时则可闻及右室S_3和三尖瓣返流性杂音，同时常伴颈静脉扩张及肝脏扩张性搏动。

（5）杂音的鉴别　二尖瓣舒张期杂音需与三尖瓣狭窄、心房水平的左至右分流、主动脉返流引起的Austin—Flint杂音相鉴别。重度二尖瓣返流及心室水平的左至右分流。可使流经二尖瓣的前向血流增加，从而产生舒张中期杂音，此外，某些药物（如亚硝酸盐）对杂音强度的影响也不容忽视。

3.心电图　当二尖瓣狭窄程度已产生血流动力学后果时，常呈现心电图异常，其中包括：

（1）反映左房增大的二尖瓣型P波（肢体导联上宽大并带切迹的P波和P_{V_1}终末负性向量增大）。

（2）反映肺动脉高压及右室肥大：额面QRS电轴右偏及V_1导联$R/S>1$。单纯二尖瓣狭窄者的电轴右偏程度，常与瓣口狭窄程度和肺血管阻力相关；瓣口面积$<1.2cm^2$者，额面电轴右偏常已逾60度。

（3）显现伴随的心律失常，如心房颤动等。

4.胸部X线典型表现为：

（1）左心房增大（最早出现的食管下段心房压迹。继而出现右心缘双心房影，再而呈现左侧主支气管受压上抬）。

（2）肺动脉段膨出（与肺动脉压大小有关）。

（3）不同程度肺淤血。

（4）间质性肺水肿（常示瓣膜梗阻严重。静息左房压力$<2.7kPa$(20mmHg)时Kerley B线显现率为30%；压力$>2.7kPa$(20mmHg)时70%以上可显现Kerley B线）。

（5）其他表现：二尖瓣钙化，Kerley A线。含铁血黄素沉着症，右室增大，主动脉结缩小等。

5.超声心动图　二维及多普勒超声心动图可用以了解二尖瓣及瓣下结构的形态和运动情况，测量二尖瓣口面积，评估瓣口狭窄程度，检测各腔室腔径大小，发现并存的瓣膜返流或其他瓣膜的病损，并根据三尖瓣返流速度估测肺动脉压。多普勒超声图像还可用以估测跨瓣压差，准确性高于传统的心导管技术，如今已列为检测跨瓣压差的标准方法。在判读结果时需考虑心室率的影响，同一压差在较慢心室率时测得者比在较快心室率时测得者可能意味着前者是更严重的狭窄。因此，在测定跨瓣压差时需同时报告当时的心室率。心律不规则者（如心房颤动），应报告不低于10搏的R—R间期平均值。跨瓣压差、二尖瓣口面积及肺动脉压估测值均属二尖瓣狭窄血流动力学后果的指标。在评估二尖瓣狭窄严重程度时，需结合平均跨瓣压差和瓣口面积进行判定。

在一些需要更详细了解二尖瓣返流的严重程度以及检测是否存在左房血栓以便作出治疗决策（例如二尖瓣球囊成形术）的情况下，经食管超声心动图检查在提供有关二尖瓣及瓣下结构、左右心房及房间隔、心房内血栓及瓣膜返流等高分辨率图像信息方面最具突出优势。

近年来，随着二尖瓣球囊成形术的开展，在术前对二尖瓣病理形态改变作出充分评价尤显重要。Wilkins等提出的两维超声心动图二尖瓣形态特征积分系统应运而生。该系统根据瓣膜活动度，瓣膜厚度、瓣膜钙化程度和瓣膜下结构病变范围等四项指标，每一指标再按其病变程度，均相应设立1、2、3、4四个等级分，总计为16分。病变愈严重，超声积分愈高。据此可在术前作为病例选择的依据，并可对二尖瓣球囊成形术后的即时效果进行预测。Wilkins超声积分＜8分者为理想的球囊成形术适应证；8—12分者还有相对适应证；而超声积分＞12分者属该项手术的禁忌证。高积分的术后患者发生瓣膜再狭窄的机会也相应增高。

6. 心导管检测　用心导管技术评估二尖瓣狭窄的血流动力学，目前已被多普勒超声心动图所取代。现今导管技术主要用于经皮二尖瓣球囊成形术及人工瓣膜置换术前需进行冠状动脉造影，以了解冠状动脉病变情况者，偶尔在二维超声心动图及多普勒超声检查后，仍需进一步了解二尖瓣及其他瓣膜病变或相关血流动力学状况的患者中，还需通过心导管检查获取相应信息。例如直接同步检测左房压和左室压力以正确测定跨瓣压差或用右心导管术测定肺动脉嵌楔压以间接了解左房压，但后一方法仍可产生不少潜在误差，以致过高估测跨瓣压差。鉴于跨瓣压差可无创地从多普勒超声法可靠获取，故通常不必依赖心导管技术。此外，如欲用Gorlin公式或其改良法计算二尖瓣口面积时，也需应用心导管技术。

三、评估瓣膜狭窄程度时的注意点

评估二尖瓣狭窄严重程度应同时测定瓣口面积、跨瓣压差和肺动脉压力，其中任何单一参数均不足以正确估测瓣膜狭窄的严重性，一方面是检测技术因素可影响每项单一参数的可靠性。例如，跨瓣压差可受心室率，同心血量、左心房及左心室的顺应性和药物的影响；二维超声测得的二尖瓣口面积则受探测技术、增益高低、瓣膜钙化程度、瓣口的规整性及检测时的舒张期时相所左右。另一方面，必须将症状程度与所测血流动力学参数相互印证才能作出较可靠的判断。例如，当患者运动能力已受严重限制，而跨瓣压差却相对较小；或者肺动脉压显著增高但瓣膜狭窄仅属轻度等不匹配情况，可能提示有内在肺血管疾病并存。当存在严重二尖瓣返流时，即使二尖瓣狭窄程度较轻，也可导致较高的跨瓣压差。

四、鉴别诊断

二尖瓣狭窄需与下列疾病鉴别：

1. 非风湿性瓣膜狭窄　先天性二尖瓣发育不良或闭锁，单个乳头肌、降落伞样二尖瓣，感染性心内膜炎，二尖瓣环钙化，风湿性心脏炎，功能性二尖瓣狭窄(由于左室扩张、二尖瓣口血流量增加、主动脉返流等，人工瓣膜狭窄窜三尖瓣狭窄及二尖瓣环受缩窄性心包炎压迫等。

2. 瓣膜上狭窄　左房黏液瘤。左房球型血栓，原发性或转移性肿瘤等。

【治疗】

二尖瓣狭窄本属机械性阻碍，内科治疗仅能改善症状或防治并发症而不能改变疾病进程。窦性心律的无症状轻度狭窄患者毋需治疗，但需防治风湿热或心内膜炎，并给予定期随访。无症状的较严重狭窄患者 【（二尖瓣口面积≤1.5cm², 跨瓣平均压差≥0.7kPa(5mmHg)】 需视二尖瓣装置的形态改变和肺循环压力状况选择治疗。静息肺动脉收缩压>6.7kPa(50mmHg)或肺动脉压虽<6.7kPa(50mmHg)，但运动耐力差或运动后肺动脉压可>8kPa(60mmHg)者，应考虑进行经皮二尖瓣球囊成形术，以防引起右室扩张，闭式二二尖瓣交界分离术的适应证和效果与二尖瓣球鞋成形术相似。二尖瓣口面积≤1.5cm²，但有心功能不全症状或合并重度肺动脉高压 【8—10.67kPa(60—80mmHg)】 ，尤其是瓣膜下结构条件不适宜作二尖瓣球囊成形术者。以及有左房血栓或反复发生体循环栓塞症者，宜选择外科治疗(直视式二尖瓣分离术或人工瓣膜置换术)，对有症状的二尖瓣重度钙化患者.更适宜人工瓣膜置换术治疗。

一、内科处理

1. 预防风湿热和感染性心内膜炎(见相应章节) 特别是30岁以前患者尤需积极防治风湿热反复发作。

2. 避免剧烈体力活动体力活动 引起心动过速可致左室舒张期充盈减少及跨瓣压差增加，或因左房压力增高而促发肺水肿，如心率增快引起症状者，服用β—受体阻滞利或钙拮抗利可能有益。

3. 肺淤血和急性肺水肿 肺淤血时应限制钠盐摄入(<2g/日)，并给予间歇性利尿。硝酸酯类药物虽可扩张静脉、减少静脉回流而降低左房压，但静脉用药时仍有轻度扩张小动脉作用，可能导致单纯二尖瓣狭窄者动脉血压下降。此外，该类药物的反射性增快心率作用，对二尖瓣狭窄患者有所不利。

急性肺水肿的紧急处理可参阅有关章节。但需强调指出：单纯；二尖瓣狭窄因机械性阻塞诱发急性肺水肿时，应避免使用正性肌力药及扩张动脉为主的药物；然而，当存在心房颤动伴快速心室率时，仍可经静脉小心投予毛地黄类药物以减慢心室率。另一种治疗选择是，经静脉投用β—受体阻滞剂以期减慢心率，延长房室结传导，降低心输出量，从而降低二尖瓣跨瓣压差。减轻左心房及肺静脉与肺毛细血管压力。以改善症状。

4. 右心衰竭 除限制钠盐摄入及加强利尿外，即使在窦性心律者，应用地高辛仍可能有益，如需更强效正性肌力作用，可短期使用无明显增加心率作用的磷酸二酯酶抑制剂(米力农、氨力农)。

5. 咯血 二尖瓣狭窄并发大咯血的治疗目标是：迅速降低肺动脉压而非单纯应用止血剂。除镇静剂外，应给予强效利尿剂-患者不要试图控制血液咯出，以免引起窒息。

6. 心房颤动 急性发作的心房颤动常伴快速心室率，宜用药物或直流电击复律术控制心室率和恢复窦性节律，并用抗凝剂防止血栓栓塞。一般原则是：凡快速性房颤危及血流动力学稳定性者(出现低血压及休克、晕厥或诱致急性肺水肿)，应在房颤发生后24—48小时内进行直流电击复律术，并在复律前、复律时及复律后静脉投予肝素。若房颤发作时血流动力学稳定，可先进行药物减慢心室率，继而作择期复律术。所用控制心室率药物，包括洋地黄类、维拉帕米、地尔硫卓、β—受体阻滞剂艾司洛尔等，具体投药剂量及用药注意点可参阅抗心律失常治疗有关章节。择期复律首选电复律，电复律失败或患者拒绝电复律者可试予药物复律。能使房颤心律转复的药物有：钠通道阻断剂奎尼丁和普罗帕酮，以及钾通道阻断剂索他洛尔、胺碘酮和dofetilide等。dofetilide转复并维持窦性心律的作用优于胺碘酮及索他洛尔，但有致尖端扭转性室性心动过速的不良反应，并需按肾功能和QTc间期调整剂量，在治疗初期3天内应住院监护心电。凡择期复律的患者宜于静脉滴注肝素或口服华法林抗凝3—4周，并需经食管超声检查排除左房血栓后进行。复律失败者或复律后房颤复发者则以药物减慢心室率为治疗原则。心室率的控制目标为静息时60—80次/分钟，日常活动时一般不超过90—120次/分钟。

对于持续已久的房颤，如病程未超过一年，特别是左心房直径在50mm以下者，如无其他禁忌(如病态窦房结、房室传导阻滞、心腔内血栓形成等)，仍可试行电复律或药物复律。未行复律或复律失败者可用地高辛和(或)β—受体阻滞剂，或钙拮抗剂(地尔硫卓)控制心室率至目标水平。并应长期使用抗凝剂预防心房内血栓形成。

7. 预防血栓栓塞 如上所述，凡二尖瓣狭窄并发心房颤动者皆有长期华法林抗凝治疗的指征。为减少与复律有关的栓塞并发症，在复律前、后各需进行3—4周抗凝治疗。复律前的抗凝治疗旨在使新形成的血栓稳定化(约需时2周以上)；电复律后心房肌顿抑的恢复也需时2周以上，在这时期内仍有新生血栓形成的可能性。阵发性房颤频发者及左房明显扩大并有发生房颤危险者，或曾有栓塞史者均属栓塞高危患者，均应给予抗凝治疗。对于有二尖瓣狭窄背景的房颤患者，应首选华法林口服抗凝，并需随时根据所监测的凝血酶原时间来调整剂量，使国际标准化比值(INR)保持在2.5—3.5范围之内(正常参考范围为0.98—1.18)。INR<2.0提示抗凝不足；INR>4.5则可能出现出血倾向。虽然还无一项随机化试验足以核实抗凝治疗，可使二尖瓣狭窄患者避免发生栓塞事件，但一些回顾性研究已显示，原先有栓塞现象的患者经抗凝治疗后，肺栓塞和体循环栓塞事件的发生率可减少4—15倍。至于在未曾发生栓塞事件的二尖瓣狭窄伴窦性心律患者中，是否要进行抗凝治疗尚有争议，这是因为在这类患者中发生栓塞事件的危险性还未被确定之故。

二、经皮二尖瓣球囊成形术

适应证：①存在轻度以上症状(纽约心脏病学会心功能分级≥2级)。②瓣口面积<1.5cm²，或已有明显肺动脉高压 【(肺动脉收缩压>7.3kPa(55mmHg)】3。③瓣膜条件较好(Wilkins超声积分≤8分效果较理想；积分≥11分者，效果差，不宜作介入性治疗；积分在9—11者需视瓣膜和瓣下结构情况来选择患者，已有瓣膜广泛钙化或瓣下结构融合、挛缩或钙化者常难取得预期效果)。④不适合做外科手术者。

禁忌证：①瓣膜条件差且伴小度以上二尖瓣返流者。②合并左房或左心耳血栓且经抗凝治疗后仍未消失者。③伴有中度以上主动脉瓣返流或狭窄者。④有风湿热活动者。⑤存在感染性心内膜炎或其他感染者。

术前准备：①完成全面体检及常规实验室检查(包括心电图、心脏X摄片、血、尿常规、肝、肾功能及肝炎血清学检查，血清电解质及出、凝血时间和凝血酶原时间，风湿活动性指标等)。②超声心动图检查，并按超声积分选择患者或剔除非适应证患者。③心房颤动患者应做经食管超声检查，排除左房或左心耳血栓形成。④凡心房颤动患者，于术前4—8周宜给予华法林抗凝治疗，直到术前3天再停药。⑤碘过敏试验及抗生素皮肤试验。

术后效果及并发症：在二尖瓣结构状况选择得当的患者中，手术成功率高，并发症少，且在3—7年的随访期中，约80%—90%的患者可继续保持临床改善，其效果不亚于二尖瓣交界分离术。虽然年龄、NYHA心功能分级、瓣膜狭窄的严重程度和肺动脉压力大小均可影响手术效果，但最关键的因素当推术前的瓣膜结构状况。瓣膜钙化、增厚、活动度差及有钙化性交界粘连和瓣下结构病变者，急性并发症和瓣膜再狭窄的发生率也高。成功的病例，其二尖瓣口面积常保持在$1.5cm^2$以上且无并发症出现。二尖瓣球囊成形术后症状复发者，常起因于二尖瓣术后再狭窄、二尖瓣返流的出现或加重、原有的其他瓣膜病或并存其他肺疾患的影响等。

二尖瓣球囊成形术的严重并发症有：心脏穿破、心脏压塞、急性二尖瓣大量返流与肺水肿、血栓栓塞、恶性室性心律失常或重度房室传导阻滞、心房水平的左向右分流等。所幸的是，这些并发症发生率很低。随着操作经验的积累，并发症的发小率和总体病死率均可进一步下降。

三、外科治疗

二尖瓣狭窄的外科治疗包括：①闭式二尖瓣交界分离术。②直视下二尖瓣瓣膜成形术。③人工瓣膜置换术(生物瓣或机械瓣)。凡年龄在20—50岁间，瓣口面积小于$1.0cm^2$，跨瓣压差大于1.3kPa(10mmHg)，左心功能Ⅱ一Ⅲ级，且无风湿活动、感染性心内膜炎及严重肝、肾功能障碍者，皆有手术指征。有症状而未手术的患者，其5年生存率为62%—80%．栓塞发生率为20%。选择合适病例是影响手术疗效的首要条件。交界分离术虽不能完全解除狭窄，但可持久地改善症状和病死率，且术后毋需抗凝治疗，故轻至中度症状而无瓣膜钙化或二尖瓣关闭不全及明显主动脉瓣病变者，应尽早进行二尖瓣交界分离术。然而，其中很大部分患者已被二尖瓣球囊介入治疗所取代。若并存二尖瓣关闭不全，而超声心动图提示瓣膜仍可修复者，可进行直视下二尖瓣成形。直视术后心脏指数和瓣口面积的增加优于闭式交界分离术，有左心房血栓者更宜选择直视手术。瓣膜畸形患者可做人工瓣膜置换术，其手术风险取决于年龄、左室功能状况、伴随的冠心病及其他多种因素。置换术后患者大多恢复良好，但仍可能有轻度射血分数下降，术前并存二尖瓣关闭不全及左室舒张末和收缩末腔径增大者，尤其可能在术后出现血流动力学异常，机械瓣置换术后需终身抗凝治疗。

(孟庆兰)

第十八章　风湿热

【概述】　风湿热(Rheumatic fever，简称RF)是指咽部甲组乙型溶血性链球菌(化脓性链球菌)感染后，在具有易感基因宿主中所引发的一种全身性异常免疫过程。临床、流行病学和免疫学的证据均表明：只有咽部的甲组链球菌感染，才能导致风湿热发作。发病的潜伏期一般为2—3周，但也可在感染后1周或晚至5周发病。在发达国家，风湿热的发病已呈明显下降趋势，但也有暴发性流行。在发展中国家，儿童与少年的风湿热和风湿性心脏病的发病率和患病率仍很高。我国以东北和华北地区发病率最高，华东、华中、西南、西北居次，华南较少。初发年龄多在5—15岁，4岁之前和40岁以后极少发病。风湿热炎性病变常累及全身结缔组织，此乃链球菌感染后的宿主免疫反应所致。其中以心脏、关节、皮肤、皮下组织和中枢神经系统受累最为显著。每次发作的病理过程，包括变性渗出(持续约1—2个月)、增殖(持续约3—4个月)和纤维化等时序。由于该病易反复发作，故上述发展过程常交叉存在。最具特征性的病变是血管周围肉芽肿(aschoff小体)形成，曾认为这是风湿活动的标志。急性风湿热初发引起心脏炎或瓣膜炎者，病变可为自限性或缓慢进展导致瓣膜变形(瓣膜病)。

【诊断】
没有哪种单一症状、体征或实验室检查能特异性地诊断出急性风湿热。为防止诊断过滥，临床上沿用已久的Jones标准仍有助于急性风湿热首次发作的确定，但该标准并非用以测定风湿热活动性或预测病程、病情的严重性。急性风湿热的诊断应完全符合标准的要求，据1992年修订的Jones标准，凡有明确的前驱A组链球菌感染证据，并具两项主要临床表现或一项主要表现加两项次要表现者，即提示患有急性风湿热的可能性，若无前驱的A组链球菌感染证据，则诊断尚属可疑，应密切随访。然而，有A组链球菌咽炎后的躯体征象，却缺乏风湿热主要临床表现者。也不宜贸然诊断为急性风湿热。只有下列3种情况才允许经足够时间以排除另一种诊断的可能性后，可不必严格遵循Jones标准而作出急性风湿热诊断，包括：①以舞蹈症为惟一表现者。②隐袭发病且进展缓慢的迟发性心脏炎者(常因心力衰竭而首次就诊。③有可靠风湿热或风湿性心脏病病史者，在再次A组链球菌感染后出现的风湿热反复发作。Jones标准可提供诊断参考，但并非代作临床判断，对于不典型的轻症病例，Jones标准难免会导致漏诊或误诊。

一、主要表现

(一)心脏炎　急性风湿热每在不同程度上累及心内膜、心肌及心包，几乎总有瓣膜炎的杂音存在。若无瓣膜杂音，对单独出现的心肌炎，或心包炎的风湿性病因定性亟须慎重。

1.瓣膜炎　风湿性瓣膜炎主要累及二尖瓣(占95%—98%)，主动脉瓣受累居次(20%—35%)但极少单独受到侵犯；累及三尖瓣及肺动脉瓣者分别为5%和接近1%。凡以往无风湿性心脏病者，若新近出现心尖区高调收缩期吹风样杂音片伴或不伴有心尖区舒张中期杂音。

或心底部主动脉瓣区返流性杂音者，应疑及风湿性瓣膜炎可能性；但孤立的主动脉瓣杂音在急性风湿性心脏炎中极为少见。

瓣膜杂音在风湿性心脏炎诊断中颇为重要，但需与功能性杂音、各种先天性心脏缺陷所引起的杂音、二尖瓣脱垂、肥厚型心肌病、慢性心瓣膜病等细加鉴别。

2. 心肌炎 轻症患者可无临床表现。通常可呈现为心动过速、过早搏动、传导异常和其他心律失常。心肌严重受累时可表现为心脏扩大、奔马律及充血性心力衰竭。然而，无瓣膜炎的心肌炎常非风湿热所致。

3. 心包炎 风湿热累及心包可引起胸痛、心包摩擦音及心包积液，但极少引起心脏压塞及缩窄性心包炎，不伴瓣膜炎的心包炎极少系风湿热所致，这时应与感染性心包炎、类风湿性关节炎及其他结缔组织病等鉴别。成年发病的风湿热较少发生心包炎。

(二)多关节炎 典型病例表现为大关节相继对称性受累的游走性多关节炎。关节的红、肿、痛、热和功能障碍等炎症表现对水杨酸盐或非类固醇抗炎药的治疗反应极好，且不会导致永久性关节畸形。每一关节炎症最多持续1一2周，所有受累关节总发作时间约持续4周。单一关节受累也可见于成年发病者，但不能列为风湿热的主要表现。手、足、脊椎小关节受累不多见，应与类风湿性关节炎、链球菌感染后状态及其他感染性关节炎相鉴别。若投用水杨酸盐治疗48小时后，关节症状仍无明显改善者，应对急性风湿热的诊断重加评估。

(三)舞蹈症 Sydenham舞蹈症多见于儿童及女性，常为风湿热的晚期表现，一般在链球菌感染后2—6个月发病，这时风湿热的其他表现可能已不存在，新近A组链球菌感染的证据常付阙如，患者常呈现躯干和(或)肢体非自主性、无目的的快速运动，在面部、舌和上肢尤为明显，常伴有肌无力、共济失调和情绪不稳定等症状。有时舞蹈症可单独出现。该症需与颤搐、手足徐动症、Huntington舞蹈症、Wilson病及系统性红斑狼疮等鉴别。

(四)环形红斑 主要见于躯干和肢体近端内侧.不见于脸部，为一过性和游走性、无瘙痒感的粉红色皮疹，其边缘稍隆起，中心区苍白。环形红斑为风湿热的罕见表现。

(五)皮下结节 为豌豆大坚硬无痛性结节，与皮肤不粘连，常位于肘、膝、腕、踝、指(趾)等关节伸侧及枕骨区或胸椎、腰椎棘突等处，是风湿热的少见表现，且多见于心脏炎者，持续数日至数周。

二、次要表现

(一)临床所见

1. 关节痛 一个或多个关节疼痛，但无炎症表现。

2. 发热 常见于未经治疗的风湿热病程初期，每伴有多汗。

(二)实验室所见

1. 急性时相反应物增高(提示炎症过程存在)。

(1)血沉加速。

(2)C—反应蛋白增高。

2. P—R间期延长 单独出现时不能提示为心肌炎。

三、支持前驱A组链球菌感染的证据

（一）咽拭培养　　由于A组链球菌感染至急性风湿热发病之间的潜伏期长达10天以上，且咽拭培养前常已投用抗生素，故培养的阳性率仅约11%—25%。但阳性结果也难于区分系新近感染抑或为慢性带菌者。

（二）链球菌抗体检测　　根据链球菌细胞外产物抗体滴度的升高，虽不能诊断为急性风湿热，但可提示有近期链球菌感染。急性风湿热症状的显现常与链球菌抗体应答高峰重合，但仍有约10%病例缺乏血清学证据。

1. 抗链球菌溶血素O(ASO，＞500单位为增高)　　在链球菌感染后2周，即见抗体滴度上升，4—6周达高峰，自急性风湿热发病始，高滴度抗体约可维持2—3个月，以后渐行下降。抗体水平的正常值范围受人群的年龄、地理区域、流行病学环境和季节等因素影响，滴度水平增高程度与病情严重度无关，滴度下降速度也与病程无关，一次检测结果取决于多种因素(如感染的期限、感染的严重程度及细菌的抗原性)，即使是严重的链球菌感染，也可有部分患者无明显滴度增高，因此，一次检测滴度不增高并不能完全排除急性风湿热的可能性，这时宜检测其他链球菌抗体以助判断。

2. 抗脱氧核糖核酸酶B(ADNase B，＞250单位为异常)　　一般用于ASO不增高的患者，其重复性较好，且滴度增高可持续数周至数月。

3. 其他　　还有抗链激酶(ASK，＞80单位为增高)；抗透明质酸酶(AH，＞128单位为增高)；抗烟酰胺腺嘌呤二核苷酶(ANADase)；抗二磷酸吡啶核苷酸酶(ADPNase)等。

在风湿热诊断中，A组链球菌感染的免疫学证据极为重要。除前述Jones标准外，凡遇酷似风湿热而血清学试验未能证实近期有链球菌感染者，宜慎下急性风湿热诊断。

四、Jones标准以外的其他表现

（一）临床方面　　与体温不成比例的心动过速、睡眠时脉搏增快、腹痛、鼻出血、贫血、脉管炎(脑、肺、大动脉及冠状动脉)等虽无单独的诊断意义，但可为风湿热提供附加的证据。风湿性肺炎和风湿性胸膜炎也可在急性风湿热，时显现。

（二）实验室检查方面　　针对链球菌的血清抗M蛋白抗体和针对心脏抗原的抗体。如抗肌球蛋白抗体、抗肌动蛋白抗体等增高以及许多细胞免疫激活的标志物，如白介素(1L—6，IL—8)和肿瘤坏死因子(TNFa)水平增高及自然杀伤细胞(NK)活性降低等也可在急性风湿热时显现。

五、鉴别诊断

风湿热需与类风湿性关节炎、结核变态反应性关节炎、链球菌感染后反应性关节炎、其他骨关节炎、Lyme病、系统性红斑狼疮、Behcet病、镰形细胞贫血、病毒性及其他病因心肌炎、心内膜炎、甚至外科急腹症等鉴别。

【治疗】

一、一般处理

急性风湿热自然病程平均为3个月.重症心脏炎者可延至6个月。所有患者在病初3—1

周均应卧床休息。患明显心脏炎及下肢关节炎者在病初更需绝对卧床，并发心力衰竭者必须卧休至心力衰竭控制为止。一般在发热及症状消退、静息时心率及心电图恢复正常、血沉及C反应蛋白复原后应尽早起床活动，并在以后3—6个月的恢复期内，仍需视心功能状况酌情逐步增加活动量。此外，除适当注意补充维生素及合理营养外，还需消除患者由不必要担心而产生的病残意识。

二、抗生素

抗生素治疗旨在消除滞留上呼吸道的A组链球菌。以防病情加重或风湿热复发，但并不能影响风湿热的病程。抗菌治疗需及时、足量，而疗程则应个体化。通常首选青霉素G80万单位，每日肌肉注射2次，共10—14天或更久；也可给予普鲁卡因青霉素80万单位，每日肌肉注射1次，共10—14天以上，对青霉素过敏者，可改服红霉素0.25—0.5g，每日4次，共10天；或林可霉素0.6g。每日肌肉注射2次，共10—14天。其他大环内酯类药物，如罗红霉素（Roxithromycin）或阿齐霉素（Azithromycin）等，抗菌谱多与红霉素相仿，口服吸收更好，也可在特定病例中使用。头孢菌素类药物也可清除链球菌，但通常不推荐作首选用药。制菌药物，如磺胺类则不宜给予。一旦抗菌疗程结束，应启动风湿热二级预防。

三、抗炎治疗

抗炎治疗可缓解症状和体征，但不能改变风湿热自然病程或阻遏并发症的发生。停用该类药物后可出现临床反跳现象，故疗程至少应持续6—12周，甚至可长达3—6个月。疗程长短需视风湿热病程、临床病情、并发症的有无、治疗反应和对药物的耐受性等因素而定。

（一）水杨酸盐　水杨酸盐适用于关节炎和无心脏增大的轻症心脏炎病例。该类药物虽不能阻遏心瓣膜病的发生，但对多关节炎却疗效显著，若经足够剂量治疗后48小时仍未改善关节症状，则急性风湿热诊断应重予审定。

水杨酸盐主要通过抑制环氧酶以减少前列腺素生成而起抗炎作用。前列腺素生成减少还可大大减轻其他炎症介质（如组胺、缓激肽、透明质酸酶、溶酶体酶等）的致炎作用。其中最常用的是阿司匹林（乙酰水杨酸）。成人剂量一般为每日4—6g，分4—6次口服。服用时应逐渐增量，待症状体征控制、血沉及C反应蛋白恢复正常后（约需1—2周左右），可剂量减半，共维持6—12周或更久。阿司匹林的乙酰基活性颇强，可与多种核苷作用而出现不良反应。除药物本身可直接刺激胃黏膜外，主要是胃黏膜前列腺素合成受抑制，引起黏膜缺血性损伤，导致食欲不振、恶心、呕吐、腹痛、嗳酸、溃疡发生及消化道出血等不良反应。长期大剂量用药者多半有消化道症状。同时给予抗酸剂（氢氧化铝、硫糖铝等，或H_2受体拮抗剂（雷尼替丁等）有助于改善症状，但未必能防止药物诱发溃疡。碳酸氢钠可加速该药排泄而影响疗效，故不宜使用。肠衣阿司匹林吸收较延迟，且吸收率受制剂质量影响，难以保证适当的血药浓度。阿司匹林还可减少尿酸排出，使出血时间延迟、转氨酶升高、引起过敏性哮喘或毒性反应（耳鸣、过度换气等），因此用药期内应加强治疗监测。

对阿司匹林过敏或不能耐受者可试予其他非甾体抗炎药，如氯灭酸（Chlorfenamic acid. 0.2—0.4g，每日3次）、贝诺酯（Benorilate，0.5—1.5g，每日3次）或保泰松（Phenylbutazone，0.1—0.2g，每日3次）等。

（二）肾上腺皮质激素 糖皮质激素一般应留给危及生命的重症心脏炎者或经水杨酸盐及其他抗风湿热药物治疗效果不佳者使用。与水杨酸盐一样，该类药物虽可有效地改善关节症状及控制发热，但未必能缩短风湿热病程或限制瓣膜损害。糖皮质激素治疗的开始剂量宜大，一旦症状好转，应逐渐减少剂量，直到改为维持量，总疗程为8—12周。停药前可加用阿司匹林，剂量为单独用药量的1/3—1；2，以防停药后症状反跳。停用类固醇激素后续用阿司匹林4—8周。对长疗程皮质激素治疗者，在停药前3天内，可每日静脉滴注促肾上腺皮质激素（ACTH）12.5—25单位，以避免临床反跳现象。

通常首选泼尼松，成人40—60mg/日，重症者可增至80—100mg/日，分3—4次口服。至症状消失，心率、心电图、血沉及C反应蛋白恢复正常后，每隔5—7天减量5—10mg，同时加服阿司匹林。维持量为5—10mg，总疗程2—3个月。也可用地塞米松，4.5—6.0mg/日，分3—4次口服；维持量为0.75—1.50mg，总疗程2—3个月。重症病例可给予氢化可的松，200—500mg/日，或地塞米松，每日0.25—0.30mg，/kg（相当10—20mg/日静脉滴注）。病情稳定后改为口服维持。停药前滴注ACTH3天。

四、对症处理

针对急性风湿热病程中并发的心力衰竭、心律失常、心包炎伴积液等情况进行相应处理。

【预防】

一、一级预防(防止急性风湿热初发)

对上呼吸道A族链球菌感染者应及早给予抗生素治疗，其中以青霉素为首选，其次可选用红霉素类及头孢菌素类。除药物预防外，在学校和社区内应加强卫生健康教育。为控制风湿热和风湿性心脏病流行，规划风湿热的一级预防，亟需建立最新的全国性或地区性流行病学资料。

二、二级预防(防止风湿热复发)

就目前而言，二级预防应属重点。在有条件的地区或社区，需建立风湿热患者的随访制度，以及时指导和及早推行定期预防性处理。急性风湿热愈后患者的预防，以定期肌肉注射长效青霉素最为有效，每月肌肉注射苄星青霉素120万单位，对大多数患者足可达到有效预防，对青霉素过敏者可改用红霉素口服（0.25g，每日2次）。

二级预防持续时间需个体化，初发时年龄越小，复发可能性越大；青春期后复发率随年龄递增而下降。初发时有心脏炎者比心脏未受累者更易复发心脏炎，多数复发出现在初发后5年内。因此，原无心脏炎者至少应预防5年；有心脏受累者应预防至25岁或更久；瓣膜病者，甚至需终身二级预防；曾作瓣膜病手术治疗者仍有风湿热复发的危险，也需酌情给予二级预防措施。

（孟庆兰）

第十九章　急性心肌梗塞

【概述】

急性心肌梗塞(acute myocardial infarction，AMI)大部分是由冠状动脉粥样硬化、粥样斑块使冠状动脉狭窄，心肌血流减少；某些情况下，斑块破裂、出血及血栓形成，又进一步加重管腔狭窄，甚至完全闭塞，心肌细胞出现缺血性损伤。当缺血持续存在并进一步加重，心肌就会出现不可逆的损害，即心肌梗塞。只有少数的心肌梗塞是由于非动脉粥样硬化的病因所造成，如动脉炎、先天性冠状动脉异常、主动脉夹层等。急性心肌梗塞的发病率会随年龄增长而逐渐增高，男性发病高峰为51—60岁，女性为61—70岁。该病男性多于女性，比例在1.9：1至5.1：1之间，随年龄增长男女比例的差别逐渐缩小。许多患者有冠心病的四大易患因素：如高血压、糖尿病、高血脂及吸烟史。该病在欧美国家常见，在美国每年有近150万人患AMI。近年来，我国的AMI发病率有上升趋势，北方AMI发病率一般高于南方，城市高于农村。应引起重视。

【诊断】

一、临床表现

(一)先兆　常表现为胸闷，类似心绞痛发作。但常在休息或轻度体力活动后发生，应当归入不稳定型心绞痛。在因不稳定型心绞痛收入院的患者中，有10%发生心肌梗塞，需引起注意。此外，还有全身不适，疲乏等先兆症状。

(二)症状

1.疼痛　疼痛程度不同，大部分患者疼痛剧烈，甚至难以忍受。疼痛持续时间超过30分钟，一般为数小时。性质多为紧缩感、压榨感，但也有患者描述为刀割或烧灼感。部位多在胸骨后，可放射至双侧心前区，但左侧多见，还可放射至左臂。部分患者疼痛可在上腹部，常误诊为消化不良。有些患者，特别是老年患者、糖尿患者，AMI常无胸痛，而表现为急性左心衰，胸部不适，不明原因休克、昏厥，对此需高度警惕。

2.消化道症状　50%患者有恶心、呕吐、与迷走反射有关。在下壁心肌梗塞中多见，而前壁心梗少见。部分疼痛在上腹部，若伴有恶心、呕吐，常误诊为急性胆囊炎、胃炎、消化性溃疡。

3.心律失常　心肌梗塞后早期发生率高，甚至许多患者在发病后1小时内即死于严重心律失常，多为室颤。在患者进入CCU监护后仍可见到各种心律失常。以往认为：频发室早(>5次)多源性室早，室早呈R—on—T，成对出现预示室颤可能，而称之为警告性心律失常。但研究表明：许多有警告性心律失常的患者并未发生心室颤动，而发生心室颤动的患者多数并无警告性心律失常，目前认为其预示心室颤动的敏感性及特异性均差。因此有人对过去提出的在急性期内任何类型心室早搏，均应当作警告性心律失常，现对积极治疗预防性用药的观点提出疑义。AMI后期发生的持续性室速常提示左室功能不全、住院及长期病死率高。窦缓在下壁及后壁心肌梗塞中多见。其他可有各种房室传导阻滞和束支阻滞。严重者发生完全性房室传导阻滞，下壁心肌梗塞易发生房室传导阻滞，是供血给房室结的右冠状动脉阻塞所致，其阻滞部位多在希氏束以上，预后较好。前壁心肌梗塞发生房室传导阻滞时，往往是多个束支同时发生传导阻滞的结果，其阻滞部位在希氏束以下，说明梗塞范围广泛，预后较差。室上性心律失常，如室上性心动过速、心房扑动、心房颤动等则较少，多发生在心力衰竭过程中。

4. 心源性休克　是严重左室衰竭的表现，80％是由于左室心肌广泛受损，其他可由于室间隔穿孔或乳头肌断裂、右室心肌梗塞等。近年来，大量研究显示，其发生率为7％左右，其中10％患者在入院当时即发生，90％在入院后发生。表现左室充盈压上升、低心排血量、低血压【收缩压＜10.7kPa(80mmHg)】和重要脏器灌注不足。临床表现为患者烦躁不安、皮肤湿冷、脉细速、大汗淋漓、尿量减少(～20ml川、时)、神志迟钝等。

5. 心力衰竭　主要是急性左心衰竭，是梗塞后心肌收缩力显著减弱或顺应性降低所致。患者出现呼吸困难、咳嗽、紫绀、烦躁等，严重者可发生肺水肿或进而发生右心衰竭表现，出现颈静脉怒张、肝肿痛和水肿等。右心室心肌梗塞时，一开始即可出现右心衰竭表现。

6. 其他症状　包括虚弱、中度发热、头昏、心悸、冷汗及频死感。还有少部分患者可以脑栓塞或身体其他体动脉栓塞为首发症状。

(三)体征　心脏浊音界可轻度至中度增大，心率增快或减慢，心尖区第一心音减弱，可出现第三或第四心音奔马律，约10％一20％患者在发病后2—3天可出现心包摩擦音，大多在1一2天内消失，少数持续1周以上。发生二尖瓣乳头肌功能失调者，心尖区可出现粗糙的收缩期杂音，发生心室间隔穿孔者，胸骨左下方会出现响亮的收缩期杂音，发生心律失常、休克或出现有关心力衰竭的体征和血压变化。

二、实验室检查

(一)心肌酶测定　肌酸磷酸激酶(CK)，在发病后4—8小时升高，24小时达到高峰，2—3天恢复正常。当出现再灌注时峰值提前，该指标敏感性高，但特异性差，骨骼肌疾病、运动后或肺动脉栓塞等也会增高。肌酸磷酸激酶有3种同工酶，即CK—MB、CK—MM和CK—BB。其中CK—MB来自心肌，其诊断敏感性和特异性均高。它升高的幅度和持续时间常用于判定梗塞的范围和严重性。天冬氨酸转氨酶(AST或GOT)在发病后6—12小时升高，24—48小时达高峰，3—6天后降至正常。但由于假阳性多，肝炎或者骨骼肌疾病均可升高，国外目前已不作为诊断AMI的常规试验。乳酸脱氢酶(LDH)在AMI后1一2天开始升高，3—6天达到高峰，8一14天恢复正常，它有5种同工酶，其中LDH_1来源于心肌，在急性心肌梗塞后数小时，总乳酸脱氢酶还没出现前就已出现，其阳性率超过95％。

(二)心脏特异性的肌钙蛋白　肌钙蛋白复合物由3个亚单位组成。分别为TnC、TnI和TnT。TnT和TnI虽存在于骨骼肌中，但其与心肌中氨基酸序列不同，可测出的心脏特异性cT—nT和cTnI，具有高度的组织特异性，与骨骼肌无交叉反应，剧烈运动、急性或慢性骨骼肌疾病、非心脏性手术围手术期均为阴性。cTnT的分子量为3.8万，cTnI为2.3万，两者都较CK—MB的分子量小，且有一部分存在于胞浆中，当心肌损伤时较易释放，因而较CK—MB检查更敏感。两者在胸痛后3小时即可升高，cTnI可持续升高7一10天，cTnT可持续升高10一14天，两者不仅能早期诊断AMI，对较晚来就诊的患者也可检测到阳性结果而作出诊断。cTnT升高幅度在Q波型AMI患者90％均＞3.0ng/ml，非Q波型AMI患者＞3.0ng/ml占

24.7%，而不稳定型心绞痛升高幅度一般在0.1—0.3ng/ml。但cTnT和cTnI增高持续时间较长的特点，不利于近日内再梗塞或梗塞再延展的诊断。

（三）其他指标

1. 白细胞计数　在心肌梗塞后2小时升高，2—4天达高峰，1周回至正常。白细胞计数在1.2万—1.5万，有时可高达2万之间，中性粒细胞增多。

2. 红细胞沉降率　常增快，并可持续1—3周。

3. 血糖　高血糖常出现在AMI后，不仅见于糖尿病患者，也还见于少数非糖尿病病者，在这些患者糖耐量可能需要几周的时间才能恢复正常。

4. 血脂测定　血脂水平受诸多因素影响，除非在AMI早期（24—48小时）检查，否则至少宜延迟到梗塞后8周。因为人院后的24—48小时总胆固醇和HDI，保持或接近基础值，但以后普遍地很快下降，而后者比前者下降更明显。

三、心电图

目前一系列心电图进行性和特征性改变仍是诊断AMI的主要手段。

特征性改变：①宽而深的Q波（病理性Q波），出现在面向心肌坏死区的导联。②ST段弓背向上抬高，出现在面向坏死区周围心肌损伤区的导联。③T波倒置，出现在面向损伤区周围心肌缺血区的导联。

动态改变：①起病数小时内（超急性期），可无异常或仅出现异常高大两肢不对称的T波。②数小时后，ST段明显抬高，弓背向上，与直立的T波相连，形成单相曲线。1—2日内出现病理性Q波，同时R波振幅减低。Q波一旦出现，以后70%—80%永久存在。少数患者Q波可变小，甚至完全消失。③ST段抬高持续数日至两周左右，逐渐回到基线水平，T波可变为平坦或倒置。④数周至数月后，T波呈V型倒置，两肢对称，波谷尖锐，T波倒置，可永久存在，也可在数月至数年内逐渐恢复。

梗塞部位的定位诊断

表26　心肌梗塞的心电图诊断

导联	室间隔	局部前臂	前侧壁	广泛前臂	下壁	下间壁	下侧壁	高侧壁	正后壁
V1	+			+		+			
V2	+			+		+			
V3	+	+		+		+			
V4		+		+					
V5		+	+	+					
V6			+					+	
V7			+					+	+
V8									+
AVR									
AVL			+	±	−	−	−	+	
AVF					+	+	+	−	
I			+	±	−	−	−	+	
II					+	+	+	−	
III					+	+	+	−	

注：十为正面改变，表示典型Q波，ST段上抬及T波变化。

—为反面改变，表示与上述相反的变化。

±可能有正面改变。

*即膈面。右心室心肌梗塞不易从心电图得到证实，但V4R导联的ST段抬高，可做为下壁心肌梗塞扩展到右心室的参考指标。

**在V5、V6、V7导联高1—2肋处，有正面改变。

***V1、V2导联R波增高。

无Q波心肌梗塞：无病理性Q波，除AVR表现为ST段抬高外，普遍性的ST段压低、也可仅有T波改变或ST段上抬。

四、超声心动图和放射性核素心肌显像

一般不作为急性期诊断用。但可用于明确梗塞范围，观察心室壁的活动和左心室的射血分数，有助于判断心室功能，诊断梗塞后造成室壁动作失调和室壁瘤。

五、并发症的诊断

(一)乳头肌功能不全和断裂　造成二尖瓣关闭不全，轻度二尖瓣返流可无任何症状，体检可在二尖瓣听诊区闻及收缩期杂音。乳头肌缺血所致的二尖瓣返流可呈间断性，在心绞痛发作时出现，缺血缓解后症状消失。乳头肌断裂大多发生在AMI后第一周，突发心功能不全、急性肺水肿或心源性休克，常可在二尖瓣区闻及粗糙的全收缩期杂音，超声心动图是最重要的无创性检查手段。

(二)室间隔穿孔　发生率为1％—3％。多发生于AMI后的第一周，可出现严重胸痛、心衰或心源性休克。查体最具特征的是胸骨左缘下部新出现全收缩期杂音，伴有震颤及全心衰竭体征，超声心动图可帮助诊断。

(三)心室游离壁破裂　发生在AMI后3—7天内，常迅速导致心包填塞，表现为剧烈心前区撕裂样疼痛，随之血压下降或测不出，意识模糊或完全丧失，颈静脉怒张，心界扩大，无心音，心电图显示窦缓、交界性或室性逸博等。

(四)室壁瘤形成　在心室腔内压力影响下，梗塞部位的心室壁向外膨出而造成。小的心功能正常或大致正常；大的表现为心功能不全，室速和体循环栓塞。体征：心脏搏动较广泛，可有收缩期杂音。心电图显示ST段持续抬高，胸部X线可见左室外缘突出。超声心动图是最好的诊断手段。

(五)栓塞　由心室附壁血栓或下肢深静脉血栓脱落所致，见于起病后1—2周。如栓子来自左心室，可产生脑、肾、脾或四肢等动脉栓塞；如栓子来自下肢深静脉可产生肺栓塞。

(六)梗塞后综合征　发生在AMI后数周至数月内，患者常有发热、周身不适，与呼吸和体位有关的心前区痛和胸痛。查体可有胸膜摩擦音和心包摩擦音。胸片可见心影大、胸腔积液，超声心动图可发现心包积液。

(七)其他　可有呼吸道或其他部位感染，肩手综合征等。

六、鉴别诊断

(一)主动脉夹层　类似心肌梗塞的胸痛，常突然发作并放射至背、腰、腹或小腿，

可合并昏厥，软弱或小腿短暂麻痹、偏瘫、主动脉瓣关闭不全、双侧桡动脉搏动明显不等，且常合并高血压。X线显示主动脉影明显增宽，进一步可进行超声心动图和CT鉴别。

（二）心绞痛　性质、部位与AMI相同，但每次发作一般＜15分钟，不伴全身症状及心肌酶升高，硝酸甘油疗效较好。

（三）急性肺动脉栓塞　可引起胸痛、咯血、呼吸困难和休克，并常有右心负荷剧增的表现，右心室增大，P_2亢进，分裂和右心衰体征。心电图可出现电轴右偏，肺型P波及Q_{III} T_{III} S_1表现。

（四）急性心包炎　在发病初常有上呼吸道感染情况、发烧及白细胞升高，疼痛在咳嗽及深呼吸时加重；听诊可听到心包摩擦音，心电图特征改变为普遍导联ST段弓背向下抬高，无异常Q波，也无血清酶学改变。

（五）急腹症　急性胆囊炎、胆石症、急性坏死性胰腺炎、溃疡合并穿孔常有上腹痛及休克表现，可能与放射至上腹部的梗塞性疼痛相混淆，但常有典型的急腹症的体征，心电图检查及心肌酶学检查可助确诊。

【治疗】

原则：保护和维持心脏功能，挽救濒死的心肌，防止MI扩大，缩小心肌缺血范围，及时处理各种并发症。

一、入院前的处理

提高对AMI的警惕，尽量缩短患者至入院的时间，对挽救生命有重要作用。具备训练有素的急救人员及精良的急救设备。

二、监护和一般治疗

1. 监护　进行心电图、血压和呼吸的监护，选择性检测患者的血流动力学变化。密切观察病情变化，为适时作出治疗措施提供客观的依据。

2. 休息　患者应卧床休息。但近年来鼓励无并发症的患者可在AMI后第3—5天即下床活动，对有并发症的患者可适当延长卧床时间。

3. 氧疗　一般常规给AMI患者吸氧24—48小时，有证据表明提高吸入氧浓度可保护缺血心肌，这对有低氧血症的患者特别重要。这部分患者往往由于左心衰或肺部疾患导致通气血流比例失调引起低氧血症，应给予鼻或面罩吸氧，必要时甚至气管插管，机械通气纠正低氧血症。

4. 其他　饮食以易消化，含脂肪少的食物为宜，并建议初4—12小时，进食清淡的流质以防止呕吐及吸入。保持大便通畅，必要时可给予缓泻剂。可给予镇静剂以保证适当的睡眠并加强护理。

三、止痛

这很重要，因为疼痛可进一步加重交感活性，增加心肌耗氧量。可通过止痛剂、硝酸酯类、β—受体阻滞剂和氧疗等联合应用而达到完全止痛的目标。吗啡是最有效的止痛剂，一般可静脉推注4—8mg，以后可每隔5—15分钟重复2—8mg，直到疼痛缓解或出现中毒症状。不良反应有恶心、呕吐、低血压，可通过阿托品对抗。呼吸抑制可用纳络酮对抗。硝酸酯类通过扩张冠状动脉，减少心室前负荷，减少心肌耗氧量来缓解疼痛。当患者无低血压时，可首先给予硝酸甘油0.3mg舌下含服，若胸痛持续或反复可给予静脉滴注。近年来，有专家提出用β—受体阻滞剂来帮助控制AMI时的胸痛，这大概是由于减少心肌耗氧量而减轻心肌缺血之故，并可减少住院病死率。可给予美托洛尔5mg静脉推注，每2—5分钟1次，共3次，以后可改为12.5—25mg，每6小时1次口服。

四、再灌注心肌

方法有溶栓治疗、PTCA及外科再灌注，目的尽早恢复心肌血流灌注，挽救濒死的心肌或缩小心肌梗塞的范围，保护心室功能。

(一)溶栓治疗

1. 溶栓适应证　①胸痛持续存在。②ST段在相邻两个导联抬高＞0.1mv。③胸痛＜6小时最有利，6—2小时仍有利，＞12小时有益减小，但对部分患者仍有好处。

2. 绝对禁忌证　①活动性内出血。②怀疑主动脉夹层。③近期有脑外伤或颅内肿瘤。④出血性中风史。⑤近2周有重大手术或外伤。相对禁忌证：①血压＞24—14.7kPa(180—110mmHg)。②慢性严重高血压未经控制。③活动性溃疡。④脑血管意外史。⑤出血素质。⑥糖尿病出血性视网膜病变或其他出血性眼病。⑦妊娠。

3. 溶栓方法　静脉内溶栓：①尿激酶：100万—150万单位加入5%葡萄糖水中，30分钟滴完。②链激酶或重组链激酶：150万单位加入生理盐水100ml中，60分钟滴完。③重组组织型纤溶酶原激活剂(r—tPA)：有几种用法A. 先静脉推注10mg，然后50mg，1小时内静脉滴完，40mg，2小时内滴完。B. 国际习惯用加速法：15mg静脉推注，50mg，30分钟内滴完，35mg，60分钟内滴完。C小剂量法：8mg静脉推注，42mg于90分钟内滴完。④冠脉再通指标：直接指征：冠脉造影显示梗塞相关动脉闭塞远端血流达到TIMI(thrombolysis in myocardial infarction)的Ⅱ—Ⅲ级。间接指征：①2小时内胸痛解除。②2小时内抬高的ST段较原回落＞50%。③CK—MB峰值提前于发病后14小时内。④2小时内出规再灌注心律失常，4项中具备2项为再通，但1,4组合不能判断为再通。

冠脉内溶栓先做选择性冠脉造影，然后再注入溶栓药物。用药量较静脉溶栓小，但要有造影的设备和技术，准备和操作过程会耽误时间。目前国外除非在造影过程中发生冠脉血栓形成，或冠脉内导管置人非常迅速方便，一般不常规使用。

(二)经皮腔内冠状动脉成型术(percutaneous transluminal coronary angioplasty, PTCA)　①急诊PTCA(primary PTCA)在AMI发病早期进行可使闭塞血管再通，恢复心肌再灌注，优点是避免了纤溶，减少了全身出血的并发症，梗塞血管再通率高。对溶栓有禁忌或AMI早期左心功能严重失调、血流动力学不稳定时，应首选PTCA。急性期只进行梗塞相关动脉的扩张，其他血管狭窄留待以后择期进行。严重心源性休克患者进行冠脉造影及PTCA应在主动脉内球囊反搏支持下进行。缺点技术要求高，风险相对较大，只能在设备先进的单位进行。②补救性PTCA(rescue PTCA)：AMI早期溶栓治疗失败而仍有明显心绞痛及ST段明显抬高者，特别是那些高危患者可进行补救性PTCA，使血管再通，改善预后。③择期PTCA(elective PTCA)：对溶栓治疗成功的AMI患者，目前已不主张立即用PTCA处理残余狭窄，许多研究表明这并不能更有效地改善左心室功能，其危险性反而增加。但也有主张在溶栓后3—4周后常规做冠脉造影，以明确病变的部位和程度，并对严重狭窄的病变进行PTCA。禁忌证：A.冠状动脉病变狭窄＜50%。B.严重弥慢性病变。C.未保护的左主干病变。D.不适合外科搭桥的患者，因一旦发生严重急性血管并发症，无法进行紧急搭桥木。

（三）AMI的外科再灌注　冠状动脉旁路移植术（coronary artery bypass graph）CABG已成为减少梗塞范围的一种措施，但不能作为常规治疗。

五、抗血小板和抗凝治疗

抗血小板治疗：血小板在血栓形成中起着重要作用，因此对AMI患者无论是否溶栓均应予以治疗。最常用的是阿司匹林，先负荷量给予160—325mg，一开始就充分抑制环氧化酶快速阻断血栓素A2产生，3天后可改为50—75mg，每日2次。新型抗血小板制剂噻氯匹啶（Ticlid），0.25/日，也非常有疗效。血小板糖蛋白膜Ⅱb/Ⅲa受体拮抗剂正在研究应用之中。

抗凝治疗：目前主要用的抗凝剂为肝素，已证实其对维持溶栓后的血管再通至关重要。r—tPA属高度选择性纤维蛋白溶解剂，局部发生作用，较少引起全身性纤溶激活，也不会产生足够的FDP，同时r—tPA半衰期短，因此高度依赖肝素。一般在溶栓前先给予5000单位静脉推注，溶栓结束后即刻给予500—1000单位/小时静脉滴注，并调节剂量保持凝血时间在正常的2倍，48小时后可改为皮下注射，注意出血并发症。SK、UK有全身性纤溶反应，并产生足够的FDP，使溶栓后同时出现一个抗凝阶段，且药物半衰期长，因此肝素可滞后应用，一般皮下注射。

六、治疗心律失常

（一）室性心律失常　目前国内仍多主张在AMI患者见到室性早搏，即常规使用抗心律失常药，同时应积极纠正心肌缺血、电解质及代谢紊乱。若室早同时合并窦速，常与交感兴奋有关，可用β—阻滞剂治疗，并能减少室颤发生，对加速室性自主心律，无需治疗。若引起明显的血流动力学异常或反复心绞痛发作时，可给予阿托品提高窦律。室速，因低血钾会增加室速危险性，AMI患者人院后应立即检查有无低血钾并积极纠正。当心室率＜150次/分时，可给予①利多卡因：首剂1.0—1.5mg/kg静脉注射，随后每5—10分钟补充剂量0.5—0.75mg/kg，最大剂量3mg/kg；然后1—4mg/分钟静脉滴注。②普鲁卡因酰胺：负荷量12—17mg/kg，在20—30分钟期间静脉注射，继之用1—4mg/分钟静脉滴注。③胺碘酮：负荷量150mg，继之1.0mg/分钟静脉维持最多6小时，然后维持滴注0.5mg/分钟。AMI伴持续性室速应尽早电复律，快速多形性室速用200焦耳的非同步去颤，而单一形态的室速应用100焦耳同步去颤。发生室颤应尽早用200—300焦耳非同步电击，越快越好。

（二）缓慢心律失常　单纯窦缓不伴低血压或室早，应观察而不必处理，若窦性心律慢并引起室早或低血压，可给予静脉注射阿托品，每3—10分钟1次，每次0.3—0.6mg，总量不超过2mg，若无效可考虑心脏起搏。

（三）房室传导阻滞　Ⅰ度AVB一般无需特异性治疗。Ⅱ度Ⅰ型AVB，当心室率＞50次/分，如果无心衰，心室易激性增高，心力衰竭和束支阻滞时，一般无需治疗。若有上述并发症或心率＜50次/分钟，或者患者有症状，立即应给予注射阿托品0.3—0.6mg，一般无需安装起搏器。Ⅱ度Ⅱ型AVB可发展为完全性AVB，及Ⅲ度AVB，特别在下壁梗塞时多见，在应用异丙肾上腺素及小剂量激素后，Ⅲ度AVB不解除，且有心功能不全或休克时，可考虑应用体外临时起搏或经静脉临时起搏器。

（四）心脏停搏 立即施行心肺复苏。

（五）室上性快速心律失常 如窦速、频发房早、阵发性室上速、心房扑动和心房颤动等，可选用户一阻滞剂、洋地黄类、维拉帕米、普鲁卡因酰胺、胺碘酮等治疗。对后三者无效可用同步直流电复律。此外，应注意患者是否同时合并心衰，并对药物作出选择。

七、治疗心源性休克

（一）一般处理及监护 包括休息、镇静、止痛和供氧。

（二）扩容 休克患者均有血容量不足，首先建立静脉通道迅速补充有效血容量，一般首选低右250—500ml静脉滴注，但又要防止补液过多而引起心衰，可根据中心静脉压决定。

（三）血管活性药物使用 多巴胺与多巴酚丁胺常为首选升高血压的血管收缩剂，也可和间羟胺同时静脉滴注，剂量与浓度视血压调整。去甲肾上腺素，也可根据血压情况使用。

（四）强心苷的应用 一般主张在心梗24小时内避免使用洋地黄。多巴胺及多巴酚丁胺，由于有兴奋心脏β一受体作用，也具有正性肌力作用，且无洋地黄毒副反应，是最理想的治疗心梗并发心源性休克的药物。新型正性肌力药物：氨力农、米力农有扩张冠脉、增加心肌灌注，改善左室舒张功能的作用，也可选择应用。

（五）主动脉内气囊反搏术辅助循环 将气囊导管从股动脉逆行送入降主动脉，用体外控制系统和心电图同步装置，在心室舒张期向气囊内充气30—40ml，在左室射血之前放出气体。气囊充气时，提高舒张期冠脉灌注压，增加冠脉血流量，气囊放气时，降低左心室后负荷，减少心肌耗氧，增加心排量。据报道IACP可使心源性休克患者心排量增加10%—40%，冠脉血流增加30%。

（六）冠脉再通疗法

1．溶栓治疗 能使大多数急性心梗阻塞的血管再通，并能防止泵衰竭和心源性休克。但对已发生心源性休克的患者，其疗效还很难确定。部分研究证明溶栓治疗对休克患者并不适应。

2．PTCA 近年来应用急诊PTCA治疗急性心肌梗塞合并休克，已取得了较好的效果。PTCA通过迅速重建冠脉血流，可以明显降低急性心肌梗塞合并心源性休克患者病死率。目前认为：急性心梗合并休克患者，在起病12小时内，不管是否用过溶栓，施行PTCA是有益的。但急诊PTCA的技术要求高，且需要一定的设备。

3．CABG 可在反搏支持下，施行选择性冠脉造影，随后施行坏死心肌切除和主动脉—冠状动脉旁路移植手术，或许能挽救患者的生命。

八、治疗心衰

主要是治疗急性左心衰，以应用吗啡或利尿剂为主，也可选用血管扩张剂减轻左心室的后负荷或用多巴酚丁胺治疗，一般心肌梗塞24小时内应慎用洋地黄。右室心肌梗塞的患者利尿剂慎用。

九、其他治疗

（一）β—肾上腺素能受体阻滞剂　可减少心肌的耗氧量，缓解疼痛，缩小梗塞范围和减少严重心律失常的发生率，减少病死率。因此β受体阻滞剂对大多数AMI患者是有用的，除非对那些有特殊禁忌证的患者，一般均应应用，但不应选择具有内源性拟交感活性的β—受体阻滞剂，这类药物可能对AMI不利。

（二）ACEI　在接受阿司匹林、再灌注治疗和β—阻滞剂后，所有患者均可考虑接受ACEI。目前认为：AMI合并心衰的患者，建议使用ACEI。

（三）硝酸酯类　一般常规静脉应用24—48小时，可缓解疼痛和作为扩血管剂治疗心衰，并减少心室重塑。

（四）钙拮抗剂　目前不赞成常规使用钙拮抗剂，无论是二氢吡啶类和非二氢吡啶类。

（五）极化液疗法　KCL1.5g、普通胰岛素8U加入10％葡萄糖500ml中静脉滴注，1—2次/日，7—14天为1个疗程。可促进心肌细胞摄取和代谢葡萄糖，使钾离子进入细胞内，恢复细胞膜的极化状态，以促进心脏的正常收缩，减少心律失常。

十、并发症的治疗

并发栓塞时，用溶解血栓或抗凝疗法。心肌梗塞后综合征可用糖皮质激素或阿司匹林、消炎痛等治疗，肩手综合征可用理疗或体疗。并发心室间隔穿孔、急性二尖瓣关闭不全或室壁瘤，都可导致严重的血流动力学改变或心律失常，应积极采用手术治疗，这些患者大多处于循环功能不全状态，先用辅助循环的措施改善循环状况，同时进行必要的术前检查，了解冠状动脉病变和心脏病变的情况，然后施行手术。手术项目有：修补心室间隔的穿孔，替换人工二尖瓣，切除梗塞的心肌或室壁瘤，同时兼作主动脉—冠状动脉旁路移植术。

（孟庆兰）

第二十章　病毒性心肌炎

【概述】

心肌炎是指心肌局限性或弥漫性急性或慢性炎症改变，可分为感染性和非感染性两大类。前者是由细菌、病毒、螺旋体、立克次体、霉菌、原虫、蠕虫等感染所致；后者包括过敏或变态反应性心肌炎，如风湿病以及理化因素或药物所致的心肌炎等。近年来由于抗生素的广泛应用，由细菌、立克次体、霉菌引起的心肌炎明显减少，而病毒感染所引起的心肌疾病日趋增多。

病毒性心肌炎是由许多种病毒引起的心肌炎，其中以肠道病毒，包括柯萨奇A与B组病毒、埃柯病毒、脊髓灰质炎病毒等为常见，尤其是柯萨奇B组病毒。此外，流行性感冒（简称流感）病毒、风疹病毒、流行性腮腺炎病毒、单纯疱疹病毒、登革热病毒、狂犬病病毒、淋巴脉络膜炎病毒、牛痘病毒、天花病毒、带状疱疹病毒、肝炎病毒、巨细胞病毒、Epstein—Barr(EB)病毒、腺病毒以及麻疹病毒等均会引起心肌炎。

由于病毒性心肌炎的病毒学及病理诊断均比较困难，而且临床症状轻重不一，多数辅助检查均缺乏特异性，因该病毒性心肌炎的确诊相当困难，总的发病率在国内外均未有详细报道。一般认为约5％的病毒感染患者可累及心脏。根据复旦大学上海医学院的一个调研资料显示，其附属医院内科住院患者中，20世纪50年代和60年代心肌炎分别占0.66%和1.32%，仅列第9位，但到70年代占6.69％，跃居第5位，近几年更有增高趋势。从国内外病毒性心肌炎发病情况显示：由柯萨奇B组病毒感染而引起的心肌炎为最多见；气候条件与发病有关，以秋季及早冬为多。发病的年龄国内外报道不一，国外资料以10岁以下的儿童为多见，国内资料平均年龄为31.8岁，小于40岁者占80.6％；病毒性心肌炎的性别分析，以男性较多于女性。

关于病毒性心肌炎的发病机制，迄今还未阐明。近几年来由于病毒性心肌炎实验动物模型、临床与病毒学研究，尤其在分子病毒及免疫方面的研究取得了很大进展。目前认为，对病毒本身直接所致溶细胞作用、细胞免疫损伤反应和基因自身免疫作用在病毒性心肌炎发病机制中起着重要作用。

【诊断】

诊断参考标准：由于病毒性心肌炎症状轻重不一，病情严重程度不等，多数辅助检查均缺乏特异性，如何根据临床表现与实验室检查结果确诊病毒性心肌炎，国际上还无统一标准。目前我国临床上对急性病毒性心肌炎的诊断多偏宽，有过病毒感染史及心电图发现早搏或仅有胸闷、心悸等非特异性症状，加上某些外周血病毒病原学依据就诊断为急性病毒性心肌炎，给患者造成一定的精神和经济负担。为了进一步统一认识，中华心血管病学分会1999年8月组织国内专家对以往两次诊断标准草案进行了研讨和修订，制订了现阶段急性病毒性心肌炎诊断参考标准。

(一)病史与体征

在上呼吸道感染、腹泻等病毒感染后3周内出现心脏表现，如出现不能用一般原因解释的感染后重度乏力、胸闷、头昏(心排血量降低所致)、心尖第一心音明显减弱、舒张期奔马律、心包摩擦音、心脏扩大、充血性心力衰竭或阿斯综合征等。

(二)上述感染后3周内新出现下列心律失常或心电图改变

①窦性心动过速、房室传导阻滞、窦房阻滞或束支阻滞。②多源、成对室性早搏，自主性房性或交界性心动过速，阵发或非阵发性室性心动过速，心房或心室扑动或颤动。③两个以上导联ST段呈水平型，或下斜型下移≥0.01mV，或ST段异常抬高，或出现异常Q波。

(三)心肌损伤的参考指标

病程中血清心肌肌钙蛋白工或肌钙蛋白Ⅰ(强调定量测定)、CK—MB明显增高。超声心动图显示心腔扩大或室壁活动异常和(或)核素心功能检查证实：左室收缩或舒张功能减弱。

(四)病原学依据

①在急性期从心内膜、心肌、心包或心包穿刺液中检测出病毒、病毒基因片段或病毒蛋白抗原。②病毒抗体。第2份血清中同型病毒抗体(如柯萨奇B组病毒中和抗体或流行性感冒病毒血凝抑制抗体等)滴度较第1份血清升高4倍(2份血清应相隔2周以上)，或一次抗体效价≥640者为阳性，320者为可疑阳性(如以1：32为基础者则宜以≥256为阳性，128为可疑阳性，根据不同实验室标准作决定)。③病毒特异性IgM：以≥1：320者为阳性(按务实验室诊断标准，需在严格质控条件下)。如同时有血中肠道病毒核酸阳性者，更怀疑有近期病毒感染。

对同时具有上述(一)、(二)　(1、2、3中任何一项)、(三)中任何两项，在排除其他原因心肌疾病后，临床上可诊断为急性病毒性心肌炎。如同时具有(四)中①项者，可从病原学上确诊为急性病毒性心肌炎；如仅具有(四)中②、③项者，在病原学上只能拟诊为急性病毒性心肌炎。

如患者有阿斯综合征发作、充血性心力衰竭伴或不伴心肌梗塞样心电图改变、心源性休克、急性肾功能衰竭、持续性室性心动过速伴低血压或心肌心包炎等一项或多项表现，可诊断为重症病毒性心肌炎。如仅在病毒感染后3周内出现少数早搏或轻度T波改变，不宜轻易诊断为急性病毒性心肌炎。

对难以明确诊断者，可进行长期随访，有条件时可做心内膜心肌活检，进行病毒基因检测及病理学检查。

鉴别诊断：在考虑病毒性心肌炎时，应除外β—受体功能亢进、甲状腺功能亢进症、二尖瓣脱垂综合征及影响心肌的其他疾患，如风湿性心肌炎、冠心病、结缔组织病、代谢性疾病以及克山病(克山病地区)等。

【治疗】

病毒性心肌炎迄今无特效治疗，一般都是采用对症治疗及支持疗法，具体措施简述如下：

(一)减轻心脏负担，注意休息和营养

临床实践证实：对急性病毒性心肌炎患者注意休息和营养在心肌炎的治疗和恢复过程中起到积极有益的作用。一般给予全休3个月，半休3个月，然后逐步参加工作和社会活动。病情不稳定者需适当延长休息时间，心脏扩大者卧床休息日期宜长，与此同时进食易消化、富含维生素和蛋白质的食物，以期心脏能早日恢复正常。

(二)改善心肌代谢

病毒性心肌炎的急性期，可以选用促进心肌代谢的药物治疗，以改善心肌的能量代谢，促进心肌细胞的恢复，如辅酶A100—200mg、肌苷200—400mg、三磷酸腺苷10—20mg、环磷酸腺苷20—40mg，每日1—2次，肌肉注射。近年来辅酶Q10也用于治疗心肌炎，每日5—10mg，肌肉注射；也可20—30mg每日3次口服。还可选用中药参脉饮(人参、麦门冬、五味子)、维生素C口服及极化治疗(葡萄糖、胰岛素、氯化钾静脉滴注)等也都有辅助作用。

(三)对症治疗(主要是心力衰竭、心律失常的治疗)

1. 心力衰竭的治疗 治疗原则同一般心力衰竭治疗。由于急性病毒性心肌炎时心肌本身有炎症、坏死损害，容易发生洋地黄中毒，因此在心肌炎有心力衰竭而必须用洋地黄时要慎重，应从小剂量开始，逐步增加，并注意不良反应。除洋地黄类药外，扩血管药物和利尿剂也可应用。

2. 心律失常的治疗 急性病毒性心肌炎患者的心律失常以过早搏动最多见。一般认为如系偶发早搏，每分钟少于5次，可进行观察而不一定给予治疗。如症状明显，早搏频发每分钟≥5次，且有合并快速异位心动过速，如室上性、室性、房扑、房颤以及少见的室颤时，需积极采用抗心律失常药物或电除颤等治疗。如出现严重的房室传导阻滞，心率在每分钟45次以下时，需安装临时人工心脏起搏器辅助治疗。

心肌炎抗心律失常药物的选择和治疗原则与一般心律失常治疗相同。

(四)关于肾上腺皮质激素的应用问题

病毒性心肌炎是否应用肾上腺皮质激素(简称激素)治疗的问题，目前临床医师意见还不统一，还有争议，仍在研讨之中。但是对重症患者，短期内病情发展迅速，突发泵功能衰竭或严重心律失常为主要的临床表现，可能导致死亡或心脏事件者，尤其是出现高度房室传导阻滞或阿斯综合征时，多数人认为激素治疗可以抑制局部心肌炎症和水肿的发生和发展，同时可以减少过敏反应，能帮助患者脱离危险，起到挽救生命的作用。

(五)抗病毒及调节细胞免疫功能的治疗

近几年来病毒性心肌炎不沦在基础研究或临床科研方面，采用抗病毒或调节细胞功能药物的治疗，如干扰素、胸腺肽、各种组织的转移因子、免疫核糖核酸、病毒唑等均取得了一定的效果和经验，但还需要进一步观察和总结。随着近几年来病毒学、免疫学、分子生物学的迅速发展，病毒性心肌炎病因学诊断在不久的会取得重要的进步。将来将会取得重大的突破，同样在防治方面也将会取得重要进步。

(孟庆兰)

第二十一章　冠状动脉粥样硬化性心脏病

第一节　概述

冠状动脉粥样硬化性心脏病(coronary atherosclerotic heart disease, CHD)简称冠心病，亦称缺血性心脏病。是指冠状动脉粥样硬化或伴随痉挛导致心肌缺血缺氧或坏死而引起的心脏病。临床上可表现有心绞痛、心肌梗死、心律失常、心力衰竭和猝死等。近年来，冠心病是动脉粥样硬化导致器官病变最常见类型，且有逐年增加的趋势，90年代我们城市男性本病死亡率49.2/10万，女性为32.2/10万。

【病因】

目前认为本病是多因素共同作用所致，包括：

一、主要的危险因素

主要的危险因素有以下：①高脂血症：总胆固醇、甘油三酯、低密度脂蛋白(特别是氧化的低密度脂蛋白)、极低密度脂蛋白增高；载脂蛋白A—Ⅰ和载脂蛋白A—Ⅱ(apoA—Ⅰ和apoA—Ⅱ)降低、载脂蛋白B(apoB)增高等。血清总胆固醇(TC)和低密度脂蛋白一胆固醇(LDL-C)的增高，高密度脂蛋白一胆固醇(HDL-C)的降低是CHD发病的主要危险因素，也是CHD患者冠状动脉事件的危险因素。脂蛋白(a)【Lp(a)】增高则为独立的危险因素。②高血压，高血压患者较血压正常者发病率高3～4倍。③吸烟，与不吸烟者相比其发病率和病死率增高2～6倍。④糖尿病和糖耐量异常。⑤高龄，本病临床上多见于40岁以上的中老年人。

二、次要的危险因素

肥胖、活动过少、A型性格、饮食以及某些微量元素含量的异常，遗传因素或其他原因导致的高脂蛋白血症，如分子缺陷或存在致高脂蛋白血症的疾病。如：高乳糜微粒血症、家族性高胆固醇血症、多基因性高胆固醇血症、家族性高甘油三酯血症。近年发现的危险因素还有：饮食中缺少抗氧化剂；体内铁贮存增多；存在着胰岛素抵抗；血管紧张素转换酶基因过度表达；血中一些凝血因子增高；血中同型半胱氨酸增高等。

【发病机制】

本病的发病机制曾有多种学说从不同角度来阐述，包括脂质浸润学说、血栓形成学说、平滑肌细胞克隆学说等。近年来多数学者支持"损伤反应学说"，该学说认为：动脉的内膜受损分为功能紊乱和解剖损伤，长期的高脂血症造成动脉内膜的功能损伤，单核细胞吞噬进入内皮下的氧化修饰的低密度脂蛋白，然后转变成泡沫细胞形成最早的动脉粥样病变即脂质条纹。巨噬细胞释放的细胞因子如血小板源生长因子(PDGF)，成纤维细胞生长因子(FGF)、表皮细胞生长因子(EGF)、转化生长因子β(FGF—β)等，不断使平滑肌细胞游移到富含巨噬细胞的脂质条纹中，并转变成泡沫细胞，且促使脂质条纹演变为纤维脂肪组织病变，再发展成为纤维斑块。在血液动力学发生变化的情况下，如血压增高，动脉分支形成特定的角度均使动脉内皮发生连续性中断，从而暴露内皮下胶原，血小板黏附聚集，形成附壁血栓，血小板可释出包括巨噬细胞释出的上述各种因子在内的很多细胞因子，这些因子进入动脉壁，促进动脉粥样硬化中平滑肌细胞增生，加速动脉粥样硬化的产生。

【分型】

1979年WHO将冠心病分为5型，即无症状性心肌缺血、心绞痛、心肌梗死、缺血性心肌病和猝死。

第二节　无症状性心肌缺血

无症状性心肌缺血(latent coronary heart disease)是指有心肌缺血的客观证据，但无心肌缺血的临床症状，也称隐匿型冠心病。患者有冠状动脉缺血，其无症状的原因可能是冠状动脉狭窄较轻、侧支循环建立较好；部分患者可能与痛阈较高有关。

【临床表现】

患者多在中年以上，无自觉症状，在体检时发现静息、动态或负荷试验心电图有缺血性ST段压低、T波倒置等变化。此类病人可以认为是早期的冠心病(但已不一定是早期的冠状动脉粥样硬化)，它可迅速演变为其他类型冠心病，如心绞痛、心肌梗死、心力衰竭和心力失常，个别患者可能猝死。

【诊断与鉴别诊断】

当静息、动态或心电图运动试验显示心肌缺血，又无其他原因可以解释，临床上伴有动脉粥样硬化的易患因素，可作出无症状型冠心病的初步诊断。进行选择性冠状动脉造影检查可确定诊断。

本病须与以下情况鉴别。

一、自主神经功能失调

多见于年青女性，此病有肾上腺素能β受体兴奋性增高的类型，病人心肌耗氧量增加，心电图可出现ST段压低和T波倒置等改变；病人多表现有精神紧张、心率增快、手心和腋下多汗、时有叹息状呼吸。服普萘洛尔20mg后2h，心率减慢后作心电图检查，可见ST段和T波恢复正常，可资鉴别。

二、其他

各种心肌炎、心肌病、心包病以及多种心脏病、电解质紊乱、内分泌疾病和某些药物都可引起ST段和T波改变，根据病史及临床表现不难作出鉴别。

【预后】

由于本病患者冠状动脉狭窄较轻或建立了较好的侧支循环，预后多较满意。如未及时防治，则可发展为其他类型的冠心病。

【防治】

采用防治动脉粥样硬化的各种措施，如清淡饮食、适当运动、戒烟、抗血小板聚集等，以防止动脉粥样斑块加重，争取粥样斑块消退和促进冠状动脉侧支循环的建立，静息时的心电图和放射性核素心肌显像已有明显心肌缺血改变者，宜适当减轻工作或选用硝酸酯类制剂，β受体阻滞剂，钙通道阻滞剂治疗减轻症状。

第三节　心绞痛

稳定性心绞痛

稳定性心绞痛是指在冠状动脉狭窄的基础上由于心肌负荷的增加，导致心肌急剧的暂时缺血与缺氧的临床综合征，其特点为阵发性的前胸压榨性的疼痛感觉，可放射至心前区、左上肢、两肩，尤其左肩内侧。常发生于劳累、饱食或情绪激动时；受寒、阴雨天气、急性循环衰竭等为常见诱因。每次发作持续数分钟，休息或含化硝酸甘油后疼痛可缓解或消失。

【发病机制】

心脏对机械性刺激并无疼痛反应，但在冠状动脉血流量不能满足心肌代谢的需要，引起缺血缺氧时则可引起疼痛。可能是无氧代谢产物，如乳酸、丙酮酸、多肽类等物质，刺激心脏内植物神经的传入神经末梢，经1~5胸交感神经节及相应脊髓段传至大脑，产生疼痛感觉。这种痛觉可反映在上述神经所支配的区域，如胸骨后、两臂的前内侧及小指，尤其左臂。

心肌氧耗的多少决定于心肌张力、心肌收缩强度和心率，常以"心率×收缩压"（即二重乘积）作为估计指标。心肌能量的产生需要大量氧供。心肌细胞摄取血液氧含量的65%~75%，而身体其他组织仅摄取10%~25%，因此心肌平时对血液中氧的摄取已接近最大量，若氧供再需增加时已很难从血液中再摄取更多的氧，则只能靠增加冠脉血流量来提供。正常情况下，冠脉循环有很大的储备力量；剧烈活动时，冠脉适当扩张，血流量可增加至静息时的6~7倍。缺氧时，血流量可增加4~5倍。动脉粥样硬化时，冠脉扩张性减弱，对心肌的供血量相对固定。若血供减低到尚能应付一般需要时，则静息时无症状。一旦心脏负荷突然剧增，如劳累、情绪激动、左心衰竭等，使心肌张力增加，心肌收缩力增加，和心率增快等而致心肌耗氧量增加时，心肌对血液的需求增加，而冠脉的供血不能相应增加，而引起心绞痛。

【临床表现】

一、症状

典型的心绞痛以发作性胸痛为主要表现，并有其明显的特点。

1. 部位

疼痛的部位多发生在胸骨体上段或中段之后，可波及心前区，范围如手掌大小，其边界不清，可放射至上肢、两肩，尤其左臂内侧及小指和环指。或至颈、咽或下颌部。

2. 性质

多表现为压榨样或紧束感、闷胀感或窒息感；而不是针刺、刀扎样痛或锐痛。发作开始时疼痛较轻，以后则变为难以忍受或伴濒死的恐惧感，迫使其立即停止活动，不愿说话，直至逐渐缓解。

3. 持续时间

典型心绞痛历时多为3～5min，一般不少于1min和不超过15min。休息或含化硝酸甘油后，多在1～2min或几分钟内缓解，超过15min缓解一般认为不是硝酸甘油的作用。疼痛1日内可发作数次，亦可数日或数周发作1次。

4. 诱因

心绞痛发作多由增加心脏负荷的一些因素所诱发，如情绪激动、劳累、负重行走、吸烟、寒冷、饱食、性交、心动过速等。疼痛多发生于劳累的当时，而不是其后。

5. 缓解方式

一般在停止原来诱发症状的活动后即可缓解，舌下含服硝酸甘油也可能在几分钟内使之缓解。

二、体征

平时可无异常体征。疼痛发作时伴有下列体征，则有助于心绞痛的诊断：①胸痛伴面色苍白、出冷汗，面容焦虑及新出现的加强的第四或第三心音奔马律。②暂时性心尖部收缩期杂音。③胸痛时心率增快和血压增高。④第二心音逆分裂或交替脉。

【实验室和其他检查】

一、心电图检查

1. 静息心电图

约有60%的心绞痛病人静息心电图在正常范围，可有陈旧性心肌梗死改变或非特异性ST—T变化，有时可伴有房性、室性期前收缩，房室或束支传导阻滞等心律失常。

2. 发作时心电图

大部分病人可出现一过性ST段呈水平型或下斜型压低，T波低平或倒置，原为T波倒置者发作时变为直立(假性改善心绞痛发作时的心电图改变多数时间短暂，需及时描记心电图或心电监护才能发现。变异型心绞痛发作时相关导联ST段抬高。

3. 心电图负荷试验

是通过增加心脏工作负荷，观察心电图变化，来判断冠状动脉循环功能的一种测试方法。是早期诊断冠心病的重要手段之一。目前常用的心电图负荷试验有运动和非运动负荷试验两类，以前者常用。运动中出现典型心绞痛，心电图改变主要以ST段水平型和下斜型压低≥0.1mv(J点后60～80ms)持续2min为运动试验阳性标准。

4. 动态心电图(Holter)

让患者佩带慢速转动的记录装置，以两个双极胸导联连续记录24h心电图，然后在荧光屏上快速播放并选段记录，可从中发现心电图ST—T段改变和各种心律失常，出现时间可与患者的活动和症状相对照，胸痛发作时相应时间记录的心电图显示缺血性的ST—T段改变，有助于心绞痛的诊断。

二、放射性核素检查

1. 心肌灌注显像

随冠状动脉血流放射核素^{201}Tl（铊）很快被正常心肌摄取，缺血心肌可显示灌注缺损。休息时铊显像所示灌注缺损主要见于心肌梗死后瘢痕部位，在冠状动脉供血不足的心肌，则明显的灌注缺损仅见于运动后缺血区。

2. 心腔造影

循环中的红细胞被标记上放射性核素^{99m}Tc后，得到心腔内血池显像，可测定左心室摄血分数及显示室壁局部运动障碍。

三、冠状动脉造影

冠状动脉造影是目前诊断冠心病的很准确的方法，属于有创性检查。通过股动脉、肱动脉和桡动脉将特制的冠状动脉造影管分别送入左右冠状动脉注入造影剂，使左右冠状动脉及其主要分支得到清晰的显影，从而判断冠状动脉狭窄的部位及程度。造影的主要指征为①药物治疗后心绞痛仍较重者，为明确冠状动脉病变情况，以考虑介入性治疗和旁路移植手术。②胸痛似心绞痛而不能确诊者。③中老年患者心脏增大，心力衰竭，心律失常，疑有冠心病而无创性检查未能确诊者。一般认为，冠脉管腔狭窄70%～75%以上可以确诊，狭窄在50%～70%者也有一定意义（如图23、图24）。

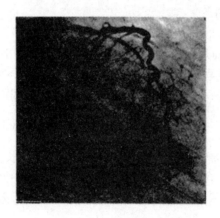

图23　左冠状动脉造影

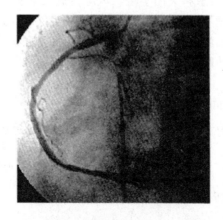

图24　右冠状动脉造影

四、其他检查

X线检查多无异常发现，亦可见心影增大。二维超声心动图可探测到缺血区心室壁的动作异常。心肌超声造影可了解心肌血流灌注，多排螺旋CT、磁共振冠状动脉造影，也已用于冠状动脉病变的诊断，血管镜检查、冠状动脉内超声显像及多普勒检查有助于指导冠心病介入治疗时，采用更恰当的治疗措施。

【诊断与鉴别诊断】

根据典型的症状和体征以及含用硝酸甘油有效。结合存在的易患因素和年龄，在排除其他原因所致的心绞痛后，一般可以诊断。若心绞痛发作时心电图检查可见以R波为主的导联中，ST段压低，T波平坦或倒置(变异型心绞痛者有关导联ST段抬高)，发作过后数分钟内逐渐恢复；心电图运动试验或动态心电图阳性；放射性核素心肌灌注显像阳性；冠状动脉造影结果阳性可确诊。

一、心绞痛鉴别诊断

须注意与以下疾病鉴别。

1. 心脏神经官能症

多见于中年或绝经期前后的妇女。其疼痛部位在左乳房下或心尖附近，多为短暂的刺痛或持久的隐痛，病人常喜欢不时地深吸一大口气或叹息样呼吸。症状多在疲劳之后而不在当时出现。常伴有焦虑、心悸、手足麻木及其他神经衰弱等。含服硝酸甘油无效或在10多分钟后才"见效"。

2. 急性心肌梗死

本病疼痛部位与心绞痛相同，但更剧烈，持续时间更长，可达数小时，常伴有休克、心律失常及心力衰竭，含硝酸甘油多不能缓解。心电图中面向梗死部位的导联ST段抬高，并有异常Q波。实验室检查示白细胞计数、血清心肌坏死标记物、肌红蛋白、肌钙蛋白I或T等增高，血沉增快。

3. 其他疾病导致的心绞痛

包括严重的主动脉瓣狭窄和关闭不全，风湿性冠状动脉炎、梅毒性主动脉炎导致的冠状动脉口狭窄和闭塞，肥厚性心肌病、X综合征等均可引起心绞痛，其中X综合征多见于女性，心电图负荷试验常阳性，但冠状动脉造影阴性且无冠状动脉痉挛，预后好，被认为是冠状动脉系统毛细血管功能不良所致。

4. 肋间神经炎

疼痛常累计1～2个肋间，但不一定局限在前胸，为刺痛或是灼痛，多为持续性而非发作性。咳嗽、深呼吸或活动手臂可使疼痛加剧，肋软骨处或沿神经行径处有压痛。

5. 不典型疼痛

还需与返流性食管炎、膈疝、消化性溃疡、肠道疾病及颈椎病相鉴别。

二、心绞痛的分级诊断

根据加拿大学会分为四级：

一级：一般体力活动不受限，仅在强、快和长时间劳力时发生心绞痛。

二级：一般体力活动轻度受限，快步、饭后寒冷或刮风步行两个街区以上，登楼一层以上或爬山，均引起心绞痛。

三级：一般体力活动明显受限，步行1～2个街区，登楼一层即可引起心绞痛。

四级：静息时亦可发生心绞痛。

【治疗】

治疗原则改善冠状动脉的血供和减轻心肌的氧耗，同时治疗冠状动脉粥样硬化，长期服用阿司匹林75～300mg/d和给予有效的降血脂治疗可促使冠脉粥样斑块的稳定，减少血栓形成，降低不稳定性心绞痛和心肌梗死的发生。

一、发作时的治疗

1）发作时立即休息，一般停止活动后症状多能缓解。

2）药物治疗。较重的发作可选用作用较快的硝酸酯制剂。此类药物除能直接扩张冠状血管，降低阻力，增加冠脉及侧支循环的血流量外，还可使静脉张力降低，减少静脉回心血量，降低心室容量、心腔内压等，从而减轻心脏前后负荷和降低心肌的需氧量，缓解心绞痛。

（1）硝酸甘油（nitroglycerin），开始0.3～0.6mg，舌下含化，1～2min开始作用，约0.5h后作用消失。绝大多数病人在3min内见效。无效或延迟要考虑是诊断有误，还是病情严重或药物失效等。该药副作用有头昏、头涨痛、面红、心悸，偶有血压下降、心动过速等。因此第一次用药时，患者宜平卧片刻，必要时吸氧。

（2）硝酸异山梨酯（isosorbide dinitrate）。一般5～10mg，舌下含化，2～5min见效，作用维持2～3h。近年有供喷雾吸入用的制剂。

以上制剂主要用于劳累性心绞痛发作期的治疗。对于变异型心绞痛可立即口服地尔硫䓬（diltiazem），30mg，也可与硝酸甘油合用。

此外，各种口服中药制剂如活心丹、冠心苏合丸、心宝、苏冰滴丸和苏合香丸等，对缓解心绞痛也有一定作用。个别病人可酌情给予镇静剂，严重病人还可给予氧气吸入。

二、缓解期的治疗

注意休息，调整生活和工作，减轻精神负担，避免诱发因素，调节饮食，防止心绞痛发作。同时使用防止病情进展及作用持久的抗心绞痛药物。

1. 抗血小板药物

抗血小板黏附和聚集的药物，可抑制血小板在动脉粥样硬化斑块上的聚集，可防止血栓形成。可选用：①阿司匹林0.075～0.1g，1次/d。②氯吡格雷，首剂300mg，然后75mg/d。

2. 调节血脂药物

调脂药物在治疗冠状动脉粥样硬化中起重要作用，可以改善内皮细胞的功能，并有研究显示，羟甲基戊二酸单酰辅酶A（HMG—CoA）还原酶抑制剂类调脂药有使动脉粥样硬化斑块消退的作用。其部分结构与HMG—CoA还原酶的基质HMG—CoA结构相似，可和

HMG—CoA竞争性与酶的活性部位相结合，从而阻碍HMG—CoA还原酶的作用，后者是胆固醇合成过程中的限速酶，因而胆固醇的合成受抑制，血胆固醇水平降低，细胞内胆固醇含量减少又可刺激细胞表面LDL受体合成增加，从而促进LDL、VLDL通过受体途径代谢降低血清LDL含量。副作用有乏力、肌痛、胃肠道症状、皮疹等。要注意监测肝、肾功能和肌酸肌酶的变化。常用制剂有洛伐他汀(lovastatin)20～40mg，1～2次/d；普伐他汀(pravastatin)5～10mg，1次/d；辛伐他汀(simvastatin)5～20mg，1次/d；氟伐他汀(fluvastatin)20～40mg，1次/d；我国人用量宜从最小剂量开始，根据冠心病的危险程度用到合适剂量。

3. 硝酸酯制剂

可扩张冠状动脉，使有病的冠脉、侧支循环的血流量均增加，并使静脉张力降低，回心血量减少，从而减轻心脏前负荷；可轻度降低动脉血压、使心率加快等。降低心肌耗氧，使心绞痛缓解。

短效硝酸酯制剂主要用于缓解期的治疗。常用的制剂有硝酸异山梨酯，口服每次5～20mg，4～6次/d。服后15～30min起作用，持续3～5h；5—单硝酸异山梨酯20mg～40mg，2次/d，口服；2%硝酸甘油油膏或贴剂(含5～10mg)涂或贴在胸前或上臂皮肤而缓慢吸收，可预防夜间心绞痛发作。

4. β受体阻滞剂

其治疗心绞痛的机制为：①阻滞心脏的私受体，拮抗儿茶酚胺的作用使心率减慢，心肌收缩力减弱，减缓左室内压力升高速率，从而减轻心脏作功，降低心肌耗氧量。②心率减慢，延长了心脏舒张时间，有利于心肌血液灌注。③β受体被抑制，降低缺血时儿茶酚胺增多引起血中乳酸和游离脂肪酸水平增高及其导致心肌耗氧量的增加，从而改善缺血心肌对葡萄糖的摄取以供应心肌能量和保持线粒体的功能和结构，促进组织中氧合血红蛋白的离解，增加组织供氧，使组织氧利用率增加及改善心肌代谢。④某些β受体阻滞剂尚具有抑制血小板的作用。

β受体阻滞剂对心绞痛的防治具有明显效果。最常用的制剂是美托洛尔(metoprolol)25～50mg，3次/d；其他还有普萘洛尔(propranolol)，每次10mg，3～4次/d，剂量可逐步增加至100～200mg/d；比素洛尔(bisoprolol，康可)2.5～5mg，1次/d；兼有a受体阻滞作用的卡维地洛(CarVedilol)25rng，2次/d。使用时应注意：①可与硝酸酯类合用，停用本品时应逐渐减量，如突然停用有诱发心肌梗死的可能。②低血压、心动过缓以及支气管哮喘患者不宜使用。

5. 钙通道阻滞剂

本类制剂能抑制心肌和血管平滑肌钙离子内流，也抑制心肌细胞兴奋一收缩耦联中钙离子的利用，从而降低心肌收缩力、引起血管扩张，降低动脉压和心脏的后负荷，因此减少心肌氧耗并增加冠状动脉血流供应；心肌缺血时细胞膜损伤，Ca^{2+}内流增加使心室舒张延迟，导致心室舒张末期压增高，钙拮抗剂通过逆转心室舒张延迟及降低心室舒张末期压，而减轻心室壁的负荷。此外，本类制剂还可降低血液黏滞度、抗血小板聚集，改善心肌微循环。常用制剂有：维拉帕米(verapamil)80～160mg，3次/d；硝苯地平控释片(nifedipine)，30mg，1次/d；同类制剂有氨氯地平5～10mg，1次/d，非洛地平5～10mg，1次/d；地尔硫草(diltiazem)，30～90mg，3次/d，其缓释制剂地尔硫草缓释片90mg，1次/d。

　　由于硝酸酯类、β受体阻滞剂、钙通道阻滞剂的作用机制不同，所以，联合用药往往会取得更好的疗效。目前最常用的联合用药方案：①地尔硫草与硝酸酯类。②钙通道阻滞剂与β受体阻滞剂。③维拉帕米与硝酸酯类。④硝酸酯类与β受体阻滞剂。硝酸酯类可引起反射性心动过速，β受体阻滞剂则可抵消这种不良作用。⑤β受体阻滞剂与钙通道阻滞剂、长效硝酸酯类合用。联合用药对严重病人或劳累性心绞痛合并变异型心绞痛病人最为适合，必要时可将每种制剂的用量酌情增加。对于心功能不良、年老体衰者应避免联合用药。当维拉帕米与β受体阻滞剂合用时有过度抑制心肌收缩力的危险，故这两种制剂不宜联合使用。停用钙通道阻滞剂之前应逐渐减量，切忌骤然停用，以防止发生冠状动脉痉挛的危险。

　　6. 经皮冠状动脉介入治疗(Percutaneous Coronary Intervention，PCI)

　　PCI包括经皮冠状动脉成形术(PTCA)、冠状动脉内旋切术、旋磨术、激光成形术。1987年又开展了冠状动脉内支架植入术，目前PTCA和支架植入术已成为治疗本病的重要手段。PTCA即用经皮穿刺方法送入球囊导管，向球囊内注入造影剂使之扩张，导致挤压斑块，而达扩张狭窄冠状动脉之目的。目前PTCA已部分替代外科手术治疗，成为冠心病血运重建的有效方法之一。心功能良好的心绞痛患者，单支冠状动脉近端孤立性、局限性、非钙化性、向心性、不累及重要分支的病变是进行PTCA最理想的适应证。但随着经验的积累及设备的改进，其适应证已扩大至多支或单支多发冠状动脉病变。目前认为多支或多发病变时，凡病变孤立、适于扩张，又位于球囊导管可达到的部位，同时被扩张的血管不影响其他重要血管的侧支循环时，可进行PTCA。PTCA再狭窄率较高，约为40%～50%，置入裸支架后半年内再狭窄率为20%左右，药物洗脱支架可进一步降低再狭窄率，药物洗脱支架的冠脉内血栓形成正在研究中，新型的生物型降解支架可望解决以上难题(如图25、图26)。

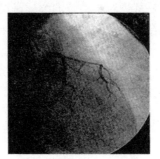

图25　前降支PTCA术前

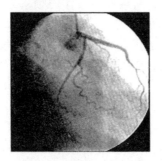

图26　前降支PTCA术后

三、外科治疗

主要是施行主动脉一冠状动脉旁路移植术(CABG)。目前CABG的主要手术方式包括大隐静脉旁路移植术及内乳动脉转流移植术。大隐静脉旁路移植术方法是取大隐静脉两段分别连接于升主动脉与阻塞的冠状动脉远端。引主动脉的血流以改善该冠状动脉所支配心肌的血流供应。应用内乳动脉作转流移植术的优点是通畅率更高,只有远端吻合口,且没有大隐静脉移植术后的组织学改变。缺点是内乳动脉无论是长度、条数、口径均有限,限制了应用范围。成功的冠状动脉旁路移植术,应能取得以下效果:①改善症状。②运动耐量改善,工作能力增加。③改善心功能。④延长寿命。

心绞痛手术适应证:①左冠状动脉主干病变。②冠状动脉3支血管病变。③稳定型心绞痛内科治疗反应不佳,影响正常工作和生活者。④心梗后心绞痛和恶化型心绞痛。⑤变异型心绞痛冠脉有固定狭窄者。⑥急性冠状动脉功能不全。患者冠脉狭窄的程度应在管腔阻塞≥70%以上,狭窄段的远端管腔要畅通和心功能正常或轻度受损。此三点在考虑手术时要注意。

不稳定型心绞痛

冠心病中除上述典型的稳定型劳力型心绞痛之外,心肌缺血所引起的缺血性胸痛尚有各种不同的表现类型,有关心绞痛的分型命名不下10余种,但其中除变异型心绞痛(Prinzmetal′s, variant angina)具有短暂ST段抬高的特异的心电图变化而仍为临床所留用外,其他如恶化型心绞痛、卧位型心绞痛、梗死后心绞痛、混合性心绞痛等诊断临床上均已弃用。目前已趋向将劳力性心绞痛以外的缺血性胸痛统称为不稳定型心绞痛(unstable angina pectoris, UA),这不仅是基于对不稳定的粥样斑块的深入认识,也表明了这类心绞痛患者临床上的不稳定性,进展至心肌梗死的危险性,必须予以足够的重视。

【发病机制】

与稳定型劳力性心绞痛的差别主要在于冠脉内不稳定的粥样斑块继发病理改变,使局部心肌血流量明显下降,如斑块内出血、斑块纤维帽出现裂隙、表面上有血小板聚集及(或)刺激冠动脉痉挛,导致缺血性心绞痛,虽然也可因劳力负荷诱发但劳动负荷中止后胸痛并不能缓解。

【临床表现】

胸痛的部位、性质与稳定型心绞痛相似,但具有以下特点之一。

1)原有稳定型心绞痛,在1个月内疼痛发作的频率增加,程度加重、时限延长、诱发因素变化,硝酸酯类药物缓解作用减弱。

2)1个月之内新发生的心绞痛,并因较轻的负荷所诱发。

3)休息状态下发作心绞痛或较轻微活动即可诱发,发作时表现有ST段抬高的变异型心绞痛也属此列。

4)由于贫血、感染、甲亢、心律失常等原因诱发的心绞痛称之为继发性不稳定型心绞痛。

UA与NSTEMI同属非ST段抬高的急性冠脉综合征(ACS),两者的区别在于根据血中心肌坏死标记物的测定,因此对非ST段抬高的ACS必须检测心肌坏死标记物并确定未超出正常范围时方能诊断UA。

由于UA病人的严重程度不同,其处理和预后也有很大的差别,在临床上分为低危组、中危组和高危组。低危组指新发的或是原劳力性心绞痛恶化加重,发作时ST段下移≤1mm,持续时间<20min;中危组就诊前1个月内(但48h内未复发)发作1次或数次,静息心绞痛及梗死后心绞痛,发作时ST段下移>1mm,持续时间<20min;高危组就诊前48h内反复发作,静息心绞痛ST段下移>1mm,持续时间>20min。

【防治】

不稳定型心绞痛病情发展常难以预料,应使患者处于医生的监控之中,疼痛发作频繁或持续不缓解及高危组的患者应立即住院。

1)一般处理。卧床休息1~3d,床边24h心电监测。有呼吸困难、发绀者应给氧吸人,维持血氧饱和度达到90%以上,烦躁不安、剧烈疼痛者可给以吗啡5~10mg,皮下注射。如有必要应重复检测心肌坏死标记物。

2)缓解疼痛。本型心绞痛单次含化或喷雾吸入硝酸酯类制剂往往不能缓解症状,一般每隔5min1次,共用3次后再用硝酸甘油、硝酸异山梨酯持续静脉滴注或微泵输注,以10μg/min开始,每3~5min增加10μg/min,直至症状缓解或出现血压下降。

硝酸酯类制剂静脉滴注疗效不佳或不能应用β阻滞剂者,可用非二氢吡啶类钙拮抗剂,如地尔硫革静脉滴注1~5μg/(kg•min),常可控制发作。

治疗变异型心绞痛以钙通道阻滞剂的疗效最好。本类药也可与硝酸酯同服,其中钙通道阻滞剂尚可与β受体阻滞剂同服。停用本药时也宜逐渐减量然后停服,以免诱发冠状动脉痉挛。

如无低血压禁忌证应及早开始应用β受体阻断药,口服剂量应个体化。

3)抗栓(凝)。抗血小板聚集(阿司匹林、氯吡格雷、替罗非斑)及抗血小板制剂:阿司匹林抑制环氧化酶和TXA$_2$合成,血小板聚集的旁路被打断,75~325mg/d,对该药过敏,活动消化性溃疡,局部出血或出血体质者不适用。氯吡格雷是血小板ADP受体抑制剂75~150mg/d,副作用小,作用快。替罗非斑是血小板糖蛋白Ⅱb/Ⅲa受体拮抗剂,抑制激活的血小板糖蛋白Ⅱb/Ⅲa受体与纤维蛋白原结合,特别适合于介入治疗时使用,10μg/kg,静脉推注,然后0.15μg/(kg•min),持续静脉滴注,至少24~48h。

4)对于个别病情极端严重者,保守治疗效果不佳,在有条件的医院应行急诊冠脉造影及介人治疗或外科手术治疗。

UA经治疗病情稳定,出院后应继续强调抗凝及降脂治疗以促使斑块稳定。缓解期的进一步检查及长期治疗方案与稳定型劳力性心绞痛相同。

第四节　急性心肌梗死

急性心肌梗死(acute myocardial infarction, AMI)是指在冠状动脉病变的基础上,冠状动脉血供突然减少或中断,使相应心肌引起严重而持久地缺血损伤和坏死。临床表现有剧烈而持久的胸骨后疼痛、发热。血白细胞计数增多、血沉增快、血清心肌坏死标记物浓度增高,心电图进行性改变,并可发生严重的心律失常、休克和心力衰竭,甚至猝死。少数病人症状较轻,仅觉胸闷或无任何症状,待发现时已属陈旧性心肌梗死。本病在欧美常见，美国35～84岁人群中年发病率男性为71‰，女性为22‰，最近10年来，AMI死亡率下降至接近30%，50%的死亡发生在发病后1h内，其原因为心律失常，最常见的原因为心室颤动。

【病因与发病机制】

绝大多数AM1的基本病因为冠状动脉粥样硬化(偶为冠状动脉栓塞、炎症、先天性畸形、痉挛和冠状动脉口阻塞所致)造成一支或是多支血管管腔狭窄和供血不足，而侧支循环未充分建立。在此裁础上，一旦血供急剧减少或中断，使心肌严重而持久的缺血达1h以上，即可发生心肌梗死。

大量的研究已证明，绝大多数心肌梗死是由于冠脉内不稳定的斑块破裂，继而出血和管腔内血栓形成，而使管腔闭塞，少数情况下粥样斑块内或其下发生出血或持久痉挛也可使冠状动脉完全闭塞。当重体力劳动、情绪过分激动或血压剧升及进食较油腻的食物后，这些因素均可能促使整个斑块破裂出血及血栓形成。

【病理】

心肌梗死的部位与阻塞的冠状动脉供血区相一致。

1)左冠状动脉前降支闭塞，引起左心室前壁、心尖部、室间隔、下侧壁、二尖瓣前乳头肌梗死。

2)右冠状动脉闭塞，引起左心室隔面(右冠状动脉优势型)，后间隔和右心室梗死，并可累积窦房结和房室结。

3)左冠状动脉回旋支闭塞，引起左心室高侧壁，膈面(左冠状动脉优势型)和左心房梗死，可能累及房室结。

4)右心室和左右心房梗死较少见。

AMI早期，缺血心肌呈现苍白、肿胀，开始有少数坏死，1～2h之间绝大部分心肌呈凝固性坏死，心肌间质水肿、充血，伴有白细胞浸润。以后，坏死的心肌纤维逐渐溶解，形成肌溶灶，随后渐有肉芽组织形成。大块的心肌梗死累及心室壁的全层，心电图上出现坏死型Q波(亦称透壁性梗死)。在心腔内压力的作用下，坏死心壁向外膨出，可产生心室游离壁破裂、心室间隔穿孔、乳头肌断裂、或形成室壁膨胀瘤。坏死组织1～2周后开始吸收，并逐渐纤维化，5～8周形成瘢痕而愈合，称为陈旧性心肌梗死。而小的梗塞多于起病后3周痊愈。

【临床表现】

与梗死的大小、部位，侧支循环情况密切相关。

一、先兆表现

急性心肌梗死可有以下先兆表现：

1)初发型心绞痛，持续15～30min或更长，硝酸甘油效果不佳或连服两次而不能缓解者。

2)原为稳定型劳累性心绞痛，而近日疼痛次数、持续时间及疼痛性质均明显加重者。

3)疼痛伴ST段明显抬高或压低，T波冠状倒置或高尖者。

4)胸痛伴恶心、呕吐、大汗、头昏、心悸者。

5）症状发作时伴血压剧增或骤降，或伴有心律失常或左心功能不全者。

6）确诊为糖尿病及高血压病的高龄患者（尤其并冠心病者），原有心力衰竭突然加重或突然出现心衰又无明显诱因；原有高血压突然不明原闪的血压下降；突然出现室性心律失常或休克表现；原因不明的晕厥或脑血管意外症状者。

二、症状

1. 疼痛

是最先出现的症状，多发生于清晨，部位和性质与心绞痛相同，但多无明显诱因，常发生于安静时。典型者为胸骨后压榨性疼痛，并有窒息或濒死感，可持续数小时或更长，伴焦虑、多汗，休息或含服硝酸甘油无效。部分病人疼痛部位可位于背部、颈部或上腹部等。少数患者无疼痛，一开始即表现为休克或急性心力衰竭。

2. 全身症状

常有发热、头晕、多汗、乏力等。发热多于起病2～3d开始，一般在38℃左右，约持续1周。

3. 胃肠道症状

胸部剧痛时常伴恶心、呕吐、上腹胀痛，与迷走神经受坏死心肌刺激和心排血量降低组织灌注不足有关。梗死后1周内常有胃纳差、腹胀；个别患者可有呃逆。

4. 心律失常

75%～95%的病人合并心律失常，多发生在1～2周内，以24d内最多见。心律失常以室性期前收缩最多，出现下列情况为室颤先兆：频发性、多源性或成对出现的室性期前收缩、短阵室速、RonT型室性期前收缩。下壁梗死多合并房室传导阻滞，常能自行恢复，也可出现窦性心动过缓、窦性停搏、窦房阻滞；前壁梗死可发生室内阻滞，如发生房室传导阻滞表明梗死范围广泛，病情严重。

5. 低血压与休克

如疼痛缓解而收缩压仍低于80mmHg（10.67kPa），有烦躁多汗、面色苍白、皮肤湿冷、脉细而快、尿量减少（每小时<20ml），神志迟钝，甚至昏厥者，则系休克表现。休克多在起病后数小时至1周内发生，约见于20%的病人，主要是心肌广泛（40%以上）坏死，心排血量急剧下降所致。部分患者尚有血容量不足的因素。神经反射引起的血管扩张属次要。

6. 心力衰竭

主要为急性左心衰，可在起病最初几天内发生，或在疼痛、休克好转阶段出现，为梗死后心脏舒缩力显著减弱或不协调所致。可有呼吸困难、咳嗽、紫绀等症状，重者可发生肺水肿。右心室梗死多一开始即表现右心衰伴血压下降。

三、体征

1. 心脏体征

心浊音界可轻度至中度扩大；心率增快，少数病人减慢；心尖部S_1减弱，提示心肌收缩力减低；可出现S_4或S_4奔马律，少数可闻及S_3奔马律；部分患者在起病第2～3d出现心包摩擦音，为反应性纤维心包炎所致；心尖区可出现粗糙的收缩期杂音或伴收缩中晚期喀喇音，为二尖瓣乳头肌功能失调或断裂所致；可有各种心律失常。

2. 血压

除在剧烈胸痛时，血压可短暂升高外，几乎所有病人都有不同程度的血压降低。病前有高血压者，血压可降至正常，其后可不再恢复到病前的水平。梗死面积较大者则可发生休克。

此外，可有与心律失常、休克或心力衰竭有关的其他体征。

【实验室和其他检查】

一、心电图

1. 特征性改变

特征性改变(图27，图28)ST段抬高型心肌梗死其心电图表现为：

1)ST抬高呈弓背向上型，在面向坏死区周围心肌损伤区的导联上出现。

2)宽而深的Q波(病理性Q波)，在面向透壁心肌坏死的导联上出现。

3)T波倒置，在面向损伤区周围的心肌缺血区的导联出现。

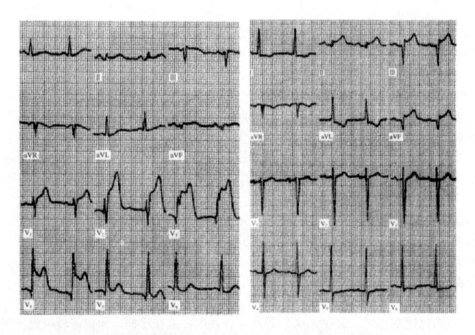

图27　急性前壁心肌梗死的心电图　　图28　急性下壁心肌梗死的心电图

在背向心肌梗死区的导联则出现相反的改变，即R波增高、ST段压低和T波直立并增高。

非ST段抬心肌梗死心电图有两种类型：①无病理性Q波，有普遍性ST段压低≥0.11mv。②无病理性Q波，也无ST段变化，仅有T波倒置变化。

2. 动态性改变

1)超急性损伤期。可尚无异常或出现异常高大两只不对称的T波，此期心室颤动发生率高，易猝死。

2）急性期。高耸的T波已下降，出现病理性Q波或QS波，ST段呈弓背状抬高，T波后肢开始倒置并逐渐加深，呈对称的箭头样。坏死型Q波、损伤型ST段抬高和缺血型T波倒置常同时并存。Q波在3～4d内稳定不变，以后70%～80%永久存在。此期持续数日至2周，原发性室颤的发生率较前减少。

3）亚急性期。抬高的ST段逐渐回到基线水平，T波则变得平坦或倒置。

4）慢性期。起病数周至数月后，T波对称性倒置，然后逐渐恢复正常。T波倒置可永久性存在，也可持续数月至数年。此期又称陈旧梗死期。

非ST段抬高心肌梗死上述中的类型①先是ST段普遍压低（除avR外），继而T波倒置加深呈对称型，但始终不出现Q波，ST段和T波的改变持续数日或数周后恢复。类型②T波改变在1～6个月内恢复。

3. 梗死定位

ST段抬高心肌梗死定位和定范围可根据出现特征性改变的导联数来判断（表27）。

表27 心肌梗死的心电图定位诊断

梗死部位	出现梗死图形的导联
前间壁	V_1、V_2、V_3
广泛前壁	V_1～V_4、Ⅰ、aVF
前壁（局限）	V_3、V_4、V_5
广泛前壁伴下壁	V_1～V_6、Ⅰ、Ⅱ、Ⅲ、aVF、aVL
高侧壁	Ⅰ、aVL
前侧壁	V_5、V_6、Ⅰ、aVL
下壁	Ⅱ、Ⅲ、aVF
下侧壁	Ⅰ、aVL、Ⅱ、Ⅲ、AVF
正后壁	V_7、V_8、V_9（V_1、V_2出现间接征象）

二、心电向量图

主要改变是：①QRS环初始0.04s向量背离梗塞区。②平均T向M背离梗塞区，大体与QRS环的初始0.04s向量的方向平等。③ST向量指向梗塞区。④多数病人QRS终末向量环指向梗塞区。

三、放射性核素心肌显像

如^{99m}TC焦磷酸盐可选择性地集中在缺血和梗塞心肌中，仅梗塞区显影，称"热点"成像。M1T1注人体内后，只有正常心肌显影称"冷点"成像；以单光子发射计算机断层显像，用新的心肌灌注显像剂^{99m}TC—sestamibi和^{99m}Tc—eboroxime较^{201}Tl的显像质量更好，放射剂量更低；用肌凝蛋白抗体标记的^{111}In较^{99m}Tc—pyp更易在梗塞区浓聚。正电子发射断层技术可研究心肌的脂肪酸、葡萄糖与氨基酸等的代谢情况，对判断心肌的坏死、存活更为可靠。

四、起声心动图

切面和M型超声心动图有助于了解心室壁的运动和左室功能，诊断室壁瘤和乳头肌功能失调等。

五、实验室检查

1. 血清心肌坏死标记物含量增高

1)肌红蛋白在起病后2h内升高,12h达高峰,24～48h内恢复正常。

2)肌钙蛋白I(cTNI)或T(cTNT)起病4h后升高,cTNI于11～24h达高峰,7～10d降至正常,cTNT于24～48h达高峰,10～14d降至正常。这些心肌结构蛋白含量的增高是诊断心肌梗死的敏感指标。

3)肌酸磷酸激酶同工酶CK—MB,在起病后4h内升高,16～24h达高峰,3～4d后恢复正常,其增高的程度能较准确的反映心肌梗死的范围,其高峰出现时间是否提前有助于判断溶栓是否成功。

2. 血象及生化异常

白细胞在发病24～48h开始升高,中性粒细胞增高,嗜酸性粒细胞减少或消失,红细胞沉降率增快,C反应蛋白(CRP)增高。

【诊断与鉴别诊断】

根据典型的临床表现,特征性的心电图改变以及血清心肌坏死标记物,一般可确立诊断。对于老年病人,突发严重心律失常、休克、心力衰竭而原因未明时,应考虑本病,并按AMI处理,同时进行心电图和血清心肌坏死标记物、肌钙蛋白检测等以确定诊断。对于心电图处于超急性损伤期或"伪性改善"时,因心肌处在高度不稳定的电生理学状态,极易发生致命性心律失常,应立即按AMI治疗。对非ST段抬高心肌梗死进行心电图和血清心肌心肌坏死标记物动态观察和肌钙蛋白测定,对诊断帮助更大。

AMI应与以下疾病鉴别:

一、心绞痛

心肌梗死时胸前区疼痛的性质与心绞痛很相似。但在多数情况下心肌梗死所致的胸痛更为严重、持续时间更长、无明显诱因。心肌梗死常并发心律失常、左心衰、低血压甚至休克。心电图是否有特征性和动态性改变,心肌坏死标记物是否升高,根据以上特征一般不难鉴别。

二、急性心包炎

本病引起的疼痛可波及整个胸部或局限于胸骨部、上腹部等。但疼痛与发热同时出现。咳嗽、吞咽、深呼吸或身体前倾常使疼痛加剧。早期即有心包摩擦音,全身症状一般不如心肌梗死严重;心电图除aVR外ST段均呈弓背向下的抬高,但很少超过5mm,也不会表现为单向曲线,T波倒置,无异常Q波出现。

三、急性肺动脉栓塞

可有胸痛、咳血、呼吸困难和休克。伴有右心负荷急剧增加的表现如紫绀、肺动脉瓣区第二心音亢进、颈静脉怒张,肝肿大,两下肢水肿等。心电图 I 导联S波加深,III导联Q波显著、T波倒置,胸导联过度区左移,右胸导联T波倒置改变等。

四、主动脉夹层分离

胸痛一开始即达高峰，呈撕裂样，常放射至背、胸、腹、腰或下肢，两上肢血压和脉搏有明显差别，可有下肢暂时性瘫痪、偏瘫和主动脉瓣关闭不全的表现等。二维超声心动图、X线或磁共振显像多能帮助确诊。

五、急腹症

多种急腹症均有上腹部疼痛，可伴休克。详细询问病史、体格检查、心电图检查和血清心肌坏死标记物测定可帮助鉴别。

【并发症】

一、乳头肌功能失调或断裂

发生率可达50%，主要原因为乳头肌缺血、缺氧和坏死。病侧乳头肌失去有效收缩，造成不同程度的二尖瓣脱垂并关闭不全，心尖部出现收缩中晚期喀喇音和粗糙的收缩期杂音，第一心音可不减弱，可引起心力衰竭。轻者，可恢复。乳头肌断裂极少见，多发生在梗死后2～7d。临床上可突然出现左心衰竭及（或）心源性休克，常伴严重胸痛、气短、紫绀、四肢厥冷和神志改变。肌腹断裂者常在24h内死亡。在心尖与胸骨左缘有响亮的全收缩期杂音，通常不伴有震颤，若二尖瓣返流口径过大，可没有杂音。后乳头肌功能不全或断裂多见于下壁心肌梗死，收缩期杂音常传至心底部；前乳头肌功能不全或断裂时，收期杂音常传至左腋下。

二、心脏破裂

少见。梗死后有持续性高血压是引起心脏破裂的一个重要因素，尤其是有高血压而无充血性心力衰竭者。心脏破裂多为心游离壁，约占心脏破裂的90%。偶有心室间隔破裂造成穿孔。多发生在梗死后的第1周，生前病人常有持续性或反复发作的胸痛，可伴有恶心、呕吐等。亦可突然出现休克、意识丧失、阿一斯综合征和电一机械分离。破裂造成心包积血可引起急性心包填塞而猝死。

三、栓塞

AMI后动脉栓塞的发生率为1%～6%，如为左心室附壁血栓脱落所致，则引起脑、肾、脾、或四肢动脉栓塞。以脑栓塞最为常见，若为下肢静脉血栓脱落则形成肺动脉栓塞。AMI并发肺栓塞诊断时有困难。发病时常有剧烈胸痛、咳嗽、咯血、呼吸困难、紫绀、全身冷汗、心率加快、焦虑不安，可出现休克、左心衰竭或猝死。胸片示肺动脉主干显著扩大突出，心影向两侧扩大。发病12～36h内肺下叶出现圆形或楔形阴影，底部与胸膜相连。多发肺栓塞可出现类似支气管肺炎的肺部影像。心电图有典型S_I、Q_{II}、T_{III}型改变。心电轴重度右倾、极度顺钟向转位和右束支传导阻滞、肺性P波等。

四、室壁瘤

在心肌梗死的愈合过程中，梗死区的心肌由结缔组织所替代，局部心室壁在心腔内压力的影响下，显著地向外膨出形成心室膨胀瘤，亦称室壁瘤，发生率为5%～20%，主要见于左心室。心电图除有心肌梗死的异常Q波外，约2/3的病例有ST段持续性抬高，尤其是弓背向上抬高伴病理性Q波者意义更大。X线检查、摄影、左室造影、超声心动图和放射性核素心血池扫描均有助于诊断。

五、便死后综合征

系发生于梗死后2～10周内的心包炎综合征（亦称Drsser综合征）。发生率约10%。临床上主要表现为：发热可达38～39℃，少数达40℃，持续1～2周；可闻及心包及胸膜磨擦音；剧烈胸痛为压榨样，深呼吸时加重。抗生素治疗无效而肾上腺皮质激素有明显疗效。可能为机体对坏死物质的过敏反应。

【治疗】

及早发现，及早住院，并加强住院前的就地处理。治疗原则是保护和维持心脏功能，挽救濒死的心肌，缩小心肌缺血范围，防止梗死扩大，改善冠脉血供，减低心肌耗氧量，及时处理严重心律失常和各种并发症，防止猝死。

一、监护和一般治疗

1. 休息和镇静

对血液动力学稳定且无并发症的患者可卧床休息1～3d，对病情不稳定或高危患者卧床时间应适当延长的时间，多视病情而定，此间病人的进食、大小便及翻身等应有人协助，并注意身、心（精神上）两方面的休息。病人焦虑、烦躁者，可口服舒乐地西泮1mg，每日3次，必要时给地西泮5～10mg肌肉注射。

2. 吸氧

最初几日持续或间断通过鼻管面罩吸氧。

3. 心脏监护

连续心电监护，定期监测血压、心率、呼吸、体温等生命指标。有心力衰竭或休克者，宜作漂浮导管进行血流动力学监测。

4. 护理

主要措施包括：①限制探视，保证充分睡眠和休息，禁烟、咖啡等。消除精神紧张和恐惧，避免情绪波动。②根据病情确定卧床休息时间。③饮食：头2～3d流质，以后渐过渡为半流质或软食，宜低脂低盐，少量多餐，严禁饱餐，适当进食蔬菜和水果。④保持大小便通畅：防止因排便用力导致急性左心衰竭、心脏破裂或猝死。若2d以上未解大便，应给予缓泻剂如番泻叶，或用开塞露、肥皂水灌肠。膀胱过分充盈或排尿困难亦可导致致命性心律失常，故应主动协助病人小便。

5. 抗血小板聚集

阿司匹林通过抑制血小板内的环氧化酶使血栓素TXA2合成减少，达到抑制血小板聚集的作用。口服阿司匹林1～2h内血浆浓度达高峰，半衰期随剂量增加而延长。首剂150～300mg/d，3d后改为小剂董100mg维持。氯吡格雷是新型的ADP受体拮抗剂，口服后起效快，副作用明显低于噻氯匹定，初始剂量300mg，以后75mg/d维持。

二、解除疼痛

剧痛时用吗啡5～10mg或度冷丁50～100mg，肌注，必要时1～2h后再注射1次，以后每4～6h可重复应用，但要注意呼吸功能的抑制。同时静滴硝酸甘油(10～20μg/min)。疼痛较轻者可用可待因0.03～0.06g，肌注或口服。中药苏合香冰片、苏合香丸、冠心苏合丸、保心丸等也可含用或口服。心肌再灌注治疗可有效解除疼痛。

三、再灌注心肌

起病3～6h内，使闭塞的冠状动脉再通，心肌得到再灌注，濒临坏死的心肌可能得以存活或使坏死范围缩小，预后改善，是近年来AMI治疗学上令人注目的一大进展。此法可明显降低急性期死亡率及并发症的发生率，并能提高患者的生存质量。临床有溶栓治疗、经皮穿刺腔内冠状动脉成形术和主动脉一冠状动脉旁路移植术。

1.溶栓疗法

常规描记18导联心电图(常规15导联加V_{3R}、V_{4R}、V_{5R})。检查血常规、血小板、凝血功能、测血心肌坏死标记物、凝血酶原时间、纤维蛋白原。建立静脉通道，给极化液加硝酸甘油2～4mg静滴。口服阿司匹林，氯吡格雷各0.3g。

1)溶栓适应证。①两个或两个以上相邻导联ST段抬高(胸导联≥0.2mV，肢导联≥0.1mV)，或病史提示急性心肌梗死伴左束支传导阻滞，起病时间<12h，患者年龄<75岁。②ST段显著抬高的心肌梗死患者年龄>75岁，经慎重权衡利弊仍可考虑。③ST段抬高的心肌梗死，发病时间已达12～24h，但如有进行性缺血性胸痛，广泛ST段抬高者可考虑。

2)溶栓禁忌证。①既往发生过出血性脑卒中，1年内发生过缺血性脑卒中或脑血管事件。②颅内肿瘤。③近期(2～4周)有活动性内脏出血。④可疑为主动脉夹层。⑤入院时严重且未控制的高血压(>180/110nunHg)或慢性严重高血压病史。⑥目前正在使用治疗剂量的抗凝药或已知有出血倾向。⑦近期(2～4周)创伤史，包括头部外伤、创伤性心肺复苏或较长时间(>10min)的心肺复苏,,⑧近期(<3周)外科大手术。⑨近期(<2周)曾有在不能压迫部位的大血管行穿刺术。

3)溶栓方法。

(1)链激酶用法：皮试阴性后，先肌肉注射异丙嗪25mg，静脉给地塞米松3～10mg，预防过敏反应，链激酶一般用50万～100万U加生理盐水100ml在30min静脉滴入，或用150万U加生理盐水100ml在60min静脉滴入。

(2)尿激酶用法：一般用100万～150万U溶于100ml生理盐水在0.5～1h内静脉滴入。配合肝素皮下注射7500万～10000U，每12h1次，或低分子肝素皮下注射，每日2次。

(3)重组组织型纤溶酶原激活剂(rt-PA, atylase)：由于rt-PA的半衰期极为短暂，现主张：①冲击法：即先从静脉内注射10mg，然后将50mg溶于生理盐水200ml，1h内滴入，其后在1h滴入40mg，总量为100mg。②静脉滴注法：以0.75mg/kg体重静脉滴注90mm或是用80～120mg加入液体中静滴3h。用rt-PA前先用肝素5000U静脉推注，用药后续以肝素每小时700～1000U持续静脉滴注48h，以后改为皮下注射7500U，每12h1次，连用3～5d。采用其他溶栓药物后应复查凝血时间，待恢复到正常值的1.5～2倍之间时，用肝素500～1000U/h静脉滴注，以后调整剂量，使凝血时间保持在正常值的1.5～2倍之间，5d后停用。口服阿司匹林每日300mg，3日后改为每日75～150mg，长期服用。

4）冠脉再通指标。在AMI溶栓时，及时、准确地判断冠状动脉是否再通对指导下一步的治疗和判断预后都具有十分重要的意义，当前国内外比较一致的冠状动脉再通的指标为：冠状动脉造影评价溶栓治疗效果是目前最客观、最直接、最有意义的指标，当前国际上多采用TIMI分级法判定。

（1）冠脉造影宜接判断：认为符合下述Ⅱ级（TIMIⅡ）以上为再通。

0级：无再灌注或闭塞远端无血流。

Ⅰ级：造影剂部分通过闭塞部位，梗死区供血冠脉充盈不完全。

Ⅱ级：部分再灌注或造影剂能完全充盈冠脉远端，但造影剂进入和清除的速度较完全正常的冠脉为慢。

Ⅲ级：完全再灌注，造影剂在冠脉内能迅速充盈及清除。

（2）临床指标间接判断：①胸痛2h内基本消失，②心电图抬高的ST段于2h内回降乡50%。③症状缓解同时出现CK—MB峰值时间提前（于发病后14h内出现）。④2h内出现特有的再灌注性心律失常，如舒张晚期室性期前收缩、加速性室性自主心律、室性心动过速或心室颤动、严重窦性心动过缓伴血压下降等。

2. 介入治疗（PCI）

1）直接（急诊PCI）。适应证为：①ST段抬高和新出现左束支传导阻滞（影响ST段的分析）的心肌梗死。②ST段抬高的心肌梗死并发心源性休克，心肌梗死发病时间在36h以内，心源性休克发生在18h以内，年龄＜75岁。③适合再灌注治疗而有溶栓治疗禁忌证者。④非ST段抬高的心肌梗死，但梗死相关动脉严重狭窄，血流≤TIMIⅡ级。应注意：①发病12h以上不宜施行PCI。②不宜对非梗死相关的动脉施行PCI。③要由有经验者施术，以避免延误时机。有心源性休克者宜先行主动脉内球旗反搏术，待血压稳定后再施术。

2）补救性PCI。溶栓治疗后仍有明显胸痛，抬高的ST段无明显降低者，即溶栓不成功者应尽快行冠状动脉造影，如显示TIMI0—Ⅱ级血流，说明相关动脉未再通，宜立即施行补救性PCI。

3）择期PCI。溶栓治疗成功的患者，如无缺血性复发表现，可在7～10d后行冠状动脉造影，如残留的狭窄病变适宜于PCI可行PCI治疗。

3. 紧急主动脉—冠状动脉旁路移植术

介入治疗失败或溶栓治疗无效有手术指征者。宜争取6～8h内施行主动脉—冠状动脉旁路移植术。

四、心律失常的治疗

心律失常是AMI的常见并发症，亦是心肌梗死早期主要死因之一。因此，必须及时发现和正确处理心律失常。

1. 室性心律失常

1）室性期前收缩及短阵室性心动过速。对频发、多源、RonT室性期前收缩及短阵室速可严密观察或如下治疗，一般首选利多卡因，立即用利多卡因50～100mg静脉注射，5～10min后可重复1次，至期前收缩消失或总量已达300mg，继以1～3mg/min静滴维持48～72h。室性心律失常反复者可用胺碘酮。

2)加速性室性自身节律。多发生于梗死后24h以内，常见于下壁梗死，可能与窦房结缺血损伤、心室的自律性增高和再灌注心律失常有关。多属良性，一般不需特殊处理。对持续较久者可用阿托品0.5～1mg静注，也可试用利多卡因。

3)持续性单形性室性心动过速伴心绞痛、肺水肿、低血压时，宜给予同步直流电复律，起始电能量200J，如不成功可给300J。

4)持续性单形性室性心动过速如不伴上述情况可给予利多卡因治疗，剂量同上，亦可用胺碘酮治疗，150mg于10min缓慢静脉推注，然后1mg/min静脉滴注6h，再0.5mg/min维持滴注。

5)心室颤动。尽快采用非同步直流电除颤。

2. 传导阻滞

AMI伴房室传导阻滞多发生于下壁梗死，心率多在45～60次/min，QRS不宽，房室传导阻滞可呈一度、二度Ⅰ型、三度交替出现。高度以上房室传导阻滞患者可用阿托品治疗。对心率<40次/min，且伴有心衰或心源性休克者，应尽早安装临时起搏器。

3. 室上性快速心律失常

偶发性房性期前收缩，一般不需治疗，但对频发或多源性房性期前收缩，可用维拉帕米。对于阵发性房性心动过速者，若无心衰，可用维拉帕米5mg加葡萄糖溶液20ml，缓慢静注10min。效果不佳者，10～15min后可重复使用。若心率减慢，应立即停注。此药在原有房室传导阻滞、低血压或用过β阻滞剂者应慎用，并注意不与β阻滞剂合用。因为，维拉帕米使心率减慢血压下降时反射性地引起交感兴奋，而β阻滞剂可阻断这一反应，使副作用加重。心房颤动比心房扑动常见，发作多为暂时性，每次发作持续几分钟至数小时，绝大多数病人在24h内中止。治疗可用洋地黄、普萘洛尔或维拉帕米。伴有明显的血流动力学障碍者，如有指征可行直流电复律。

4. 窦性心动过缓

对缓慢的心律失常可用阿托品(0.5～1mg)肌肉或静脉注射。

五、心泵衰竭的治疗

AMI泵衰竭的主要临床表现是急性左心衰竭和心源性休克。坏死心肌超过40%者多出现心源性休克。可根据泵衰竭的不同表现采取相应措施。左心衰竭者，除积极治疗AMI外，应选用吗啡和利拔剂为主。尽早使用短效ACEI，小剂量开始。肺水肿合并严重高血压最好选用血管扩张剂硝普钠，小剂量(10μg/min)开始，减轻左心室的负荷，或用多巴酚丁胺10μg/(kg·min)静脉滴注等治疗。急性肺水肿合并严重低氧血症可行人工机械通气治疗。血压不低者可选硝酸甘油静脉滴注，小剂量(10μg/min)开始。洋地黄制剂可能引起室性心律失常宜慎用。由于最早出现的心力衰竭主要是坏死心肌间质充血、水肿引起顺应性下降所致，而心室舒张末期容量尚不增大，因此在梗死发生后24h内宜尽量避免使用洋地黄制剂。有右心室梗死的患者应慎用利尿剂。

六、低血压和休克的治疗

1）补充血容量。估计有血界量不足或中心静脉压和肺动脉楔压低者，用右旋糖酐或5%～10%的葡萄糖补充容量。对广泛大面积心肌梗死或高龄患者应避免过度扩容诱发左心衰竭。

2）应用升压药。补足血容量后血压仍不升，可用多巴胺3～5μg/(kg·min)，或去甲肾上腺素2～8μg/min，或多巴酚丁胺3～10μg/(kg·min)静滴。下壁心肌梗死合并右室心肌梗死时常见低血压，扩容治疗是关键，若补液1～2L后心排血量仍不增加，巧用上述升压药。

3）应用血管扩张剂。经上述处理后血压仍不升，而肺小动脉楔压增高，心排血量低，或周围血管显著收缩，以至四肢厥冷，并有发绀时，可用硝普钠15μg/min开始，硝酸甘油10～20μg/tnin开始，每5～10min增加5～10μg/min，直至左室充盈压下降。

4）上述措施均无效时，可上主动脉内球囊反搏(IABP)，但根本措施是心肌再灌注(溶栓和急诊PCI)。

AMI合并心源性休克时死亡率高达80%，在IABP支持下急诊PCI可大大降低死亡率。

七、其他疗法

1）β受体阻滞剂。β阻滞剂可降低心率和心肌收缩性，故可减低心肌耗氧M，防止梗死扩展，预防梗死后室壁膨展；减少急性心肌缺血时儿茶酚胺的释放，防止严重心律失常。梗死后长期应用β阻滞剂可显著减少再梗死和猝死率。主张在没有禁忌证情况下，于AMI起病后尽早给药。适应证：①无合并症的早期AMI患者(发病4h内)。②合并高血压、心率快或有房性期前收缩者。③严重胸痛梗死有扩展者。禁忌证：低血压(收缩压<100mmHg、重度心动过缓(心率<50次/min)、心功能不全、房室传导阻滞、支气管哮喘等。药物选择：美托洛尔25～50mg，每日2次；比素洛尔2.5～5mg，每日1次；普萘洛尔10mg，每日2～3次。

2）血管紧张素转换酶抑制剂和血管紧张素受体Ⅱ阻滞剂。在起病早期应用，从低剂量开始，如卡托普利(起始6.25mg，然后12.5～25mg，2次/日)、依那普利(2.5mg，2次/日)、雷米普利(5～10mg，1次/日)、福辛普利(10mg，1次/日)等，有助于改善恢复期心肌的重塑，降低心力衰竭的发生率，从而降低死亡率。对于前壁心肌梗死伴左心功能不全获益最大。如不能耐受血管紧张素转换酶抑制剂者可选用血管紧张素Ⅱ受体阻滞剂氯沙坦和缬沙坦等。

3）抗凝治疗。此法可作为溶栓疗法的辅助措施，单独应用者少。适用于梗死范围较广、复发性梗死、或有梗死先兆而又有高血凝状态，或AMI并发血栓性静脉炎、肺栓塞，心脏明显扩大并有心力衰竭或室壁瘤形成、心源性休克以及伴有糖尿病酸中毒的患者。对有出血倾向、严重肝肾功能不全、重度高血压、活动性消化性溃疡、心包炎、高龄和近期手术创口未愈或有出血史者禁用。一般先用肝素50～75mg加入葡萄糖液中静注，每6h1次，或用75mg皮下注射，每12h1次，共用2～3d。使凝血酶原时间维持在正常对照的2～2.5倍；或华法林第一天1.5～2mg，第二天5～10mg，以后每天2.5～5mg维持。抗凝治疗一般至少2～4周。治疗过程中一旦发生出血，应立即停止抗凝治疗，并用等量鱼精蛋白静注对抗过量肝素，口服抗凝剂者可用维生素K_1静脉注射。

4）极化液疗法。10%葡萄糖液500ml加普通胰岛素8～12U和氯化钾1.5g，若能加25%硫酸镁20ml更好。静脉滴注，每日1次，一般7～14d为一疗程。极化液能增加心肌的能量储备，促进心肌摄取和代谢葡萄糖，使钾离子进入细胞内，恢复细胞膜的极化状态，有利于心脏的正常收缩、防止心律失常的发生和促进梗死面积缩小。

5）羟甲戊二酸单酰辅酶A（HMG-CoA）还换酶抑制剂，他汀类降脂药，可以稳定冠脉斑块，抗炎，改善内皮细胞功能，应尽早使用。LDL-C降到100mg/L，TC降到180mg/L。

八、其他并发症的治疗

梗死后综合征是继发于心肌损伤后的免疫反应，可用糖皮质激素或阿司匹林、吲哚美辛等治疗。乳头肌断裂时应施行主动脉内球囊反搏、血管扩张剂和利尿剂治疗，在渡过AMI危险期后，择期进行二尖瓣替换术。无症状的室壁瘤不需特殊治疗。对伴有顽固性心衰、严重的心绞痛，难以控制的危险性心律失常及反复发生周围动脉栓塞的较大室壁瘤，内科治疗效果不佳，宜手术治疗，手术时机以梗死后半年为宜。室间隔穿孔合并血液动力学障碍者，在血管扩张剂、利尿剂及IABP辅助下急诊修补。较小的室间隔穿孔无血液动力学障碍者，6周后择期手术。对合并栓塞者其治疗除溶栓、抗凝外，可采取一些对症、辅助措施；AMI后由于卧床，抵抗力降低，尤其65岁以上的老年人更易罹患肺部感染。可常规给予青锋素预防感染。

九、右心室心肌梗死的处理

治疗措施与左心室梗死略有不同。右室心肌梗死引起右心衰竭伴低血压，而无左心衰竭的表现时，宜扩张血容量，在24h内可静脉滴注输液3～6L，直到低血压得到纠正。如此时低血压未能得到纠正可用正性肌力药。不宜用利尿药和硝酸酯类。

十、非ST段抬高心肌梗死的处理

非ST段抬高心肌梗死其住院病死率较低，但再梗死率、心绞痛再发生率和远期病死率则较高。治疗措施除了禁用溶栓治疗外与ST段抬高心肌梗死基本相同。钙通进阻滞剂中的地尔硫䓬和抗血小板的阿司匹林联合应用对降低再梗死和远期病死率有显效。

【预防】

冠心病的Ⅱ级预防可归纳为A、B、C、D、E五个方面：

A：Aspirin　抗血小板聚集（或氯吡格雷；血小板糖蛋白受体拮抗剂）

Anti—anginals　抗心绞痛，硝酸酯类制剂

B：Beta-blocker　预防心律失常，减轻心脏负荷，降低氧耗等。

Blood pressure control　控制好血压

C：Cholesterol lowing　控制血脂水平，稳定斑块等

Cigarettes quiting　戒烟

D：Diet control　控制饮食

Diabetes treatment　治疗糖尿病

E：Education　普及有关冠心病的教育，包括患者及家属

Exercise　鼓励有计划的、适当的运动锻炼

第五节　缺血性心肌病

缺血性心肌病(ischemic cardiomyopathy)型冠心病的病理基础是心肌纤维化(或硬化)。为心肌长期供血不足，心肌组织发生营养障碍和萎缩，以致纤维组织增生所致。其临床特点是心脏逐渐扩大，发生心律失常和心力衰竭。因此与扩张型心肌病颇为相似，故称为"缺血性心肌病"。本型病人多有心绞痛或心肌梗死病史，亦可以心衰或心律失常为首发症状。心律失常以室性期前收缩多见，亦可见心房纤颤、病态窦房结综合征、房室传导阻滞和束支传导阻滞及阵发性心动过速等。

【临床表现】

一、病人有心绞痛或心肌梗死病史

常伴有高血压，部分病人可无明显的心绞痛或心肌梗死史。心脏逐渐肥厚增大，以左心室增大为主，后期则两侧心脏均扩大。

二、心力衰竭

心力衰竭多逐渐发生，大多先呈左心衰竭，然后继以右心衰竭，并伴相应的症状、体征。

三、心律失常

心律失常一旦出现常持续存在，其中以室性期前收缩、心房颤动、病态窦房结综合征、房室及束支传导阻滞为多见，阵发性心动过速亦时有发生。

【诊断与鉴别诊断】

中老年患者有左心室增大伴心衰或心律失常，有动脉粥样硬化的证据或冠心病危险因素存在，在排除可引起心脏扩大、心力衰竭和心律失常的其他器质性心脏病后可诊断为本病。心电图检查除可见心律失常外，还可见缺血性ST—T变化。二维超声心动图可显示室壁的异常运动。若以往有心绞痛或心肌梗死病史，则有助于诊断。选择性冠状动脉造影和冠脉内超声可确立诊断。

鉴别诊断要考虑与心肌病(特别是扩张型原发性心肌病和克山病)心肌炎、高血压心脏病、内分泌病性心脏病等相鉴别。

【治疗】

治疗在于改善冠状动脉供血和心肌的营养，控制心力衰竭和心律失常。心衰患者的治疗原则基本同其他原因的心衰。因心肌缺血缺氧明显，一般应首选利尿剂及血管扩张剂，如效果不满意或伴快速房颤时，应首选洋地黄制剂，此时多选作用和排泄快速的制剂，如毛花甙丙、地高辛等。病态窦房结综合征和房室传导阻滞有阿一斯综合征发作者，宜尽早安置永久性人工心脏起搏器。个别严重室性心律失常者除药物治疗外，还可考虑用埋藏式自动复律除颤器治疗。终末期缺血性心肌病可考虑心脏移植。

【预后】

有心力衰竭和严重心律失常的患者预后差。

第六节 猝死

猝死(sudden death)足指自然发生、未预料到的突然死亡。1976年世界卫生组织规定症状出现后6h内死亡为猝死,但目前大多数者接受的是1h内的标准,但也有人将发病后24h内死亡者也归入猝死之列。各种心血管病都可导致猝死,但一半以上为冠心病所引起。猝死是冠心病的一种类型。由于本塑病人可以存活,故世界卫生组织认为称"原发性心脏骤停型冠心病"为妥。

【发病机制】

本型病人心脏骤停的发生是由于在冠状动脉粥样硬化的基础上,发生冠状动脉痉挛或微循环栓塞,心肌缺血缺氧,局部电生理紊乱,引起暂时的严重性心律失常。导致猝死的直接原因多是室性心动过速(VT)和心室颤动(VF)。VT和VF与室性期前收缩有一定的关系,室性期前收缩在机体有先决条件时(心脏结构上的异常和功能性因素,如心肌缺血、肥厚、心电异常等),可诱发VT和VF。

【先兆及高危因素】

多数病人无任何先兆而突然昏倒、总识丧失;个别病人病前0.5h可感觉突然乏力、胸闷、心悸等。冠心病猝死常发生在凌晨至午间,这段时间内交感神经活动性较高,血小板聚集性增加。

猝死来势突然,难以预料,因此积极寻找高危因素并采取针对的措施,显得更为重要。近年来,临床上多采用动态心电图(DCG)、信号平均心电图、心室射血分数(EF)、心率变异(HRV)以及运动负荷试验等方法进行预测。对患有基础疾病并存在下列情况(高危因素)者可视为高危患者。

1)中年以上男性有高血压、糖尿病、肥胖、高血脂、吸烟、心电图左室肥大者。

2)AMI存活者伴有心室晚电位(VLP)阳性。

3)冠心病伴心脏增大、心肌节段性收缩异常,左室功能减低者(EF≤30%)。

4)急性心肌梗死最初几小时和3d内。

5)CHD伴JTc、QTc延长。或有频发的、多形的、多源的室性期前收缩。

6)有广泛严重冠状动脉损害的CHD。

【诊断】

心脏骤停的主要表现是突然丧失意识,大动脉搏动消失(心音消失),据此即可作出诊断,即刻开始心肺脑复苏急救以挽救生命。因为常温下,心脏停搏3S,患者感觉头晕,10~20s发生晕厥;40s发生惊厥;30~45s后瞳孔散大;60s后延髓抑制,呼吸停止,大小便失禁,4~6min后脑细胞发生不可逆性损害,故要求在4min内实行有效的心肺脑复苏。

【治疗】

心室纤颤、心脏停搏的电生理机制不同,病人的预后、治疗不尽相同。前者如能及时治疗,预后相对较好,而表现为极端缓慢的心律或停搏者预后极差。

【预后】

如心脏骤停不超过5min，则复苏成功率较高，若超过6min，即使心跳恢复，亦可能有中枢神经系统的不可逆性损害。能否进行有效的现场抢救是复苏成败的关键，现场发现者多不是医务人员。因此，向社会公众(尤其是警察、消防人员、汽车司机、教师、学生、红十字会员等)普及心肺复苏知识，可为抢救赢得宝贵时间。

(孟庆兰)

第二十二章　先天性心脏病

第一节　概述

　　先天性心脏病是胎儿时期心脏血管发育异常而致的畸形，是小儿最常见的心脏病。近几年来发病率有逐渐上升的趋势，由于严重的和复杂畸形的患儿在出生后数周及数月夭折，因此复杂的心血管畸形在年长儿比婴儿期少见。近半个世纪来，由于心血管检查、心血管造影术和超声心动图的应用以及在低温麻醉剂体外循环下心脏直视手术的发展，使临床上对复杂性先天性心脏病的诊断和治疗发生了根本性的变化。许多常见的先天性心脏病得到了准确诊断，大多数可以得到彻底根治；部分新生儿时期的复杂畸形，如大动脉错位等，亦可及时诊断，手术治疗。因此，先天性心脏病的预后大为改观。

【先天性心脏病的分类】

　　先天性心脏病的分类方法有多种，这里介绍三种分类方法。

一、传统分类方法

　　主要根据血流动力学变化将先天性心脏病分为三组。

　　1. 无分流型(无青紫型)

　　即心脏左右两侧或动静脉之间无异常通路和分流，不产生紫绀。包括主动脉缩窄、肺动脉瓣狭窄、主动脉瓣狭窄以及肺动脉瓣狭窄、单纯性肺动脉扩张、原发性肺动脉高压等。

　　2. 左向右分流组(潜伏青紫型)

　　此型有心脏左右两侧血流循环途径之间异常的通道。早期由于心脏左半侧体循环的压力大于右半侧肺循环压力，所以平时血流从左向右分流而不出现青紫。当啼哭、屏气或任何病理情况，致使肺动脉或右心室压力增高，并超过左心压力时，则可使血液自右向左分流而出现暂时性青紫。如房间隔缺损、室间隔缺损、动脉导管未闭、主肺动脉隔缺损，以及主动脉窦动脉瘤破入右心或肺动脉等。

　　3. 右向左分流组(青紫型)

　　该组所包括的畸形也构成了左右两侧心血管腔内的异常交通。右侧心血管腔内的静脉血，通过异常交通分流入左侧心血管腔，大量静脉血注入体循环，故可出现持续性青紫。如法洛四联症、法洛三联症、右心室双出口和完全性大动脉转位、永存动脉干等。

二、遗传学分类

　　遗传病共分五大类，即单基因病、多基因病、染色体病、线粒体病和体细胞遗传病，除体细胞病主要与肿瘤有关外，其余四种均与心血管病有关。

　　1. 单基因病

　　即孟德尔遗传病，包括常染色体显性遗传、常染色体隐性遗传、X连锁遗传、Y连锁遗传。目前约有120种单基因病伴有心血管系统缺陷性综合征，其中部分已确定了分子遗传缺陷的基因定位及基因突变，如常染色体显性遗传方式的马凡综合征、Noonan综合征、Holt—Oram综合征、不伴耳聋的长Q—T综合征(LQT)和主动脉瓣上狭窄等；常染色体隐性遗传方式的Ellis—Van综合征、伴耳聋的LQT综合征等。

2. 染色体病即由染色体畸变所致疾病

在人类染色体病中约有50种伴有心血管异常。常见的主要有21—三体综合征(Down综合征)，该综合征心血管受累的频率为40%～50%，主要为心内膜垫缺损、室间隔缺损和房间隔缺损，法洛四联症和大动脉转位也有报道。18—三体综合征(Eward综合征)心血管受累的频率接近100%，最常见的为室间隔缺损和动脉导管未闭，房间隔缺损也很常见，其他心脏异常包括主动脉瓣和/或肺动脉瓣畸形、肺动脉瓣狭窄、主动脉缩窄、大动脉转位、法洛四联症、右位心和血管异常。13—三体综合征(Patau综合征)心血管受累的频率约为80%，常见的有动脉导管未闭、室间隔缺损、房间隔缺损、肺动脉狭窄、主动脉狭窄和大动脉转位等。这三种综合征的大部分患儿被认为染色体不分离所致也与母亲生育年龄有关。

3. 多基因遗传病

是指与两对以上基因有关的遗传病，其发病既与遗传因素有关，又受环境因素影响，故也称多因子遗传。如法洛四联症等。

4. 线粒体病

是一类由线粒体DNA突变所致，主要累及神经系统、神经肌肉方面的遗传性疾病，有些心肌病属于线粒体病。

三、Silber分类法

以病理变化为基础，同时结合临床表现和心电图表现对先天性心脏病进行分组。

1)单纯心血管间交通。包括心房水平分流(如房间隔缺损、Lutembacher综合征、部分性肺静脉异位引流、完全性肺静脉异位引流及单心房、三心房)，室间隔缺损，动脉导管未闭及主肺动脉隔缺损。

2)心脏瓣膜畸形。包括主动脉瓣狭窄，主动脉瓣二瓣化畸形，肺动脉瓣狭窄，肺动脉瓣关闭不全，爱勃斯坦(Ebstein)畸形及二尖瓣关闭不全。

3)血管畸形。包括主动脉缩窄，假性主动脉缩窄，主动脉弓畸形，永存动脉干，主动脉窦瘤，冠状动—静脉瘘，肺动脉畸形起源于主动脉，原发性肺动脉扩张，肺动—静脉瘘，肺动脉狭窄及永存左上腔静脉。

4)复合畸形。包括法洛四联症，完全性心内膜垫缺损，大血管转位，单心室，三尖瓣闭锁及肺动脉瓣闭锁合并完整室间隔。

5)立体构相异常(spatial abnormalities)。包括右位心合并内脏转位(dextrocardia withsinus inversus)，单纯右位心(isolateddextrocardia)，中位心(mesocardia)及左位心(levocardia)。

6)心律失常。包括先天性房室传导阻滞，先天性束支传导阻滞，致命性家族性心律失常及预激综合征。

7)心内膜弹力纤维增生症。

8)家族性心肌病。

9)心包缺失(pericardia ldefects)。

10)心脏异位(ectopia cordis)和左心室憩室。

【病因及发病机制】

心脏病是遗传和环境因素等复杂关系相互作用的结果，下列因素可能影响到胎儿的发育而产生先天性性畸形：

一、胎儿发育的环境因素

1.感染

妊娠前三个月患病毒或细菌感染，尤其是风疹病毒，其次是柯萨奇病毒，其出生的婴儿先天性心脏病的发病率较高。

2.其他

如羊膜的病变，胎儿受压，妊娠早期先兆流产，母体营养不良、糖尿病、苯酮尿、高血钙，放射线和细胞毒性药物在妊娠早期的应用，母亲年龄过大等均有使胎儿发生先天性心脏病的可能。

二、遗传因素

先天性心脏病具有一定程度的家族发病趋势，可能因父母生殖细胞、染色体畸变所引起的。遗传学研究认为，多数的先天性心脏病是由多个基因与环境因素相互作用所形成。

三、其他

有些先天性心脏病在高原地区较多，有些先天性心脏病有显著的男女性别间发病差异，说明出生地海拔高度和性别也与本病的发生有关。在先天性心脏病患者中，能查到病因的是极少数，但加强对孕妇的保健，特别是在妊娠早期积极预防风疹、流感等风疹病毒性疾病和避免与发病有关的一切因素，对预防先天性心脏病具有积极意义。

【症状】

一、心衰

新生儿心衰被视为一种急症，通常大多数是由于患儿有较严重的心脏缺损。其临床表现是由于肺循环、体循环充血，心输出量减少所致。患儿面色苍白，憋气，呼吸困难和心动过速，心率每分钟可达160～190次，血压常偏低。可听到奔马律。肝大，但外周水肿较少见。

二、紫绀

其产生是由于右向左分流而使动静脉血混合。在鼻尖、口唇、指(趾)甲床最明显。

三、蹲踞

患有紫绀型先天性心脏病的患儿，特别是法乐氏四联症的患儿，常在活动后出现蹲踞体征，这样可增加体循环血管阻力从而减少心隔缺损产生的右向左分流，同时也增加静脉血回流到右心，从而改善肺血流。

四、杵状指(趾)和红细胞增多症

紫绀型先天性心脏病几乎都伴杵状指(趾)和红细胞增多症。杵状指(趾)的机理尚不清楚，但红细胞增多症是机体对动脉低血氧的一种生理反应。

五、肺动脉高压

当间隔缺损或动脉导管未闭的病人出现严重的肺动脉高压和紫绀等综合征时，被称为艾森曼格氏综合症。临床表现为紫绀，红细胞增多症，杵状指(趾)，右心衰竭征赛，如颈静脉怒张、肝肿大、周围组织水肿，这时病人已丧失了手术的机会，唯一等待的是心肺移植。患者大多数在40岁以前死亡。

六、发育障碍

先天性心脏病的患儿往往发育不正常，表现为瘦弱、营养不良、发育迟缓等。

七、其他

胸痛、晕厥、猝死。

【诊断】
确定是否患有先天性心脏病可根据病史、症状、体征和一些特殊检查来综合判断。

一、病史

1. 母亲的妊娠史
妊娠最初3个月有无病毒感染，放射线接触，服药史，糖尿病史，营养障碍，环境与遗传因素等。

2. 常见的症状
呼吸急促，青紫，尤其注意青紫出现时的年龄、时间，与哭叫、运动等有无关系，是阵发性的还是持续性的。心力衰竭症状：心率增快(可达180次/min)，呼吸急促(50次/min～100次/min)，烦躁不安，吃奶时因呼吸困难和哮喘样发作而停顿等》反复发作或迁延不愈的上呼吸道感染，面色苍白、哭声低、呻吟、声音嘶哑等，也提示有先天性心脏病的可能。

3. 发育情况
先天性心脏病患儿往往营养不良，躯体瘦小，体重不增，发育迟缓等，并可有蹲踞现象。

二、体格检查

如体格检查发现有心脏典型的器质性杂音，心音低钝，心脏增大，心律失常，肝大时，应进一步检查排除先天性心脏病。

三、特殊检查

1. X线检查

应熟悉正常婴儿胸部X线的特点，如胸腺增大，心胸比例可达55%，新生儿心脏可呈球形等。X线透视可了解心房、心室和大血管的位置、形态、轮廓、搏动以及有无肺门"舞蹈"等情况。必要时可做食管吞钡检查，观察有无压痕或移位及食道与大动脉的关系等。摄片检查通常采取前后位及侧位，有时辅以左前斜位或右前斜位。此外，可根据需要选择计波摄片、断层摄片或心血管造影。先天性心脏病患儿可有肺纹理增加或减少、心脏增大。但是肺纹理正常，心脏大小正常，并不能排除先天性心脏病。

2. 超声心动图检查

超声心动图是一项无痛、非侵人性的检查方法，能显示心脏内部结构的精确图像，对心脏各腔室和血管大小进行定量测定，用以诊断心脏解剖上的异常及其严重程度，是目前最常用的先天性心脏病的诊断方法之一。可分为M型超声心动图、二维超声心动图心脏扇形切面显像、三维超声心动图、多普勒彩色血流显像等。目前使用最多的是二维超声心动图心脏扇形切面显像和多普勒彩色血流显像。

3. 心电图检查

能反映心脏位置、心房、心室有无肥厚及心脏传导系统的情况。

4. 心脏导管检查

是先天性心脏病进一步明确诊断和决定手术前的重要检查方法之一。根据检查部位不同，分为右心、左心导管检查两种，临床上以右心导管较为常用。通过导管检查，了解心腔及大血管不同部位的血氧含量和压力变化，明确有无分流及分流的部位。

5. 心血管造影

通过导管检查仍不能明确诊断而又需考虑手术治疗的患者，可作心血管造影。将含碘造影剂通过心导管在机械的高压下，迅速地注入心脏或大血管，同时进行连续快速摄片，或拍摄电影，观察造影剂所示心房、心室及大血管的形态、大小、位置以及有无异常通道或狭窄、闭锁不全等。造影术分为静脉、选择性和逆行三种方法。最常用的是选择性造影，即将导管查到需要显像了解的部位近端，然后注射造影剂：如法乐四联症一般将造影剂注入右心室，以便观察肺血管形态和主动脉骑跨等情况。

6. 色素稀释曲线测定

将各种染料(如伊文思蓝、美蓝等)，通过心导管注入循环系统的不同部位。然后测定指示剂在动脉或静脉血中稀释过程形成的浓度曲线变化，根据此曲线的变化可判断分流的方向和位置，进一步计算出心排血量和肺血容量等。

7. 磁共振成像

这是20世纪80年代初期应用于临床的一项非侵入性心脏检查技术，今后有可能代替心导管检查供测心内分流，定性和定量研究瓣膜返流，计算心室容量和射血分数等。电影磁共振成像也已用于临床。

根据以上的病史、体检及特殊检查得出的阳性体征，加以综合分析判断，以明确先天性心脏病的诊断。

第二节　房间隔缺损

【疾病概述】

房间隔缺损(atrial septal defect，ASD)是先天性心脏病中最常见的一种病变。房间隔缺损多发于女性，与男性发病率之比约为2∶1。房间隔缺损是左右心房之间的间隔发育不全遗留缺损造成血流可相通的先天性畸形。胚胎的第4周末，原始心腔开始分隔为四个房室腔。发育的过程是：原始心腔腹背两侧的中部向内突出生长增厚，形成心内膜垫。腹背两心内膜垫逐渐靠近，在中线互相融合，其两侧组织则形成房室瓣膜组成的一部分，在右侧为三尖瓣的隔瓣；左侧为二尖瓣的大瓣。此外，侧垫亦发育成瓣膜，共同组成三尖瓣和二尖瓣，将心房和心室隔开。与此同时，心房和心室也有间隔自中线的两端向心内膜垫生长，将心腔分隔成为两个心房和两个心室(图29)。

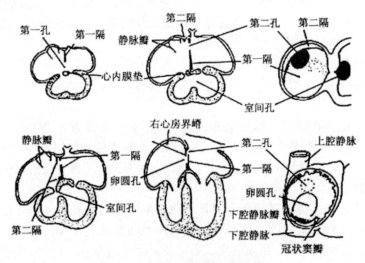

图29　胚胎期心房间隔发育示意

心房间隔自后上壁中线开始，对向心内膜垫生长，下缘呈新月形，终于和心内膜垫融合，称为原发房间隔，将心房分隔为左、右两个腔隙。

如在发育的过程中，原发房间隔停止生长，不与心内膜垫融合而遗留间隙，即成为原发孔(或第一孔)缺损。在原发缺损病例中，往往有房室瓣膜甚至心内膜垫发育不全现象，如二尖瓣大瓣和三尖瓣隔瓣的分裂，以及腹背心内膜垫呈分裂状态而禾融合，称为房室通道。有时还兼有室间隔缺损。

当原发房间隔向下生长而尚未和心内膜垫融合以前，其上部逐步被吸收，构成两侧心房的新通道，称为房间隔继发孔。在继发孔形成的同时，于原发房间隔的右侧，另有继发房间隔出现，其下缘的新月形开口并不对向心内膜垫，而是偏向后下方，对向下腔静脉入口生长。

为了维持胎儿左心的血循环，继发房间隔的下缘和原发房间隔的上缘虽然互相接触，但并不融合。原发房间隔如同瓣膜(卵圆孔瓣膜)，只允许血液自右向左转流，而能防止自左向右的逆流。继发房间隔遗留的缺损呈卵圆形，称为卵圆孔。

　　婴儿出生后，开始呼吸，肺循环的血容量大为增加，但左、右心室肌肉的厚度和发育依然是相等的。随着婴儿的成长，主动脉瓣超过肺动脉时，左心室肌肉开始增生、肥厚，压力逐渐增大，影响左心房血液的排出。因而使左心房压力大于右心房，卵圆孔瓣膜紧贴继发房间隔，关闭卵圆孔。一般在第八月或更长的时间，完全断绝左、右两心房间的血运。但有20%～25%的正常人，卵圆孔瓣膜和房间隔并不全部融合，遗留着探针大小的小孔，称为卵圆孔未闭。这种小孔的存在，并不引起血液分流，在临床上并无重要意义。但在施行心脏导管术检查时，偶尔心导管可能通过卵圆孔进入左心房，这应该值得注意，以免与房间隔缺损混淆。

　　如原发房间隔被吸收过多，或继发房间隔发育障碍，则上下两边缘不能接触，遗留缺口，形成继发孔（或第二孔）缺损，这是临床上常见的一种。有时原发孔和继发孔缺损可同时存在。

　　【疾病类型】

　　分类方法较多，各学者意见尚不一致。根据胚胎学和病理解剖，分为两大类，即原发孔缺损和继发孔缺损，继发孔型又分为上腔型、下腔型、中央型、混合型。

　　【病理生理】

　　继发孔型房间隔缺损由于正常左、右心房之间存在着压力阶差，左房的氧合血经缺损分流至右房，体循环血流量减少，可引起患儿发育迟缓，体力活动受到一定限制，部分患者亦可无明显症状。氧合血进入肺循环后可引起肺小血管内膜增生及中层肥厚等病变，导致肺动脉压及肺血管阻力升高，但其进程较缓慢，多出现在成人患者。

　　原发孔型房间隔缺损又称部分心内膜垫缺损或房室管畸形。在胚胎发育过程中心内膜垫发育缺陷所致。形成一个半月形的大型房间隔缺损，位在冠状静脉窦的前下方，缺损下缘邻近二尖瓣环，常伴有二尖瓣裂。

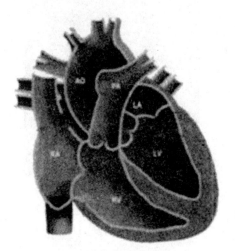

图30　房间隔缺损示意

　　图30显示了有心房间隔缺损的心脏，导致了左心房富氧血液与右心房缺氧血液的混合。

　　房间隔缺损的大小并不完全相同。小的房间隔缺损只会将一小部分血液渗漏到另一侧心房。很小的房间隔缺损不会影响心脏的正常工作，因此也没有必要进行特殊的治疗。

很多较小的缺损随着孩子的发育甚至会自行闭合。而较大的缺损则会导致比较多的血液流入另一侧的心房，而且通常也不太可能自行闭合。

据美国心肺与血液研究院统计，大约50%的房间隔缺损可能会自行闭合或者很小而不必治疗，而另外50%的缺损则需要心导管手术的治疗。

【临床表现】

继发孔型房间隔缺损：活动后心悸、气短、疲劳是最常见的症状。但部分儿童可无明显症状。房性心律紊乱多见成年患者。若有严重肺动脉高压引起右向左分流者，出现紫绀。

原发孔型房间隔缺损：活动后感心悸、气短，易发生呼吸道感染。伴有严重二尖瓣关闭不全者，早期可出现心力衰竭及肺动脉高压等症状。患儿发育迟缓。心脏扩大，心前区隆起。

【诊断检查】

一、胸部X线检查

左至右分流量大的病例，胸部X线检查显示心脏扩大，尤以右心房、右心室增大最为明显。肺动脉总干明显突出，两侧肺门区血管增大，搏动增强，在透视下有时可见到肺门舞蹈、肺野血管纹理增粗、主动脉弓影缩小（图31）。慢性充血性心力衰竭病人，由于极度扩大的肺部小血管压迫气管，可能显示间质性肺水肿、肺实变或肺不张等X线征象。

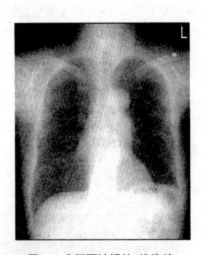

图31　房间隔缺损的X线胸片

二、心电图检查

典型的病例常显示右心室肥大，不完全性或完全性右束支传导阻滞。心电轴右偏。P波增高或增大，P—R间期延长。额面心向量图QRS环呈顺时针方向运行。30岁以上的病例室上性心律失常逐渐多见，起初表现为阵发性心房颤动，以后持续存在。房间隔缺损成年人病例，呈现心房颤动者约占20%。

三、超声心动图检查

超声心动图检查显示右心室内径增大，左室面心室间隔肌部在收缩期与左室后壁呈同向的向前运动.与正常者相反，称为室间隔矛盾运动，图双维超声心动图检查可直接显示房间隔缺损的部位和大小。

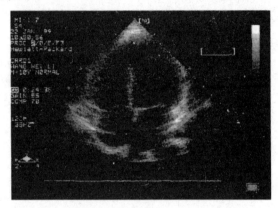

图32　房间隔缺损的超声心动图

四、心导管检查

右心导管检查是诊断心房间隔缺损的可靠方法。右心房、右心室和肺动脉的血液氧含量高于腔静脉的平均血液氧含量达1.9%容积以上，说明心房水平有左至右血液分流。

此外，心导管进入右心房后可能通过房间隔缺损进入左心房，从心导管在缺损区的上下活动幅度，尚可推测缺损的面积。从大隐静脉插入的心导管通过房间隔缺损进入左心房的机遇更多。

【鉴别诊断】

一、本病体征不很明显的病人需与正常生理情况相鉴别

如仅在胸骨左缘第2肋间闻及2级吹风样收缩期杂音，伴有第二心音分裂或亢进，则在正常儿童中亦常见到，此时如进行X线、心电图、超声心动图检查发现有本病的征象，才可考虑进一步做右心导管检查等确诊。

二、较大的心室间隔缺损

因左至右的分流量大，其X线、心电图表现与本病可极为相似，体征方面亦可有肺动脉瓣区第二心音的亢进或分裂，因此可能造成鉴别诊断上的困难。但室间隔缺损杂音的位置较低，常在胸骨左缘第3、第4肋间，且多伴震颤，左心室常有增大等可资鉴别。但在儿童病人，尤其是与第一孔未闭型的鉴别仍然不易，此时超声心动图、右心导管检查等有助于确立诊断。此外，左心室一右心房沟通(一种特殊类型的心室间隔缺损)的病人，其体征类似高位心室间隔缺损，右心导管检查结果类似心房间隔缺损，也要注意鉴别。

三、瓣膜型单纯肺动脉口狭窄

其体征、X线和心电图的表现，与本病有许多相似之处，有时可造成鉴别上的困难。但瓣膜型肺动脉口狭窄时，杂音较响，常伴有震颤，而肺动脉瓣区第二心音减轻或听不见；X线片示肺野清晰，肺纹稀少，可资鉴别。超声心动图见肺动脉瓣的异常，右心导管检查发现右心室与肺动脉间有收缩期压力阶差，而无分流的证据，则可确诊。

四、原发性肺动脉高压

其体征和心电图表现，与本病颇为相似；X线检查亦可发现肺动脉总干弧凸出，肺门血管影增粗，右心室和右心房增大；但肺野不充血或反而清晰，可资鉴别。右心导管检查可发现肺动脉压明显增高而无左至右分流的证据。

【治疗方法】

先天性心脏病治疗方法有两种：手术治疗与介入治疗。

一、手术治疗为主要治疗方式

手术最佳治疗时间取决于多种因素，其中包括患儿的年龄及体重、全身发育及营养状态等。一般简单先天性心脏，建议1～5岁，因为年龄过小，体重偏低，全身发育及营养状态较差，会增加手术风险；年龄过大，心脏会代偿性增大，有的甚至会出现肺动脉压力增高，同样会增加手术难度，术后恢复时间也较长。对于合并肺动脉高压、先天畸形严重且影响生长发育、畸形威胁患儿生命、复杂畸形需分期手术者手术越早越好，不受年龄限制。

二、介入治疗

1.关于房间隔缺损的介入治疗发展过程

1976年，King及Miller应用双面伞封堵器关闭成人型房间隔缺损获得成功，但由于递送系统过于粗大，仅堵塞<20mm的房缺，难以临床推广，至20世纪80年代，Rashkind等应用堵塞动脉导管未闭的双面伞关闭房间隔缺损，但仅用于<10mm的房缺；此后虽几经改进，但由于递送导管仍粗大、成功率不高、应用范围小，仍不能适应临床应用需要。但为以后进一步的材料研制及方法学的改进提供了不少有用的借鉴与依据。如何扬长避短，不少改进型及创新的堵塞装置不断推出，包括Sideris纽扣式堵塞装置、CardioSEAL和Star-Flex闭合器等，都经一些心血管中心临床应用，获得一定疗效，但在堵塞效果、使用范围及操作方法上都不能满足临床需求。直至1997年Amplatzer房间隔封堵装置(图33图34)由于其自膨性、自向心性、可回收再定位、操作简便、稳定、递送系统小、残余分流少、很快为临床所接受，使房间隔的介入治疗获得突破性进展。手术治疗和介入治疗两者的区别主要在于，手术治疗适用范围较广，能根治各种简单、复杂先天性心脏病，但有一定的创伤，术后恢复时间较长，少数病人可能出现心律失常、胸腔、心腔积液等并发症，还会留下手术疤痕影响美观。而介入治疗适用范围较窄，价格较高，但无创伤，术后恢复快，无手术疤痕。

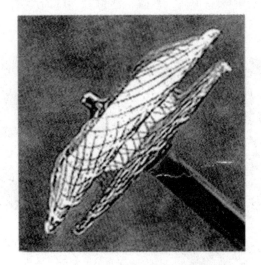

图33 房缺封堵器

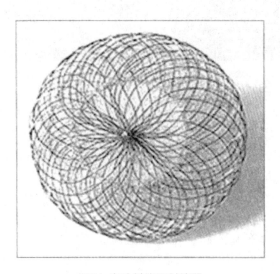

图34 房缺封堵器封堵器

2. 房间隔介入治疗的适应症

继发孔型房间隔缺损，缺损边缘至冠状静脉窦、上下腔静脉及有上肺静脉的距离 ≥5mm，至房室瓣的距离≥7mm；房缺伸展径≥4mm，成人≤35mm，儿童通常≤30mm，其房间隔缺损长径应大于ASD伸展径14mm；年龄通常≥3岁。外科修补术后残余分流；复杂先心病做Fontan等手术后留有房间隔通道，一旦血流动力学完成调整，经血流动力学检测后可堵塞房间隔通道；卵圆孔未闭合并脑卒中，尚需进一步研究。

3. 房间隔缺损介入治疗禁忌症

原发孔型房缺；静脉窦型房缺；需外科手术的心脏畸形；严重肺动脉高压伴双向或右向左分流；心内膜炎或出血性疾病；下腔静脉血栓形成，心腔内血栓形成；封堵数千1个月内有严重感染、败血症等。房间隔缺损目前我国采用进口Ampatzer封堵器治疗房间隔缺损封堵术达3500余例，技术成功率98.1%。严重并发症发生率为0.9%(包括封堵器脱落0.5%，心包堵塞0.4%)，死亡率仅0.2%(图35为封堵示意图)。

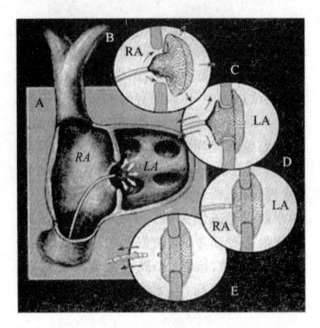

图35 房间隔缺损封堵示意

随着介入器材的不断改进、介入经验的积累和操作技术的提高，先天性心脏病介入治疗的范围将会日趋扩大，如先天性心脏病复合畸形的介入治疗、外科术后残余分流或残余狭窄的介入治疗、介入技术与外科手术联合治疗复杂先天性心脏病等。

不可否认，仍然有一部分先天性心脏病是无法通过介入技术治疗的，因此在治疗之前，应该进行全面的检查，严格区分介入治疗和外科手术治疗的适应征，权衡利弊，制定合理、可行的最佳方案。

4.先心病介入治疗与外科手术

先心病介入治疗与外科手术相比有如下优点：

1)无需在胸背部切口，仅在腹股沟部留下一个针眼(3mm左右)。由于创伤小，痛苦小，术后几天就能愈合，不留疤痕；也无需打开胸腔，更不需切开心脏。

2)治疗时无需实施全身外循环，深低温麻醉。患儿仅需不插管的基础麻醉就能配合，大龄患儿仅需局部麻醉。这样，可避免体外循环和麻醉意外的发生，也不会对儿童的大脑发育产生影响。

3)由于介入治疗出血少，不嵩要输血，从而避免了输血可能引起的不良反应。

4)相比外科手术，介入治疗手术时间较短，住院时间短，术后恢复快。一般在30min至1个小时左右就开始进饮，术后20h就可下床活动，住院1~3d即可出院，局麻的患儿可在门诊完成。

5)目前，对合适做介入治疗的患儿，各种介入治疗的成功率在98%以上，术后并发症少于外科手术。它就像外科手术一样，可起到根治效果。

第三节　室间隔缺损

【疾病概述】

室间隔缺损(ventricular septal defect，VSD)指室间隔在胚胎发育不全，形成异常交通，在心室水平产生左向右分流，它可单独存在，也可是某种复杂心脏畸形的组成部分。室缺是最常见的先天性心脏病。

室间隔缺损约为先心病总数20%，可单独存在，也可与其他畸形并存。缺损在0.1～3cm间，位于膜部者则较大，肌部者则较小，后者又称Roger氏病。缺损若<0.5cm则分流量较小，多无临床症状。缺损小者以右室增大为主，缺损大者左心室较右心室增大明显。

【疾病类型】

根据缺损的位置，可分为三型：

一、漏斗部缺损

又分为干下型(室上嵴上缺损)和嵴内型缺损(室上嵴下缺损)。干下型位于右心室流出道，室上嵴上方和主、肺动脉瓣之下，少数病例合并主、肺动脉瓣关闭不全。嵴内型缺损位于室间隔膜部，此型最多见，约占60%～70%。

二、膜周部缺损

又分为单纯膜部、膜周型和隔瓣后缺损，其中隔瓣后缺损位于右心室流入道，三尖瓣隔瓣后方，约占20%。

三、肌部缺损

位于心尖部，为肌小梁缺损，收缩期时间隔心肌收缩使缺损变小，所以左向右分流量小。

【病理生理】

室间隔缺损意味着隔离左右心室(心脏下部的两个腔室)的间隔出现了缺损。这种心脏缺损会导致左心室的富氧血液流入右心室而不是正常流入主动脉。而心室间隔缺损(VSD)导致了左心室富氧血液与右心室缺氧血液的混合。

VSD也是大小不一。较小的VSD临床表现不明显，甚至有可能自行闭合。而较大的VSD会导致大量的血液由左心室分流到右心室，肺循环的血流量可达到体循环的3～5倍，不但会导致左心室负荷过重，而且由于右心室血液过多，进而导致右侧心脏及肺部血压过高。随着病情的发展，由于肺循环量持续增加，并以相当高的压力冲向肺循环，致使肺动脉发生痉挛，产生动力性肺动脉高压。日久肺小动脉发生病理性变化，中层和内膜层增厚，使肺循环阻力增加，产生梗阻型肺动脉高压。此时左向右分流量显著减少，最后出现双向分流或反向分流而呈现青紫。当肺动脉高压显著时，产生右向左分流，即称为艾森曼格(Eisen-menger)综合症。

【临床表现】

在心室水平产生左至右的分流，分流量多少取决于缺损大小。缺损大者，肺循环血流量明显增多，流入左心房、室后，在心室水平通过缺损口又流入右心室，进入肺循环，因而左、右心室负荷增加，左、右心室增大，肺循环血流量增多导致肺动脉压增加，右心室收缩期负荷也增加，最终进入阻塞性肺动脉高压期，可出现双向或右至左分流。

缺损小，可无症状。缺损大者，症状出现早且明显，以致影响发育。有心悸气喘、乏力和易肺部感染。严重时可发生心力衰竭。有明显肺动脉高压时，可出现紫绀，本病易罹患感染性心内膜炎。

心尖搏动增强并向左下移位，心界向左下扩大，典型体征为胸骨左缘III—IV肋间有4～5级粗糙收缩期杂音，向心前区传导，伴收缩期细震颤。若分流量大时，心尖部可有功能性舒张期杂音。肺动脉瓣第二音亢进及分裂。严重的肺动脉高压，肺动脉瓣区有相对性肺动脉瓣关闭不全的舒张期杂音，原间隔缺损的收缩期杂音可减弱或消失。

【诊断检查】

一、X线检查

小型室间隔缺损心扉X线检查，无明显改变。中度以上缺损心影轻度到中度扩大，左心缘向左向下延长，肺动脉圆锥隆出，主动脉结变小，肺门充血。重度阻塞性肺动脉高压心影扩大反而不显著，右肺动脉粗大，远端突变小，分支呈鼠尾状，肺野外周纹理稀疏。

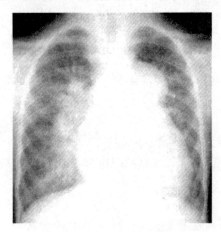

图36　室间隔缺损X线胸片

二、心电图检查

缺损小示正常或电轴左偏。缺损较大，随分流量和肺动脉压力增大而示左心室高电压、肥大或左右心室肥大。严重肺动脉高压者，则示右心肥大或伴劳损。

三、超声心动图

左心房、左、右心室内径增大，室间隔回音有连续中断，室间隔活动正常，主动脉内径缩小；多普勒超声；由缺损右室面向缺孔和左室面追踪可探测到最大湍流，能直接见到分流的位置、方向和区别分流的大小。

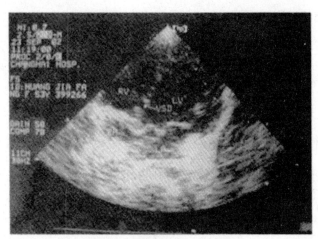

图37　室间隔缺损超声心动图

四、心导管检查

右心室水平血氧含量高于右心房0.9%容积以上，小型缺损增高不明显。大型缺损，偶尔导管可通过缺损到达左心室。依分流量的多少，肺动脉或右心室压力有不同程度的增高，肺动脉阻力显著高于正常值。

室间缺损易并发支气管肺炎、充血性心力衰竭、肺水肿、亚急性感染性心内膜炎，干下型室间隔缺损未见自然闭合者，容易发生主动脉瓣脱垂。

1. 感染性心内膜炎

在1岁以下婴儿很少见。Corone等的一组患者中，以15～29岁的发生率最高。一般说来，生存时间愈长，并发感染性心内膜炎的机会愈大。根据文献统计，发生率达25%～40%。但从抗生素和化学疗法广泛应用以来发生率大为降低，约5%～6%，低到2%～3.7%。不过其患者年发生率仍为0.15%～0.3%。

2. 主动脉瓣关闭不全

室间隔缺损位于右心室流出道和室上嵴下方者，容易伴有主动脉瓣关闭不全。Nodas报告发生率为4.6%，Tatsimo报告为8.2%。造成关闭不全的原因有二：①缺损位于主动脉瓣环的紧下方，瓣环缺乏足够的支持。高速的分流自左向右喷射时，把主动脉瓣叶拉向下方，先使其延长，再产生脱垂，形成关闭不全。如不及时修补缺损，关闭不全将逐渐加重。②有些缺损边缘变厚，机化收缩，甚至形成纤维带，牵拉主动脉瓣，产生关闭不全。

【鉴别诊断】

一、单纯肺动脉口狭窄

其体征、X线和心电图的表现，与本病有许多相似之处，有时可造成鉴别上的困难。但瓣膜型肺动脉口狭窄时，杂音较响，常伴有震颤，而肺动脉瓣区第二心音减轻或听不见；X线片示肺野清晰，肺纹稀少，可资鉴别。超声心动图见肺动脉瓣的异常，右心导管检查发现右心室与肺动脉间有收缩期压力阶差，而无分流的证据，则可确诊。

二、主动脉窦瘤破裂

本病在我国并不罕见。临床表现与动脉导管未闭相似，可听到性质相同的连续性心杂音，只是部位和传导方向稍有差异；破入右心室者偏下偏外，向心尖传导；破入右心房者偏向右侧传导。如彩色多普勒超声心动图显示主动脉窦畸形以及其向室腔和肺动脉或房腔分流即可判明。再加上逆行性升主动脉造影更可确立诊断。

三、动脉导管未闭

动脉导管未闭听诊杂音在胸骨左缘2～4肋间隙，听诊为粗超响亮的连续的机器样杂音，彩色多普勒可清晰观察到动脉导管的位置、形态、长度及血流信号。

【治疗方案】

一、外科治疗

1. 手术适应证

巨大的室间隔缺损，25%～50%在1岁内因肺炎、心力衰竭而死亡。因此，心力衰竭反复发作婴儿应行缺损修补治疗；6月至2岁的婴儿，虽然心力衰竭能控制，但肺动脉压力持续增高、大于体循环动脉压的1/2，或者2岁以后肺循环量与体循环量之比大于1/2，也应该及早行手术修补缺损。肌部和膜部的室间隔缺损（20%～50%）可能自行闭合，一般发生在5岁之前，尤其1岁以内。除并发细菌性心内膜炎外，室间隔缺损的患儿可观察到学龄前再考虑手术治疗。很小的缺损可终生不需手术。分流量超过50%或伴有肺动脉压力增高的婴幼儿应早日手术，以防肺高压持续上升。如已为严重阻塞性肺高压则为手术反指征。

2. 手术方法

在气管插管全身麻醉下，行正中胸骨切口，建立体外循环。阻断心脏循环后，切开右心室流出道前壁，虽可显露各类型室间隔缺损，但对心肌有一定损伤，影响右心功能和损伤右束支。目前多采用经右心房切开途径，这对膜部缺损显露更佳。高位缺损，则以经肺动脉途径为宜。对边缘有纤维组织的较小缺损，可直接缝合，缺损＞1cm者，则用涤纶织片缝补。传导束走经膜部缺损下缘，隔瓣后缺损缝补时容易误伤，应该避开，缝靠隔瓣根部为宜。

二、介入治疗

1. 室间隔缺损介入封堵发展过程

多年来室间隔缺损封堵术一直是介入治疗的难点，其原因除缺损解剖部位特殊外，还缺少理想的封堵器，致使该技术发展缓慢。1988年，Lock率先采用Rashkind双伞封堵装置关闭VSD以来，后改良层蚌状夹式封堵器（CardioSEAL），多用于肌部VSD及外壳手术残余分流的VSD患者，但其有一定的缺点：由于双伞直径达，易损伤瓣膜组织，双伞连接点小、移动度达，易出现残余分流；此外，还可出现伞臂断裂等并发症。1994年，Sideris采用纽扣式补片法关闭VSD，其输送管虽较双伞法小，但由于补片扣合不紧，残余分流多，且可损伤主动脉或影响主动脉瓣、房室瓣的功能。此外上述办法均未获广泛推广。

1999年美国AGA公司研制出Amplatze肌部VSD封堵装置；2002年又开发研制出Amplatzer膜部VSD封堵装置(图38，图39)，一种新型自膨胀非对称性双盘状膜部室间隔缺损封堵器，使VSD的介入治疗获得突破性进展，经过国内外近多年的临床应用，取得了满意的效果。Amplatzer堵塞装置避免了以往双伞法及Sideris法的缺点，其腰部直径与缺损大小一致；此外由于自膨性特点，其递送管道较小。此外，专用的Amplatzer膜部VSD堵塞装置的研制，是根据膜部室间隔缺损的特点，采用非对称性设计，可避免对主动脉瓣及房室瓣的损伤，减少并发症。

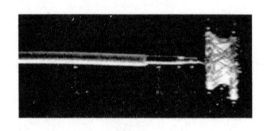 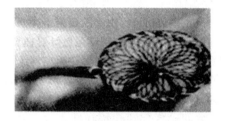

图38　室缺封堵器　　　　　　　　　图39　室缺封堵器

2.适应证

1)膜周部VSD：年龄≥3岁；对心脏有血流动力学影响的单纯性VSD；VSD上缘距主动脉右冠瓣≥2mm，无主动脉右冠瓣脱入VSD及主动脉瓣返流。

2)肌部室缺脱人5mm。

3)外科手术后残余分流。

4)心肌梗死或外伤后室缺。

3.禁忌证

1)活动性心内膜炎，心内有赘生物或引起菌血症的其他感染。

2)封堵器安置处有血栓存在，导管插入处有静脉血栓形成。

3)缺损解剖位置不良，封堵器放置后影响主动脉瓣或房室瓣功能。

4)重度肺动脉高压伴双向分流者。

4.操作准备

1)心导管术前常规化验检查，心电图、X线胸片及超声心动图检查等。

2)术前1d静脉注射抗生素1剂。术前1d口服阿司匹林，小儿3～5mg/kg/d，成人3mg/kg/d。

5.操作程序

1)左、右心导管及心血管造影检查。局麻或全麻下做股静脉及股动脉插管，常规给予肝素100u/kg，先行右心导管检查，测量压力及血氧，检测肺动脉压力及QP/Qs，以猪尾巴导管进行主动脉及左室测压，左室长轴斜位造影，测量VSD大小及其距主动脉瓣的距离，随后作升主动脉造影观察有无主动脉瓣脱垂及返流。

2)经胸或经食道超声检查。评价VSD位置、大小、数目、邻近结构、与瓣膜的关系，膜部VSD需测缺损边缘距主动脉瓣距离，膜部瘤形成等。近心尖部肌部VSD周围解剖的检查有助于封堵器的选择。

6.封堵方法

1)膜周部VSD Amplatzer封堵法。应用右冠脉导管或其他导管经主动脉至左室。导管头端经VSD入右室。将0.035导丝经导管插入右室并推送至肺动脉或上腔静脉。由股静脉经端孔导管插入圈套器套住肺动脉或上腔静脉的导丝，由股静脉拉出以建立股静脉—右房—右室—左室—股动脉轨道。由股静脉端沿轨道插入合适的长鞘至右室与右冠导管相接。将长鞘及扩张管一起沿导丝插至主动脉弓部，后撤长鞘内扩张管，然后缓缓回撤输送长鞘至左室流出道。由动脉端推送交换导丝及右冠导管达左室尖端。左室内长鞘头端顺势指向心尖，然后动脉端换猪尾巴导管插至左室，撤去交换导丝。选择合适大小的封堵器连接专用的输送导丝和递送导管使封堵器维持在不对称位。经长鞘插入输送系统将封培器送达长鞘末端，在超声导引下结合X线透视回撤长鞘使左盘释放并与室间隔相贴，确定位置良好后，封堵器腰部嵌入VSD后撤长鞘，释放右盘。在超声监视下观察封堵器位置、有无分流和瓣膜返流，做左室造影确认位置是否恰当及分流情况。作升主动脉造影观察有无主动脉瓣返流及主动脉瓣形态。在X线及超声检查效果满意后释放封堵器，撤去长鞘及导管后压迫止血。

2)肌部室间隔缺损封堵方法。由于肌部VSD位于室间隔中部或接近心尖，建立经VSD的动静脉轨道在技术上与膜部VSD堵塞术不尽相同。通常建立左股动脉—主动脉—左室—右室—右颈内静脉(或右股静脉)的轨道。①顺向途径：长鞘经颈内静脉(或股静脉)插入右室，经VSD达左室然后按常规放置封堵器。②逆向途径：当肌部VSD接近心尖，右室面肌小梁多或右室面缺损较小难以顺向途者。

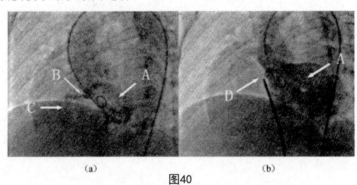

图40

(a)A左心室 B室间隔缺损 C右心室　(b)A左心室 D室缺封堵器

3)注意事项。

(1)术后常规平卧12h，根据术中出血情况静脉可以不进行沙袋压迫。

(2)心电、血压监护24h。

(3)注意心率、血压变化，有无胸闷、气短症状，体、肺循环栓塞迹象。

(4)观察局部穿刺处有无渗血、血肿及感染的征象，足背动脉搏动情况。

(5)术后低分子肝素皮下注射两次。

(6)口服阿司匹林，小儿3～5mg/(kg•d)，成人3mg/(kg•d)，6个月。

(7)预防性应用抗生素3～5d。

(8)术后24h，1、3、6及12个月复查超声心动图、心电图及X线胸片。

4)并发症及防治。

　　除其他介入治疗常见的共同并发症外，本介入术中可能出现的并发症包括：

　　(1)术后可能出现溶血，严重者可以导致急性肾功能衰竭。治疗措施：注意术后血尿常规检查，一旦发生需要积极给予透析治疗，严重者需取出封堵器。

　　(2)术中或术后发生封堵器脱落。治疗措施：需用网蓝抓捕器取出或开胸取出。

　　(3)残余分流，甚至需要再次封堵或开胸手术。治疗措施：尽量选择合适的封堵器，一旦发生需要再次封堵或开胸手术。

　　(4)心脏传导系统受累导致一过性或永久性房室传导阻滞，甚至需要安置永久起搏器。治疗措施：术后严密心电监护，一旦发生可以进行激素治疗，房室传导阻滞长期存在可以安置永久起搏器治疗。

　　(5)封堵器压迫周围组织导致左肺动脉及降主动脉狭窄，主动脉及房室瓣穿孔返流，主动脉—右房瘘等，对封堵器材料过敏等。治疗措施：严重者需开胸取出封堵器。

　　(6)由于封堵器脱落或所诱发的血栓导致冠状动脉栓塞、脑栓塞、脑出血、局部血栓形成及周围血管栓塞等。治疗措施：对症治疗。

　　目前国内采用此技术已完成室间隔缺损封堵术数千余例，成功率达97.3%。由于技术要求高，操作复杂.初期开展缺乏经验，其并发症发生率相对较高，达2.7%，主要有封堵器脱落、溶血、房室传导阻滞、主动脉瓣或三尖瓣关闭不全等。因此，未经过严格培训的医师及不具备相当技术条件的医院不应盲目开展此技术。

第四节　动脉导管未闭

【疾病概述】

　　动脉导管未闭(patent ductus arteriosus，PDA)本系胎儿时期肺动脉与主动脉间的正常血流通道。由于该时肺不司呼吸功能，来自右心室的肺动脉血经导管进入降主动脉，而左心室的血液则进入升主动脉，故动脉导管为胚胎时期特殊循环方式所必需。出生后，肺膨胀并承担气体交换功能，肺循环和体循环各司其职，不久导管因废用即自选闭合。如持续不闭合，则构成病态，称为动脉导管未闭(症)。应施行手术，中断其血流。动脉导管未闭并存于肺血流减少的紫绀型心脏病时，导管是其赖以存活的重要条件，当作别论。动脉导管未闭是一种较常见的先天性心血管畸形，占先天性心脏病总数的12%～15%。女性约两倍于男性。约10%的病例并存其他心血管畸形。

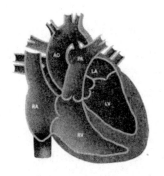

图41　动脉导管未闭示意图

【疾病类型】

按动脉导管形态分五型：①漏斗型：导管的主动脉端粗大，肺动脉端偏小，呈漏斗状。②管型：导管呈管状，可有1处或多处狭窄；管型长短不一，长者3厘米，短者仅3～5毫米。③窗型：导管极短，主动脉侧漏斗浅。④哑铃型：导管中间细，两端粗大似哑铃状。⑤动脉瘤型：导管两端较细，中间呈瘤状膨大。漏斗型和管型为常见。

【病理生理】

动脉导管为位于左肺动脉基部与降主动脉起始部之间的管道。胎儿时期，肺呈萎陷状态，肺血管的阻力较高，由右心室排至肺动脉的血液绝大多数通过动脉导管进入降主动脉。出生后，肺膨胀并随着呼吸而张缩，肺循环阻力随之下降，右心室排出的血液乃进入两侧肺内进行气体交换。当肺动肺压力与主动脉压力持平时，动脉导管即呈功能上的闭合。进而由于生理上的弃用、肺膨胀后导管所处位置角度的改变和某些尚未阐明的因素，导管逐渐产生组织学上的闭合，形成动脉韧带。据统计，88%的婴儿在出生后两个月内导管即闭合，98%在8个月内已闭合。如果在1周岁时导管仍开放，以后自行闭合的机会较少，即形成导管未闭(症)。

未闭动脉导管的直径与长度一般自数毫米至2cm不等，有时粗如其邻近的降主动脉，短至几无长度可侧，为主动脉与肺动脉壁之间直接沟通，所谓穿形动脉导管未闭。

动脉导管未闭产生主动脉向肺动脉(左向右)血液分流，分流量的多寡取决于导管口径的粗细及主动脉和肺动脉之间的压力阶差。出生后不久，肺动脉的阻力仍较大、压力较高，因此左至右分流量较少，或仅在收缩期有分流。此后肺动脉阻力逐渐变小，压力明显低于主动脉，分流量亦随之增加。由于肺动脉同时接受右心室排出的和经导管分流来的血液，从肺静脉回至左心室的血量增加，加重左心室负荷，导致左心室扩大、肥厚以至功能衰竭。流经二尖瓣孔的血量过多时，会出现二尖瓣相对性狭窄。肺静脉血排流受阻、压力增高，可导致肺间质性水肿。由于流经升主动脉和主动脉弓的血量增多而使其管腔扩大；肺动脉血量增加亦呈同样反映。长期的肺血流量增加，可引起肺小动脉反射性痉挛，后期可发生肺小动脉管壁增厚、硬化，管腔变细，肺循环阻力增加，使原先由于肺血流量增加引起的肺动脉压力升高更形严重，进一步加重右心室负担，出现左、右心室合并肥大，晚期时出现右心衰竭。随着肺循环阻力的增加和肺动脉高压的发展，左至右分流量逐渐减少，最终出现反向(右至左)分流，躯体下半部动脉血氧含量降低，趾端出现紫绀。长期的血流冲撞，可使导管壁变薄、变脆，以至发生动脉瘤或钙化。并易招至感染，发生动脉内膜炎。近端肺动脉可因腔内压力增高呈现动脉瘤样扩大。

【临床表现】

动脉导管未闭的临床表现主要取决于主动脉至肺动脉分流血量的多寡以及是否产生继发肺动脉高压和其程度。轻者可无明显症状，重者可发生心力衰竭。常见的症状有劳累后心悸、气急、乏力，易患呼吸道感染和发育不良。抗生素广泛应用以来，细菌性动脉内膜炎已少见。晚期肺动脉高压严重，产生逆向分流时，出现下半身紫绀。

体检时，典型的体征是胸骨左缘第2肋间听到响亮的连续性机器样杂音，伴有震颤。肺动脉第2音亢进，但常被响亮的杂音所掩盖。分流量较大者，在心尖区尚可听到因二尖瓣相对性狭窄产生的舒张期杂音。测血压示收缩压多在正常范围，而舒张压降低，因而脉压增宽，四肢血管有水冲脉和枪击声。

婴幼儿可仅听到收缩期杂音。晚期出现肺动脉高压时，杂音变异较大，可仅有收缩期杂音，或收缩期杂音亦消失而代之以肺动脉瓣关闭不全的舒张期杂音（GrahamSteell杂音）。

【诊断检查】

一、心电图检查

轻者可无明显异常变化，典型表现示电轴电偏、左心室高电压或左心室肥大。肺动脉高压明显者，示左、右心室均肥大。晚期则以右心室肥大为主，并有心肌损害表现。

二、超声心动图检查

左心房和左心室内径增宽，主动脉内径增宽，左心房/主动脉根部内径＞1.2。扇形切面显示导管的位置和粗细。多普勒彩色血流显像可直接见到分流的方向和大小。

三、胸部X线检查

示心影增大，早期为左心室增大，晚期时右心室亦增大，分流量较多者左心房亦扩大，升主动脉和主动脉弓阴影增宽.肺动脉段突出，肺动脉分支增粗，肺野充血图（图42）。有时透视下可见肺门"舞蹈"征。

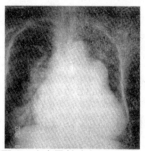

图42 动脉导管未闭X线胸片

四、心导管检查

可行右心导管检查.可示肺动脉血氧含量高于右心室0.5容积％以上，说明肺动脉部位由左向右分流。肺动脉和右心室压力可正常、轻度增高或显著升高。部分患者导管可通过未闭的动脉导管，由肺动脉进入降主动脉（图43）。

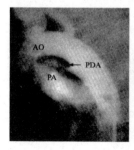
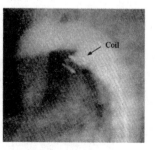

图43 动脉导管未闭右心导管检查

五、心血管造影

如插管通过动脉导管进入降主动脉更可确诊逆行性主动脉造影，可见对比剂经动脉导管进入肺动脉的情况位连续摄片示升主动脉和主动脉弓部增宽，降主动脉削狭，峡部内缘突出，造影剂经此处分流入肺动脉内，并显示出导管的外形、内径和长度。

【鉴别诊断】

有许多从左向右分流心内畸形在胸骨左缘可听到同样的连续性机器样杂音或接近连续的双期心杂音，难以辨识。在建立动脉导管未闭诊断进行治疗前必须予以鉴别，现将主要的畸形按发病顺序分别论述如下。

一、高位室间隔缺损合并主动脉瓣脱垂

当高位室间隔缺损较大时往往伴有主动脉瓣脱垂畸形，导致主动脉瓣关闭不全，并引起相应的体征。临床上在胸骨左缘听到双期杂音，舒张期为泼水样，不向上传导，但有时与连续性杂音相仿，难以区分。目前彩色超声心动图已列入心脏病常规检查。在本病可显示主动脉瓣脱垂畸形以及主动脉血流返流入左心室，同时通过室间隔缺损由左心室向右心室和肺动脉分流。为进一步明确诊断可施行逆行性升主动脉和左心室造影，前者可示升主动脉造影剂返流入左心室，后者则示左心室造影剂通过室间隔缺损分流入右心室和肺动脉。据此不难作出鉴别诊断。

二、主动脉窦瘤破裂

本病在我国并不罕见。临床表现与动脉导管未闭相似，可听到性质相同的连续性心杂音，只是部位和传导方向稍有差异；破入右心室者偏下偏外，向心尖传导；破入右心房者偏向右侧传导。如彩色多普勒超声心动图显示主动脉窦畸形以及其向室腔和肺动脉或房腔分流即可判明。再加上逆行性升主动脉造影更可确立诊断。

三、冠状动脉瘘

这种冠状动脉畸形并不多见，可听到与动脉导管未闭相同的连续性杂音伴震颤，但部位较低，且偏向内侧。多普勒彩超能显示动脉瘘口所在和其沟通的房室腔。逆行性升主动脉造影更能显示扩大的病变冠状动脉主支，或分支走向和瘘口。

四、主动脉—肺动脉间隔缺损

非常少见。常与动脉导管未闭同时存在，且有相同的连续性杂音和周围血管特征，但杂音部位偏低偏内侧。仔细的超声心动图检查当能发现其分流部位在升主动脉根部。逆行性升主动脉造影更易证实。

五、冠状动脉开□异位

右冠状动脉起源于肺动脉是比较罕见的先天性心脏病。其心杂音亦为连续性，但较

轻，且较表浅。多普勒超声检查有助于鉴别诊断。逆行性升主动脉造影连续摄片显示冠状动脉异常开口和走向以及迂回曲张的侧支循环，当可明确诊断。

【治疗方案】

动脉导管未闭诊断确立后，治疗分为手术治疗和介入封堵治疗，特别是近十年介入材料的介入封堵技术的成熟，大部分PDA患者均可行封堵治疗。

一、手术治疗

近年来，对早产儿因动脉导管未闭引起呼吸窘迫综合征者，亦多主张手术治疗，而较少采用促导管闭合药物（前列腺素合成酶抑制剂—消炎痛）治疗，因后者用药剂量难以掌握，量少作用不明显，量大则有副反应，或停药后导管复通。

动脉导管闭合手术，一般在学龄前施行为宜。如分流量较大、症状较严重，则应提早手术。年龄过大、发生肺动脉高压后，手术危险性增大，且疗效差。患细菌性动脉内膜炎时，暂缓手术，但若药物控制感染不力，仍应争取手术，术后继续药疗，感染常很快得以控制。有下列情况之一者，应视为手术禁忌证：①并患肺血流减少的紫绀型心血管畸形者，导致紫绀的病变不能同期得到纠治时。②静止时或轻度活动后出现趾端紫绀，或已出现杵状趾者。③动脉导管未闭的杂音已消失，代之以肺动脉高压所致肺动脉瓣关闭不全的舒张期杂音（GrahamSteell杂音）者。④（股）动脉血氧测定，静止状态血氧饱和度低于95%或活动后低于90%者。⑤超声多普勒检查，示导管处呈逆向（右至左）分流，或双向分流以右至左为主者。⑥右心导管检查，测算肺总阻力已超过10Wood单位者。

手术一般采用左胸侧后切口，经第4肋间或骨衣内切除第5肋骨经肋床进入胸腔。以导管处为中心，纵向剪开降主动脉表面的纵隔胸膜，沿主动脉表面向前解剖，直至显露导管。如此，左侧迷走神经、喉返神经和肺动脉端导管表面的心包返折处均被拉向前方，脱离导管本身，因而可免受损伤。以弯形直角钳（米氏钳）自导管下方沿着主动脉壁向导管后壁滑动，待导管全长游离后，参照导管的具体情况、器械条件和手术医师的技术能力和经验等，分别选用下列闭合导管的手术方式。又分单纯结扎法和加垫结扎法。手术的主要并发症为：①动脉导管破裂并大出血。②喉返神经的损伤。③假性动脉瘤的形成。④导管再通。因此手术时一定要熟悉局部解剖结构（图44为动脉导管和周围的解剖关系）。

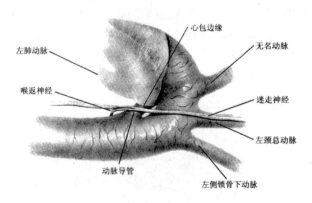

图44　动脉导管和周围的解剖关系

二、介入治疗

自从1967年Ponmann采用泡沫塑料封堵先天性动脉导管未闭以来，先天性心脏病介入治疗走过了漫长的道路。包括后来相继研制成功的双盘堵塞装置(Rashkind)、蚌壳状关闭式(Lock)、纽扣式双盘装置(Sideris)等，由于参与分流发生率高，递送导管粗，不便于操作，较难应用于小婴儿及过大的动脉导管，因此手术指征不广。指导20世纪90年代，经导管关闭动脉导管未闭于国内外均未获得广泛使用。至1992年，国外首先报道应用Gianturco弹簧圈(Cook Inc，USA)堵塞中小动脉导管未闭获得成功。1996年，双盘Due—occlud弹簧圈(pfm Inc，Gennany)应用于临床s1995年，国内报道应用此法堵塞小儿动脉导管未闭。由于操作简便、效果好、损伤小、可应用于婴儿，该法疗效获得一致肯定。但对于中等以上动脉导管未闭，仍无合适的堵塞装置，虽然可应用多个或改进型弹簧圈，但操作不便。直到1998年美国首先报道应用自膨性蘑菇伞堵塞器(AGA Corp)堵塞中、大型PDA，获得良好经验。该法安全、有效、简便、残余分流少，目前为首选方法。应用自膨性蘑菇伞封堵装置封堵动脉导管要求如下：

1. 适应证和禁忌证

1) 适应证。直径≥2mm的单纯性动脉导管未闭；体重≥4kg；年龄≥6个月；手术后的残余分流。需要提示的是，≥14mm的PDA，操作困难，成功率低，并发症多，因此要慎用此法。

2) 禁忌证。感染性心内膜炎，心脏瓣膜和导管内有赘生物；严重肺动脉高压出现右向左分流，肺总阻力>14woods；合并需要外科手术矫治的心内畸形；依赖PDA存活的患者；合并其他不宜手术和介入治疗疾病的患者。

主要介绍应用最为广泛自膨性蘑菇伞堵塞器(AmplatzerPDA封堵器)及其递送系统。

封堵器由镍钛记忆合金编织，呈蘑菇形孔状结构，内有三层高分子聚酯纤维，具有自膨胀性能。Amplatzer封堵器主动脉侧直径大于肺动脉侧2mm，长度有5mm、7mm和8mm三种规格，肺动脉侧直径可分为4～16mm 7种型号。封堵器是由镍钛合金网丝制成的自膨胀装置，由于其形状呈蘑菇样，故常称为Amplatzer蘑菇伞封堵器。其内缝制有聚酯纤维补片，可以帮助封堵器内血栓的快速形成，以及封堵器表面的快速内皮化。

常用以下几个数字描述封堵器的形状大小(图45)：A代表主埠脉侧蘑菇柄的直径、B代表肺动脉侧蘑备柄的直径、C代表肺动脉侧伞的直径、D代表封堵器的长径；封堵器的常用规格有4/5rmn、4/6mm、6/8mm、8/10mm、10/12mm、12/14mm以及14/16mm，前一数字代表肺动脉侧蘑菇柄的大小(即B值)，后一数字代表主动脉侧蘑菇柄的大小(即A值)。

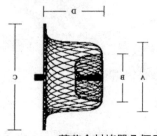

图45 Amplatzer蘑菇伞封堵器几何示意图

Amplatzer蘑菇伞封堵器的输送系统包括了输送鞘、扩张管、主控钢丝、以及装载鞘（图46）。

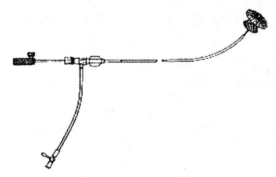

图46 封堵器的输送系统

3. 操作方法

1）术前准备。常规签写书面同意书，与患者及其家属或监护人交待介入治疗中可能发生的并发症，取得同意后方可进行手术。

2）操作过程。

（1）麻醉：婴幼儿采用全身麻醉，术前5～6h禁食水，同时给予一定比例添加钾镁的等渗盐水和足够热量的葡萄糖静脉补液。成人和配合操作的大龄儿童可用局部麻醉。

（2）常规穿刺股动、静脉，送入动静脉鞘管，6kg以下婴幼儿动脉最好选用4F鞘管，以免损伤动脉。

（3）行心导管检查测量主动脉、肺动脉等部位压力。合并有肺动脉高压者必须计算体、肺循环血流量和肺循环阻力等，判断肺动脉高压程度与性质，必要时行堵闭实验。行主动脉弓降部造影了解PDA形状及大小，常规选择左侧位90°造影。成人动脉导管由于钙化、短缩，在此位置不能清楚显示时可加大左侧位角度至100～110°或采用右前斜位30°加头15～20°来明确解剖形态。注入造影剂的总量＜5ml/kg。

（4）将端孔导管送入肺动脉经动脉导管至降主动脉，若PDA较细或异常而不能通过时，可从主动脉侧直接将端孔导管或用导丝通过PDA送至肺动脉，采用动脉侧封堵法封堵；或者用网套导管从肺动脉内套住交换导丝，拉出股静脉外建立输送轨道。

（5）经导管送入260cm加硬交换导丝至降主动脉后撤出端孔导管。

（6）沿交换导丝送入相适应的传送器（导管或长鞘管）至降主动脉后撤出内芯及交换导丝。

（7）蘑菇伞封堵法：选择比PDA最窄处内径大3～6mm的蘑菇伞封堵器，将其连接于输送杆前端，回拉输送杆，使封堵器进入装载鞘内，用生理盐水冲洗去除封堵器及其装载鞘内气体。使用肝素盐水冲洗传送长鞘腔，保证鞘管通畅而且无气体和血栓。从传送鞘管中送入封堵器至降主动脉打开封堵器前端，将封堵器缓缓回撤至PDA主动脉侧，嵌在导管主动脉端，回撤传送鞘管，使封堵器腰部镶嵌在动脉导管内并出现明显腰征，观察5～10min，重复主动脉弓降部造影，显示封堵器位置良好，无明显造影剂返流后可释放封堵器。

（8）撤除长鞘管及所有导管，局部压迫止血，包扎后返回病房。

3）术后处理及随诊。

（1）术后局部压迫沙袋4～6h，卧床20h；静脉给予抗生素3d。

（2）术后24h，1、3、6个月至1年复查心电图、超声心动图，必要时复查心脏X线片。

随着病例的增加及经验的积累，操作技术日益成熟，在大型医疗单位已成为治疗先天性心脏病的常规方法。国内近50所医院开展了此类手术。动脉导管未闭目前我国采用进口Ampatzer封堵器已完成动脉导管未闭封堵术数千例，技术成功率98.4%。严重并发症发生率为1.6%（其中溶血1.36%，封堵器脱落0.2%，心包填塞0.04%），死亡率仅0.04%，

第五节　法洛氏四联症

【疾病概述】

法洛氏四联症（tetralogy of Fallot，TOF）是由肺动脉狭窄、室间隔缺损、主动脉骑跨及右室肥厚四种畸形并存，其中以室间隔缺损、肺动脉口狭窄两者为主，是临床最常见的紫绀型先天性心脏病。

【病理生理】

本病的心室间隔缺损位于右心室间隔的膜部。肺动脉口狭窄可能为瓣膜、右心室漏斗部或肺动脉型，而以右心室漏斗部型居多。主动脉根部右移，骑跨在有缺损的心室间隔之上，故与左、右心室均多少直接相连。在20%～25%的病人，主动脉弓和降主动脉位于右侧。右心室壁显著肥厚。肺动脉口狭窄严重而致闭塞时，则形成假性动脉干永存。

由于肺动脉口狭窄造成血流入肺的障碍，右心室排出的血液大部分经由心室间隔缺损进入骑跨的主动脉，肺部血流减少，而动静脉血在主动脉处混合被送达身体各部，造成动脉血氧饱和度显著降低，出现紫绀并继发红细胞增多症。肺动脉口狭窄程度轻的病人，在心室水平可有双向性的分流。右心室压力增高，其收缩压与左心室和主动脉的收缩压相等，右心房压亦增高，肺动脉压则降低。

【临床表现】

症状主要是自幼出现进行性紫绀和呼吸困难，哭闹时更甚，伴有杵状指（趾）和红细胞增多。病孩易感乏力，劳累后的呼吸困难与乏力常使病孩采取下蹲位休息，部分病孩由于严重的缺氧而引起昏厥发作，甚至有癫痫抽搐。其他并发症尚有心力衰竭、脑血管意外、感染性心内膜炎、肺部感染等。如不治疗，体力活动大受限制，且不易成长。

体征可见发育较差，胸前部可能隆起，有紫绀与杵状指（趾）。胸骨左缘第二、三肋间有收缩期吹风样喷射型杂音，可伴有震颤。此杂音为肺动脉口狭窄所致，其响度与狭窄的程度呈反比例，因狭窄越重则右心室的血液进入骑跨的主动脉越多，而进入肺动脉的越少。其与单纯性肺动脉口狭窄杂音的其他不同处尚有历时较短，高峰较早，吸入亚硝酸异戊酯后减轻而非增强，出现震颤的机会少等。肺动脉口狭窄严重者此杂音几消失而可出现连续性杂音，为支气管血管与肺血管间的侧支循环或合并的未闭动脉导管所引起。非典型的法洛四联症和肺动脉口狭窄程度较轻而在心室水平仍有左至右分流者，还可在胸骨左缘第三、四肋间听到由心室隔缺损引起的收缩期杂音。肺动脉瓣区第二心音减弱并分裂，但亦可能呈单一而响亮的声音（由主动脉瓣区第二心音传导过来）。主动脉瓣区可听到收缩喷射音，并沿胸骨左缘向心尖部传导。心浊音界可无增大或略增大。心前区和中上腹可有抬

举性搏动。

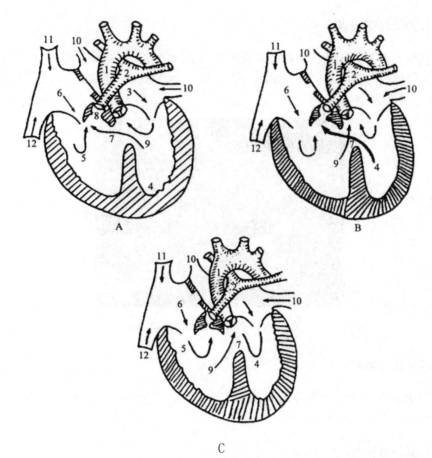

C

A. 轻度肺动脉狭窄的法洛四联症：经过室间隔缺损(7)的分流血液(9)以左向右为主。临床表现轻度紫绀；B. 中—重度肺动脉狭窄的法洛四联症：经过室间隔缺损(7)的血液分流为双向的，左向右分流量可能多于右向左分流。临床表现中度紫绀；C. 重度肺动脉狭窄的法洛四联症；经过室间隔缺损(7)的血液分流以右向左为主，临床表现紫绀严重

1. 主动脉；2. 肺动脉；3. 左心房；4. 左心室；5. 右心室；6. 右心房；7. 室间隔缺损；8. 狭窄的右室流出道及肺动脉开口；9. 经过室间隔缺损的血液分流方向；10. 肺静脉；11. 上腔静脉；12. 下腔静脉

【诊断检查】

一、X线检查

肺野异常清晰，肺动脉总干弧不明显或凹入，右心室增大，心尖向上翘起，在后前位片上心脏阴影呈木鞋状(有如横置的长方形)。在近1/4的病人可见右位主动脉弓。

二、心电图检查

心电图示右心室肥大和劳损，右侧心前区各导联的R波明显增高，T波倒置。部分病

人标准导联和右侧心前区导联中P波高而尖，示右心房肥大。心电轴右偏。

三、超声心动图检查

见主动脉根部扩大，其位置前移并骑跨在心室间隔上，主动脉前壁与心室间隔间的连续性中断，该处室间隔回声失落，而主动脉后壁与二尖瓣则保持连续，右心室肥厚，其流出道、肺动脉瓣或肺动脉内径狭窄。超声造影法还可显示右心室到主动脉的右至左分流。

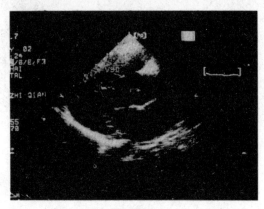

图47 法洛氏四联症超声心动图

四、磁共振电脑断层显像

显示扩大的升主动脉骑跨于心室间隔之上，而心室间隔缺损，肺动脉总干小，右心室漏斗部狭窄，肺动脉瓣环亦可见狭窄。

五、心脏导管检查

右心导管检查可有下列发现：

1）肺动脉口狭窄引起的右心室与肺动脉间收缩压阶差，分析压力曲线的形态，可帮助判定狭窄的类型。

2）心导管可能由右心室直接进入主动脉，从而证实有骑跨的主动脉和心室间隔缺损。

3）动脉血氧饱和度降低至89%以下，说明有右至左分流，如同时有通过心室间隔缺损的左至右分流，则右心室的血氧含量高于右心房。

4）心室间隔缺损较大而主动脉右位较明显的病人，主动脉、左心室与右心室的收缩压相等。

六、选择性指示剂稀释曲线测定

通过右心导管分别向右心房、右心室和肺动脉注射指示剂（染料或维生素C等），在周围动脉记录指示剂稀释曲线（用耳血氧计或铂电极系统等），可见在右心室及其上游心腔注入指示剂时记录到出现时间短、曲线降支呈双峰的右至左分流曲线，而在肺总动脉及其下游注入指示剂时则记录到正常曲线，从而定出右至左分流的部位。

七、选择性心血管造影

通过右心导管向右心室注射造影剂，可见主动脉与肺动脉同时显影，并可了解肺动脉口狭窄属瓣膜型、漏斗部型或肺动脉型，此外还有可能见到造影剂经心室间隔缺损进入左心室。

八、血常规检查

红细胞计数、血红蛋白含量和红细胞压积均显著增高。

【鉴别诊断】

本病临床表现较具特征性，一般不难诊断，但需与其他有紫绀的先天性心脏病相鉴别。

1）肺动脉口狭窄合并心房间隔缺损伴有右至左分流（法洛三联症），本病紫绀出现较晚。胸骨左缘第二肋间的收缩期杂音较响，所占据时间较长，肺动脉瓣区第二心音减轻、分裂。X线片上见心脏阴影增大较显著，肺动脉总干弧明显凸出。心电图中右心室劳损的表现较明显。右心导管检查、选择性指示剂稀释曲线测定或选择性心血管造影，发现肺动脉口狭窄属瓣膜型，右至左分流水平在心房部位，可以确立诊断。

2）艾森曼格综合征心室间隔缺损、心房间隔缺损、主动脉—肺动脉间隔缺损或动脉导管未闭的病人发生严重肺动脉高压时，使左至右分流转变为右至左分流，形成艾森曼格综合征。本综合征紫绀出现晚；肺动脉瓣区有收缩喷射音和收缩期吹风样杂音，第二心音亢进并可分裂，可有吹风样舒张期杂音；X线检查可见肺动脉总干弧明显凸出，肺门血管影粗大而肺野血管影细小；右心导管检查发现肺动脉显著高压等，可资鉴别。

3）埃勃斯坦畸形和三尖瓣闭锁埃勃斯坦畸形时，三尖瓣的隔瓣叶和后瓣叶下移至心室，右心房增大，右心室相对较小，常伴有心房间隔缺损而造成右至左分流。心前区常可听到4个心音；X线示心影增大，常呈球形，右心房可甚大；心电图示右心房肥大和右束支传导阻滞；选择性右心房造影显示增大的右心房和畸形的三尖瓣，可以确立诊断。三尖瓣闭锁时三尖瓣口完全不通，右心房的血液通过未闭卵圆孔或心房间隔缺损进入左心房，经二尖瓣人左心室，再经心室间隔缺损或未闭动脉导管到肺循环。X线检查可见右心室部位不明显，肺野清晰。心电图有左心室肥大表现。选择性右心房造影可确立诊断。

4）埃勃斯坦畸形和三尖瓣闭锁埃勃斯坦畸形时，三尖瓣的隔瓣叶和后瓣叶下移至心室，右心房增大，右心室相对较小，常伴有心房间隔缺损而造成右至左分流。心前区常可听到4个心音；X线示心影增大，常呈球形，右心房可甚大；心电图示右心房肥大和右束支传导阻滞；选择性右心房造影显示增大的右心房和畸形的三尖瓣，可以确立诊断。三尖瓣闭锁时三尖瓣口完全不通，右心房的血液通过未闭卵圆孔或心房间隔缺损进入左心房，经二尖瓣人左心室，再经心室间隔缺损或未闭动脉导管到肺循环。X线检查可见右心室部位不明显，肺野清晰。心电图有左心室肥大表现。选择性右心房造影可确立诊断。

5）大血管错位完全性大血管错位时肺动脉源出自左心室，而主动脉源出自右心室，常伴有心房或心室间隔缺损或动脉导管未闭，心脏常显著增大，X线片示肺部充血。选择性右心室造影可确立诊断。不完全性大血管错位中右心室双出口病人的主动脉和肺动脉均从右心室发出，常伴心室间隔缺损，X线片示心影显著增大、肺部充血、选择性右心室造影可确立诊断。如同时有肺动脉瓣口狭窄则鉴别诊断将甚困难。

6)动脉干永存只有一组半月瓣，跨于两心室之上，肺动脉和头臂动脉均由此动脉干发出，常伴有心室间隔缺损。法乐四联症病人中如肺动脉口病变严重，形成肺动脉和肺动脉瓣闭锁时，其表现与动脉干永存类似称为假性动脉干永存。要注意两者的鉴别。对此，选择性右心室造影很有帮助。

【治疗方法】

本病的手术治疗有姑息性和纠治性两种：

1)分流手术在体循环与肺循环之间造成分流，以增加肺循环的血流量，使氧合血液得以增加。有锁骨下动脉与肺动脉的吻合、主动脉与肺动脉的吻合、腔静脉与右肺动脉的吻合等方法。本手术并不改变心脏本身的畸形，是姑息性手术，但可为将来作纠治性手术创造条件(图48为体—肺动脉转流术)。

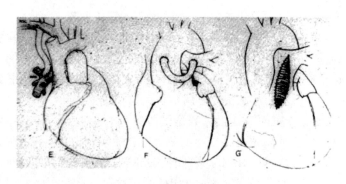

图48　体—肺动脉转流术

2)直视下手术在体外循环的条件下切开心脏修补心室间隔缺损，切开狭窄的肺动脉瓣或肺动脉，切除右心室漏斗部的狭窄，是彻底纠正本病畸形的方法，疗效好，宜在5～8岁后施行，症状严重者3岁后亦可施行。

法洛氏四联症的诊断并不困难，患儿有典型的症状和体征，一般经过心脏彩超检查就可明确诊断。一经确诊应尽早手术治疗。随着心外科技术水平的提高，法乐氏四联症手术患者的年龄越来越小，一般在2岁前完成手术。绝大多数患儿可行根治术，只有在不适于行根治手术时才考虑行姑息(体—肺分流)手术，后期再行根治术。上海远大心胸医院实施的根治手术效果好，绝大多数患儿可完全恢复正常生活。

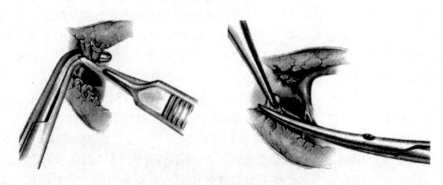

图49　TOF根治术：疏通右室流出道肥厚的肌束

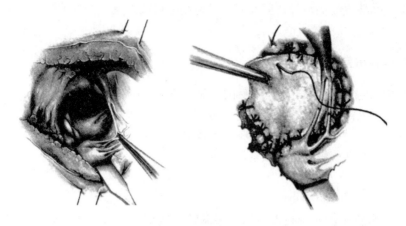

图50　TOF根治术：显露和修补室间隔缺损

随着医疗水平的提高，近年来大龄儿童和成人的法乐氏四联症患者已经很少见，但是依然存在。大龄患者多存在心脏继发病变，如心肌肥厚、心肌纤维化等，但这类患者由于肺动脉和左心室发育较好，因此手术常可取得较好效果。成人患者即使到了40岁，只要没发生过心力衰竭，均可行根治手术。

近年来，法洛氏四联症根治术的死亡率已明显下降.婴幼儿与儿童死亡率仅为3%～5%，成人为1.3%～1.4%。一般而言，患者术后早期死亡的原因多为低心排血量综合征、灌注肺或肺水肿、肾衰竭、心包填塞、心律失常和感染等。绝大多数患者术后恢复很好，青紫、低氧血症等可立即消失，杵状指(趾)逐渐恢复正常，但多数患者仍可听到不同程度的心脏杂音。患者可正常工作学习、结婚生子，不需长期用药。

【并发症】

最常见的并发症为脑血栓(系红细胞增多，血黏稠度增高，血流滞缓所致)、脑脓肿(细菌性血栓)及亚急性细菌性心内膜炎。而积极接受手术治疗的患儿，也会并发一些术后并发症。

一、肺部并发症

TOF主要病理变化是右室流出道狭窄和高位巨大室间隔缺损导致右向左分流，肺血流减少，血液黏稠，氧运送障碍。TOF影响治疗效果的主要因素是肺动脉发育状况，尤其是左右肺动脉分支乃至远侧分支细小者，疗效较差。术前贫血，肺血管及肺重度发育不良，血液黏稠和肺血少可致肺泡变性和肺毛细血管微血栓形成。术中肺血管因侧支过多而过度充盈，肺静脉回流不畅，形成灌注肺。右室流出道疏通后，肺血大量增加，术后肺血灌注量明显升高，加上婴幼儿肺及支气管脆嫩，管腔狭小，分泌物多，管腔易阻塞，术后常出现肺部并发症，而成为F4术后早期死亡的主要原因之一。为防止肺部并发症，对肺内侧支循环较多者术中采用深低温低流量方法，保证左心引流通畅，以减少侧支循环对肺的灌注。严格控制输液(血)量和质，体外循环预充时红细胞压积不应低于20%，胶体渗透压不低于113kPa，防止肺内渗出。降温及复温的温差不超过10℃，转流中持续静态膨肺及间歇正压膨肺，术后呼吸机PEEP015～113kPa，肺部体疗，雾化吸入，充分吸痰。有的患儿拔管后可能出现哮喘或喉头水肿，应及时给予持续雾化吸入及支气管扩张剂，氨茶碱或喘定效果好。

二、完全性房室传导阻滞

Ⅲ度房室传导阻滞是TOF根治术后的常见并发症，由于术中直接创伤，牵拉或缝线位置不当以及术中低温，缺氧缺血等，可导致完全性房室传导阻滞，但多为一过性，经复温及拔除腔静脉引流管即可恢复窦性心律，无效时可用异丙肾上腺素($5\mu g/ml$)$5\sim10\mu g$静脉注射，可用暂时性心脏起搏和激素治疗。

三、低心排综合征

低心排综合征多因畸形过度复杂，手术畸形纠正不满意，室间隔缺损有残余漏或流出道及肺动脉狭窄解除不够充分，心室切口过大损伤右室功能，主动脉阻断时间过长，术中心肌保护差，左心发育不全，常温下低血压等因素引起。预防方法是避免上述原因发生，术后严密观察，及早处理，在排除血容量不足或心包填塞等情况下，可应用硝普钠等扩张血管药，并辅以多巴胺、异丙肾上腺素等，以减轻心脏前后负荷，增强心肌收缩力，控制低心排。

四、渗血出血

TOF患者由于侧支循环丰富，凝血机制障碍和体外循环时间较长等致使术后渗血机会增加，除失血量多外还可引起心包填塞，影响心功能，甚至危及生命。防治方法是尽量缩短体外循环时间，严密采用ACT监测，手术结束前仔细止血，术后保持引流管通畅，严密观察引流液量，必要时及早开胸止血。

五、全身毛细血管渗漏综合征

新生儿及小婴儿体外循环后常发生渗漏现象，这可能与炎性介质释放，致毛细血管内皮损伤有关，临床表现为全身严重水肿，胸腹腔大量渗出，常需较大剂量的儿茶酚胺类药物和输入大量胶体液来维持血压，目前尚无有效的预防办法，应用激素可能增加毛细血管稳定性，但不能阻止渗漏发生，对这类患儿要随时测定血浆蛋白，使总蛋白维持在$7\sim8mmol/L$，血红蛋白$12\sim14mg/L$。

（孟庆兰）

第二十三章 直肠癌

直肠癌是指从齿状线至直肠乙状结肠交界处之间的癌，是消化道最常见的恶性肿瘤之一。直肠是大肠癌好发的部位，发病率高，在我国占全身癌肿第三位，英、美等国更多见，占第二位，每年约有4～5万人死于此病，早期直肠癌根治手术后，5年生存率达90K以上，晚期则低于20%，发病年龄多在40岁以上，但40岁以下也不少见。男女比例为2～3：1。癌肿在直肠部多在下2/3部位，通过直肠指检可扪及。但癌肿初起缺乏症状，待增大溃破后出血，黏液血便又易与内痔出血、菌痢等疾病相混淆，有报道误诊率可达88.57%，误诊时间平均8个月左右，故欲提高直肠癌手术根治率和生存期，关键在于早期诊断和早期合理的治疗。

直肠癌发病原因不甚楚，可能与下列几种因素有关：①高脂肪、高蛋白、低纤维素的所谓西方饮食被认为与直肠癌发生有关。西方国家是大肠癌高发地区，直肠癌发生率高，与此对比的是南非斑替氏族摄取的是低脂肪而富有纤维素的粗糙食物，直肠癌发病率低。这些居民如移民至直肠癌高发地区，饮食结构改变，则发病率随之增高。因为高脂肪高蛋白食物能使粪便中甲基胆蒽物质增多，可引起胆酸分泌增加，被肠道内厌氧菌分解为不饱和的多环烃，此两种物质均为致癌物质。纤维素量减少，又使粪便通过肠道速度减慢，使这些致癌物质与肠黏膜接触时间增加，而导致癌变机会增多。②腺瘤性息肉可癌变。腺瘤可分管状腺瘤、绒毛状腺瘤及混合性腺瘤3种类型。管状腺瘤发生率高，绒毛状腺瘤癌变率高。腺瘤中有遗传性的家族性性腺瘤，被视为癌前病变，一般在30岁以后发病，但也有在20岁以前发生癌变者。③溃疡性结肠炎及克隆病等由于肠黏膜破坏，溃疡修复增生，肉芽组织形成过程中发生癌变。血吸虫病虫卵在直肠黏膜沉积，慢性炎症刺激致癌变。④其他如免疫功能缺陷、遗传因素、病毒感染、胃及胆囊切除术后影响等。

病理肉眼观察可分4种类型。①溃疡型：多见，约占50%以上，呈圆形或卵圆形，边缘隆起，外翻。底部为坏死组织，浸润肠壁较深，比其他类型易致肠壁穿孔，好发于直肠部。②菜花型：也称软癌、髓样癌、肿块型癌。向肠腔内突出，浸润肠壁较少，肿块增大时表面可产生溃疡，多发于盲肠、升结肠部。③狭窄型：也称硬癌、环状癌、浸润性癌。癌肿在结肠壁环状浸润使肠腔狭窄，表面可发生溃疡，易产生肠梗阻，多发于左半结肠。④弥漫浸润型：少见，此类型浸润肠壁较广，如皮革状，浸润范围常在5～8cm以上，特点是癌变处黏膜常保持完整，但晚期也可有溃疡发生。组织学分型：①腺癌：在直肠癌组织学分型中占绝大多数(75%～85%)，细胞排列呈乳头状，管状。②黏液腺癌：占10%～25%，癌细胞分泌大量黏液，黏液将细胞核挤向一边，黏液多的黏液癌复发率高，预后较差。③鳞状癌：鳞状上皮状排列，很少见。④未分化癌：癌细胞排列不规则，浸润明显，易浸润入小血管及淋巴，预后最差。

【常规诊断】

一、临床症状

直肠癌早期可无症状，随着癌灶逐渐增大，可产生一系列症状。

（一）便血

是直肠癌最常见的症状，但常被患者所忽视。便血多为红色或暗红色，混有粪便之黏液血便，或脓血便，有时伴有血块，坏死组织。上述症状是由于癌肿增殖后血运障碍，组织坏死糜烂，溃破感染，溃疡形成的后果。

（二）大便习惯改变

由于肿块及其产生之分泌物可产生肠道刺激症状，如便意频繁、排便不畅感、里急后重等，但排出物多是黏液脓血状物，最初这些"假性腹泻"现象多发生在清晨起床不久，称晨起腹泻（morning diarrhea）。以后次数逐渐增多，甚至晚间不能入睡，改变了往日大便习惯。

（三）肠道狭窄及梗阻现象

癌肿绕肠壁周径浸润，使肠腔狭窄，尤在直肠乙状结肠交界处，多为狭窄型硬癌，极易引起梗阻现象。直肠壶腹部癌，因多是溃疡型，直肠壶腹部较宽阔，估计约1～2年左右才引起狭窄梗阻，大便形状变细，排便困难，便秘，引起腹部不适，气胀及疼痛。由于粪便堆积，在梗阻上段乙状结肠部位，有时在左下腹部可扪及条索状肿块。

（四）肛门疼痛及肛门失禁

直肠下段癌如浸润肛管部可引起局部疼痛，如累及肛管括约肌则可引起肛门失禁，脓血便经常流出，污染内裤；癌肿感染或转移，可引起腹股沟部淋巴结增大。

（五）其他

直肠癌晚期如浸润其他脏器及组织，可引起该处病变症状，侵犯骶神经丛可使骶部及会阴部疼痛，类似坐骨神经部疼痛；侵犯膀胱、前列腺，可引起膀胱炎、尿道炎、膀胱直肠瘘、尿道直肠瘘，女性可引起阴道直肠瘘，阴道部排出粪便及黏液脓血。肝转移后可引起肝肿大、黄疸、腹水等症状，全身症状可有贫血等恶液质现象，有时还可出现急性肠梗阻、下消化道大出血及穿孔后引起弥漫性腹膜炎等症状。

二、直肠指检

是诊断直肠癌最主要的方法，直肠中下段癌多见，易被直肠指检时扪及。指诊时可发现80%的直肠癌。凡大便习惯改变，都应做直肠指诊检查。黏液血便，按肠炎治疗2周后不愈者亦应做直肠指诊检查。检查若触及肿块，应注意肿块的位置、大小、硬度和动度，观察指套有否血迹，了解肿块与周围组织及脏器之关系，如肿块在直肠前壁时，男性注意前列腺、膀胱，女性注意与阴道、子宫之关系，必要时可做双合诊检查。

三、粪便潜血检查

直肠癌初起出血量少，临床上可无症状。多次检查阳性者，有助于大肠癌诊断，应用此法对高危人群进行常规粪便潜血检查监测，可达到早期诊断的目的。

四、直肠乙状结肠镜检查

直肠指检时直肠上段有可疑病变或已明确直肠部有肿块，均应做直肠乙状结肠镜检查，内镜下观察病变，同时采集病理标本。检查时镜身宜徐徐推进，切忌盲目插入，因癌组织较脆弱，易造成腹壁穿孔。活检时，如可能需避免右前、右后及左正中部位，因此处直肠血管分布较丰富。采取活检标本，应在癌肿边缘和正常组织之间，一般分三处钳夹，可取得较高之阳性率。钳夹时，不能大块切割，以免过度损伤组织引起出血及肠壁穿孔。组织学检查非常重要，在诊治直肠癌中有决定性意义。

五、钡灌肠检查

适用于直肠上段或乙状结肠与直肠交界处癌肿检查，是诊断高位结肠病变的重要方法之一。在病变部位癌肿呈一固定缺损区，黏膜纹理破坏，采用气钡造影法诊断确诊率可达90%。在直肠癌已明确诊断后，一般也做此法检查，因为需除外结肠部同时有多发性原发癌或息肉，但如有肠腔明显狭窄者，不宜应用钡剂检查，以免钡残留肠腔加重梗阻症状。

六、免疫标志物检查

以癌胚抗原(CEA)为例，对中晚期直肠癌有一定诊断价值。临床上应用于观察手术后化疗的效果，及癌肿复发的监测，由于它缺少特异性及敏感性，不应用于普查筛选及早期诊断。

七、直肠腔内超声检查

可诊断直肠部异常情况，肿块形状、范围、浸润程度、方向、肠壁外扩散程度、邻近组织受累程度等。可用于术前估计病变程度，作为选择手术方式的参考依据。

八、直肠部CT、MRI检查

应用于术前诊断和确定分期，也可用于直肠癌复发病例，尤在Miles术后不能应用直肠腔内超声检查者，可应用此法观察癌肿肠外与周围组织及脏器浸润及转移情况。

【常规治疗】

一、手术治疗

手术方法和切除范围应根据癌肿的部位、病变的程度、有否肠梗阻和患者的手术条件而定。尽可能做彻底根治术，即使远处已有转移，如情况良好，仍需争取做姑息切除术。治疗直肠癌手术方法很多，根据治疗目的分为根治性手术和姑息性手术两种，而根据是否保肛可分为不保留和保留肛管括约肌两大类型。

(一)根治性手术

1. 腹会阴部联合切除术　适用于距肛缘不足7cm的直肠下段癌，自Miles(1908年)创建腹会阴联合切除术以来，按直肠癌淋巴分布，将直肠癌可能浸润及转移的组织彻底清扫根治，提高术后5年生存率，已成为中段下直肠癌标准根治手术。切除范围包括乙状结肠及其系膜、直肠、肛管、肛提肌、坐骨直肠窝内组织和肛门周围皮肤、血管，在肠系膜下动脉根部或结肠左动脉分出处下方结扎切断，清扫相应的动脉旁淋巴结。腹部做永久性结肠造口(人工肛门)，会阴部伤口一期缝合或用纱布填塞。此手术切除彻底，治愈率高。此法缺点在于结肠近端需在腹壁做永久性人工造口术，常被患者拒绝而延误手术时机。

2. 经腹低位切除和腹膜外一期吻合术　也称直肠癌前侧切除术(Dixon手术)，适用距肛缘12cm以上的直肠上段癌，在腹腔内切除乙状结肠和直肠大部，游离腹膜反折部下方的直肠，在腹膜外吻合乙状结肠和直肠切端。此手术的损伤性小，且能保留原有肛门，较为理想。若癌肿体积较大，并已浸润周围组织，则不宜采用。

3. 保留肛括约肌的直肠癌切除术　适用于距肛缘7～11cm的早期直肠癌。如癌肿较大，分化程度差，或向上的主要淋巴管已被癌细胞梗塞而有横向淋巴管转移时，这一手术方式切除不彻底，仍以经腹会阴联合切除为好。现用的保留肛括约肌直肠癌切除术有借吻合器进行吻合、经腹低位切除-经肛门外翻吻合、经腹游离-经肛门拖出切除吻合、以及经腹经骶切除等方式，可根据具体情况选用。

(二)姑息性手术

如癌肿局部浸润严重或转移广泛而无法根治时，为了解除梗阻和减少病人痛苦，可行姑息性切除，将有癌肿的肠段做有限的切除，缝闭直肠远切端，并取乙状结肠做造口(Hartmann手术)。如不可能，则仅做乙状结肠造口术，尤在已伴有肠梗阻的患者。

二、化学治疗

(一)单一药物

直肠癌对化疗的敏感程度较差，很多化疗药疗效较差。比较有效的药物有5-Fu及其衍生物、亚硝脲类、MMC等。近年研究认为DDP及CBP对直肠癌亦有一定的疗效，特别是新近出现的新药奥沙利铂、CPT-11及Tomudex均有较好的疗效。

(二)联合化疗

直肠癌联合化疗较之单一用药有效率有所提高。亚叶酸(CF)能调节5-FU代谢，增强5-FU的生物活性，加强并延长5-FU对胸苷酸合成酶的竞争性抑制，所以CF与5-FU联用可增加5-FU的抗肿瘤作用。CF＋5-FU常用方法：CF200～300mg，首先静滴，然后5-FU300～500mg/m²静滴(6～8h)，每日1次，连用5日，3～4周重复。

三、放射治疗

放射治疗在直肠癌治疗中的地位已日益受到電视，多与手术相结合行综合治疗，可获得满意的治疗结果。

(一)术前放疗

可控制原发病灶，控制淋巴结转移，提高切除率和减少术中种植，适用于Ⅲ期(Dukes C级)直肠癌。采用盆腔前、后二野对穿照射，照射野包括原发肿瘤、肠周和盆腔淋巴区，放射剂量可达40～45Gy，1.8Gy/次，放疗后3周手术。

(二)术后放疗

适用于病理检查证实有淋巴结转移，癌肿已明显浸润至肠壁外，盆腔内残留无法切除的病灶。目的是杀死肉眼或镜下残留的原发肿瘤和残留转移淋巴结，提高局部控制，减少局部复发。有研究表明术后放疗可把复发率从35%～50%降低到10%～20%。一般在术后1～2个月待会阴伤口已痊愈后开始，三野或四野射照，特别侵及膀胱者建议四野射照，照射野包括吻合口、肠周、髂内外、闭孔和骶前淋巴结，大野照射放射剂量45～50Gy后瘤床剂量到50～55Gy。

四、转移和复发病人的治疗

(一)局部复发的治疗

如果局部复发病灶范围局限，且无其他部位的复发、转移时，可予手术探查，争取切除。如复发灶局限于会阴切口中央，两侧尚未延及坐骨结节者，有广泛切除的可能。如会阴部结节或肿块系盆腔复发灶伸向会阴部的下极，不宜手术，因无法完全切除病灶，反而切开肿瘤组织，遗留久不愈合的创口。盆腔内复发病灶可行姑息性放射治疗和联合化学治疗，可暂时缓解疼痛症状。

(二)肝转移的治疗

近年来，不少研究证实直肠癌转移灶的手术切除效果不如原来想象的那样悲观。若能在切除原发病灶的同时切除肝转移灶，则可提高生存率。凡属单个转移灶，可行肝段或楔形切除。如为多个肝转移灶而不能手术切除者，先用去动脉化措施，即结扎肝动脉，使肝瘤坏死，再通过结扎肝动脉的远端插入导管，从中注入氟尿嘧啶和丝裂霉素；也可采用肝动脉栓塞术，使肿瘤体积明显缩小。但上述治疗禁用于伴有明显黄疸、严重肝功能异常、门静脉梗塞以及年龄超过65岁的患者。放射治疗可改善部分病人的症状。

【诊断思路点拨】

一、重视早期症状

直肠癌早期病变仅表现为黏膜上的一个稍为隆起的结节，常无任何症状。随病变发展至一定阶段可出现便血、腹泻、便秘等一系列症状。Welch1972年分析大肠癌的症状与肿瘤部位的关系后指出，有症状的直肠癌占全部直肠癌病人的96.3%，如便血60%，大便习惯改变50.8%，体重下降11.1%。遗憾的是由于痔的高发病率常使人们对早期直肠癌的临床表现缺乏应有的重视和替惕。

二、年龄因素特殊性

我国直肠癌较国外年龄提前10年，呈年轻化趋势。我国发病年龄集中在31～50岁之间，青少年病人也时有所见，且近年来有上升趋势，30岁以下的病人可占全部直肠癌的10%以上，有报道年龄最小者仅14岁。有些人根据年龄越大，癌症发病率越高的普遍规律，忽视直肠癌在发病年龄上提前的特殊性，使许多年轻病人就诊时缺乏对直肠癌的考虑，过多地考虑良性疾病，从而延误了病情。

三、病人缺乏医学常识

病人对出现便频、血便等大便习惯改变时，主观上认识不足，误认为肠炎或痔，不去医院做检查。特别是青年人，由于新陈代谢旺盛，对疾病耐受力较强，出现轻微症状不足引起病人的重视，待出现明显症状就诊时多为晚期，往往丧失最佳手术时机。这需要加强对癌症方面知识的宣传，特别是青年时期直肠癌症状具有隐匿性、病程短、发展快的特点，据莫善兢报告，198例青年期大肠癌Dukes C、D期占80.8%，应引起高度重视。

四、不要仅凭实验室检查结果作出诊断而致误诊

脓血便是直肠癌较早期的临床表现之一，也是痢疾和肠炎的常见症状，因腹泻伴脓血便而就医者占直肠癌病人的一半以上，因大便常规检查，显微镜下发现脓细胞、红细胞而诊断为痢疾或肠炎，给予抗生素治疗，从而延误诊治。国内曾雪芳报道的74例误诊为慢性痢疾的结直肠癌均有腹泻病史，其中48例做过大便常规检查，镜检高倍视野内红细胞+～++++44例，脓球+～++++48例，发现吞噬细胞者16例。67例（90%）抗痢疾治疗达1.5年，因治疗无效后方做进一步检查，明确结肠直肠癌时已失去根治时机。应当指出，腹泻及脓血便均非特有症状，吞噬细胞也不能视为诊断痢疾的特异细胞，因此，对有脓血便症状来就医的病人拟诊肠炎或痢疾时经内科治疗2周以上无明显好转时应提高警惕，及时检查，以除外直肠癌。对伴不明原因的大便习惯改变及肛门不适，大便时有变形的病人更应警惕。

五、重视直肠指检

对直肠指检的重要性认识不足而忽略该项检查，造成误诊者约占直肠癌误诊病人的70%。直肠指检是一种简单、经济、快速、实用的诊断手段，由于直肠癌75%好发于腹膜返折线以下，所以80%直肠癌均可由直肠指检发现，且可以根据肿块侵及肠壁周径程度，大致估计病程。许多医务人员，甚至少数外科医生对肛指检查的重要性并无足够认识。

对于临床上有便频、血便等大便习惯改变病人，应常规做直肠指检，注意点有：①一般采用侧卧位及膝胸位，必要时采取蹲位，使直肠下垂，增加手指扪膜直肠之长度；②围绕直肠壁周径检查，注意肛管黏膜情况，是否完整，有无溃疡、结节、肿块等异常。如粪便较多，指检不满意，可排便后清除粪便再行检查；③手指尽量伸向肠腔深处，必要时可嘱病员作排便状，增加腹压，以便扪及较高位之病变；④扪及肿块后，需了解肿块之下缘距肛缘之距离，最好能估计出距肛管直肠环之距离，以便选择手术方式。此外，需注意肿块大小、质地、形态、活动度、部位、范围及肠腔有无狭窄，如欲了解梗阻程度，可将手指轻柔通过狭窄段，但不能勉强操作，以免发生并发症；⑤了解肿块与周围组织及脏器之关系，如肿块在直肠前壁时，男性注意前列胆腺、膀胱，女性注意与阴道、子宫之关系，必要时可做双合诊检查；⑥检查后观察指套有否血迹等异常，分析出血部位及病因，估计直肠上段有无病变，指套上黏附之物质可做脱离细胞检查，有一定阳性率，是一种简单易行有效的方法。对阳性病人也可应用肛镜下活检钳取送病理科检查，或做结肠镜检查。

六、不要过分相信活检的病理诊断

纤维结肠镜及乙状结肠镜是直肠癌诊断的最佳手段，可以观察到全直肠及与乙状结肠交界处的癌瘤，并可以结合活组织病理检查情况，对其性质做出明确诊断。但有不少病人曾做结肠镜，病理报告为慢性炎症，经反复检查后病理证实为腺癌，分析原因为活检时未取到病变组织。直肠癌病人往往肠壁黏膜水肿，有时取材不当常会影响到病理诊断结果。对可疑病人经反复多次在不同部位取检。钡剂灌肠对大肠多原发性癌有意义而对直肠癌诊断无意义。直肠息肉者并发直肠癌者亦不少见，有报道7例直肠息肉中6例经手术活检证实为直肠息肉，但术后仍有便血和脓血性黏液便排出。再次经肛指检查发现原息肉之近端直肠内还有一肿块，经活组织检查证实为直肠癌。更为重要的是腺瘤性息肉本身就可恶

变，如未重视，极易误诊。

七、警惕特殊情况下诊断直肠癌

直肠癌发展到一定阶段可出现便秘、腹痛、腹胀等症状，结肠、直肠压力增高可引起阑尾发炎、坏死，甚至穿孔。由于腹腔压力增加可促进腹外疝的发生。因此易误诊为阑尾炎、疝气。有1例病人因出现腹部胀痛不适在当地医院行胃肠钡餐检查，结果提示为十二指肠球部溃疡，给予甲氰咪呱等药物治疗，虽无效，亦未做进一步检查处理。误诊时间达8个月至1年。待明确诊断时已属晚期直肠癌，失去治疗时机。因此，检查虽有所获，但不能解释临床表现时，应进一步追查。

【治疗思路点拨】

一、预后良好的T_1和T_2期病变的处理

对于切缘阴性或无不良特征(无淋巴血管浸润(LVⅠ)或神经周围侵犯；肿块<3cm；中分化以上)的T_1和T_2期病变，局部切除的效果可与前-后切除术媲美。经肛门切除术是距肛门距离<8cm、受累肠壁<30%周缘的小肿瘤的首选手术。查阅相关文献可知T_2期病变局部复发率为25%。经腹腔切除术应该用于那些不适合肛门切除术者。如果局部切除的术后病理显示组织学3～4级、切缘阳性或LVⅠ，就应该进行经腹腔切除术。

二、直肠癌的根治术四原则

因为直肠的特殊解剖、生理、病理及生物学特征，其外科治疗也具有一定的特殊性。其中的一些问题学者们已取得了共识，但也有一些问题尚存在分歧意见。广泛开展讨论，对统一这些问题的看法，规范直肠癌的治疗有重要意义。直肠癌的根治术应该体现以下四条原则：

(一)充分切除原发灶

由于直肠癌位于狭小的骨盆腔内，与前列腺、膀胱(男性)或子宫、阴道相邻，一旦肿瘤过大、病期较晚时，很容易侵犯这些器官。此时有必要根据病人的实际情况，尽量选择联合切除，可以获得良好的疗效。一个理想的保肛手术应该具有最小的复发可能及良好的排控便功能。那么到底肿瘤下缘以下要切除多少正常肠管，才不至于造成术后吻合口的复发？许多人的研究表明肿瘤远端肛管的切除长度是影响复发的重要因素。因此，我们也主张在一般情况下切除3cm远端肠管，特殊类型者(低分化腺癌及黏液腺癌等)仍需达5cm，而较早期的病例可以切除2cm。这样才能充分切除原发灶，不至于造成术后吻合口的复发。

(二)合理清扫淋巴结

淋巴转移是直肠癌主要的扩散途径之一，如淋巴结清扫不合理，将会影响生存率。扩大根治术在直肠癌的治疗中具有一定的优势，并没有增加并发症，对提高生存率是一理想的手术。

(三)直肠系膜全切除术(TME)

TME是直肠癌外科治疗必须遵循的原则之一，按照这一原则进行手术肯定会降低术后局部复发率，事实上多数学者的研究都证实了这一点。这一原则可分为三方面内容：①要

在骶前筋膜的脏层与壁层之间进行锐性分离。②不要损伤骶前筋膜，尤其强调了不要损伤脏层筋膜的重要性。③直肠系膜的切除平面要低于肿瘤下缘5cm。但必须是在直肠癌存在于Dukes A、B两期方可做到。但应明确一点，TME不能提高直肠癌保肛率。保肛手术应严格按肿瘤所在位置，其远端直肠切缘安全，而且有足够的肛门直肠缘残端，可通过吻合器进行吻合。而不能因盲目保肛，忽视肿瘤切除范围。

(四)保留盆腔自主神经，减少术后排尿及性功能障碍

由于直肠癌扩大根治术手术范围的扩大，带来的盆腔自主神经损伤所引起的术后排尿及性功能障碍的发生率也明显增多，这已经成为困扰直肠癌病人亟待解决的课题。对此，国内外许多学者进行了研究，在对盆腔自主神经的解剖分布进行仔细的观察研究基础上，开展了保留盆腔自主神经的扩大根治术。因其既进行了淋巴结的扩大清除，又保存了功能，故称之为功能性扩大根治术。最初日本学者指出该术式仅适用于Dukes A、B期的病人，以后随着对其解剖学的深入认识及淋巴结清扫技术的不断熟练及鉴于我国直肠癌多偏晚，一些学者指出Dukes C期的病人也可以实施该手术。我们认为只要熟悉盆腔自主神经的解剖，术中仔细操作，先保护好神经，再进行上方及侧方淋巴结清扫，不论有无转移，均不至于因保留神经而影响根治的彻底性。

三、重视术前综合治疗

目前直肠癌国外5年生存率在40%～50%之间，国内报道术后复发30%～65%，如此高复发率一直困扰着外科医生。因此，积极探索开展综合治疗、降低复发率和改善生活质量是非常必要的。术前放疗加辅助化疗，目的是减少肿瘤的体积，提高手术切除率。经术前放化疗的病人，其术后局部复发率明显降低。对降低术前病理活性、减少癌体粘连，缩小手术范围，增加保护肛门扩约肌功能有促进作用。术前高剂量放疗，可使80%局部进展期和不能手术的恶性肿瘤病人接受保肛手术治疗。同时也提高了手术的安全性与可靠性，手术生存率也明显提高。由于放化疗后肿瘤细胞活性降低，减少了手术操作造成的人为血行或淋巴转移。支持术前放化疗的证据正在逐步积累之中。

四、直肠癌辅助化疗的新进展

(一)化疗药物新进展

在过去的20年里，临床研究显示以5-FU为基础的术前放化疗有效地减少了局部复发，提高了生存率和保存括约肌的可能性。虽然5-FU一直作为化疗的标准药物，许多新的化疗药物被尝试用于直肠癌临床治疗，具有代表性的是希罗达、开普拓、奥沙利铂、草酸铂、乐沙定、艾恒及ZD1694等。另外，新的生物靶向治疗药物如上皮生长因子受体抑制剂和血管内皮生长因子抑制剂显示有增强放化疗的抗肿瘤效应。

(二)化疗方案的新进展

近年来，直肠癌化疗方案在标准方案(5-FU＋CF应用6个月)的基础上不断创新，取得了较大进展。如：CPT-11联合5-FU/CF方案、FOLFOX方案(即L-OHP＋5-FU/CF方案)、5-FU/MTX/MMC方案、IO方案(CPT-11＋L-OHP)和5-FU/MTX/MMC方案。展望未来，结直肠癌辅助化疗有望在下列方面继续发展并取得突破：①寻找更有效、毒性更小的新药；②联合化疗方案更多更合理；③用药途径趋向更合理；④用药个体化更突出；⑤时辰化疗进一步完善发

展；⑥引入免疫治疗作为辅助化疗。

五、放射治疗地位的提高

随着放疗技术的发展，包括优化分割(如超分割放疗)、三维适形放疗(3DCRT)和调强放疗(IMRT)等技术革新的出现，放疗在直肠癌治疗中的地位逐步提高。采用常规照射技术时，因受盆腔正常组织的限制，很难进一步提高直肠肿瘤局部的剂量。而3DCRT和IMRT则根据肿瘤的形状来设计照射野，通过共面或非共面多野或多弧照射，使放射剂量分布区在三维方向上与肿瘤靶区高度一致，在肿瘤靶区受到高剂量照射的同时，最大限度地保护周围正常组织，为增加肿瘤区域放射治疗剂量、提高肿瘤局部控制率、缩短治疗疗程奠定了放射物理学基础。

由于减少了正常组织的照射量，使其所造成的放疗不良反应大大降低，如放射性肠炎发生率低，白血球的下降和放射性膀胱炎症状大大减少或可以避免。3DCRT和IMRT可用于直肠癌的术前或术后辅助综合治疗，也可以用于不可切除或复发的直肠癌的单独放疗。有报道在盆腔放疗45Gy(每次1.8Gy，每天1次，每周5次)的同时，同步每周1~2次3DCRT，至肿瘤总量为49.5~54Gy，同时行5-FU化疗。结果显示，3年总生存率82%，无复发生存率69%，CR24%，如肿瘤计划靶体积(PTV)<200cm³，pCR达50%。3~4级不良反应发生率为24%，小肠受照射体积及肿瘤PTV与不良反应密切相关，当>150cm³的小肠受照射剂量>40Gy及肿瘤PTV>800cm³时易发生。

(刘瑾)

第二十四章　乳腺癌

乳腺癌是人类最常见的恶性肿瘤之一，也是女性主要恶性肿瘤之一。各国因地理环境、生活习惯的不同，乳腺癌的发病率有很大差异。北美和北欧大多数国家是女性乳腺癌的高发区，南美和南欧一些国家为中等，而亚洲、拉丁美洲和非洲的大部分地区为低发区。在北美、西欧等发达国家，女性乳腺癌的发病率居女性恶性肿瘤发病率的首位。据美国癌症协会估计，美国每年有12万乳腺癌新发病例，发病率为72.2/10万，1976年死于乳腺癌的人数为33000。乳腺癌在我国各地区的发病率也不相同，在世界上我国虽属女性乳腺癌的低发国家，但近年来乳腺癌的发病率明显增高，尤其沪、京、津及沿海地区是我国乳腺癌的高发地区，以上海最高，1972年上海的乳腺癌发病率为20.1/10万，1988年则为28/10万，居女性恶性肿瘤第二位。

乳腺癌是发生在乳房腺上皮组织的恶性肿瘤，是一种严重影响妇女身心健康甚至危及生命的最常见的恶性肿瘤之一。男性罕见。乳腺癌是乳房腺上皮细胞在多种致癌因子作用下，发生基因突变，致使细胞增生失控所致。由于癌细胞的生物学行为发生了改变，呈现出无序、无限制的恶性增生，它的组织学表现形式是大量的幼稚化的癌细胞无限增殖和无序状地拥挤成团，挤压并侵蚀破坏周围的正常组织，破坏乳房的正常组织结构。

由于乳腺不是人体生命活动的重要脏器，原位乳腺癌理论上讲并不致命，可以通过手术切除方法达到治愈。但因为乳腺细胞发生突变后便丧失了正常细胞的特性，组织结构紊乱，细胞连接松散，癌细胞很容易脱落游离，随血液或淋巴液等播散全身，形成早期的远端转移，给乳腺癌的临床治愈增加了很大困难。全身重要脏器的转移如肺转移、脑转移、骨转移等都将直接威胁人的生命，因此，乳腺癌是严重危及人体生命的恶性疾病。

【常规诊断】

一、病史

肿块常是乳腺癌病人首发症状，须问明出现的时间、部位、大小、生长速度及近期有否改变、是否疼痛、疼痛的性质，乳头糜烂、溢液的时间、溢液的性质，腋窝有无肿块，是否合并妊娠及哺乳，月经史及家族史。

二、查体

首先由全面检查开始，注意胸、腹、盆腔、骨骼的转移，而后检查乳房，乳腺的检查应先查健侧，后查患侧，检查应顺序、仔细。应先视诊，注意双侧乳房是否对称，外形有否异常，皮肤有无炎症样改变及桔皮样水肿等。触诊用手指平摸，乳房检查时，上臂伸过头部查乳腺内半，上臂垂下查乳腺外半，查到肿块时按三带区，四个象限记录部位，同时对肿块的性质及活动度详加描述，并压迫乳晕，有否溢液排出，有液体排出时，应记录液体的性质。检查锁骨上淋巴结时，应注意胸锁乳突肌起点深处之前哨淋巴结，腋窝淋巴结检查时应用手将患者上臂举起，用另一手按在腋窝处，再将上臂放下，用手托着患者肘部检查腋窝淋巴结。锁骨下淋巴结检查，因有胸肌覆盖难查出，多个淋巴结转移时，触之饱满。

三、X线检查

乳腺照相是乳腺癌诊断的常用方法，常见的乳腺疾病在X线片上表现一般可分为肿块或结节病变、钙化影及皮肤增厚、导管影改变等。肿块的密度较高，边缘有毛刺征象时对诊断十分有帮助，毛刺较长超过病灶直径时称为星形病变。X线片中显示肿块常比临床触诊为小，此亦为恶性征象之一。片中的钙化点应注意其形状、大小、密度，同时考虑钙化点的数量和分布，当钙化点群集时，尤其集中在1cm范围内则为乳腺癌的可能性更大，钙化点超过10个以上时，恶性可能性更大。

四、超声显像检查

超声显像检查无创伤性，可以反复应用。对乳腺组织较致密者应用超声显像检查较有价值，但主要用途是鉴别肿块系囊性还是实性。超声检查对乳腺癌诊断的正确率为80%～85%。癌肿向周围组织浸润而形成的强回声带、正常乳房结构破坏以及肿块上方局部皮肤增厚或凹陷等图像，均为诊断乳腺癌的重要参考指标。

五、热图像检查

应用图像显示体表温度分布，由于癌细胞增殖块、血运丰富，相应体表温度较周围组织高，用此差异可做出诊断。但是这种诊断方法缺乏确切的图像标准，热异常部位与肿瘤不相对应，诊断符合率差，近年来渐少应用。

六、近红外线扫描

近红外线的波长为600～900μm，易穿透软组织。利用红外线透过乳房不同密度组织显示出各种不同灰度影，从而显示乳房肿块。此外，红外线对血红蛋白的敏感度强，乳房血管影显示清晰。乳腺癌常有局部血运增加，附近血管变粗，红外线对此有较好的图像显示，有助于诊断。

七、CT检查

可用于不能触及的乳腺病变活检前定位，确诊乳腺癌的术前分期，检查乳腺后区、腋部及内乳淋巴结有无肿大，有助于制订治疗计划。

八、肿瘤标志物检查

在癌变过程中，由肿瘤细胞产生、分泌、直接释放细胞组织成分，并以抗原、酶、激素或代谢产物的形式存在于肿瘤细胞内或宿主体液中，这类物质称肿瘤标志物。

（一）癌胚抗原(CEA)

为非特异性抗原，在许多肿瘤及非肿瘤疾病中都有升高，无鉴别诊断价值，可手术的乳腺癌术前检查约20%～30%血中CEA含量升高，而晚期及转移性癌中则有50%～70%出现CEA增高。

（二）铁蛋白

血清铁蛋白反映体内铁的储存状态，在很多恶性肿瘤如白血病、胰腺癌、胃肠道肿瘤、乳腺癌中有铁蛋白的升高。

（三）单克隆抗体

用于乳腺癌诊断的单克隆抗体CA153对乳腺癌诊断符合率为33.3%～57%。

九、活体组织检查

乳腺癌必须确立诊断方可开始治疗，目前检查方法虽然很多，但至今只有活检所得的病理结果方能做惟一肯定诊断的依据。

（一）针吸活检

针吸细胞学检查由Gutthrie于1921年建立，现已发展为细针针吸细胞学检查，其方法简便、快速、安全，可代替部分组织冰冻切片，阳性率较高，在80%～90%之间，且可用于防癌普查。若临床诊断恶性而细胞学报告良性或可疑癌时，需选择手术活检以明确诊断。

（二）切取活检

由于本方法易促使癌瘤扩散，一般不主张用此法。只在晚期癌为确定病理类型时可考虑应用。

（三）切除活检

疑为恶性肿块时切除肿块及周围一定范围的组织即为切除活检，一般要求从肿瘤边缘至少1cm左右尽可能完整切除。从下列切除标本的切面检查可初步判断恶性：①髓样癌的质地较软，切面呈灰白色，可有出血点、坏死和囊腔形成；②硬癌的切面呈灰白色，收缩状，有如瘢痕感，向四周放射状伸出，无包膜；③管内癌的特点累及多处导管，甚至可向乳头方向浸润，切面呈灰白色，有时可挤出粉刺样物；④小叶癌的质地较软，外形多不规则，切面呈灰白、粉红色，有时瘤块不明显，仅见乳腺增厚。

【常规治疗】

乳腺癌是全身性疾病的局部表现。以手术为主，配合化疗、放疗、内分泌疗法、免疫疗法及中医药疗法的综合治疗措施，是目前治疗乳腺癌高效低毒的优化方案。临床上应根据其临床分期、组织学分类、证候类型及患者的个体情况，合理地选择相应的治疗方法，进行综合治疗。

一、外科手术治疗

手术治疗仍为乳腺癌的主要治疗手段之一。术式有多种，对其选择尚乏统一意见，总的发展趋势是，尽量减少手术破坏，在设备允许的条件下对早期乳腺癌患者尽力保留乳房外形。无论选用何种术式，都必须严格掌握以根治为主，保留功能及外形为辅的原则。

（一）手术适应证

Halsted首创乳腺癌根治术，因手术合理，疗效明确，近百年来成为人们治疗乳腺癌所遵循的标准方式。近半个世纪以来，对乳腺癌术式进行了不少探索性修改，总的趋势不外保守和扩大两方面，至今仍争论不休。乳房局部切除和全乳切除是保守治疗的代表性手术。术后需辅以放疗，放射剂量不一，一般为30～70Gy，对严格选择的局限性早期癌，可以收到较好的疗效。但是否作为早期乳腺癌的常规治疗方法，以及如何准确无误地选择此类早期癌，还难得出结论。

(二)手术禁忌证

1. 全身性禁忌证 ①肿瘤远处转移者；②年老体弱不能耐受手术者；③一般情况差，呈现恶液质者；④重要脏器功能障碍不能耐受手术者。

2. 局部病灶的禁忌证 Ⅲ期患者出现下列情况之一者：①乳房皮肤橘皮样水肿超过乳房面积的一半；②乳房皮肤出现卫星状结节；③乳腺癌侵犯胸壁；④临床检查胸骨旁淋巴结肿大且证实为转移；⑤患侧上肢水肿；⑥锁骨上淋巴结病理证实为转移；⑦炎性乳腺癌。有下列五种情况之二者：①肿瘤破溃；②乳房皮肤橘皮样水肿占全乳房面积1/3以内；③癌瘤与胸大肌固定；④腋淋巴结最大长径超过2.5cm；⑤腋淋巴结彼此粘连或与皮肤、深部组织粘连。

二、放射治疗

放射治疗是治疗乳腺癌的主要组成部分，是局部治疗手段之一。与手术治疗相比较，较少受解剖学、病人体质等因素的限制，不过放射治疗效果受射线生物学效应的影响，用目前常用的放疗设施较难达到"完全杀灭"肿瘤的目的，效果较手术逊色。因此，目前多数学者不主张对可治愈的乳腺癌行单纯放射治疗。放射治疗多用于综合治疗，包括根治术之前或之后做辅助治疗、晚期乳腺癌的姑息性治疗。近10余年来，较早的乳腺癌以局部切除为主的综合治疗日益增多，疗效与根治术无显著性差异，放射治疗在缩小手术范围中起了重要作用。放疗原则：

Ⅰ、Ⅱ期乳腺癌根治术或仿根治术后，原发灶在乳腺外象限，腋淋巴结病理检查阴性者，术后不放疗；腋淋巴结阳性时，术后照射内乳区及锁骨上下区；原发灶在乳腺中央区或内象限，腋淋巴结病理检查阴性时，术后仅照射内乳区；腋淋巴结阳性时，加照锁骨上下区。

Ⅲ期乳腺癌根治术后，无论腋淋巴结阳性或阴性，一律照射内乳区及锁骨上下区。根据腋淋巴结阳性数的多少及胸壁受累情况，可考虑加或不加胸壁照射。

乳腺癌根治术后，腋淋巴结已经清除，一般不再照射腋窝区，除非手术清除不彻底或有病灶残留时，才考虑补加腋窝区照射。

放疗宜在手术后4～6周内开始，有植皮者可延至8周。

三、内分泌治疗

内分泌治疗乳腺癌是非治愈性的，但对于激素依赖性乳腺癌却可收到不同程度的姑息疗效。癌细胞胞浆和胞核内雌激素受体(ER)含量愈多，其激素依赖性也愈强。而且应牢记，闭经前发生的乳腺癌与闭经后发生的乳腺癌在治疗上有所不同。

内分泌治疗的不良反应比化学治疗少，疗效较持久，凡不宜手术或放射治疗的原发晚期乳腺癌，雌激素受体测定阳性者，可单独或合并内分泌治疗。激素的效用与患者的年龄，特别是否已经绝经有很大关系，故所用药物及手段因月经情况而异。

(一)绝经前(或闭经后5年以内)患者的治疗

①去势疗法：包括手术去势(卵巢切除)和放射去势(X线照射卵巢)；前者用于全身情

况较好，急需内分泌治疗生效者，后者用于全身情况差，难于耐受手术者。②激素药物疗法：丙酸睾丸酮，100mg肌内注射，每日1次，连用5次后，减为每周3次，视症状缓解情况及全身反应可减量使用，持续4个月左右，如用药6周无效可停用；二甲睾酮，为睾丸酮的衍生物，作用较丙酸睾丸酮强2.5倍，可供口服，150～300mg/d；三苯氧胺，20mg，口服，1次/d。③芳香化酶抑制剂：如依西美坦、来曲唑、瑞宁得等。

(二)对于绝经后(闭经5年以上)患者的治疗

根据需要，选用以下药物：三苯氧胺10mg，口服，2次/d；已烯雌酚1～2mg，口服，3次/d。

四、化学药物治疗

对乳腺癌病人的长期随访发现，凡腋窝淋巴结有转移者，虽经手术后放疗，5年内仍有2/3的病人出现复发，若受侵犯的淋巴结达到或超过4个，则复发率更高，从而提示大多数病人在接受手术或放射治疗时，实际上已有血性播散存在。因此，化学药物抗癌治疗是一种必要的全身性辅助治疗。近年多采用联合用药，如CMF化疗方案，即环磷酰胺、甲氨蝶呤、5-氟脲嘧啶，一般可降低术后复发率40%左右，但要求连续应用5～6个疗程，旨在癌细胞的不同增殖周期予以杀灭。

(一)辅助化疗的原理

多数乳腺癌为一全身性疾病已被众多的实验研究和临床观察所证实。当乳腺癌发展到大于1cm，在临床上可触及肿块时，往往已是全身性疾病，可存在远处微小转移灶，只是用目前的检查方法尚不能发现而已。手术治疗的目的在于使原发肿瘤及区域淋巴结得到最大程度的局部控制，减少局部复发，提高生存率。但是肿瘤切除以后，体内仍存在残余的肿瘤细胞。基于乳腺癌在确诊时已是一种全身性疾病的概念，全身化疗的目的就是根除机体内残余的肿瘤细胞以提高外科手术的治愈率。

(二)推荐的化疗方案

1.CMF方案　是乳腺癌化疗的经典

环磷酰胺(CTX)400mg/m²静脉注射，d1、8

甲氨蝶呤(MTX)20mg/m²肌肉注射，d1、8

氟脲瞟陡(5-Fu)400mg/m²静脉点滴，d1～5每3周重复1次

2.CAF方案

环磷酰胺(CTX)400mg/m²静脉注射，d1、8

阿霉素(ADM)30mg/m²静脉注射，d1

氟脲嘧啶(5-Fu)400mg/m²静脉点滴，d1～5每3周重复1次

3.Cooper方案

环磷酰胺每天2.5mg/kg体重，口服

甲氨蝶呤每周0.7mg/kg体重，静脉注射，连用8周。

5-氟尿嘧啶每周12mg/kg体重，静脉注射，以后隔周1次长春新碱每周34mg/kg体重，连用4～5周。

泼尼松每天0.75mg/kg体重，以后1/2量连用10d，5mg/d，连用3周

4.乳腺癌的二线化疗方案

(1)CEF方案

环磷酰胺500g/m²，静脉注射，d1、8

表阿霉素50mg/m²，静脉注射，d1　5-氟尿嘧啶500mg/m²，静脉注射，d1～3

(2)DCF方案

米托蒽醌10mg/m²，静脉注射，d1环磷酰胺500mg/m²，静脉注射，d1

5-氟尿嘧啶1000mg/m²，静脉注射，d1

【诊断思路点拨】

一、重视乳腺癌的早期发现

乳腺癌是女性最常见的癌症之一，据最新的流行病学资料显示，乳腺癌的发病率超过宫颈癌而居妇女肿瘤的前列，患者的年龄也普遍提前，过去40岁以前的患者比较少见，而现在即使30岁前后者也经常见到。这种发展趋势的出现，确实应当引起高度重视，如何有效地控制其发生和发展，已成为肿瘤工作者的当务之急。

临床实践已经证实，对大多数肿瘤来说，若想提高治愈率，单靠改进治疗方法，收效是难以令人满意的，关键是能否做到早期发现、早期诊断和早期治疗。就乳腺癌来讲，数十年来，国内、外在治疗方法上虽然经过了多方面的改进，但其病死率迄今并未见明显降低，手术患者总的10年生存率在40%～50%左右，若手术时已经发生淋巴结转移，则降为25%左右，究其原因，最主要的仍由于就诊较晚。因此，在乳腺癌一级预防尚在探索的情况下，重视检出早期癌以减少晚期癌，将是提高乳腺癌生存率的关键。

(一)关于早期乳腺癌的概念

临床工作中，一般多将临床Ⅰ期癌或尚未发生淋巴转移的Ⅱ期癌视为早期，这些病变虽然也相对处于较早的病期，但从二级预防角度严格要求，还不能算早期，因为这一般至少还有20%～30%的治疗失败率。通过临床实践并结合生物学研究，现已了解到当乳腺癌从单细胞发展到临床能检出1.0cm肿块，其生长期一般已逾3年，这已经为转移提供了足够时间，也就是说，很多因肿块而就医者实际上已非早期了。由此可见，即使仅仅直径1.0cm的癌都难以保证其为早期，显然，Ⅰ、Ⅱ期癌就更难称之为早期了。现代对早期乳腺癌的要求应是无转移，经手术治疗后，绝大多数能获长期治愈的病变。曾有学者建议将微小癌(直径≤0.5cm)和临床触不到肿块的Ⅰ期癌列为早期癌，因为此类癌很少转移，经手术治疗后，其10年生存率一般可达90%以上。大量检出此类癌，将有可能对提高生存率起到积极作用，并可作为今后早诊的努力方向。

(二)重视高频X线照相在乳腺癌早诊中的作用

近年来上述所说的早期癌已不断被检出，特别是利用乳腺高频X线摄影作为普查筛选手段的报告中已有不少报道，天津肿瘤医院自1978年以来，临床上也已检出此类早期癌74例。近年来，国际上检测乳腺疾病较先进的手段是高频X线摄影，其旋转靶面、小焦点(0.1cm)高频率平稳电压、产生X线质的相对稳定等特点，使图像清晰度、对比度、分辨度均远胜于目前使用的国产钼靶X线摄影。

传统观点认为，诊断乳腺癌不需使用乳腺照相，只需乳腺上摸到肿块，切除活检即可。从上文所述已知，这种以乳腺肿块作为诊断乳腺癌根据的做法，就必然无法诊断摸不到肿块的乳腺癌，使乳腺癌早期诊断成为一句空话。最近有报告对32例经乳腺高频X线照相为可疑隐匿性病灶的患者进行电脑定位穿刺活检，查出早期乳腺癌8例，阳性率达25%，由此可见，利用高频X线加电脑定位穿刺活检装置，解决了摸不到肿块的乳腺癌活检难题。因此，对摄片检查中发现乳腺内有下列改变者，建议行病灶活检：①乳腺内有成堆的针尖状或细沙样钙化灶；②乳腺局部致密影，其内有钙化；③乳腺内局限致密影，其边缘呈分叶状或毛刺状改变；④乳腺内失去正常结构、边界不清的致密影。

（三）注意查询乳腺癌易患因素

早期乳腺癌很少局部不适，全身症状更不明显，注意从病史和易患因素方面获得一些诊断的线索显得尤为重要。通常认为乳腺癌易患因素包括：①乳腺癌家族史，尤其是生母或同胞姐妹患有乳腺癌；②月经初期早于12岁，绝经晚于52岁；③40岁以上未孕，第一胎足月顺产晚于35岁；④一侧乳房曾患乳腺癌，对侧乳房也属易患部位；⑤上皮增生活跃的乳腺襄状增生症；⑥高脂饮食，尤其绝经后肥胖患者等等，凡有这些因素的人，患乳腺癌的机会比正常人多，都应被看作重点检查对象。

（四）应重视乳腺的异常表现

早期乳腺癌临床上虽无明显表现，但也并非全无线索，如果认真查找，也会发现一些异常表现，或是一些不为人重视的轻微异常，均应予足够重视，并进行必要追踪检查，直到查明原因。比如乳房疼痛，此症状好出现在绝经前妇女，尤其随月经周期改变，疼痛的程度也有或轻或重的不同变化时，多属生理性。如痛为局限性、有固定的部位、与月经周期无关或为绝经的妇女，均应查明原因。还有如乳头溢液、乳头糜烂经反复局部治疗无效及不明原因的乳晕水肿、乳头回缩等均需认真查清原因，并做追踪检查。

总之，早期发现和早期治疗乳腺癌，虽不能阻止其发生，但有可能阻断其发展并减少晚期病例而提高治愈率和降低死亡率。当前最迫切需要做的是，大力普及早期乳腺癌的检诊和防治知识，特别是使医务工作者和广大妇女都能对早期乳腺癌有所了解，使广大妇女都学会自查乳腺，消除乳房肿块是乳腺癌必不可少体征的观点，在此基础上，进行广泛的乳腺普查工作，然后对可疑者行乳腺高频X线摄片和电脑定位穿刺或细针穿刺细胞学检查，以期早日实现提高乳腺癌早期诊断率从而提高生存和降低死亡率的目的。

二、钼靶摄影对乳腺癌的诊断价值

乳腺钼靶X线机自60年代研制成功后不断改进，单面增感屏、单面感光胶片的应用，胶片图像对比度、分辨率的提高，加之乳腺钼靶摄影方法简单、费用较低，已为临床广泛应用。

乳腺癌在钼靶X线上的表现，有直接征象和间接征象。直接征象包括：①肿块或结节状病变，边缘呈分叶状或毛刺状；②微小钙化，呈簇状或丛状分布，有文献报道乳腺癌伴钙化占乳腺癌的40%；③结构紊乱；④导管扩大。间接征象包括：①乳腺内异常增粗的静脉影；②皮肤增厚、回缩；③乳头和乳晕异常；④腋窝淋巴结肿大。

乳腺钼靶X线摄影诊断乳腺癌的准确性与X线机胶片摄影质量和医师的经验有关。有报道钼靶X线诊断乳腺癌的敏感性可达91%，特异性达94%，但对于直径小于1cm的病灶、隐性癌、贴近胸壁的癌灶、致密性乳腺内的癌灶则易漏诊。

三、CT扫描对乳腺癌的诊断价值

近年来，随着CT机的不断更新，以及CT诊断技术的不断提高，其临床应用范围越来越广。CT由于密度分辨率高、病灶空间定位准确，对乳腺疾病的诊断有其特有的价值。韩鸿宾等分析了53例乳腺疾病的CT检查结果后认为，CT扫描在乳腺病变的发现、良恶性病变的鉴别以及腋窝淋巴结转移的诊断方面有较大价值。

乳腺癌的CT表现可归纳为以下几点：①结节状或局限片状不规则高密度肿块影，边缘不规则、分叶状或有短毛刺；②肿块内可显示细盐样丛状、簇状分布的细小颗粒状钙化；③肿块与皮肤或胸壁肌肉有粘连，乳腺后脂肪间隙消失，皮肤增厚，乳头下陷；④结节状或片状不规则病灶，增强扫描后CT值有明显升高；⑤腋窝淋巴结肿大。

CT扫描图像与钼靶摄影相比，具有更高的密度分辨率。可清楚地显示乳腺组织内的肿块及钙化影，并根据乳腺癌组织血供丰富、细胞代谢旺盛及CT增强扫描时癌肿组织有明显强化特点，对致密性乳腺癌的显示优于钼靶摄影，对腋窝肿大淋巴结及胸壁肌肉受侵情况的显示亦较好。CT扫描还可以检查乳房水肿、皮肤受累、小乳房及手术、放疗后等钼靶摄影不能检查的患者，但CT对乳腺癌与乳腺良性肿瘤及增生性病变之间的鉴别诊断还有一定困难。

由此可见，CT和钼靶摄影对乳腺癌的诊断有互补性，在钼靶摄影疑有癌肿时应再做CT检查，为临床诊治乳腺癌提供完整、准确的资料。

四、炎性乳腺癌的诊断

炎性乳腺癌是一种病程进展迅速、预后差、高度恶性的乳腺肿瘤。因其临床表现有其独特性，故临床医生在临床诊断上要充分掌握其特征。

（一）临床特征

原发性炎性乳腺癌的首发症状常为乳房肿大、发红、变坚实，可伴有疼痛。典型病例乳房呈弥漫性肿大，局部皮肤发红且有明显的水肿，扪诊感觉普遍坚实，肿瘤的边界多不清楚。皮肤有时可见明显的丹毒样边缘，或斑纹状色素沉着。局部皮肤温度增高，有时出现触痛。绝大多数继发性炎性乳腺癌的炎症改变是继发于原有的局部晚期乳腺癌，因此，常常可见局部肿瘤破溃引起的皮肤溃疡。炎性乳腺癌被诊断时，约三分之一患者皮肤的炎症改变已累及整个乳房，30%～65%患者的乳腺内可触及肿瘤，50%～75%患者被发现已有远处转移。炎性乳腺癌从出现症状到就诊的平均时间为2.5个月。如果不做系统性治疗，90%以上的患者将于1年内死亡。

（二）辅助检查

除常规实验室检查外，患者还应接受胸部和上腹部CT检查及骨扫描。

乳腺癌钼靶照相对炎性乳腺癌和非炎性乳腺癌的鉴别意义不大，阳性发现包括皮肤厚度增加、患侧皮下淋巴管管腔增粗和乳腺组织密度增加。

细针或空芯针穿刺活检足可确立诊断，但有学者更倾向于用同时可获得肿瘤、皮肤和皮下淋巴管组织的切取活检为确诊手段，活检组织除常规病理检查外，还应检测其激素受体的状况，DNA含量和S期分数。

（三）组织学特征

炎性乳腺癌的组织学类型无特殊性，各种组织学类型的乳腺癌均可见于炎性乳腺癌。

(四)鉴别诊断

需要和炎性乳腺癌鉴别的乳腺疾病包括：①急性化脓性乳腺炎。该病通常仅发生于哺乳期妇女，有急性炎症的全身和局部表现，有中性粒细胞的增多，穿刺物可见脓液和坏死组织，涂片见炎性细胞。②恶性淋巴瘤或白血病的乳腺浸润。临床鉴别较困难，需细胞学或组织学检查确诊。③梅毒和结核病侵犯乳腺引起的急性炎症改变。多有原发病史，现少见。

五、男性乳腺癌的诊断

男性乳腺癌临床上常表现为乳晕下无痛性肿块或乳头溢液。肿块常为圆形或类圆形，结节样，质硬，边界清楚，活动，多无触痛，若侵犯皮肤及乳头可出现溃疡。由于男性乳腺腺体少、周围脂肪组织少、易于触诊，根据肿块特征多能诊断。另外男性乳头及乳晕下有丰富的淋巴管网，与女性乳腺癌相对比，男性乳腺癌肿块较小即发生淋巴结转移者多见。

细胞学检查可作为明确诊断的常规，因男性乳腺增生可误诊为乳腺癌，需有经验的细胞学医师观察，对于可疑患者应行病理检查以防漏诊，钼靶X线、B超等可作为男性乳腺癌的辅助检查。

男性乳腺癌应与男性乳腺发育鉴别，男性乳腺发育多为双侧盘状肿块，有触痛，多见于青春期或肝病患者。然而乳腺癌患者多为单侧，肿块偏心性、质硬、无触痛，年龄较大，钼靶照相等有助于诊断。另外针吸细胞学活检也是一种简单易行的诊断方法。

【治疗思路点拨】

一、乳腺癌的治疗策略

一般情况下，当乳腺癌尚限于局部或区域淋巴结时，应以局部治疗如手术和放疗为主，辅以手术前后的新辅助治疗和辅助治疗，如对Ⅰ、Ⅱ期和部分Ⅲ期病例；当肿瘤有全身或远处转移时，则应以全身性治疗，如化疗和内分泌治疗为主，局部治疗仅作为配合。

(一)手术治疗

手术切除是乳腺癌患者获得彻底治愈的最有效手段，即使对不能根治的病人，手术切除也可以减少肿瘤负荷，提高全身治疗的疗效。通过手术不仅可以获得对局部及区域淋巴结最大限度的控制、减少局部复发，同时可得到必要的资料以判断预后和选择辅助治疗。手术的常用术式有根治术、改良根治术、扩大根治术、全乳房切除术和部分乳房切除术等。出于保留乳腺外形的需要，小于全乳切除的手术已越来越流行，但这也使病人更容易复发。

(二)放射治疗

放射治疗用于乳腺癌已有100多年的历史，但早期仅作为术后补充治疗或晚期病人的姑息治疗。随着放疗设备和技术的提高，现在不仅可以对敏感的Ⅰ、Ⅱ期乳腺癌行根治性放疗，更可以术前放疗+手术(术中放疗)+术后放疗的"三明治"方法配合手术，减少手术切除范围和术后复发。此外，放射治疗还包括对转移灶的照射止痛(骨转移)和对卵巢的放射去势。不过，放疗对正常组织损害很大，且往往带来很多并发症，如肺纤维化、乳房水肿和溃疡等，同时放射线本身也诱发细胞癌变，增加患者对侧乳腺和骨、软组织肉瘤的发生机会，而且单独使用放疗也很难达到彻底杀灭肿瘤细胞的作用。

(三)乳腺癌的内科治疗

由于乳腺癌早期就可能有全身性微小转移，因此，绝大部分病人都要接受全身性内科治疗，即化疗和内分泌治疗。不过，治疗的最终目的并不仅是局部病灶的消失和缩小，更重要的是延长病人缓解时间和保持较好的生活质量。由于化疗和内分泌治疗各有优缺点，也各有其适宜的病人，因此，有必要根据病人个体条件予以分别对待。

二、乳腺癌手术的演变与发展趋势

乳腺癌是危害妇女健康的主要恶性肿瘤之一。近年来该病有以下特点：①发病率有上升趋势；②早期病例的比例增加；③患者对提高生活质量、要求形体美容的愿望加强；④是实体瘤中疗效最佳的肿瘤之一。乳腺癌的手术种类繁多，术式的选择经历了由小到大、由大到小的演变过程。

肿瘤外科作为一门科学只有200年的时间，期间经历了四个重大的历史发展时期。第一个历史时期是1809年美国医生McDowell成功地为一名妇女切除了10.2kg重的卵巢肿瘤。第二个历史时期是全身麻醉和消毒灭菌法的诞生。第三个历史时期就是1894年美国医生Halsted在约翰霍普金斯医院开创的乳腺癌典型根治术，切除范围包括肿瘤在内的全部乳腺、胸肌及区域淋巴结，奠定了乳腺癌手术的治疗原则。其考虑是以局部解剖为基础，并受到细胞病理学的影响，把乳腺癌视为局部病变，把区域淋巴结当作癌细胞通过的机械性屏障。Halsted手术使乳腺癌术后复发率由当时的58%～85%下降到6%，从此肿瘤器官的广泛切除加区域淋巴结清扫成为了肿瘤外科遵循的治疗原则。第二次世界大战后，进入了用手术刀向癌症挑战的所谓Halsted Surgeon时代。从1950年到1970年，乳腺癌的手术范围一再扩大，出现了清扫范围扩大到胸骨旁、锁骨上或前上纵隔的各种扩大根治术，经临床观察疗效并不比Halsted手术优越，加之术后形体不佳、手术并发症多，使其在历史的进程中自然淘汰。随着乳腺癌生物学和免疫学的深入研究，进入了第四个历史时期，即患肿瘤器官的功能保全性手术。美国学者Fisher明确指出，乳腺癌是一种全身性疾病，癌细胞转移无固定模式，区域淋巴结具有重要的生物学和免疫作用，但不是癌细胞滤过的有效屏障，血流扩散更具有重要意义。乳腺癌的治疗趋向多种疗法融为一体的全身性治疗，Halsted手术再次受到了保留胸大、小肌或仅保留胸大肌的"缩小"手术的挑战。英国、美国、意大利都有10～15年随访的大宗病例报告，保留胸肌的"缩小"手术取得了优于或同于Halsted手术的疗效。然而"缩小"手术的浪潮并没有停止在改良根治术范围上，而是向保留乳房的"缩小"手术发展，结合术后放疗，并获得成功。意大利的Milan、美国的NSABP、NCI、法国的Gustave-Roussy、丹麦的Danish等均通过6～10年前瞻性随机分组研究，得出了早期乳腺癌保留乳房"缩小"手术疗效同Halsted根治手术的结论。据1992年美国国家癌症学会基本资料显示，1983年保留乳房手术已占到全部乳腺癌手术的34.7%，在欧美一些国家保留乳房手术现在已成为早期的乳腺癌采用最多的术式，Fisher把这一变化称为是对Halsted学派的挑战，是乳腺癌外科治疗中的一次革命。

我国除了教学医院和一些有条件的医院外，尚未普遍开展乳房保留性治疗，分析原因：①基层早期病例较少；②质量可靠的放疗设备仍不具备；③当地医生对根治术掌握熟练，以解决多数乳腺癌病人治疗急需。保留乳房性手术包括两个部分：原发病灶切除和腋窝淋巴结清扫。原发病灶切除目前不外乎乳腺肿块局部切除、乳腺区段切除等几种手术。腋窝淋巴结清扫目的除了切除转移淋巴结外，还有确定分期、估计预后、决定综合治疗方案、单凭触诊判断淋巴结有无转移的误诊率高达25%。然而腋淋巴结清扫的并发症，特别是上肢淋巴水肿及功能障碍，给病人造成极大痛苦，是目前国内外临床治疗上的一大难题。原位导管癌腋淋巴结转移率极低，为0～1%，直径≤1cm的浸润性乳腺癌T1a和Tib的腋淋巴结转移率分别为3%和7%，在1组24740例乳腺癌的报告中，包括早、中、晚期病例腋淋巴结的转移率不到50%，事实使许多学者对早期乳腺癌是否常规行腋淋巴结清扫提出质疑，并试图寻找一种不用腋淋巴结清扫的方法来了解腋淋巴结的状况。现行的许多检测方法如B超、CT、MRI和正电子发射断层扫描，不是阳性率不高，就是费用昂贵。

1977年Cabanas在进行阴茎背侧淋巴管造影时发现了一种"特殊"的淋巴结，即最先接受肿瘤淋巴引流，是最早发生肿瘤转移的淋巴结，故命名为前哨淋巴结，由于当时前哨淋巴结定位技术尚不先进，"Cabanas"观点未能受到足够的重视。随着淋巴显像试剂的更新和淋巴检测技术的提高，乳腺癌前哨淋巴结活检自90年代在欧美许多国家先后开展，由于该手术创伤小，和普通淋巴结活检一样很少发生并发症，故自开展以来立刻受到人们的关注。乳腺癌前哨淋巴结活检目前仍处研究阶段，即行前哨淋巴结活检同时仍常规腋淋巴结清扫。综合文献报告前哨淋巴结活检可以为绝大多数乳腺癌进行淋巴分期，前哨淋巴结活检的检出率为92%～98%，与腋窝清扫的淋巴结的病理符合率为96%～100%，假阳性率为零，假阴性率为0～11.9%。乳腺癌前哨淋巴结活检的研究在世界范围尚不到10年时间，在国内仅少数医院进行，需要进行大宗病例的研究，一旦达成共识，将在早期乳腺癌中以前哨淋巴结活检来取代常规的腋淋巴结清扫，也就是前哨淋巴结病理阴性的病人仅行肿瘤局部切除术、乳腺区段切除术或象限切除术，而不一律进行腋淋巴结清扫。其结果通过费用/效益分析，提高了疗效，降低了费用；通过危险/效益分析，减少了手术并发症，保证了患侧上肢功能，提高了生活质量。乳腺癌前哨淋巴结活检是继乳房保留手术之后乳腺癌外科治疗上的又一次"革命"。

三、乳腺癌化疗的现状及应注意的问题

乳腺癌病人应用化疗不外乎有4种情况：①手术前的新辅助治疗；②预防复发转移的辅助治疗；③复发转移后的解救治疗；④完全缓解后的巩固治疗。其中解救治疗，首先应当在治疗前确定评价疗效的肿瘤指标；其次在治疗中每个周期前，根据完全缓解、部分缓解标准，评定上一个周期的治疗结果；最后严格按照有效不更方、无效必改药的原则，安排下步的继续解救或者巩固治疗。但是术后辅助化疗已无明确病灶，不能按周期判断近期疗效，无法及时调整治疗方案，则应当根据解救治疗的经验，参考国内外的成熟方案进行，例如低危病人6～12周期的环磷酰胺、甲氨蝶呤、氟尿嘧啶(CMF)方案，高危病人的CAF、CAP方案。不要赶时髦，无原则、无计划、随意应用昂贵新药做辅助化疗。假如医生自行设计辅助化疗方案，则必须长期随访，与对照材料认真对比，才能做出有结果的工作。乳腺癌临床更不能为了对付病人不适主诉或迎合他们的用药要求，就无指征地应用抗

肿瘤药物。

国外的经验已经肯定，乳腺癌的化疗效果与剂量强度（每周mg/m²）有关。即使术后辅助化疗也要按计划用足剂量，因为化疗药对于亚临床病灶同样遵循一级动力学规律，按一定比例杀伤肿瘤细胞。很多人认为中国人承受不了国外文献报道的剂量，应当说根据体表面积计算的剂量是适合所有人群的，只有达到文献的剂量，才有可能减少诱导肿瘤细胞的耐药性。在临床实践中与其因为药物毒性太大减少使用剂量，还不如维持原来剂量而延长两次给药的间隔时间，但应该注意的是，过长的延误也同样会造成剂量强度的降低而影响疗效。我国教科书甚至硬性规定，白细胞>4.0×10⁹/L，血小板>100×10⁹/L才能应用化疗。因此，绝大部分医生认为这是条不可逾越的绝对标准。实际上长期化疗病人有的难以达到此水平，而化疗后正在恢复的病人，也不一定拘泥此标准才开始下一周期的化疗。另外，根据我们的经验，如果医生高度负责，能够严密观察病情变化，对常规化疗剂量所致的Ⅳ度白细胞降低病人，可先给予简易保护性隔离，其中多数病人不再做其他处理，就能安全渡过骨髓抑制的极期。

利用基因工程技术生产的重组人粒细胞集落刺激因子（OCSF）、粒细胞巨噬细胞集落刺激因子（GM-CSF），已在国内多家单位研制成功，今后将形成一个很大的竞争市场。目前国内对G-CSF或GM-CSF，已采用自身交叉对照的方法进行了Ⅱ期临床研究。所有病人都接受两个相同周期的化疗，其中一个周期加用G-CSF，另一个周期单用化疗。对比结果表明，G～CSF有促进粒细胞增殖作用，但是没有加用OCSF的大部分周期也都安然渡过，提示今后推广应用G-CSF时，常规化疗的剂量还可以突破提高，化疗周期的间隔还可以缩短，化疗前的血象要求不能降低。

造血干细胞移植支持下的超大剂量化疗国内已经开始，但是选择合适的病人非常重要。一次超大剂童化疗对临床已经广泛转移的乳腺癌病人，并不能改变其病程转归；但有可能对转移10个以上淋巴结的术后高危病人有益，然而，此时尚未出现复发转移灶，病人很难下决心接受如此沉重的治疗。效益与代价的权衡，是决定这种疗法能否在我国广泛开展的重要因素。1999年及2000年的美国肿瘤学会报告认为，该方法未能改善患者预后，因此，我国基层医疗单位不必急于重复这一工作。

内分泌治疗目前已成为一个独立有效的治疗手段，其有效率并不亚于化疗，而不良反应相对轻微，一旦取效，可长期服用进行巩固治疗。在内分泌治疗过程中，并不需要化疗的辅佐或保驾，两者联合使用也并不增加疗效，而且，因为这两者都是有效的手段，但也都有相当比例的失败病人，而堆加应用有效的治疗手段，有可能浪费了一次日后能够单独奏效的机会，或者错用了一种对这例病人原来无效的治疗，这种撒大网式的堆加治疗结果，对如何选择日后巩固治疗，以及再次失败时的解救治疗更为困难。

术前新辅助化疗逐渐为大家所接受，术前化疗可以缩小肿瘤、降低术前分期、减少肿瘤细胞的侵袭能力，还相当于让病人在术前经历了一次体内药敏试验，利于术后选择更具针对性的辅助化疗方案。同样理由，对复发转移病人最好在局部切除或放疗之前，先行化疗或内分泌治疗。在明确全身治疗效果后，再行局部治疗，以便更好地安排后续的巩固治疗。如果按相反程序进行，则很可能在控制病人局部病灶后，长期盲目接受实际无效而又有不良反应的化疗或内分泌治疗。

紫杉醇、泰索帝、诺维本等化疗新药相继问世，有效率有所提高；药敏试验指导下的个体化治疗也有成功的报道，但是化疗耐药及缓期较短的问题并无明显改观。因此，我国乳腺癌工作者任重道远，应当尽快应用乳腺癌生物学特性的基础研究成果，通过广泛深入的临床实践，探索更具我国特色、更符合中国国情的乳腺癌化疗方案。

四、可手术乳腺癌的术前化疗

(一)术前化疗的意义

乳腺癌是实体瘤中具有较强周身性疾病特点的肿瘤。根据临床资料分析，乳腺癌初诊患者，较多已发生血行转移，以微转移癌形式潜于体内。因此，愈来愈多的学者主张术前应用辅助化疗。术前化疗的目的：①尽早控制和杀灭周身微小转移灶，减少术后复发和播散；②控制原发灶，使原发瘤缩小，利于手术切除；③术前化疗的效果可为术后选择有效的药物提供参考；④评估预后。

(二)术前化疗的效果

乳腺癌术前化疗的价值得到人们普遍公认并被广泛采用。作者研究表明，术前化疗有效率为32.0%，化疗有效组较无效组5年生存率有明显提高，尤其CR组，5年生存率为90.9%，明显高于其他组。肿瘤的药物反应越敏感，腋淋巴结转移越少，预后也越好，CR组术后腋淋巴结转移率为36.4%，其预后优于其他组。故术前化疗既可观察肿瘤变化，做体内药敏试验，也有助于估计患者的预后。

五、乳腺癌内分泌治疗药物

目前常用的内分泌治疗药物分为抗雌激素类、芳香化酶抑制剂、LHRH类似物，孕激素类等，可根据患者的月经状态、全身状况、激素受体情况、远处转移的受侵器官等情况具体选用。

(一)抗雌激素

1. 三苯氧胺(TAM)　是最常用的非甾体抗雌激素药物。主要作用机制是和体内的雌激素竞争癌细胞的雌激素受体，TAM还具有类似雌激素作用。适应证主要为ER阳性，有效率为55%~60%，ER阴性有效率低于10%。TAM提高无病生存率与患者的月经状态无关，即对于绝经前或绝经后患者，都有明显疗效。关于三苯氧胺在乳腺癌辅助治疗中应用的基本共识有：①辅助内分泌治疗的决定因素为激素受体状况，ER阳性的效果最好；②TAM合适的服药时间为5年；③TAM的疗效与年龄关系不大；④服用TAM能降低对侧乳腺癌的发生，但明显增加子宫内膜癌的风险；⑤ER阳性患者化疗后加用TAM比单用化疗及单用TAM效果好。

2. 法乐通(TOR)　是TAM的衍生物，作用机制与TAM相似，TOR高剂量时还具有抗雌激素受体依赖性抗肿瘤作用。适用于绝经后乳腺癌患者。一般用量为40~60mg/d，有效率24.1%；而对TAM耐药的乳腺癌加用剂量到120mg/d有明显疗效，有效率为11.8%。通过463例晚期乳腺癌的临床观察，总有效率与中位进展时间与TAM相似。何小慧等报道曾用过内分泌治疗患者，TOR治疗缓解率为5.9%。TOR用法为60mg，1次/d，不良反应主要为消化道反应及抗雌激素反应。可作为晚期绝经后乳腺癌的一线药物和复发乳腺癌的二线药物。

(二)芳香化酶抑制剂

已在绝经后乳腺癌的治疗中取得了肯定疗效，从作用机制上看，芳香化酶抑制剂阻断绝经后妇女卵巢以外的雄激素转化而来的雌激素，即通过抑制肾上腺皮质合成甾体激素，阻止雄激素转变为雌激素而发挥其作用。另有研究表明，乳腺癌组织中存在着芳香化酶的特异性和高活性，使此类药物可在局部直接发挥作用。因此，亦有人主张用于术前辅助治疗，降低肿瘤内雌激素水平，使肿瘤缩小。

1. 氨鲁米特（氨基导眠能，AG）　AG抑制芳香化酶的作用为抑制肾上腺皮质激素合用作用的10倍，由于AG的作用，垂体后叶通过负反馈而分泌促肾上腺皮质激素，因此，使用AG的同时合用氢化可的松，AG治疗ER阳性乳腺癌有效率可达50%～60%，ER阴性有效率为14%。Gale等对比研究AG与TAM得知，TAM组有效率34%，AG组有效率41%，对TAM耐药者用AG治疗有效率为36%。AG对骨转移较TAM好，软组织疗效不如TAM，AG可代替肾上腺切除或垂体切除术，AG用法为250mg，2～4次/d。AG作为TAM治疗失败的二线用药，但在骨转移可作为首选。因该药特异性不强，且可导致肾上腺功能的全面抑制，不良反应较大，如疲倦、嗜睡、眩晕、恶心、呕吐等，临床应用受到限制。

2. 福美司坦（FMT）　为第二代芳香化酶抑制剂，对芳香化酶相对抑制强度为AG的60倍，对绝经后晚期乳腺癌有效率为23%～39%，曾用于内分泌治疗患者有效率为26%，Perez-Carrion等比较TAM与FMT的疗效，证明两者疗效相似，FMT用法为每次250mg深部肌注，每2周1次，其不良反应轻，适用于绝经后长期治疗。

3. 瑞宁得（阿那曲唑）、来曲唑（LTZ）依西美坦　为第三代芳香化酶抑制剂，Arimidex为AG的衍生物，作用时间长，不影响肾上腺皮质激素及醛固酮合成。Buzdar等报道，曾接受TAM治疗过晚期绝经后乳腺癌患者，用瑞宁得治疗有效率为12.6%，有效患者中约85%疗效持续24周以上，提示一旦有效，作用持久。1mg/次，口服，1次/d，可长期服用，不良反应小，用于绝经后晚期乳腺癌二线或三线激素治疗。来曲唑在二线治疗中，比甲地孕酮更有效，而在长期服药比较中，芳香化酶抑制剂比甲地孕酮体重增加少。用阿那曲唑2年生存率比甲地孕酮更高，依西美坦对于既往三苯氧胺、甲地孕酮和其他芳香化酶抑制剂治疗失败的复发转移乳腺癌也有一定的疗效。以上临床试验证明，第三代芳香化酶抑制剂比氨基导眠能、甲地孕酮缓解率和临床获益率更高，缓解期、疾病进展时间（TTP）和总生存时间更长，安全性更高。

（三）LHRH类似物（LHRHa）

卵巢产生性激素受垂体产生的卵泡刺激素（FSH）和黄体生成素（LH）调控，而后者又受下丘脑的促黄体激素释放素（RH）调控。此类药物通过负反馈作用抑制垂体，从而抑制FSH和LH的产生，同时还能与LH受体结合，发挥抑制作用，使雌激素水平降低到绝经后水平，故有药物性卵巢去势之称。可作为绝经前或围绝经期激素依赖性患者不可逆性卵巢切除（手术或放疗）的替代疗法。主要适用于绝经前乳腺癌患者，其疗效等于卵巢切除。绝经前ER(+)的乳腺癌患者，术前应用LHRHa的有效率为53.8%，使手术保留乳房成为可能。主要药物有：①戈舍瑞林：每4周深部肌肉注射3.6mg；②诺雷德：每4周深部肌肉注射3.6tng；③抑那通：每4周注射3.7mg。其不良反应主要是卵巢功能低下而导致的各种症状，主要是潮红和性欲减低，偶有头痛、情绪变化和阴道干燥。该类药物可以单用，也可和其他内分泌治疗合用。

（四）孕激素类药物（MPA）

MPA是黄体酮类药物，其临床有效性与TAM相似。对绝经前后病人均有效，ER/PR(+)患者效果更好。它主要通过抑制垂体前叶分泌PRL、LH、FSH影响雌激素，并可抑制ER在细胞核内的积聚发挥抗癌作用。对晚期乳腺癌的有效率为16%～20%，对软组织转移及局部复发效果亦较好，还可提高患者生活质量，故广泛应用临床。主要药物有①甲孕酮(MPA)：常用量500～1000mg/d；②甲地孕酮(MA)：常用量100～200mg/d。此类药物不良反应比TAM大，主要有孕激素样反应。因此，常作为TAM治疗失败的二线药物。其不良反应较三苯氧胺大，包括肥胖、水肿、乳痛、血压升高、阴道出血及血栓性疾病等。

(五)转移性乳腺癌的内分泌治疗

内分泌治疗在转移性乳腺癌治疗中有其特殊优点。①内分泌治疗自身的不良反应相对较小，不致于因为治疗而显著降低患者的生活质量；②内分泌系疗的疗效维持时间较长，而且一旦有效便可以相对长期地维持较高生活质量；③内分泌治疗后病灶稳定，可以取得与病灶缩小相似的生存期，与化疗不同；④目前内分泌治疗手段已经很多，而且还没有发现内分泌治疗会像化疗一样有多药耐药的现象，甚至在同一大类内分泌药物之间(如留体类和非甾体类芳香化酶抑制剂之间)也没有完全的交叉耐药现象，因此，内分泌治疗的选择余地是相当大的；⑤新近开发的一些内分泌治疗药物较之既往药物不仅不良反应轻，而且还可以较为可观地延长生存期。

六、雄激素的应用

一般来说，对绝经前的乳腺癌患者，可采用卵巢切除或给予抗雌激素治疗，绝经超过5年者则应给予雌激素。雄激素治疗可用于绝经前或绝经后不超过5年的晚期乳腺癌，尤其伴有骨转移的乳腺癌患者，对后者有较好的止痛作用。雄激素可经雄激素受体直接作用于肿瘤或可因具有抗雌激素作用和抑制垂体前叶促性腺激素而产生阻止乳腺癌生长的效果，诱导癌缩小和缓解。

一般在用雄激素治疗前，应先行卵巢去势(消除卵巢功能)。常用雄激素为丙酸睾丸酮，肌肉注射，每次100mg，1次/d，连用5～7日后，改为每周3次，用药6～8周后如无反应则视为无效。对有效的患者，根据耐受情况、用量可适当加减，连续用药数月，直到癌消失。雄激素治疗骨转移的疗效最为明显，约75%的病人可缓解，约20%的病人癌缩小，甚至使骨转移灶消失或再骨化。

影响雄激素治疗乳腺癌疗效的因素有：①年龄：绝经后的病例较绝经前的疗效要好一些；②部位：乳腺癌发生骨转移的有75%患者可缓解，20%～30%患者的肿瘤可缩小，80%的患者有明显的止痛作用。软组织转移者疗效为20%；内脏器官转移者疗效仅为18%。然而骨转移者不论是绝经前或是绝经后，雄激素治疗应为首选药物；③雌激素受体：雌激素受体阳性者有效率为46%，阴性者则只有7%。雄激素治疗晚期乳腺癌平均缓解期约为10个月，平均生存期24个月，无效病例平均生存期只有9个月。雄激素还有刺激骨髓增生的作用，对有骨髓抑制，红细胞、白细胞数减少者，亦可应用雄激素治疗。常见不良反应有男性化，如闭经、多毛、痤疮、声音变粗等。此外，还可产生水肿、血钙增高。出现上述各种不良反应时，应对症处理，否则要暂停用药。

七、放疗在乳腺癌治疗中的作用

近20年来，随着放射治疗技术的发展，放疗在乳腺癌治疗中的作用和地位也随之发生较大的变革。这种变革突出地表现在以下三个方面：一是放疗作为根治性治疗手段与保留乳房手术相结合，获得与根治性手术相同的治疗效果；二是放疗作为术后辅助性治疗手段，使腋淋巴结阳性及高危复发病人的局部控制率及生存率提高；三是放疗已成为晚期乳腺癌姑息治疗的主要手段，特别是对于某些有症状的转移病灶，放疗是首选的治疗方法。

(一)根治性放疗

放疗是早期乳腺癌保留乳房治疗必不可少的组成部分。放疗与保守手术相结合已成为欧美国家乳腺导管内原位癌及早期乳腺癌(T_1、T_2、$N_{0～1}$)常选择的治疗方法，该疗法的远期疗效与根治性手术或全乳切除术的疗效相比较无明显差异，而且具有保持完美乳房外形、减少手术损伤、减少乳房切除术所致精神创伤等优点。该疗法治疗后若局部复发，乳房切除术仍然可以取得较好的治疗效果。70年代美国保留乳房手术占全部乳腺癌术式的3.1%，80年代占34.7%，90年代上升到约50%。

保留乳房术后的放疗方法：全乳房照射5周45～50Gy，然后对原发瘤床区追加照射10Gy，追加剂量照射的方式可选择电子线缩野照射，或近距离组织间插置后装治疗。也有选择单纯近距离组织间插置的放疗方法，高剂量率^{192}铱组织间插置每4～5天32～36Gy/7～8次。高剂量率组织间插置近距离放疗技术具有局部控制率高、保持乳房外形效果理想、治疗时间短、并发症少的优点。腋淋巴结阳性者还应考虑体外照射锁骨上下区，必要时照射腋顶区。

(二)辅助性放疗

乳腺癌化疗和内分泌治疗已取得进步，但乳腺癌术后辅助性放疗具有不可替代的独特作用。淋巴结阴性病人的局部复发率为5%，腋淋巴结阳性病人的局部复发率则高达25%。局部区域高危复发的病人，在根治术、改良根治术或乳房切除术后接受胸壁及区域淋巴结区放疗，具有肯定的治疗作用。术后放疗可以使腋淋巴结阳性病人的局部复发率减少2/3，同时也减少区域及远处转移的危险。

腋淋巴结阳性数≥10个的乳腺癌患者，即使接受高剂量化疗和骨髓或外周干细胞移植，术后放疗仍然是必不可少的。对腋淋巴结阴性的病人，多主张不必行术后放疗，但也有不同意见。乳腺癌$T_3N_0M_0$期，术后照射胸壁区具有辅助治疗价值。

术后辅助性放疗的靶区包括胸壁及区域淋巴结(锁骨上下区、腋淋巴结区、内乳区)，具体范围应根据术式及淋巴结转移等个体情况选择，照射剂量一般5周50Gy。腋淋巴结清扫术理想及腋淋巴结阴性者，无需照射腋窝区；腋淋巴结转移数≤3个，应将锁骨上下区列为照射区；腋淋巴结转移数≥4个，或$T_{3～4}$期的乳腺癌病人还应将胸壁列为照射区；如果担心腋淋巴结清扫不够彻底，应考虑照射腋顶区。照射内乳淋巴结的价值尚不能肯定。

大多数学者认为，先化疗后放疗，局部复发率增高；放疗与化疗同时进行，可能增加不良反应；先放疗后化疗，因骨髓功能受影响，许多病人面临减量化疗问题。因此，对于远处转移的高危病人，应考虑先化疗，对于高危局部复发者则应考虑先放疗。化疗-放疗-化疗的"三明治"法值得进一步探索。从理论上讲，TAM抑制癌细胞生长，降低癌细胞对放射线及化疗药的敏感性，因此，TAM在放疗和化疗结束后服用较合理。

(三)姑息性放疗

姑息性放疗是晚期乳腺癌姑息治疗的主要手段。对于有症状的转移病灶，如骨转移、脑转移、脊髓转移、肺转移、胸壁转移等，放疗是首选的治疗方法。

　　脑转移是直接威胁乳腺癌晚期病人生命的危急症，全脑照射控制乳腺癌脑转移的总有效率达66%。放疗可以有效地控制肿瘤进展、减轻症状、减少皮质激素的用药量。

　　骨转移是乳腺癌最常见的转移部位，尸检发现乳腺癌的骨转移率高达85%。骨疼痛、病理性骨折、神经脊髓受压迫是最常见的并发症。放疗是控制骨转移并发症最好的治疗方法，放疗缓解骨疼痛的有效率高达86%，85%病人接受3～7Gy照射后即可缓解疼痛，8Gy单次照射可获得与3Gy/10次或4Gy/5次照射相似的止痛效果，因此，对于搬动困难的病人可采用单次照射法。对于全身广泛性骨转移的病人，半身照射技术或放射性核素与体外照射相结合的方法，可获得较好的止痛效果。放疗不仅可控制疼痛，而且还可以减少病理性骨折的危险。病人脊柱及股骨等负重部位的骨转移，应及时放疗。

（刘瑾）

第二十五章 肿瘤急症

第一节 上腔静脉综合征

上腔静脉综合征(简称SVCS)为肿瘤临床上最常见的急症,主要是由胸内肿瘤压迫上腔静脉引起的急性或亚急性呼吸困难和面颈部肿胀。检查可见面颈、上肢和胸部静脉回流受阻、淤血水肿,进一步发展可导致缺氧和颅内压增高,需要紧急处理以缓解症状。

上腔静脉位于中纵隔,由两条无名静脉汇合而成,长6~8cm,接受来自头颈、上肢和上胸部的血液进入右心房。上腔静脉为一薄壁、低压的大静脉,周围为相对较硬的组织如胸骨、气管、右侧支气管、主动脉、肺动脉、肺门和气管旁淋巴结。这些部位的病变都有可能压迫上腔静脉导致SVCS,在少见的情况,纵隔的其他结构如食管、脊柱的病变也可引起SVCS。

奇静脉在上腔静脉进入右心房前2cm处由后方心包反折处汇入。上腔静脉在上部受压后最主要的侧支血流可以通过奇静脉进入心房。其他侧支还有内乳静脉、侧胸静脉、脊柱旁静脉和食管静脉网。在上腔静脉部分或完全受阻后,随着静脉压力的增加逐渐引起侧支循环障碍,浅静脉扩张、面部淤血、结膜水肿、颅内压升高导致头痛、视物不清和意识障碍。上腔静脉也可因非肿瘤引起压迫或血管内栓塞。上腔静脉长期受压后往往会伴有静脉内血栓形成,这样的病人在治疗后很难达到缓解。

最常引起SVCS的为胸内肿瘤。Yahalom收集的文献中有4组报告,在引起SVCS的各种原因中恶性肿瘤占78%~86%,其中肺癌占65%,恶性淋巴瘤占8%,非肿瘤占12%,不明原因者占5%。Armstrog等统计4100例肺癌,伴有SVCS者99例(2.4%);Salsali复习4960例肺癌,有SVCS者占4.2%,并指出80%为右肺肿瘤。在所有统计中都证明小细胞肺癌最易引起SVCS,其次为鳞癌。Armstrog统计在952例淋巴瘤中以SVCS就诊者占1.9%,Perez-Soler报道的915例非何杰金淋巴瘤中36例(4%)合并有SVCS,其中23例(64%)为弥漫大细胞型,12例(33%)为淋巴母细胞型,只有1例为滤泡性大细胞型。非肿瘤性疾病引起的SVCS少见。但在综合医院的报道中可占SVCS总数的10%左右,半数以上是由于纵隔纤维化、甲状腺肿、结核,其他则是中心静脉插管或起搏器引起的栓塞、心脏先天性疾病及手术后等。

【常规诊断】

一、SVCS具有典型的临床症状和体征

诊断一般并不困难。但是,原发病变的诊断,阻塞部位的确定,有时却不容易。关键在于了解上腔静脉的解剖特点与其发生阻塞的病理生理学基础。同时,常需借助影像学、细胞病理学或其他检查方法方能确定,见表28。

表28　上腔静脉综合征的症状和体征

症状	病例(%)	体征	病例(%)
呼吸困难	63	颈静脉扩张	66
面部肿胀或颈发胀	50	胸壁静脉扩张	54
咳嗽	24	面部水肿	46
手臂肿胀	18	发绀	20
胸痛	15	面部充血	19
吞咽困难	9	手臂水肿	14

二、组织学诊断

（一）影像学检查

1. X线胸片　SVCS合并有肺部病变或肺门淋巴结病变约占50%，20%～50%可伴有胸腔积液。X线检查对确定原发病变有帮助，多数病人胸片上可见上纵隔（75%～80%为右侧）肿块。Parish研究指出：SVCS患者胸片正常者只有16%，多数有上纵隔增宽与胸腔积液。

2. CT、MRI诊断　由于纵隔内各种组织多层次重叠，普通X线难以显示病变，而CT、MRI可避免上述缺陷，能将血管与周围软组织肿块明确区别开。而且，MRI能结合冠状和矢状面的断面，较CT更能了解肿瘤形态特征；尚能描述肿瘤被膜的厚度、内部有无变性、与周围关系及有无浸润等，对良恶性病变鉴别有帮助。

3. 上腔静脉造影　对SVCS的诊断，了解腔静脉有无血栓、受压等都有一定用处，适用于预期手术的患者。

（二）细胞学或病理学诊断

1. 痰细胞学检查或浅表淋巴结活检　简便易行，对肺癌诊断，特别是小细胞肺癌的诊断，痰细胞学检查与组织学一样正确。浅表淋巴结肿大有可疑时，应行活检。

2. 纵隔肿瘤经胸腔针吸活检（TNB）　可用于肺部肿块或浸润性病变及纵隔肿瘤的诊断，CT引导下或超声导引下纵隔TNB，一定程度上避免了较大的损伤性诊断。

3. 支气管镜检刷洗及活检、食管镜检、纵隔镜以及开胸探查术　均为损伤性检查诊断方法，虽有一定危险性，但是必要时尚需积极进行，因为确定诊断对进一步治疗与预后的判断有重要意义。

【常规治疗】

SVCS为肿瘤学急症，就诊后应及时治疗，有的可不等病理细胞学结果即开始治疗。主要原因是病人可有颅内压增高及一系列神经系统症状，加重时可威胁病人的生命。有些检查往往会增加静脉压甚至导致出血，故应谨慎或放在症状缓解后再做。治疗的第一步是首先缓解症状，第二步是根治肿瘤。

一、一般处理

①病人应卧床，抬高头部及给氧，减轻低心脏输出和降低静脉压；②利尿剂和限制盐的摄入能使水肿减轻，但一般不鼓励采取脱水以避免引起血栓形成；③激素能抑制正常组织内的炎性反应从而减轻压迫。大剂量皮质类固醇能暂时减轻呼吸困难，缓解与肿瘤坏

死和放疗有关的水肿和炎症反应，进而改善阻塞症状，而且，对淋巴瘤和小细胞肺癌有协同治疗作用；④由于病人常处于高凝状态，必要时可给一定的抗凝、抗栓治疗，有利于加速改善临床症状，但多数病人并不需要；⑤病人应通过下肢静脉输液，以避免加重症状及导致静脉炎。

二、放射治疗

有良好的疗效，一般主张由大剂量开始，每次3～4Gy，最好并用激素及/或化疗，以迅速缓解症状，2～4次后再改为2Gy/d。照射总量应视肿瘤的病理类型而定。小细胞肺癌和恶性淋巴瘤以30～35Gy/3～4周为宜，肺鳞癌往往需给50～60Gy/5～6周方可达到较好的局部控制。照射野一般应包括纵隔、肺门和邻近的肺部病变。

三、化学治疗

对化疗敏感的小细胞肺癌，恶性淋巴瘤及生殖细胞瘤有时可先做化学治疗。其优点是避免放射治疗开始时引起的暂时性水肿导致的病情一过性加重。对于病变较广泛、需要照射范围过大的病人也可先做化疗。化疗应选用作用快的周期非特异性药物，剂量应偏大。最好同时给予激素以减轻反应。

四、手术治疗

绝大多数SVCS可用放疗或化疗缓解，且手术的危险性大，故只有应用放疗或/和化疗未获满意效果后才能考虑。其优点是可迅速切除阻塞，进而作出组织学诊断，但是，这种上腔静脉阻塞部位的移植分流术，难度比较大，并发症和死亡率较高，故宜谨慎从事。

【诊断思路点拨】

一、病史与体征

SVCS临床表现可以是急性或亚急性。SVCS缓慢进行性阻塞能允许侧支循环建立。从头部到上肢血流急性阻塞能引发静脉压升高的症状。SVCS的严重程度取决于基础疾病、阻塞的速度、是否伴血栓形成、阻塞的部位和侧支循环是否充分。

二、辅助检查

①增强CT或MRI是SVCS患者效价比最高、最准确的影像学检查，能确定SVCS阻塞的位置，显示SVCS血栓、侧支循环、纵隔淋巴结或肿块。而且MRI能结合冠状和矢状面的断面，较CT更能了解肿瘤形态特征，尚能描述肿瘤被膜的厚度、内部有无变性、与周围关系及有无浸润等，对良恶性病变鉴别有帮助。②同静脉造影一样，放射性核素静脉显像也能确定阻塞和侧支循环的位置。③小细胞肺癌引起的SVCS患者中2/3可依靠痰细胞学检查诊断。④小细胞肺癌和非霍奇金淋巴瘤常累及骨髓，骨髓活检有助于诊断与分期。

三、鉴别诊断

主要是区别恶性肿瘤或良性病变。根据病史、起病缓急、阻塞程度与侧支循环形成情况，影像学检查，特别是CT或MRI以及内镜或手术活检和细胞学检查，对鉴别良、恶性病变至关重要。在综合医院要重视恶性肿瘤的诊断，在肿瘤专科医院要重视非恶性肿瘤的诊断。

(一)肺门淋巴结核

儿童及青少年多见，常有低热、盗汗、中毒症状，结核菌素试验阳性，抗痨治疗有效。

(二)胸内甲状腺肿

放射性核素^{131}I扫描对诊断很有帮助。

(三)慢性纵隔炎

又称特发性纵隔纤维化，可由结核、梅毒、组织胞浆菌病、结节病、外伤后纵隔出血等多种原因引起，一般进展缓慢，早期通常无症状，若出现纵隔器官粘连或受压时症状逐渐减轻，病变区可见钙化阴影。

【治疗思路点拨】

一、治疗原则

综合治疗的原则是根据SVCS的病因，合理、有计划地应用现存治疗手段，不仅要改善SVCS的症状，而且力图治愈原发肿瘤。关键是根据病人的机体状况，引起SVCS的病因或组织学诊断以及原发肿瘤的期别制定治疗方案。如SCLC所致SVCS病人，应以全身和局部治疗相结合，首先采用化疗和/或放射治疗。非小细胞肺癌引起SVCS的病人，放疗是主要治疗措施，使肿瘤缩小，以缓解阻塞症状。若为良性病变，则应对因与对症治疗，必要时可行手术治疗。

二、放射治疗

放射治疗对于大多数恶性疾病所致SVCS有效，能使70%～90%的患者症状缓解，仅10%～15%的患者放疗无效，在对化疗不太敏感的，非小细胞肺癌或肿瘤中，70%的患者放疗能有效缓解症状。放疗的分割很重要。为使肿瘤迅速缩小，症状缓解，通常首先给予几次高剂量分割(3～4Gy)照射2～4次，相比于常规分割缓解率更高，总量30～40Gy。主要按肿瘤类型，病变程度来决定放射总量。淋巴瘤20～40Gy；上皮肿瘤如肺鳞癌或腺癌，放疗是主要治疗，往往需要较大剂量，50～60Gy/5～7周方能局部控制。如病变广泛且有胸外扩散，放疗作为姑息治疗则总量应小。如果病变可完全包括在放疗范围内，放疗有可能根治时则宜用大剂量。放疗照射野应包括纵隔、肺门和一切邻近肺实质病变。对淋巴瘤的照射野，一般要扩大到邻近有淋巴结区域包括颈部、纵隔和腋下。如果病变在肺上叶或上纵隔淋巴肿大，则锁骨上淋巴结应在照射野内。

三、手术治疗

能否手术须视病变的性质、内科治疗效果以及症状严重程度而定。良性肿瘤应积极手术；良性病变引起、内科治疗无效者，应给予手术切除；恶性肿瘤引起，估计能将原发病与受累上腔静脉一并切除者，可予手术；恶性肿瘤无法切除，姑息治疗无效，而症状又严重者，个别的谨慎考虑采用手术治疗。

四、化学治疗

化疗适用于对化疗敏感的肿瘤（小细胞肺癌、生殖细胞肿瘤、淋巴瘤），能快速缓解症状和体征。可以单纯化疗，也可以同时或序贯放疗。3个疗程后应重新评估，如病变缓解，应继续给予3个疗程以上化疗。如果病变稳定或进展，应更换化疗方案并/或给予放疗。

（一）SCLC

SCLC在诊断时出现SVCS者占12%，有或无SVCS的中位生存期无明显差别，而且，SVCS不是SCLC的不良预后因素。目前一线化疗方案为CE（卡铂＋足叶乙苷）－CAP（CTX＋ADM＋DDP），每4周1次，共6周期，疗效好的局限期病人加胸部放疗，只有获CR者方行预防性全脑放疗。

（二）NHL

NHL是化疗敏感的肿瘤，CR率虽不低，但是缓解后仍易复发。诱导缓解的方法很多，但公认的标准方案仍在探索中。化疗可作为NHL所致SVCS的首选治疗，因为它既有局部又有全身治疗作用。加入放疗局部巩固治疗，对大细胞淋巴瘤纵隔肿块＞10cm有一定益处。ProM-ACE-CytoBOM方案治疗中、高度恶性NHL，CR率达86%，5年以上无瘤生存率及总生存率69%，是安全、有效的第三代化疗方案。

五、抗凝或溶栓治疗

治疗不缓解或进展的患者可以选择使用，如果静脉造影或增强CT发现血栓，肝素抗凝能使患者受益。纤溶治疗对因静脉置管发生SVCS患者有效，对肿瘤侵犯或压迫纵隔的SVCS患者无效。纤溶治疗必须在症状出现后7天内开始。

六、可膨胀金属支架

置入SVC支架能使95%的患者上腔静脉阻塞症状缓解，其中11%的患者可能还会发生SVCS，但大多数患者能再通，支架置入后如果给予溶栓治疗死亡率会增加。

第二节　脊髓压迫

脊髓压迫（SCC）是转移性肿瘤中常见的神经系统并发症之一，胸段脊髓最常受累，多见于肺癌、乳腺癌、恶性淋巴瘤及骨髓瘤等。脊髓压迫病人在治疗前的神经功能状况，是影响治疗结果的重要因素。为此，对有可疑症状的病人，及早检查、明确诊断，并进行有效的治疗，至关重要；否则极易导致不可逆性的神经损害，如截瘫和丧失括约肌功能等。

脊柱转移病变可为溶骨性或成骨性，肺癌脊柱转移几乎都是溶骨性转移，而乳腺癌则可为溶骨性或两者并存。肿瘤可累及脊椎的椎体或椎弓根。椎体破坏后可形成压缩性骨折或脊椎成角畸形。肿瘤义可形成对脊髓或神经根的直接压迫，以至并发一系列神经障碍。Hughes将脊髓压缩所引起的截瘫归因为四类：①椎体变形或压缩，②椎管内肿瘤侵犯，③脊髓梗塞，④髓内转移。椎管内肿瘤侵犯多由于肿瘤通过破坏的骨皮质直接侵犯硬膜外间隙所形成。再者，恶性淋巴瘤或肉瘤可从后纵隔或后腹膜后，经椎间孔侵及椎管内。脊髓梗塞主要由于脊椎广泛受累，或肿瘤在椎间孔压迫椎动脉所引起的。

延生性肿瘤可以对脊髓产生直接的机械性损伤，也可以导致椎体骨折、骨片错位进入椎管从而压迫脊髓。此外，通过产生血管内皮生长因子(VEGF)和前列腺素E_2(PGE$_2$)还会引起缺血性损伤，包括静脉丛梗阻和血管源性水肿。随后产生的对小动脉和毛细血管网的压迫引起白质进一步缺血，从而导致梗死和永久性神经损伤。

【常规诊断】

对脊髓压迫的诊断需结合临床表现、以往肿瘤治疗史、体格检查、脊椎X线摄片、脊髓造影及CT综合分析、判断脊髓受压的平面及性质。约有2/3的脊髓压迫病人通过X线脊椎摄片，均可显示出脊椎受累的情况。目前已趋向采用无创性的CT或磁共振成像(MR1)来明确脊髓压迫部位和范围。

一、病史

脊椎压迫大多发生于已确诊为癌症的病人，但偶有以脊髓压迫症状为首发表现，而未能明确原发肿瘤者。原发肿瘤与并发脊髓压迫的相隔时间随不同肿瘤而有所差别。肺癌病人并发脊髓压迫的相隔时间多在数月内，平均为6个月，而乳癌平均为4年，有的甚至长达20年。胸椎受累最为多见，约占70%，而腰骶段与颈椎则分别为20%和10%。有时不仅一处脊椎受累引起脊髓压迫，而同时又有其他部位脊椎受累的情况。这多见于广泛转移的乳腺癌、前列腺癌和骨髓瘤。

二、症状体征

脊髓压迫的表现在初起时较隐匿，但多呈渐进性并有一定的特点，主要包括：①背痛，②运动障碍，③感觉改变，④括约肌功能异常(表29)。

表29　脊髓压迫的症状特点

背痛	95%病人首先出现中央背部疼痛，随体位改变而加剧。常呈神经根痛，向一侧或双侧躯干放射
运动障碍	初起时为一侧或双侧下肢软弱或乏力，有时伴有足下垂，症状可迅速加剧，以致截瘫
感觉改变	常有脊髓压迫水平以下的感觉改变，如麻木、刺痛及感觉异常
括约肌功能障碍	多出现在后期，诸如便秘、尿潴留或大小便失禁

体格检查：包括感觉障碍、反射改变以及运动障碍与肢体瘫痪的类型。必须包括屈伸运动、感觉平面以及括约肌张力等的评估。

三、辅助检查

(一)ST脊髓X线平片

是简单有效的快速检测方法，能够提供受累椎体的侵蚀或塌陷等重要信息。

(二)核磁共振成像(MRI)

适用于检测肿瘤压迫的部位和范围。增强MRI还能显示椎旁肿块和髓内肿块。由于肿瘤转移常常累及多个椎体，因此应尽可能地进行全脊柱的MRI扫描。

（三）脊髓造影和CT

适用于那些没有条件或不适宜进行MRI检查的SCC患者。此两种方法的敏感性和特异性均不及MRI。经腰穿的脊髓造影可以检测脊髓压迫的水平层面，而CT扫描则可以显示受累脊椎。脊椎造影是一种创伤性检测方法，并且对髓内肿块和椎旁肿块的检测帮助不大。为了检查剩余的髓腔还必须进行多次腰穿。

在没有神经系统功能障碍的情况下，如果需要取得组织学诊断，还可以进行CT或MRI引导下的活检。

【常规治疗】

一、治疗原则

原则上是以病因治疗为主的综合治疗，合理地应用现有治疗方法，力图恢复和保持正常神经功能，控制局部肿瘤和脊椎的稳定性以及缓解疼痛。成功治疗的关键是早期诊断与迅速处理。去除病因的治疗非常重要。髓外肿瘤应尽快做摘除手术，不能手术的髓内肿瘤与转移瘤也应尽快给予放疗或化疗，以缓解或解除脊髓压迫。对硬脑膜外脊髓压迫，要用何种疗法取决于肿瘤类型，阻塞部位，发展速度与期限以及临床医生的经验。积极治疗包括皮质类固醇激素与放疗联合应用，通常可使多数病人疼痛明显减轻。一般推荐用大剂量的地塞米松，并立即开始放疗。如果原发病灶不明，失败或有可能完全切除的病例也可试用手术治疗。髓内的浸润性肿瘤或硬膜外恶性肿瘤，虽难以完全手术切除，但为了缓解脊髓受压，也可考虑做椎板切除术或肿瘤姑息性手术，随后进行放疗或化疗以减轻患者痛苦。

二、放射治疗

放疗是脊髓压迫的主要治疗方法。一旦确诊，就应在30min至2h内即给予首次放疗。分次剂量以5Gy/隔日×3，较一次2Gy/日×8或10Gy为佳。实验和临床实践均支持开始用大剂量放疗，可迅速使肿瘤缩小，较大量地杀死肿瘤细胞，使肿瘤细胞迅速破坏和溶解，并可改善血液供应和肿瘤的再氧合作用，如此有助于消除实体肿瘤放射相对抵抗的乏氧成分。由于此症患者常规应用皮质类固醇，它促使水肿消散，防止水肿发生，不但有抗水肿效果，还有溶瘤作用，因此，不必顾虑大剂量放疗导致水肿的不良反应。已知放疗敏感的肿瘤、如淋巴瘤、多发骨髓瘤，精原细胞瘤、尤文肉瘤、神经母细胞瘤，一旦确诊应立即放疗，可望有良好效果。相对敏感的肿瘤，如前列腺癌，乳腺癌和肾癌所致脊髓压迫症，及时放疗也有较好的效果。放疗疗效不佳的肿瘤，如肺癌、软组织肉瘤、恶性黑色素瘤等，对其他治疗亦不理想，肺癌累及脊椎无神经症状或出现不稳定性时，应考虑放疗。因截瘫病人放疗后只有16%的改善，而有些运动功能的患者则有58%改善。最佳放射剂量和分次方案尚需探讨。原则上放疗不能超过脊髓耐受量。淋巴瘤引起的脊髓压迫症，>25Gy时有34%患者出现良好效果，其他组织类型的肿瘤，通常采用剂量为30～40Gy。

三、外科治疗

脊髓压迫症除不能耐受手术的患者外，一般需进行手术探查。特别是组织学诊断不明确者，脊髓内的浸润性肿瘤或硬膜外恶性肿瘤，虽难以彻底切除，但为了缓解脊髓受压的目的，也应考虑做椎板及肿瘤部分切除术，术后辅以放疗或化疗。放疗抗拒的肿瘤（肉瘤、恶性黑色素瘤或肾癌），或者以前放疗的部位出现复发亦应考虑手术治疗，以减轻病人的痛苦，提高生活质量。因椎板切除术可迅速解除脊髓压迫，但不易切除全部肿瘤，解除硬膜外压迫，预后大多不良。近年来手术技术有了新的提高，使预后有所改善，手术死亡率在3%～13%之间。放疗＋手术有50%或以上的患者获得活动上的改善。手术可能解除脊髓压迫，但肿瘤很难完全切除，故手术后应继以放疗以消除残余肿瘤缓解疼痛。实践证明，无论手术或放射治疗时能活动的患者，疗效较佳，一旦发生截瘫，无论手术还是放疗，其有效率均低于5%。故应积极寻找新的治疗方法，如生物化疗或化学—免疫治疗等，进行有计划的综合治疗。

四、内科治疗

除一般措施外，化疗主要用于儿童肿瘤和成人某些对化疗敏感的肿瘤，不适于手术或放疗患者，可作为新辅助化疗手术和放疗后辅助治疗或曾放疗和手术后复发者的试用治疗。因放疗对儿童的生长抑制明显，故某些儿童肿瘤所致的硬膜外压迫，化疗可与椎板切除术交替应用。化疗期间应加强支持治疗与对症处理，对进行性神经功能不良的任何体征要密切监视。某些对化疗比较敏感的肿瘤如淋巴癌、多发骨髓瘤、精原细胞瘤、乳腺癌、小细胞肺癌等采用联合化疗有较好的疗效，有时能解除脊髓压迫，改善神经功能障碍，亦可合并放疗，在姑息手术或放疗后也可积极进行强烈的联合化疗和辅助化疗。即使对化疗不太敏感的肿瘤，有时也有长期缓解者。

【诊断思路点拨】

诊断首先依靠特异性的临床表现，疼痛在96%患者最早出现，一般与脊髓受累部位一致，用力变换体位或躺卧时加重，可在夜间痛醒，如大小便失禁，提示预后不良。体征包括感觉障碍、反射改变以及运动障碍与肢体瘫痪的类型。其次是客观检查，脊椎X线平片，有时能显示脊椎旁肿块，甚至椎弓根消失，所谓"猫眼征"，椎管造影可查清病变情况，若能行CT、MRI、放射性核素等检查可确定脊髓病变的部位。

应判断脊髓压迫的性质，急性压迫可注意有无外伤史，是否发热或他处感染灶及结核病史，疼痛程度与出现时间，若怀疑恶性，则应区分原发瘤或转移瘤。

判断脊髓受压的节段，神经根痛和根性分布的肌萎缩对病损的节段定位最有意义，如颈1～4受压时出现四肢痉挛性瘫痪；胸10水平受压时，上腹壁反射存在而中下腹壁反射消失等。

判断髓内或髓外受压，可根据症状与体征，最终需进行客观检查以明确诊断。椎管内的良性肿瘤虽是脊髓压迫症常见的原因，但起病隐袭，进展缓慢，症状逐步出现。急性脊髓压迫症除外伤、急性感染外，多为恶性肿瘤，据统计它作为恶性肿瘤的开始临床表现的比例相对大，约为8%～47%。

【治疗思路点拨】

一、有神经系统症状的患者立即住院治疗

用镇痛药物控制疼痛。急诊检查和减压治疗开始后，静脉给予地塞米松8～10mg，每6h1次（皮质激素可以减少水肿并迅速改善神经系统情况）。48～72h后，剂量可以减为每6h口服4～8mg，4天后逐渐减量。如果激素减量后神经系统症状加重，则需要将剂量调整为前一个有效剂量水平。

（一）手术指征

①有骨片导致的脊髓压迫的患者；②脊髓压迫原因不明而神经系统症状迅速恶化，需要取得组织学样本的患者；③放疗无效的患者。

（二）手术类型

①脊髓后部受压：单纯的椎板切除术；②椎体导致的脊髓受压：前减压术、甲基丙烯酸树脂置换和稳定性重建，因为单纯的椎板切除术可能会导致脊柱稳定性的丧失。

若没有禁忌症，进行术后放疗。

二、有背疼症状或神经系统查体正常而影像学异常的患者

①用镇痛药物控制疼痛。②神经系统查体正常的患者可以不使用皮质激素。③对大多数SCC患者都推荐进行放疗，特别是那些症状进展较为缓慢、累及马尾或转移灶较大的患者。放疗的单次剂量为250～300cGy，总剂量为30～35Gy。此前曾接受过放疗的部位应排除在新放射野之外。④激素治疗和化疗可以用于那些具有敏感肿瘤并且广泛播散的成人患者，通常在手术和放疗后进行。⑤对于儿童患者，如果肿瘤对化疗敏感（如Ewing肉瘤、Wilm肿瘤和神经母细胞瘤），则常常首选化疗以避免放疗对脊髓发育的不利影响。在需要紧急减压的情况下，也可以进行椎板切除术。

第三节 颅内压增高

颅内压增高（ICP）亦称颅内高压症，是一种综合征，多数是因颅内占位病变或脑组织肿胀引起颅腔容积与颅内容物体积之间平衡失调的结果，临床表现以头痛、呕吐及视神经乳头水肿为主。颅内压（ICP）是以侧脑室内脑脊液的压力为代表，正常成人的ICP为0.78～1.76kPa。较正确的了解ICP必需借助于ICP的持续记录，称ICP监护。ICP增高严重者出现意识障碍、脑疝综合征及呼吸抑制。ICP增高到一定阈值就会导致脑实质移位，在张力最薄弱的方向形成脑疝，造成神经系统致命性的急性损伤而猝死，故需要紧急处理。因脑瘤患者出现急性代偿性功能障碍的机制和颅内压的改变密切相关。颅内压本身改变就可引起脑神经损害或者脑疝，乃至继发性血管受累而出现的间接作用。为了防止大脑功能发生不可逆的改变，必须立即采取措施，关键在于早期诊断，及时应用内科疗法，有适应证时做脑脊液引流，切忌做腰穿。大部分患者在选择手术之前，可使用类固醇和脱水疗法，紧急外科减压仅适用于极严重患者和颞叶或小脑肿瘤患者。

【常规诊断】

诊断ICP增高必须寻找ICP增高的客观证据。若癌症患者出现精神状态改变，进行性加剧的头痛、视力减退、呕吐或癫痫样发作等ICP增高症状，通过临床分析，进一步检查可根据医院和病人的具体情况，有选择地进行客观检查，力求查出病因，肯定或排除临床诊断的结论。

一、症状体征

颅内压增高，常见头痛、呕吐及视觉障碍"三联征"，故凡有肿瘤病史，出现精神不振、昏睡、嗜睡和神经错乱等表现，均提示颅内压增高。癫痫样大发作，一般预示颅内压急剧增加。脉搏变慢、血压升高常与颅内压增高同时存在。瞳孔改变，特别是一侧或二侧瞳孔扩大，均提示颅内压发生急剧变化。

二、辅助检查

全面的体检，特别重要的是强调反复、详细的神经系统检查，如有选择地进行颅脑超声检查、脑电图检查、放射性核素扫描、X线平片或造影检查，颅脑CT与MRI检查等大多能作出正确诊断。视乳头水肿对诊断颅内压增高具有特殊重要意义。压力渐增、静脉扩张和淤血可造成单侧或两侧视神经盘水肿，提示颅内压已经发展到危险水平，而且是腰椎穿刺的禁忌证。

【常规治疗】

一、综合治疗

原则是首先去除病因。选择最有效及最容易的方法，尽快降低ICP，一般及时采取内科治疗，随后应用放疗或手术治疗。多数情况下，类固醇激素治疗与颅内病变的放疗和手术治疗及化疗同时或序贯进行，适当的治疗能延长患者的生存期。关键是根据病人的具体情况、肿瘤的病理类型、生长部位及大小而定。ICP增高患者病情往往较紧急，若各种确定病因的步骤来不及进行时，可先做暂时的对症治疗，以争取机会进一步检查，以利最后的病因治疗。原则上应在紧急内科治疗基础上，恰当采用放疗、手术或化疗的综合治疗。

二、放射治疗

对不能完全切除的原发性脑瘤和转移瘤可考虑放射治疗。除脑脊液通道受阻或脑室系统移位外，有下列情况之一者，可首选放疗：①凡颅内压增高是因弥搜性病变，如白血病性脑膜炎及多发性转移瘤者；②如果颅内压急剧升高，但脑瘤定位有困难，或患者情况不适合手术，也应考虑作为紧急措施；③脑转移瘤，特别是对放疗和/或化疗敏感的原发瘤，如恶性淋巴瘤、小细胞肺癌患者。

三、外科治疗

手术的目的是明确诊断、症状治疗，为放疗和化疗创造必要的条件，故凡因脑室阻塞(如松果体瘤、垂体瘤等)所致大量脑积水的患者，需要迅速外科处理。或者因颞侧或小脑肿瘤而失去代偿功能，用脱水疗法不能迅速改观的患者，一般均需外科紧急减压，包括脑室穿刺分流、手术分流、开颅减压、切除肿瘤和减压。外科手术有以下优点：①有助于确定诊断；②降低颅内压；③切除大块肿瘤作为抗癌治疗的一种方式；④为其他抗癌治疗（放疗和化疗）提供机会；⑤若为良性肿瘤，完全切除后可治愈或长期控制，即使有些是转移癌孤立性病变，手术切除效果也较好。

四、内科治疗

（一）一般措施

皮质类固醇是首选药物，如地塞米松和甲基泼尼松龙，大剂量静脉注射，以减少肿瘤周围的水肿，改善一般情况与癫痫样发作频率，地塞米松通常开始剂量为15mg/d。对有溃疡病史、出血性或代谢性疾病的患者，应用皮质类固醇药物应谨慎。同时，严格限制液体输入量，如存在颅内压增高的可能，就不能像其他急救给予常规静脉滴注。脱水疗法是必须的。轻度颅内压增高应用类固醇和限制液体即足以解除；而逆转急性代偿功能障碍则必须使用强脱水剂，如甘露醇，也可应用呋赛米、非中枢神经抑制药、抗惊厥药（如苯妥英钠）。这样早期治疗以便保证有充分时间进行其他临床检查，为进一步外科治疗做好准备。常用20%甘露醇，按1～2g/（kg·次）静脉注射或快速滴注15～30min，根据病情需要可每6、8或12h给予一次，此药物15～30min内开始出现作用，2h左右作用最强，但于4～6h后，不只是效力减低，而且颅内压增高会出现"反跳"现象。因为渗透压活性物质通过血脑屏障速度的不同，故各种药物的持续作用和发生"反跳"的时间则有差异。另外，脑组织可通过渗透压适应机制来适应血浆的高渗透压，而使药物效果下降甚至消失，因此不宜长期使用。

（二）化疗

可选用脂溶性、小分子药物，以使其能通过血脑屏障。最有效的化疗药物是亚硝脲类（BCNU、CCNU、Me-CCNU、ACNU）、甲基苄肼、VM26等，可根据具体情况单用或联合应用。除原发性脑瘤外，因为积极治疗，延长了患者的存活期，防止了其他部位的转移。全身化疗则应根据原肿瘤的类型和性质而定。一般认为化疗是脑瘤综合治疗中一个重要组成部分。因脑转移患者常伴全身播散性病变，故提高全身治疗的效果，控制颅外转移极为重要。

【诊断思路点拨】

一、症状体征

患者可能主诉头痛、认知障碍、精神状态改变和灶性神经系统功能减退，还会出现恶心和呕吐。7%的患者没有任何临床症状。见表30。

表30 颅内压增高的症状

常见症状	发生率(%)
头疼	35～50
恶心/呕吐	30～40
虚弱	35～40
抽搐	15～20
眩晕	10～20
共济失调	15～20
失语	15～20

临床检查可能提示局灶性神经系统体征，如失语、偏瘫、半身感觉缺失、视觉异常和抽搐。其他体征还包括颈项强直、视乳头水肿、眼球运动异常、高血压和心动过缓。患者也可能意识丧失。

二、辅助检查

确诊需要CT或MRI。临床证据及有对照的临床试验表明，MRI比CT敏感性更高，更有利于早期发现脑转移。

三、预后因素

放疗肿瘤协作组(RTOG)进行了3项有关脑转移的试验，通过对各个预后因素的分析确定了3个不同预后的等级。第一等级患者的中位生存期为7.1个月，第二和第三等级分别为4.2和2.3个月。乳腺癌脑转移患者的中位生存时间长于其他肿瘤，如肺癌、恶性黑色素瘤和结直肠癌的脑转移患者。

【治疗思路点拨】

①对于有临床症状的多发脑转移患者或有临床症状的孤立脑转移但颅外病灶未控的患者，全脑放疗加支持治疗仍是标准治疗。②对于没有临床症状的多发或孤立脑转移，同时有全身播散性疾病的患者，在肿瘤对化疗敏感的前提下，化疗可作为首选的治疗方式。③对于颅外疾病已控制，一般情况较好并且只有孤立脑转移灶的患者，可以选择手术加后续的全脑放疗。④近年来有更多的报告表明，一些药物如铂类衍生物、依托铂苷、替尼铂苷、健择、伊立替康和拓扑替康等可以透过血脑屏障并对脑转移具有一定的疗效。一些Ⅱ期临床试验评价了不同化疗方案对实体瘤脑转移的治疗效果，结果表明，颅内外病灶的有效率基本相当。因此，化疗可以作为那些没有临床症状的脑转移患者的首选治疗。⑤近来在放射治疗和神经外科领域的进展表明，对于部分患者，手术或立体定向放疗可能是比较有效的治疗手段。同时，在很多情况下，综合治疗才是较好的选择。⑥一些因素可能会影响到治疗方式的选择，如原发肿瘤的病理类型，患者的依从性、脑转移灶的部位、大小和数目，以及颅外疾病的转归。通常在颅外疾病已控制、一般情况较好并且只有孤立脑转移灶的患者，可以选择手术或立体定向放疗加上后续的全脑放疗。⑦另一个重要问题是颅内微转移灶的治疗。化疗对于颅内微转移灶的治疗效果尚未明确，而预防性全脑照射的疗效只有在小细胞肺癌中得到证实(表31)。

表31 脑转移患者的治疗

颅外疾病	脑转移	症状	治疗
已控制	单个	无	手术或放射外科±WBRT
		有	手术或放射外科±WBRT
	多个	无	化疗或WBRT
		有	WBRT
未控制	单个	无	化疗或放射外科
		有	WBRT或放射外科
	多个	无	化疗或WBRT
		有	WBRT

第四节 高钙血症

高钙血症是较常见的癌症代谢性并发症，在癌症病人中总的发生率约为10%，warrell估计在欧美人群中，其发生率约在15～20/10万人。高钙血症具有危及生命的潜在危险，属于应及时处理的癌症急症之一。

高钙血症可并发于许多的病理情况(表32)，因此，需要综合病史、临床发现和有关检查来鉴别病因、明确诊断和及时治疗。在高钙血症的诸多病因中，以原发性甲状旁腺功能亢进和癌症为最多见，在高钙血症状较轻的门诊病人中，以原发性甲状旁腺功能亢进较为多见，而在高钙血症明显的住院病人中则癌症居病因首位。病因中原发性甲状旁腺功能亢进与癌症发病之比约为1.5：1。

癌性高钙血症的发生率随着不同的原发癌症而有所不同，Silverman等分析两组癌性高钙血症共161例，其中以肺癌和乳腺癌为常见，其次为骨髓瘤和恶性淋巴瘤等。肺癌中以鳞状细胞癌并发高钙血症较为多见，另如少见的胆管癌亦可合并高钙血症。

一、发病原因

癌性高钙血症的发生涉及多种因素，而主要是由于肿瘤侵犯骨骼形成破骨性骨吸收。这常见于肺癌、乳腺癌和骨髓瘤等，并伴有溶骨性病变。但实验研究证实，有些乳腺癌细胞在体外并无破骨细胞作用时，可显示直接骨吸收作用。再者，临床骨转移发生的频率与严重程度和高钙血症之间并无明显关系。随着分子生物的发展，已经逐步阐明了无骨转移癌症并发高钙血症的可能机制，它是由体液因子所参与而形成的，即体液相关的癌性高钙血(HHM)。HHM的诊断标准是；①高钙血症，②无骨转移灶，③血清甲状旁腺水平(PTH)低下，无甲状旁腺增生或腺瘤。多年来，已经明确一些与并发癌性高钙血症有关的体液因子，现重点介绍如下。

表32 并发高钙血症的疾病

内分泌/代谢性疾病
　原发性甲状旁腺功能亢进
　甲状腺功能亢进
　嗜铬细胞瘤
　骨硬化病
　儿童磷酸酯酶过多症
　家族性高血钙伴高尿钙
癌症
感染
　结核
　球孢子菌病
　HIV感染(ATDS)
肾功能不全
肉芽肿类病
　结节病
　铍中毒

膳食/药物相关

    维生素D中毒

    维生素A中毒

    钙补充

    锂

    Milk-alkali(Burnetts)综合征

（一）甲状旁腺激素样因子(PTH-like factors)

Al-bright(1941年)首先提出癌性高钙血症可能是由异位PTH所引起的。多年来通过放射免疫技术可以在高钙血症病人血清中检测出PTH样活性蛋白，并已确定其免疫化学特性。与此同时，实验研究证实肿瘤细胞也能产生PTH样活性蛋白。这种活性蛋白具有与PTH相类似的诱发高钙血症的作用，即PTH样因子或PTH相关因子。进一步研究表明PTH样因子又受着多种体液因子的影响，如转化生长因子(TGFα，TGFβ)、白细胞介素-1(IL-1)及肿瘤坏死因子(TNFα、TNFβ)。有关PTH样因子与其他因子间的相互关系及作用机制的研究正在不断深入，这对研究可特异性地治疗高钙血症药物提供了理论依据。

（二）前列腺素(PGE)

已知肿瘤细胞能促使内源性PGE的释放。研究表明，PGE具有较强的骨吸收活性，乳腺癌并发高钙血症与PGE活性有密切关系，由骨局部释放的PGE能增强破骨细胞活性，并促进骨吸收酶的形成。内源性PGE可能是通过肿瘤衍生因子刺激骨细胞而产生的。临床应用PGE合成抑制剂如阿斯匹林可缓解有些癌性高钙血症的病情。

（三）细胞因子

破骨细胞激活因子(OAF)包括多种细胞因子，具有增强破骨细胞的骨吸收作用。转化生长因子(TGF)在癌性高钙血症中起着重要的调节作用。实验证实OAF与TGF在体外可显著地促进骨吸收。白细胞介素-1(IL-1)与集落刺激因子(CSF)均有类似OAF的活性。血小板衍生生长因子(PDGF)能增强TGF的骨吸收作用。实验观察到肿瘤坏死因子(TNF)特别是TNFβ能显著地促进骨吸收。上述诸因子的相互作用比较复杂，尚需进一步研究和阐明其在癌性高钙血症形成过程中的功能(表33)。

【常规诊断】

高钙血症的临床表现涉及许多系统，而又是非特异性的，其症状的严重程度随着血清钙(正常2.1～2.9mmol/L水平，癌症的发展情况及病人的年龄、一般情况与代谢异常等而有所不同。

表33　癌性高钙血症的致病因素

体液因子或骨内活性因子

    甲状旁腺激素(PTH，除甲状旁腺癌外少见)

    PTH样因子

    转化生长因子(TGFα、TGFβ)

    前列腺素(PGE)

    白细胞介素-1(IL-1)

    肿瘤坏死因子(TNFα、TNFβ)

    血小板衍生生长因子(PDGF)

续表

集落刺激因子(GM-CSF、G-CSF)	
维生素D	
其他因素	
肿瘤细胞的直接骨吸收(少见)	
胃肠道钙吸收增多(少见)	
肾钙再吸收增多(增强其他因素)	

一、症状体征

初期症状以疲倦、嗜睡、恶心、呕吐及多尿较为常见，而恶心、呕吐及多尿等极易导致迅速失水与症状的加剧(表34)。

表34　癌性高钙血症的临床表现

一般：失水、体重减轻、食欲减退、瘙痒、烦渴
神经肌肉：疲乏、嗜睡、肌肉无力、反射减弱、意识模糊、谵妄、癫痫发作、迟钝、昏迷
胃肠道：恶心、呕吐、便秘、肠梗阻
泌尿系：多尿、肾功能不全
心脏：心动过缓、P—R段延长、O—T间期缩短、T波增宽

二、实验室检查

实验室检查除血钙升高外($2.9mmol/L$，还伴有低血钾、低血氯化物，而血磷可显示正常或下降。尿素氮与肌酐则增高，提示肾功能损害。当癌性高钙血症伴有骨转移时，碱性磷酸酶多有增高。PTH测定有助于鉴别癌性高钙血症与甲状旁腺功能亢进或甲状旁腺肿瘤。PTH水平在前者为正常或低下，而在后者明显升高。

对癌性高钙血症的处理包括降低血钙水平和病因治疗两个方面，前者主要是水化、利尿和应用抑制骨吸收的药物。后者需要根据原发癌的特点和分期，过去治疗史及病人一般情况来决定治疗方案。

在选择药物和给药剂量、疗程时，需综合发病急缓、血钙水平、药物作用起始时间、预期效果及不良反应来全面考虑(表35)。

表35　癌性高钙血症的治疗

特异性抗肿瘤治疗
一般措施
水化
鼓励适当活动
缓泻剂
停服噻嗪类利尿药和维生素A及D
抑制骨吸收的药物
光辉霉素
二磷酸盐
皮质激素
降钙素
磷酸盐(口服或静脉注射)
肾透析

一、磷酸盐

对轻度高钙血症而肾功能正常者，可应用口服磷酸盐。如有肾功能损害及高血磷酸盐水平，则不宜服用。静脉注射磷酸盐易并发低血压、肾功能衰竭及软组织钙沉积等，现已不用静脉给药。

二、皮质激素

多适用于高钙血症而其原发癌对化疗药物较为敏感者，如骨髓瘤、恶性淋巴瘤、白血病及有些乳腺癌，特别是乳腺癌经激素治疗中突发的高钙血症。

三、降钙素

降钙素是通过抑制骨吸收和增加钙自尿液的排出，来降低血钙浓度。本药特点是降血钙作用快，但作用持续时间短。临床研究提示与皮质激素联合应用可以使其降血钙作用明显延长。

四、光辉霉素

光辉霉素是比较有效的降低血钙浓度的药物，显效时间快。但具有抑制骨髓的毒性，特别是血小板减少和凝血功能障碍，以及肝、肾脏毒性，所以多不将其作为首选药来考虑。

五、二磷酸盐

二磷酸盐类药物直接作用于破骨细胞活性，抑制由破骨细胞介导的骨吸收，从而降低血钙。已在临床应用的主要有Etidronate disodium、Clodronatg及APD。

Etidronate disodium(商品名Didronel)的静脉剂量为7.5mg/kg体重，静脉滴注，第1～3天。口服剂量为20mg/(kg·d)。给药期间有少数病人显示肌酐轻度升高，停药后即恢复正常。

Clodronate(商品名Bonefos)的静脉剂量为3～5mg/kg体重，静脉滴注，3～5天。口服用药每天剂量为2400～3200mg，分3～4次。用药后少数病人有恶心、呕吐及腹泻等，但均较轻微和短暂。个别出现可逆的尿蛋白和肌酐升高。

高钙血症应在全面监测下，及时采取积极的治疗措施。这包括强烈水化、利尿和审慎地选用有效而毒性较轻的降血钙药。再者，还需根据发病与病因特点，进行有针对性的病因治疗。

【诊断思路点拨】

一、症状体征

①高钙血症早期表现有时非常隐匿，包括疲劳、肌无力、消沉、模糊性腹痛、便秘和厌食。这些很容易与肿瘤的一般临床表现所混淆。②除了非特异性的胃肠道表现，高钙

血症偶尔还可以引发胰腺炎并易患消化性溃疡。③肾脏并发症可以分为急性和慢性两种。急性高钙血症引起肾血管收缩，尿钠排泄增多，导致血容量减少，从而使肾小球滤过下降。持续的高钙血症可以导致肾浓缩功能损害，出现肾源性糖尿病尿崩。同时，还可以造成肾小管性酸中毒、肾结石和慢性肾功能不全。④不同程度的精神紊乱随着钙浓度的改变而呈不同表现。开始为轻度的认知障碍和焦虑，中度高钙血症时表现为幻觉和精神病，血钙严重升高时则出现嗜睡和昏迷。⑤心血管系统并发症为高血压倾向和加速钙沉积于血管内皮结构。

二、实验室检查

①尿钙排泄通常升高。罕见的病例尿钙水平低：乳-碱综合征、使用噻嗪类利尿剂和家族性低尿钙性高钙血症。②恶性肿瘤和甲状旁腺功能亢进症引发的体液性高钙血症患者，血磷酸盐水平通常较低，但在代谢性骨疾病时血磷酸盐水平经常升高。③血清PTH水平：原发性甲状旁腺功能亢进症和锂中毒时，预计PTH轻微异常或增高，而其他原因造成的高钙血症PTH通常低下（被抑制）。④恶性肿瘤体液性高钙血症的患者，应进行PTHrp水平检测。但是，这些患者大部分病期很晚，且临床表现与潜在疾病明显相关，因此，这些检测很少使用。⑤当没有明确的肿瘤情况和PTH、PTHrp都不升高时，可以测定维生素D的代谢产物。

【治疗思路点拨】

肿瘤引起的高钙血症，最根本是治愈原发肿瘤。但多数情况下患者出现高钙血症时肿瘤已进入晚期，此时已没有治愈肿瘤的可能性。

一、一般方法

①限制口服钙剂摄入；②减少不活动状态；③停止或限制抑制肾脏钙分泌的药物，如噻嗪类利尿药；④停止或限制降低肾灌注的药物，如非甾体类抗炎药（NSAIDs）、血管紧张素转换酶（ACE）、血管紧张素Ⅱ受体阻断剂；⑤停止补充性摄入维生素D、A和其他视黄醛衍生物，如多种维生素制剂。

二、增加尿钙的排泄

静脉注射盐水引起容量扩张，抑制近曲小管对钠的重吸收，因为近曲小管对钙的重吸收是一个被动过程，依赖于钠重吸收所形成的浓度梯度，这样一来便增加了尿钙的排泄。理论上讲，运用利尿剂（如速尿）阻断髓襻钾、氯转运可以增加尿钙的排泄。但是在体内，这被利尿剂引起的血容量减少所抵消。应该强调的是，上述所提到的方法对于患者恢复正常血钙还远远不够（只有20%血钙＞12mg/dl的患者经过单一治疗可以恢复正常血钙）。但是在整个治疗过程中，充足的水化是基础。

三、抑制骨吸收

（一）双磷酸盐

双磷酸盐是无机焦磷酸盐的非水解类似物。作用机制为吸收于骨羟磷灰石表面，通过干预骨细胞代谢活性而抑制骨钙释放。此类药物的毒性相对少，不良事件包括发热、低磷血症和轻度胃肠道不适，比其他抑制骨吸收的药物更有效，已经成为治疗肿瘤并发高钙血症的基本方法之一。需要记住该药物的最大效应发生在用药后的2～4天，因此，还需要其他快速治疗药物配合。相比第一代双磷酸盐药物(羟乙二磷酸、氯磷酸盐)，新一代产品优势更多。

帕米磷酸二钠效价高、作用时间长(作用通常持续2～4周)，仍是目前可选择的代表性药物。静脉滴注最大血钙反应剂量为90mg，也有一些临床医生根据高钙血症的程度调整用量。最小用药间隔时间为1周，但实践中常为每2～4周1次。对于PTHrp介导的高钙血症作用甚微，而枸橼酸镓对此类高钙血症疗效好。

唑来磷酸盐因其疗效指数高(唑来磷酸盐和帕米磷酸二钠单次剂量治疗后分别有88%和70%的患者血钙恢复正常)和输液时间短(15min)成为治疗肿瘤性高钙血症的有效药物。【ft】且该药对血钙的控制时间延长到1～1.5个月。报道的不良反应有肾毒性和骨坏死。

利塞磷酸盐是第三代双磷酸盐药物，口服给药。其治疗高钙血症的作用仍在评估之中。

(二)硝酸镓

镓通过抑制破骨细胞皱褶细胞膜上的ATP酶依赖性质子泵，从而抑制破骨细胞骨吸收。这一作用不需要循环中PTHrp的存在。有报道显示，标准剂量的硝酸镓比帕米磷酸二钠更有效(分别是72%和59%患者血钙恢复正常)。该药物的缺点是肾毒性和持续长时间的静脉输液(5天)。作为比较新的治疗手段，期待镓的使用在未来越来越普遍。

(三)降钙素

降钙素减少骨质吸收同时增加尿钙

的排出。采用肌肉或皮下注射给药每12h1次。降钙素为作用相对弱的复合物(降低血钙1～2mg/dl)，优点为起效快(6h以内)。但是，效力时间短，仅为24h。除了胃肠道不适和超敏反应外，其他不良反应少。所以，该药弥补了其他治疗药物起效慢的不足，是诊断后立即给药的理想选择。

四、钙的排除/螯合剂

①EDTA钠(己二胺四乙酸)和静脉注射磷酸盐可以形成与钙离子的络合物，随后从循环中被清除。它们起效快，但毒性大，因此，已经逐渐被上述其他药物所替代。②透析是根本性解决难治性和严重高钙血症的方法。用于高钙血症伴肾功能衰竭的病人。

五、皮质激素

皮质激素在体外抑制破骨细胞介导的骨质吸收，同时减少胃肠道的摄入。只用于那些对激素敏感的恶性肿瘤(如骨髓瘤、淋巴瘤、白血病和非常规乳腺癌)的治疗。甲基泼尼松龙治疗乳腺癌的剂量为15～30mg/d，治疗血液病的剂量为40～100mg/d。

第五节　急性肿瘤溶解综合征

急性肿瘤溶解综合征(ATLS)往往发生于增殖迅速及负荷较大的肿瘤病人。当肿瘤细胞崩解时，大量细胞内代谢产物迅速进入血循环，从而形成高尿酸血症、高钾血症、高磷血症及低钙血症等一系列危急的综合征。ATLS偶可自发于恶性淋巴瘤及白血病病人，但多见于对抗癌药物比较敏感的肿瘤，并在进行强烈化疗时引起，如burkitt淋巴瘤、non-Hodgkin淋巴瘤、急性淋巴母细胞型白血病、急性非淋巴细胞型白血病及慢性粒细胞型白血病急性变。另偶见于小细胞型肺癌、晚期乳腺癌及成神经管细胞瘤。此外，有少数报告是放射治疗或激素治疗时所并发的。

ATLS的主要代谢紊乱为高尿酸血症、高钾血症、高磷血症及低钙血症。这些可个别或共同出现。同时，又由于大量尿酸、黄嘌呤及磷酸盐等趋于沉积于肾小管内，以致损害肾脏排出功能，并进一步使代谢产物浓度增高，从而加剧ATLS的严重程度。临床观察提示ATLS伴发肾功能衰竭者在化疗前和化疗后即刻的肾排出率均比未伴发肾功能衰竭者为低。所以，少尿病人在肿瘤发生急剧溶解时，伴发肾功能衰竭的危险性明显增高。以上表明少尿也是ATLS发病过程中一个重要因素。

细胞急性溶解会释放大量核酸、钾和磷酸盐。核酸由嘌呤组成，嘌呤通过黄嘌呤氧化酶代谢为次黄嘌呤、黄嗓呤，最终产物为尿酸。当体内尿酸浓度升高，血pH降低，尿酸盐沉积在肾小管上，由于肾脏的损害，可能导致酸中毒，进一步增加尿酸的沉积。

由溶解的肿瘤细胞所释放出大量细胞内钾，进入血循环所形成的高钾血症，往往因肾脏排钾功能减弱，而使ATLS危害更趋突出。高钾血症可引起心率失常、EKG改变，甚至发生心脏骤停(表36)。

表36　ATLS的代谢特点

高尿酸血症	有溶解细胞所释放的尿酸盐沉积在肾内，并导致肾功能损害。沉积在关节内的尿酸盐可引起痛风。尿素及肌酐增高，尿酸盐及磷酸盐沉积的肾内
高钙血症	肿瘤细胞释放的无机磷酸盐多沉着在肾内
低钙血症	由于高磷血症所致。增加心肌的应激性。严重时可引起意识障碍及抽搐
高钾血症	由于大量细胞内钾的释放和肾排钾功能减弱。可发生心率失常，EKG改变及心脏骤停

【常规诊断与治疗】

对ATLS处理的首要关键在于预防。当ATLS危险因素病人，即肿瘤负荷大、增殖概率高而对化疗药敏感的病人，将进行化疗或放疗前，需要采取充分水化、利尿及服用别嘌呤醇(Allopurinol)等措施，以防止或减少ATLS发病的可能性。同时定期监测电解质、BUN、肌酐、尿酸、钙、磷等，以及EKG(37)。

表37　对ATLS危险因素病人的处理

无代谢异常者：

口服Allopurinol500mg/(m^2•d)，减量到200 mg/(m^2•d)X3-化疗

水化300ml/(m^2•d)

24～48h内开始化疗

每12～24h监测电解质、BUN、肌酐、尿酸、钙、磷伴代谢异常者

口服Allopurinol 500mg/(m^2•d)，如高尿酸血控制后，或伴肾功能不全，则减少剂量

水化如前，需要时给非噻嗪类利尿药碱化尿液(尿pH≥7)

给碳酸氢钠100mEq/L.i.v.

尿酸恢复正常后停药

待尿酸恢复正常或开始透析后给化疗

续表

每12～24h监测电解质、BUN、肌酐、尿酸、钙、磷，直到正常
当出现症状或有明显EKG改变时，给葡萄糖酸钙i.v.缓滴
应用交换树脂、碳酸氢盐治疗高钾血症上述治疗无效应用血液透析的标准
血清钾≥6mmol/L(6mEq/1)
血清尿酸≥0.59mmol/L(10mg/dl)
血清辑≥3.2mmol/L<10mg/dl)
液体过量
伴有症状的低钙血症

【诊断思路点拨】

一、症状

患者常出现低血钙表现，如意识混乱、手足抽搐、肌肉痉挛或心律失常，结果为心动过缓、心律失常和循环衰竭。高钾血症患者常出现肌无力和昏睡。

二、危险因素

①乳酸脱氢酶升高>1000U/ml，②白细胞>5000/μl，③尿酸>6.5mg/dl，④大肿块，⑤肾功能损害，血肌酐水平升高，⑥脱水。

三、实验室检查

临床上明显的ATLS常常在治疗开始4天内出现下述情况之一：①血钾>6mmol/1(要与人为血液久置造成的高血钾区分)；②肌酐>2.4mg/dl；③致命性心律失常；④磷酸盐、尿酸或尿素高于正常水平25%以上；⑤弥漫性血管内凝血(DIC)；⑥心电图(ECG)显示T波抬高和QRS波加宽。

【治疗思路点拨】

一、ATLS的预防

最重要的是认清ATLS的危害，防止它的发生。存在高危因素的患者应该在血液科病房住院接受治疗。①预防性水化是最有效的防范治疗。应给予患者每3～5L/m²的液体静脉输注(一半5%葡萄糖注射液，一半0.9%生理盐水)。②碱化尿液，40mEq碳酸氢钠加入葡萄糖溶液中点滴，尿pH值应控制在最佳范围7～7.5。③每日至少应记录体重和输液量两次，以保持出入量平衡。④对存在发生ATLS高危因素的患者，至少每日都应进行一下实验室检查：血尿酸、钠、钾、钙、镁、磷酸盐、肌酐、乳酸脱氢酶、国际标准化比值(INR)、纤维蛋白原、血细胞计数和血糖。

二、ATLS的治疗

一旦ATLS的诊断成立，则①将患者转到重症监护病房。②持续监测ECG和脉搏。③保持出入量平衡。④5L/m²持续水化。⑤保持尿量150～200ml/h如果患者尿少或水化后体重增加，应静脉内给予利尿剂，特别是速尿（呋噻米）。避免使用保钾利尿药。⑥由于存在肾脏损害，避免使用肾毒性药物，如X线的造影剂、氨基糖苷类或非留体类抗炎药。不用抑制肾脏排泄尿酸的药物，如丙磺舒、阿司匹林和噻嗪类。

三、ATLS高尿酸血症的治疗

别嘌呤醇是防止尿酸升高的首选药物。体内黄嘌呤氧化酶将别嘌呤醇氧化为异嘌呤醇，该物质可抑制黄嘌呤氧化酶的活性。所以，异嘌呤醇阻断了次黄嘌呤醇代谢为尿酸的途径。黄嘌呤的溶解性和肾脏排除要优于尿酸。预防ATLS发生，应给予患者别嘌呤醇10mg/（kg•d），分两次口服，不能口服的，可静脉内给药，肾功能受损时，别嘌呤醇应减量。肌酐清除率大于20ml/min，别嘌呤醇用量为300mg/d。不得与6-巯基嘌呤、decumarol、氨苄西林或环孢霉素合用。

如果发生皮肤过敏反应，考虑用尿酸盐氧化酶或ras-buricase（拉布立酶）替代别嘌呤醇。

尿酸氧化酶将尿酸代谢为鸟囊素，后者的溶解度是前者的10倍。非重组体尿酸氧化酶从丝状菌黄曲霉素中萃取。

通过基因工程技术将黄曲霉素DNA克降并嵌入酿酒酵母表达，经提纯获得重组尿酸氧化酶——拉布立酶，目前已在欧洲获得批准，商品名为Fasturtec。Fasturtec用法为：0.2mg/（kg•d），加入50ml 0.9%生理盐水静脉滴注30min，连续5～7天。肾或肝损害时不需要减少用量。可能的不良反应为发热、恶心、呕吐、腹泻、头痛和过敏反应。拉布立酶不但可以治疗ATLS，也可用于高危患者的预防性治疗。

四、ATLS高血钾的治疗

血钾高于5mmol/L，即诊断为高血钾症：①轻度高血钾（血钾不超过5.5mmol/L）的治疗为水化和速尿。②紧急情况下，可以用两倍气雾剂量的受体激动剂减低血钾水平，如非诺特罗。③葡萄糖和胰岛素可以使用细胞外钾离子进入到细胞内，从而血钾水平下降。用法：给予患者每千克体重每小时1g葡萄糖和1/4IE胰岛素。应每30～60min检测血糖和血钾。

五、ATLS的透析治疗

当血钾浓度超过7mmol/L，危急患者生命的情况时，应该紧急透析。其他透析的指征为：水化治疗中血钾仍＞6mmol/L，磷酸盐＞10mg/dl，尿素＞150mg/dl，少尿或无尿。

六.ATLS伴高磷酸盐血症患者的治疗

高磷酸盐血症最有效的治疗为水化和用速尿利尿。不需肠外营养的患者，可口服氢氧化铝0.1g/kg体重以结合食物中的磷酸盐。当血磷酸盐浓度超过10mg/dl，应立即血液透析。

低钙血症为血鳞酸盐浓度升高致磷酸钙沉积的结果。应补充镁离子，因为低镁时钙浓度不会升高，因此，需要ECG检测。静脉输注葡萄糖酸钙易导致组织坏疽。

（刘瑾）

第二十六章 多发性硬化

多发性硬化(MS)又称播散性硬化，是西欧一些国家致残的最常见疾病，在北美、澳大利亚和新西兰也较常见，但在日本和毛利人中却非常罕见。此病在热带地区极少见，在温带地区却非常盛行，据英国的流行病学调查表明年发病率为1/10万。

本病病因不明，根据观察到的区域性差异证明有遗传的基础，在遗传的易感个体和有免疫方面基础的人中可能从童年就开始起病(感染或某些环境因素所致)，在大多数北欧和中欧的多发性硬化病人中多有组织兼容性抗原DR2和DW2，女性患者多于男性(1.5：1)，偶有家族倾向，如果家庭中某个成员发病的话，那么其他成员患病的可能性概率是：

(1)单卵双胞胎0.4

(2)双卵双胞胎0.05

(3)同胞兄弟姐妹0.05

(4)子代0.0l

而与多发性硬化病人结婚的人却没有过多患病的危险。

多发性硬化以散在的脱鞘所定义，以其复发与缓解交替为特征，它的早期损害是以小静脉为中心直径几毫米的水肿，伴有浆细胞、淋巴细胞、巨噬细胞浸润，髓鞘被破坏，所以神经传导变慢或被阻滞，但是轴突却相对完整。到了晚期炎症灶将被胶质疤痕或胶质斑所取代，其部位主要在脑白质、脊髓和视神经。部分病人出现与损害部位相对应的症状与体征。多发性硬化与自身免疫等其他疾病没有明确的伴随关系。

一、临床特征

多发性硬化的发病年龄在15～50岁之间，30岁左右为发病高峰，10岁以下和50岁以上的人群极少发生。由于受损的部位不定，导致临床上起始症状和体征的多种多样，多为神经系统突出性功能障碍，临床上也往往提示病灶为播散性改变。多发性硬化的临床诊断，必须具备中枢神经系统白质中有两个以上受损害的证据，两个症状之间至少有一个月的间隔，且症状和体征无其他可能的解释。如出现视力模糊、肢体麻木等，但没有确切的体征，且只有一个部位的神经损害，那么在第一次发病时，做出确定诊断是不可能的。大约15％的病人表现为进行性加重，病变部位常常在脊髓，而且诊断只在尸检后才能被确定。本病几乎可累及中枢神经系统白质的任何部位。

(一)视神经损害

视神经炎或球后视神经炎是常见的首发症状，但在疾病的进展期，该症状不多见，一周左右出现亚急性的单眼视力模糊，伴有眼痛，眼球运动时加重，可以发展到完全失明。疼痛在一周后减轻，视力在几周后渐渐恢复。慢性进展而无改善者很少见，应寻找其他病因。在同一眼或另一眼反复发病是常见的，此时的视力恢复要比单次发病后恢复更困难。

最多累及黄斑视力，引起中心盲点、弱视、色盲、瞳孔反射的传入通路障碍，如果脱鞘损害在视盘附近，则出现视乳头水肿，但通常眼底正常。

症状恢复后可出现视神经萎缩(尤其是颞侧的视盘苍白)，有时还有中央不全盲点，颜色辨别混乱，深度感觉扭曲(Pulfrich氏现象)和相对的传入通路缺陷(引起对光反射迟钝)。

在急性期，更多是恢复期，病人可在眼球运动时引起一种快速而又短暂的光闪烁现象(光幻视)，尤其是在夜间或闭眼时明显。

视神经炎表现为单眼复发或两眼交替，很少双眼同时发病，如果是这样的多发性硬化病人则很少发展。儿童由视神经炎发展为多发性硬化比较罕见。如果MRI正常，脑脊液中又没有单克隆区带，则不支持多发性硬化的诊断。

(二)感觉特征

多发性硬化感觉异常可出现麻木、针刺痛、烧灼感、"束带"感、蚁走感、甚至奇痒，阵发性多于持续性，可先从一个手开始，逐渐累及到对侧的其他部位，包括手足及脑等，也可使阴道、直肠、会阴的感觉丧失。有的还可出现经典的三叉神经痛的症状。

感觉症状的扩散和加重持续几天或几周，转向身体其他部位则需要若干年，即便是在进展期发现患者的皮肤感觉丧失也是困难的，明确的感觉障碍平面也不多见。

孤立的关节位置觉、振动觉丧失(尤其是在一侧手)较常见，其中踝和趾的振动觉和位置觉丧失最常见，次之为痛温觉。指尖掌侧的两点辨别觉障碍常为颈髓损害所致。感觉的迟钝往往被误解为体弱或者癔症。

脊髓丘脑束受损引起手足或躯干的烧灼痛，但它不多见，根痛则更罕见。

Lhermitte氏征是多发性硬化在任何时期可出现的常见特征，但是它在其它病中也可以出现。

(三)运动特征

在疾病的早期没有任何症状，逐渐的或间断的出现上运动神经元征，下肢比上肢更易损害，常常双下肢不对称受累，有时只有一侧下肢受累。臂和手可单独或同时受累。同侧上下肢受累罕见，几乎没有下运动神经元或锥体外系特征。很少突然起病，常常是渐进性发展，时间可能是几天、几周、或者是几个月，最后痉挛性轻瘫发展成为截瘫。下肢痉挛长期存在，且伴有疼痛，在夜间常有频繁的发作性肌肉抽搐。发作性抽搐使尿路感染和褥疮加重。常有不宁腿的主诉。

多发性硬化有时表现为没有其他的临床特征而只有缓慢进展的痉挛性轻瘫，但在30岁以下罕见。临床上多发性硬化与脊髓压迫症很难区别，所以脊髓X线造影或者MRI是必须的，以下是有意义的鉴别特征：

(1)多发性硬化没有明显的感觉障碍平面而脊髓压迫症常见。

(2)多发性硬化早期出现腹部反射丧失而脊髓压迫症晚期出现。

(3)多发性硬化罕见节段性根痛，而脊髓压迫症相当多见。

(4)多发性硬化罕见节段运动和感觉特征，而脊髓压迫症相当多见。

(5)多发性硬化病人的视诱发电位异常，而脊髓压迫症不出现。

(6)多发性硬化病人的MRI有多部位的脑白质损害，而脊髓压迫症无该表现。

(四)括约肌症状

如果锥体系受累，则常常出现尿急，而后发展为尿失禁，如果出现尿道症状，但过去或现在没有皮质脊髓束受累的证据，则不考虑多发性硬化。多发性硬化病人的膀胱通常较小且痉挛，甚至在有少量尿的时候也不能自制。便秘、尿道感染是常见的并发症，因而使尿失禁加重。尿潴留较少见。多发性硬化的进展期便秘多见，而大便失禁罕见。多发性硬化的男性病人阳痿多见，且很难恢复。

(五)脑干与小脑损害

旋转性眩晕出现在疾病早期，但它是暂时的，伴有恶心、呕吐、失衡、有时伴有复视，可以查出垂直的、水平的、旋转的、混合的眼球震颤及单侧或者双侧的核间肌麻痹，这些征象可以在没有任何其他临床特征的情况下出现。

小脑共济失调，尤以上肢明显，讷吃在晚期常见，眼球震颤是一个恒定的特征，动作笨拙，手臂和头部震颤在严重的病人出现。

复视在早期或晚期均常见，它是桥脑白质受累，表现为第六对颅神经麻痹或者核间性眼肌麻痹，孤立的第三、四颅神经麻痹罕见，某些病人主诉振动幻视，即做为物体自发运动的眼球震颤的明确感受。

下运动神经元受损不多见，如：面部麻木、肌纤维震颤，耳聋更罕见。

(六)大脑损害特征

在进展型病人中，可出现痴呆，而且偶有早期出现。癫痫发作少见。失语症和同侧偏盲罕见。

(七)各种各样的典型特征

1.疲劳　复发期间，这是一个常见而又客观的主诉。

2.发热　在某些病人，夏季增加体温如：洗热水浴、饮热饮料、锻炼身体(Uhthoff氏现象)可使所有症状加重，偶尔还产生短暂的原来没有的症状。(例如；没有视神经病史而在剧烈运动之后单眼失明)。

3.发作性症状　这些刻板的表现，是晚期的特征。一天可以发作许多次，每次通常少于一分钟，可在几周或几个月内反复发作。常被过速换气、运动、焦虑或者触摸所诱发。它们不是癫痫症患者，可能是脑干病变引起。严重的障碍表现如下：

(1)三叉神经痛。

(2)如果不痛则表现为单侧手足或面部的抽搐和不舒服，此外，有时还有对侧感觉症状。

(3)运动失调和讷吃，手足或面部的轻瘫和感觉异常，有时复视，这些发作比脑干TIA短，年轻的患者多见，而且酰胺咪嗪有效。

有时出现嗜眠症，多发性硬化确实是嗜眠综合征的罕见原因。

(八)Devic氏病

Devic氏病又称视神经脊髓炎。本病是以双侧视神经炎伴部分性或完全性横贯性脊髓炎为特征的一种综合征。受损部位通常在胸髓，出现下肢的痉挛性轻瘫，偶尔由多发性硬化、急性播散性脑脊髓炎、系统性红斑狼疮或结节病引起，但不合并其他损害，原因不清。

本病的整个病程起伏、反复发作，病程长短不一。部分病人预后可获完全缓解，恢复后却不再复发。但有的病人则可呈进行性加重：如上行性麻痹，呼吸衰竭而死亡。

二、诊断

没有特异性诊断方法，主要依靠临床特征和除外其他疾病，到了疾病的晚期，诊断往往很容易，但仍然需要病程的回顾。真正诊断问题是在首次发病，需要排除以下疾病：

(一)视神经

视神经压迫或视交叉压迫症。

缺血性视神经病。

视神经星形细胞瘤。

Leber氏遗传性视神经萎缩。

视网膜病(如中心性浆液性视网膜病)。

中毒性视神经病。

梅毒。

病毒感染后。

结节病。

(二)脑干

血管畸形。

星形细胞瘤。

Arnald-chiari畸形。

脑卒中。

病毒性迷路炎。

重症肌无力。

(三)脊髓

脊髓压迫症/脊髓肿瘤。

运动神经元病。

动静脉畸形。

(四)多发性损害

系统性红斑狼疮和其他胶原性血管病。

脑卒中。

结节病。

急性感染后脑脊髓炎。

亚急性视神经脊髓病(SMON)。

梅毒。

Wartenberg移行的感觉性神经炎。

亚急性脊髓联合变性。

(五)遗传性疾病

遗传性痉挛性截瘫。

特发性散发的迟发性小脑共济失调。

Friedreich氏共济失调。

(六)癔症。

三、实验室及其它检查

(一)实验室一般检查

(1)全血计数和血沉。

(2)梅毒血清学。

(3)有关的X平片。

(二)脑脊液

脑脊液对急性发作和迅速进展的诊断有帮助。通常是淋巴细胞计数的轻度增加(常常少于5～15或不超过50个/cm)。约1/3的病人总蛋白含量轻度增高，但不超过1.0g/L。脑脊液IgG成分常常升高，超过总蛋白含量的15％，或者IgG/白蛋白比率大于0.27，不正常的血清IgG水平将影响脑脊液中的IgG水平。所以最好是计算IgG指数。正常值小于0.67(csFIgG/血清IgG＋CS蛋白/血清蛋白)。也许在脑脊液中的寡克隆区带更敏感。两个或两个以上的寡克隆区带说明在多聚凝胶电泳的起点上有分离的微量球蛋白。倘若在血清蛋白中没有相同的曲带出现，说明在神经系统局部地合成免疫球蛋白。其量与疾病的活动程度、病变部位和大小相关。

在所有的病例并非均有这种变化，与临床活动也不一定紧密相关，对多发性硬化的诊断也不具特异性。淋巴细胞或蛋白的增加在许多情况(如髓膜炎)下出现，而且脑脊液中的IgG增加和单克隆区带在下列疾病中也可出现：

(1)神经梅毒。

(2)脑膜炎和脑炎。

(3)急性感染后脑脊髓炎。

(4)亚急性硬化性全脑炎。

(5)格林－巴利综合征。

(6)大脑的系统性红斑狼疮。

(7)重症肌无力。

(8)结节病。

(9)脑梗塞。

(10)颅内肿瘤。

(11)血液IgG水平增加。

(12)脑脊液中红细胞污染。

所以，脑脊液改变只在特定的临床情况下才支持诊断。

(三)诱发电位

诱发电位(64页)是头皮电极通过感觉刺激(视觉、听觉、体感)探测到的平均电反应，它的图形改变或潜伏期延长被视为是尚未出现症状的亚临床表现和被遗漏的临床症状的客观检测。所以，对于多发性硬化病人来说，它可以检出亚临床性损害，然而这个用途目前已由MRI所替代。视诱发电位使用量广泛，正向主波的延迟(P100反应)多在病人中出现，在没有临床表现的视神经炎，亚临床期的视神经炎及被遗漏的视神经炎均出现P100延迟。

VEP的延迟对确定临床症状有帮助，但不具有特异性，引起VEP延迟的原因还有：

(1)特殊的干扰(如：病人闭眼或睡眠)。

(2)损伤视觉疾患(白内障，折射性误差、中毒性弱视)。

(3)视神经或视交叉压迫。

(4)缺血性视神经病。

(5)视放射或视觉皮质的偶然损害。

在进行性痉挛性轻瘫病人中寻找第二处损害时，不能绝对的依靠VEP的潜伏期延长。常规的脊髓X线造影或MRI检查必须进行，从而排除脊髓压迫性损害。多发性硬化的诊断是排除性诊断(神经梅毒和其他原因引起的B_{12}缺乏)，其原因是多发性硬化和颈椎脊髓病可以共同存在，而且引起痉挛性截瘫的其他疾病也与VEP潜伏期延长有关。例如：遗传性痉挛性截瘫，Arnold－chiari畸形，维生素B_{12}缺乏，肉状瘤病和梅毒。

诱发电位的正常值必须通过每个研究室确立，进行年龄与性别的标准化和定期的检验。

注意：如果感觉传导路在临床上已经表现为明显受累，那么体感诱发电位的检查没有意义，因为潜伏期延长对第二病灶损害不再提供进一步的依据。

有人对经临床及实验室确诊的30例多发性硬化的VEP、SEP、BAEP，EMG和NCV的阳性率分别为77.78％、61.90％、42.10％、69.23％。SEP的阳性率下肢高于上肢。多项联合检查异常率较单项的高，也有利于病灶的发现确定。其结果显示，电生理检查不仅能检出有定位体征的病变，而且也能检出无相应临床症状的隐匿病灶，有助于指导临床早期正确诊断，电生理检查与多发性硬化病情变化有平行关系，可成为多发性硬化的诊断、病情观察、预后判断的可行手段，13例接受EMG，NCV检查的患者，9例(69.23％)出现周围神经电生理异常改变，提示多发性硬化周围神经受到损害，且为轴突受损明显。

(四)光色环逸散检查

光色环逸散检查(Flight of Colors，FOC)是用光照射眼后出现的有色视后像变化的一种检查。其对多发性硬化等脱髓鞘病的亚临床视路损害有确定的价值，冯连元等首先介绍到国内，对其方法评价有所改良，其价值与视诱发电位有一定相当处。

方法　令病人用手盖住一眼，检查者用普通电筒在距其另一眼3cm处持续照眼10s，照后嘱病人立即闭眼，并用手盖之，同时叙述眼中所见，包括颜色出现的时间、顺序、颜色的层次及持续时间。待完全消失后，用同法查另外一只眼。记录光照后到出现颜色的时间(称为潜伏期)及形状，并规定中间颜色区为0层，依次向外为1、2、3……层。

评定标准　根据冯连元等修订的标准，具备以下三条者为正常：

(1)颜色持续1　1/2min以上。

(2)颜色有三层以上。

(3)各层中至少有一层的颜色变化在二种以上。

若3条中有1条不符者为异常。

(五)CT扫描

在急性期，如果片状髓鞘脱失斑足够大，则表现为低密度区，且可以被静脉造影剂增强，大剂量的造影剂静脉注射通过延迟CT扫描常常更能强化病灶。这些病灶通常在大脑半球的白质尤其是在脑室周围，如果病灶部位多，则很易与多发性脑梗塞或是转移瘤混淆。然而多发性硬化很少引起占位表现。在晚期CT扫描可以是正常的，尽管低密度区残存，但不再被强化。在晚期病人出现脑室扩大和皮质萎缩，而且还应注意的是，在多发性硬化的早期和部分病人中CT扫描通常完全正常。

(六)MRI

发现多发性硬化病灶，MRI比CT更灵敏，且T_2加权像上常显示比临床上可疑的病灶更多的高信号区。静脉注射顺磁剂(如钆)用MRI可通过在特殊区域发现新的活动来指示血脑屏障的改变，典型变化是脑室周围的不规则图案和脑白质的其他部位分离病灶。尽管在大脑半球的白质有多发损害，对多发性硬化也不具有特异性，因为该现象可以在第一次临床发作的视神经炎病人出现，也可以在有或没有临床症状的病人出现。多发性硬化的硬化斑不能确切地与多发性脑梗塞相鉴别，也不能和急性继发感染脑脊髓炎相区别。在进行性痉挛性轻瘫的病人中，依靠MRI发现其是否有播散性脑损害未免太早，而做颈髓MRI或脊髓造影排除脊髓压迫症也没有必要。

(七)排除其它疾病的影像学

当诊断不能肯定时，我们自然要想到其他的影像学技术以排除多发性硬化以外的疾病。例如：进行性痉挛轻瘫病人需要进行脊髓X线造影或脊椎MRI，眶部CT可排除视神经压迫，脑干和上颈髓的MRI可排除Arnold－chiari畸形，脑血管畸形等。

在多数病人中根据临床资料最后诊断为多发性硬化是没有多大问题的，而且大多数病人可行MRI扫描和CSF检查(若没有MRI可行大剂量CT强化)，因为它们较安全，又不需要住院。如果以上两种检查是正常的话，那么多发性硬化的诊断就应怀疑，除非在早期病人中。

四、容易误诊的疾病与鉴别诊断

(1)小脑性或脊髓小脑性共济失调　本病也可累及延髓神经及眼球运动障碍，有人报道1例病人表现有眼球运动障碍，检查为一个半综合征，同时有小脑征及锥体束征，曾误诊为脊髓小脑共济失调。统计前核间肌麻痹141例中有20例为多发性硬化，认为前核间肌麻痹是多发性硬化的重要体征。

(2)脑桥肿瘤　此处胶质瘤可损害颅神经、锥体束和小脑传导束，发病缓慢，甚至在病程中有时出现缓解现象。此时极易误诊为多发性硬化，反之也有人报道把多发性硬化误诊为脑桥肿瘤。肿瘤时最终都要颅内压增高，且缓解极少见，CT及MRI可以确诊。

(3)脑栓塞　多发性硬化的病人若既往有心脏病，而出现突发性偏瘫症状可误为脑栓塞。有人报道1例女性患者3年内出现两次偏瘫，第一次为左半身，第二次为右半身。反复发作后症状能缓解。但病人逐渐出现视力减退，并逐渐出现言语呈小脑性及共济障碍。

(4)脊髓肿瘤　脊髓肿瘤一般有脊髓蛛网膜下腔阻塞，脑脊液蛋白高，经椎管造影及MRI可证实。多发性硬化病人若出现发作性剧烈疼痛及双侧锥体束征有时可易误诊为脊髓肿瘤。有报道称这种疼痛并非神经根痛而是疼痛性强直性痉挛。即为每次发作不超过1分钟，可2～3分钟发作一次，伴有四肢强直而痉挛。认为只此征象就可作为多发性硬化的依据。在报道的91例多发性硬化病人中有9例出现这种现象。

(5)高位颈脊髓病变　一般说Homer氏综合征多见于脊髓空洞症，而Brown－Squard氏综合征多见于脊髓压迫症。但这两种综合征也见于多发性硬化。临床上当出现这两种综合征时可误为脊髓病变。

(6)脑干脑炎　本病起病急，病程短，一般不累及视神经，无缓解和复发现象。

(7)运动神经元病　进展缓慢，可及脑干运动神经元，无缓解及复发，无感觉障碍。肌电图有特征性改变可鉴别。

五、治疗

多发性硬化的治疗是综合性的，该病尚无特殊疗法，也不能痊愈，但可对症治疗，并发症的预防和对慢性残疾病人以及他们的家庭的长期支持是重要的，对行走困难的病人物理疗法是有益的。而且理疗在病人的治疗的几个方面起重要作用。

(一)复发的治疗

皮质类固醇对尽快地缓解急性期和严重的复发以及解除视神经炎的疼痛均有益，对残疾无效。偶尔对个别慢性进行性痉挛的病人有益，但长期使用本药无效同时又增加副作用的痛苦。

ACTH肌注80单位/d，3周后逐渐减量。

强的松口服80mg/d，3周后正好有效时逐渐减量。

甲基泼尼松龙大剂量静脉注射(500～1000mg注入100ml生理盐水中，输1小时以上，每日一次，持续5天)方便而且有效。可出现脸红，踝部肿胀，金属味和打呃副作用。

(二)对症治疗：

1.痉挛状态和伸肌或屈肌痉挛　通常影响双下肢，还可出现便秘、尿潴留和压痛。若疼痛或行走困难，理疗对之有益，有用的药物是：

氯苯氨丁酸　5mg 3/d口服，如果病人较重可增至最大剂量100mg/d。连续椎管鞘内注射(达到650ug/d)对较重的病人有效。口服无效，而且不能耐受。

安定　2mg 3/d口服，必要时可增至最大剂量40mg/d。

硝苯芙海因　2mg 3/d口服，必要时增至100mg 4/d

如果在夜间出现痉挛，以上药物应在就寝前服用，因为它们易引起思睡和无力。依靠痉挛才能站立的病人不应白天服用本药。其副作用包括：

氯苯氨丁酸　有头晕、恶心、呕吐、精神错乱、精神病、癫痫发作等副作用。

硝苯芙海因　有头晕、抑郁、不适、腹泻、肝脏毒性作用等副作用。

以上药物因个体反应差异甚大，所以若需要应从小量开始逐渐增量，直到达到预定的疗效为止。若副作用出现且不能耐受应停止加量，如果最大剂量仍然无效，该药应慢慢撤掉，不能突然停用以免出现撤药性癫痫和幻觉。

神经阻断　(酚，酒精或局麻药注入运动神经或肌肉)仅适用于对任何治疗都无效的病人，使症状缓解数天或数月。如果膀胱功能失控可以椎管内注射酚或酒精以破坏马尾。

外科手术　神经切断或肌腱的拉长对严重的挛缩病人是需要的。

脊髓背侧柱的硬膜外电极刺激可偶尔对病人有帮助，但缺乏经验。

2.膀胱功能障碍　膀胱功能障碍通常是排空不完全、残余尿和尿路感染。尿路感染加重、尿急和大小便失禁，应注意用抗生素治疗，抗胆碱药物通过抑制逼尿肌收缩，对尿急有效。

普鲁苯辛15mg 3/d直到30mg 3/d口服。

双苯丁胺口服12.5mg 2/d直到25mg 2/d：

这些药物有拟交感神经的副作用。如：口干，眼干，视力模糊，青光眼，便秘和尿潴留。如果这些药物在一个月左右逐渐加量之后仍对症状没有改善的话，应该放弃此药并尝试其他药物。

大小便失禁垫、间断地持续或半持续导管插入术、回肠导管，及泌尿装置最终不可避免。

在前面提到，脊髓背侧刺激可能对少数病人有帮助。

3.便秘　病人食高纤维食物，需要大量泻药或甘油栓剂。在重病人需要灌肠或手工排除法。

4.震颤　躯干的共济失调，头部和双上肢的意向性震颤，给病人带来很大痛苦，异烟肼中毒剂量似乎对极少数病人有效，从300mg开始口服，逐渐增至1200mg/d与维生素B610mg/d一起分3～4次服用，副作用包括：嗜睡、吞咽困难、支气管分泌物增多、肝功能受损。β受体阻滞剂也有效。(良性震颤，295页)给手腕加力和定向性外科手术有效。中脑和丘脑接点的电刺激也有效。

5.疼痛　痉挛状态的疼痛治疗在上面已经讨论，卡马西平对三叉神经痛有效，但中枢性疼痛或丘脑性疼痛对卡马西平反应较差，强烈的感觉缺失常常需要尝试一下卡马西平或三环类抗抑郁药，有时脊髓刺激有效，由于残疾造成的骨骼与肌肉疼痛可用非类固醇类抗炎药物治疗。对疼痛丧失的病人要警惕发生褥疮。

6.发作性症状　阵发性症状(包括Lhermitte氏征)常常戏剧般地对口服卡马西平有效，而且为了理想控制症状，应从可能的最小剂量使用。例：从100mg2/d开始口服，最大剂量2g/d。苯妥英钠效果较差。

7.过度疲劳　金刚烷胺200～300mg/d可有一定帮助(请注意副作用)。

8.一般忠告　富有同情的建议、解释、忠告对所有的病人均适用，抑郁症常见，抗抑郁治疗有可能减轻痛苦，小剂量阿米替林(25mg～75mg/d)可以缓解强哭和强笑的频度。情感不稳定的这些病人被看作很不中用的人。妊娠并不加重病情。产后增加复发的危险(与哺乳无关)但对疾病进程无影响。残疾病人应该想到谁来照顾出生的孩子问题。

9.复发　这些包括感染，外伤，脊髓麻醉和情感压力。接种疫苗对此没有影响。除非在此之前已经复发，特别是免疫力低，合并感染的病人复发的危险高，必要的外科手术：腰椎穿刺，脊髓造影，口服避孕药对多发性硬化均没有不当影响。

家族危险性很小，但尚需进一步探讨，此病是否具有传染性还无确凿的证据。

(三)降低复发率和残疾

没有确切的预防方法，以下两种可以推荐：

硫唑嘌呤　2.5mg/(kg·d)疗效并不肯定，但对部分病人有帮助，副作用包括：乏力，促发感染淋巴瘤，腹痛，恶心，呕吐，腹泻和肝炎。

环磷酰胺　毒性更大但可能更有效。

理论上，吃富含不饱合脂肪酸的低脂肪饮食对病人有益。尽管其益处未被证实，但许多病人喜欢葵花籽油或夜樱草油，二者均含有亚麻油脂和亚麻酸。

一般情况下，衡量残疾病人的治疗效果，往往采用被广泛使用的Kurtzke评分法，肢体运动程度非常重要，因为，严重的残疾和依然正常的四肢功能，在多发性硬化病人中不多见。所以下urtzke评分法确实可行：

0.神经系统检查正常。

1.四肢肌力正常，但有锥体束征或振动觉损害。

2.轻度无力或者步态缓慢，感觉和视神经损害。

3.残疾有限，如：单肢轻瘫或不严重的运动失调或较少的功能障碍组合。

4.可以行走，残疾相对较重，但生活自理，每日达12小时。

5.完全残疾，若没有别人协助，则全天不能工作，最大运动功能：独立行走不超过1/4mile。

6.行走需要帮助，(拐杖或木棍)。

7.限制在轮椅上，但能自己驾驶，并且独自地进出轮椅。

8.被约束在轮椅上，但上肢尚能有效使用。

9.完全无法自立而且卧床不起。

10.由于多发性硬化死亡。

六、预后

对死于第一次发作且以前从未有过神经系统症状的病人进行尸检，发现其患有多发性硬化(通常脑干髓鞘片状脱失)(非选择性的尸检，0. 02)如果生理功能丧失很少的话，许多病人可以有一个正常人的生活：不到10％的病人在起病5年内有较重的生理功能缺失，而且大约lo年生活质量明显降低；50％的病人最后肢体变得完全挛缩。

多发性硬化早期是以复发与缓解为特征。第一次的复发持续几天或几周，恢复往往是完全的，因此在诊断的依据不充分的时候，辨别发热，疲劳，继发感染，抑郁等症状是否为复发是困难的，复发率不定。发病初是每年约两次，尔后随时间有降低的趋势，有的病人可以几年不复发。

得病几年后，往往存在不同程度的残疾。一旦复发停止，病人进入慢性进行性残疾期。在某些病人中发展为生活上不能自理，完全痉挛性截瘫。小便失禁，上肢运动失调，讷吃，震颤和痴呆。从而导致疼痛和败血症，肺炎和死亡。

大约15％的病人表现为慢性进行性，通常伴有痉挛性轻瘫。

病人发病早期，它的预后是不可知的，但是一般来说，到了一定的年龄，最终要发展成残疾。慢性进行性，小脑共济失调的病人，第一次发病后无力起病的病人，预后较坏，在早期只有感觉症状的病人，预后较好，且第一次缓解期大约5年左右。在头两年，复发与缓解交替的病人预后较差。如果第一次发作后的10年里病人仍然能够行走，前景比较乐观。当他们第一次发作的时候发现脑脊液中有单克隆区带或MRI播散性损害，其预后往往比阴性病人差，没有发现这些改变的病人往往不是真正的多发性硬化病。

数十年来国外学者作了大量临床研究探索多发性硬化的病程演变和预后估计，积累了许多资料。病程从数周至40年左右不等，个别病人的病程长达64年。据国外一组476例确诊多发性硬化病人的统计，生存20年的占76％，生存25年的占69％。另一作者报道一组MS第一年仍生存占70％，生存最长时间是39年，平均生存时间27～28年。文献报道多认为MS第一年复发的可能性最大，前5年内多数病人复发。在起病后一年内者约30％，1～2年的约20％，5～9年的约20％，10～30年的约10％左右。多数病人，每次发作遗有一定后遗症，随发作次数增多，后遗病况渐次加重。我国一组60例MS的全部病程介于7周至26年，平均5年3千月，存活时间比国外报道的时间短。另一组90例MS病人的复发率，第6～10年，第11～15年的复发率均高于西方的0.3～0.4次/年、0.24次/年、0.11次/年。根据1991年Sadovnik AD等的分析，MS病人死亡的原因47.1％为合并症，余为自杀、恶性肿瘤、急性心肌梗塞及卒中等。一般讲，以视神经炎、球后视神经炎或纯感觉症状起病者，发病当时脑脊液中低度体液反应者与皮质激素治疗后脑脊液中IgG降低持久者预后较好。

起病年龄较晚，首次缓解、复发间期短者以及复发后病程演变呈进展型者预后较差。重症小脑性共济失调者，虽起病于青年期，预后也较平均为差。暴发型患者预后自然凶险。

至少70％病人在其开始发作几天到几月内好转，其程度可自稍好转到神经系统功能不良实际上完全消失。约30％病人发生相继残废而不伴缓解，常在两次恶化期之间有长的临床稳定期。自临床起病到死亡的平均间期为35年，75％在诊断后活25年。过早的死亡是由于尿潴留，褥疮，或不能排出肺部分泌物而致的细菌感染。罕见的是由于下部延髓病变的原发性呼吸衰竭而致死。

七、多发性硬化的并发症

(1)尿路感染。

(2)褥疮。

(3)败血症。

(4)挛缩。

(5)肺炎。

(6)抑郁。

(7)自杀。

(8)离婚。

(9)对神经系统器质性疾病癔病样的夸大。

（徐雪芬）

第二十七章　肾脏特殊检查

第一节　肾脏X线检查

一、肾区X线平片

可检查肾脏的钙化和结石，也可作为肾盂造影的第一步，或对肾结石病人的随访观察。

二、静脉尿路造影(IVU)

可显示肾解剖情况。一般采用含碘造影剂，碘的标准剂量是300mg/kg体重，相当于1mg/此，肾衰时可用双倍剂量能提供有价值的资料，病人适当限制水分，可使造影剂适当浓缩，但对肾衰病人限制水分是有害的。造影前给病人应作碘过敏试验，然后注射造影剂后立即摄片应显示肾轮廓和肾实质的厚度，15分钟后摄第二张显示集合系统。摄这些片前应用一腹带压迫，让造影剂排泄迟缓，使肾盂肾盏显影良好，.然后放松腹带摄大片显示膀胱，输尿管，也可分别摄取膀胱区X片，使输尿管下端及膀胱显影更清楚。最后让病人排空膀胱再摄片可了解有无残余尿。IVU检查对急性或慢性肾衰亦可能提示诊断资料。

三、肾血管造影术

肾动脉造影是了解肾血管和肾实质病变的重要方法，经导管将造影剂注入主动脉使肾动脉显影，称主动脉—肾动脉造影。如导管前端经主动脉直接插入肾动脉内注入造影剂，称选择性肾动脉造影。肾动脉造影多用来诊断肾动脉狭窄。

四、肾X线电子计算机体层扫描(即Computed Tomography，简称CT)

是应用窄的X线束对肾区进行薄层横断扫描，仗肾脏及其周围组织显示断层影像。由于肾周围及肾窦的脂肪存在，形成了良好的对比，CT可清楚地显示肾脏横断像。临床用于诊断肾实质肿瘤、肾囊肿、多囊肾、肾积水及肾萎缩等。

第二节　肾脏超声检查

肾脏超声检查是用超声诊断仪将超声波束发射到肾脏及其周围组织，声束经过不同之组织界面时会发生反射，将此反射信号接收，并在荧光屏上显示出肾脏不同超声断面图像进行诊断。它对肾积水、多囊肾、肾囊肿，肾肿瘤、肾结石、肾脏定位诊断都有一定价值，对肾脏弥漫性炎症、萎缩肾、肾硬化等亦可提供参考意义。

第三节　肾放射性核素检查

一、肾图

放射性核素肾图是一简便的肾血流量，肾功能和上尿路通畅情况的检查方法。一般用放射性碘标记的邻碘马尿酸钠(^{131}I-Hippuran)，以一定剂量静脉注射，然后用γ射线测定仪连续测定20—30分钟内单位时间到达肾脏的标记物的射线量(脉冲/秒)，以此值为纵坐标，以时间为横坐标，描绘出曲线。近年又有用其他示踪剂(表38)

表38　同位素检查

目的	放射性核素
肾血浆流量测定	123I或131I—Hippuran
肾小球滤过率测定	131I—Hypaque, 51Cr—EDTA
	123I或131I—Hipparan
闪烁照像肾图	99Tc-DTPA, 99Tc-DMSA
	99Tc, 203Hg—Neohydrin
	87Ga-Citrate

正常肾图曲线上升约在15—30秒内达到第一个高峰，为a段，称"血管相'，表明肾及其附近组织的血管床血流供应状态。然后波峰继续升高，出现第二的高峰为b段，称"分泌相"表明肾血流及肾小管分泌机能。最后波峰逐渐下降，很快接近原水平为c段，称"排泄相籽，表明上尿路的排泄状态。异常肾图可呈缺血性，梗阻性和两者混合性肾图，临床上对肾动脉狭窄，尿路梗阻病变，肾实质性病变的诊断以及肾功能的估计有一定价值。

二、肾扫描和闪烁照相

肾扫描和闪烁照相是了解肾脏形态，功能和尿路情况的显影技术。用放射性标记物静脉注射，然后用探测装置观察标记物到达肾脏时间，肾内分布情况及排泄时间，描出平面图，藉以了解肾形态，功能和尿路情况。所用的显影标记物见表(6—5—1)。^{123}I比^{131}I的射线低，但并未广泛使用。T_c-DTPA是通过肾小球滤过排出，而且能代替肾造影。TC-DMSA可被肾小管摄取而保留。闪烁照像对肾轮廓、肾实质厚度都能显示，实际上对确定早期肾皮质功能丧失与否优于静脉尿路造影。甚至在急性肾小管坏死时，游离形式得(Technetium)被用来测量肾的灌注，所以在肾移植后短期内若功能迟延时，测定肾内的灌注有一定价值。经肾扫描而来的放射剂量约为常用的静脉尿路造影的三分之一，对随访病人特别实用。

肾扫描和闪烁照相可用于移殖肾术后的观察、尿路梗阻、肾实质炎症、肾占位性病变等。

第四节 肾活体组织检查

肾活检指征：①蛋白尿超过1g/日。②临床上原因不明的肾功能衰竭而肾脏大小正常。③血尿而静脉肾盂造影和下尿路正常者。④多系统病变伴有尿沉渣异常者，如系统性红斑性狼疮等。⑤肾移植后需证实有无严重排异反应时。

肾活检术前应进行血常规、血小板、出凝血时的检查，高血压得到控制，双肾均存在而无明显的缩小。测定病人血型并交叉配血备用。

穿刺时病人采取伏卧位，用超声或静脉肾盂造影确定穿刺部位及深度。一般穿刺右肾下极，可采用Tru-cut型、或Menghini型，或改良的Vim-Silverman型穿刺针。术后病人应卧床24小时，前几个小时应记录血压、脉搏，送尿常规检查，注意血尿。肾活检穿刺术主要并发症是血尿和肾周围血肿，小量出血常见，但大量出血少见，穿刺得到的肾组织分成三段分别送光镜，荧光及电镜检查。

（刘盈盈）